# 中国居民营养与健康状况监测报告之五 2002—2013年

# 中国人群血糖状况及十年变化


主　　编　杨晓光　赵丽云

副 主 编　房红芸　郭齐雅　满青青

主　　审　付　萍　于冬梅　张　坚

编写人员　（以姓氏笔画为序）

于文涛　于冬梅　王京钟　王春荣　付　萍
付　蓉　成　雪　许晓丽　李丽祥　李淑娟
李裕倩　杨晓光　宋　爽　宋鹏坤　迟学鹏
张　坚　房红芸　赵丽云　柳　桢　贾凤梅
贾珊珊　高颐雄　郭齐雅　琚腊红　满青青



人民卫生出版社

·北　京·

**图书在版编目（CIP）数据**

中国居民营养与健康状况监测报告之五：2002—2013年中国人群血糖状况及十年变化 / 杨晓光，赵丽云主编. —北京：人民卫生出版社，2021.2

ISBN 978-7-117-31234-9

Ⅰ. ①中… Ⅱ. ①杨… ②赵… Ⅲ. ①居民－合理营养－调查报告－中国－2002-2013②居民－健康状况－调查报告－中国－2002-2013③糖尿病－调查报告－中国－2002-2013 Ⅳ. ①R151.4②R194.3③R587.1

中国版本图书馆 CIP 数据核字（2021）第 022299 号



**中国居民营养与健康状况监测报告之五：**
**2002—2013年　中国人群血糖状况及十年变化**

Zhongguo Jumin Yingyang yu Jiankang Zhuangkuang
Jiance Baogao Zhi Wu：2002—2013 Nian
Zhongguo Renqun Xuetang Zhuangkuang ji Shinian Bianhua

**主　　编：**杨晓光　赵丽云
**出版发行：**人民卫生出版社（中继线 010-59780011）
**地　　址：**北京市朝阳区潘家园南里 19 号
**邮　　编：**100021
**E - mail：**pmph @ pmph.com
**购书热线：**010-59787592　010-59787584　010-65264830
**印　　刷：**中农印务有限公司
**经　　销：**新华书店
**开　　本：**787 × 1092　1/16　　**印张：**17
**字　　数：**414 千字
**版　　次：**2021 年 2 月第 1 版
**印　　次：**2021 年 7 月第 1 次印刷
**标准书号：**ISBN 978-7-117-31234-9
**定　　价：**76.00 元
**打击盗版举报电话：010-59787491　E-mail：WQ @ pmph.com**
**质量问题联系电话：010-59787234　E-mail：zhiliang @ pmph.com**

# 序

国民营养与健康状况是反映国家经济与社会发展、卫生保健水平和人口素质的重要指标，也是制定国家公共卫生及疾病预防控制政策不可或缺的信息基础。定期开展具有全国代表性的人群营养健康状况监测，收集国民食物消费和营养素摄入状况、身体指数等信息，是分析国民营养与健康状况的重要手段，对提高全民族健康素养、推进健康中国建设具有重要意义。

近年来，我国社会经济快速发展，国民营养健康水平有所改善，对营养健康的需求也越来越高。但与此同时，工业化、城镇化、人口老龄化进程加快，以及生态环境、生活方式、膳食结构等的不断变化，也对居民营养与健康状况造成一系列新的影响。为及时获取这一关键时期我国居民膳食模式信息，全面掌握我国城乡居民营养健康水平和营养相关慢性疾病的现况及变化规律，2010 年原卫生部疾控局将过去 10 年开展一次的中国居民营养与健康状况调查变换为常规性的营养监测，于 2010—2013 年，由中国疾病预防控制中心营养与健康所在全国组织实施。

“2010—2013 年中国居民营养与健康状况监测”覆盖全国 31 个省（自治区、直辖市）约 25 万人群，涵盖居民膳食与营养、体格发育状况、主要营养相关慢性病患病情况等。结果显示，近十年来我国居民营养素需要量基本得到满足，膳食质量有所提高，人群营养状况得到进一步改善。但居民膳食结构仍然不尽合理，微量营养素缺乏和营养失衡并存的现象依然存在，超重肥胖问题凸显，高血压、糖尿病等营养相关慢性病患病率持续增加。

当前，国民营养及健康状况日益受到政府相关部门及公众关注，《“健康中国 2030”规划纲要》指出，推进健康中国建设，是全面建成小康社会、基本实现社会主义现代化的重要基础，是全面提升中华民族健康素质、实现人民健康与经济社会协调发展的国家战略，是积极参与全球健康治理、履行 2030 年可持续发展议程国际承诺的重大举措。为全力推进健康中国建设，我们要进一步加强国民营养工作，对不同地区、不同人群进行有针对性的营养干预，不断改善国民营养素养，为实现中华民族伟大复兴的中国梦和推动人类文明进步做出更大贡献。

**原卫生部副部长**
**中华预防医学会会长**
**中国工程院院士**
**2018 年 8 月**

# 前　言

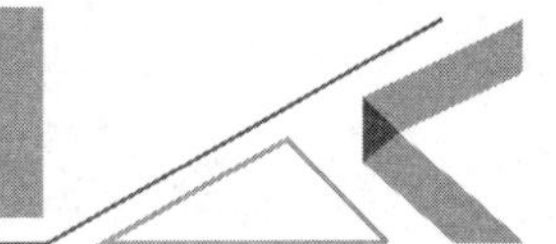

糖尿病作为一种流行范围极其广泛、患病率增长迅猛、与营养密切相关的慢性非传染性疾病，其造成的全球性公共卫生问题日益严峻。近年来，随着中国经济的迅猛发展、城市化进程的推进以及人们生活方式的改变，特别是膳食结构及身体活动水平的变化，我国居民肥胖、高血压、高血脂、糖尿病等与营养密切相关的慢性非传染性疾病患病率明显增加，所导致的心脑血管疾病等问题日益突出，严重影响中国居民健康，并对我国社会经济发展带来严峻挑战。

2002 年开展的中国居民营养与健康状况调查是我国首次将营养、高血压、糖尿病及血脂异常有机整合的全国性综合性调查。2010—2013 年中国居民营养与健康状况监测也是将营养、高血压、糖尿病及血脂异常有机整合的全国性综合性调查，均对全国及不同地区有很好的代表性，获得了宝贵的国民营养健康资料。本报告利用 2002 年中国居民营养与健康状况调查和 2010—2013 年中国居民营养与健康状况监测项目调查数据，采用空腹血糖（fasting plasma glucose，FPG）与口服葡萄糖耐量试验（oral glucose tolerance test，OGTT）2 小时血糖（2-hour plasma glucose，2h PG）诊断糖尿病，分析了中国成人和儿童青少年空腹血糖水平、糖尿病流行与控制现状和十年内的变化，为科学地制定与评价中国人群糖尿病预防控制策略和健康教育措施提供流行病学资料，为落实健康中国 2030 规划及健康中国行动提供科学依据。

2002 年中国居民营养与健康状况调查和 2010—2013 年中国居民营养与健康状况监测项目是在国家卫生健康委（原卫生部，原国家卫生计生委）的领导下完成的。得到了各省、直辖市、自治区相关部门的大力支持，在此感谢全国 31 个省（自治区、直辖市）相关部门工作人员的组织实施；感谢各省级工作队及调查点项目工作队调查员的辛苦付出；感谢全国众多调查对象的理解和支持；感谢国家工作队全体工作人员的辛勤劳动。

杨晓光　赵丽云

2020 年 7 月

# 2002年中国居民营养与健康状况调查现场工作组成员

（按照姓氏笔画排序）

于文涛　马冠生　王　炎　王传现　王志宏　王京钟　王建生　王春荣　毛德倩
田　园　由　悦　付　萍　朴建华　向红丁　许　洁　杜树发　李卫东　李艳平
李航文　杨正雄　杨晓光　杨晓晖　何宇纳　张　坚　陈　竞　金水高　赵　彤
赵文华　赵丽云　胡小琪　荫士安　徐青梅　黄振武　董　磊　韩秀明　赖建强
满青青　廖海江　翟　屹　翟凤英

# 2010—2013 年中国居民营养与健康状况监测现场工作组成员

（按照姓氏笔画排序）

丁钢强　于文涛　于冬梅　马冠生　王　寻　王　杰　王　睿　王志宏　王丽娟
王京钟　王惠君　毛德倩　田　园　付　萍　朴建华　刘开泰　刘爱玲　许晓丽
孙　静　苏　畅　杜文雯　李　敏　李　婕　李卫东　李文仙　李丽祥　杨丽琛
杨艳华　杨振宇　杨晓光　何　丽　何宇纳　宋鹏坤　张　伋　张　宇　张　坚
张　兵　张　倩　张继国　陈　竞　房红芸　庞学红　孟丽萍　赵　彤　赵文华
赵丽云　胡小琪　胡贻椿　荫士安　段一凡　贾凤梅　贾珊珊　徐海泉　郭齐雅
黄　建　黄振武　赖建强　满青青　霍军生

# 目 录

## 上篇 2002 年中国人群血糖状况

## 下篇　2012 年中国人群血糖状况及十年变化

# 上篇　2002年中国人群血糖状况

# 第一章　调查概况

## 第一节　调查背景

人体血液中的葡萄糖称为血糖，体内血糖浓度是反应机体糖代谢状况的一项重要指标，正常人血糖的产生和利用处于动态平衡的状态，维持在一个相对稳定的水平。

糖尿病是一种以慢性血糖增高为主要特征的慢性进展性疾病，是全球范围广泛流行的慢性非传染性疾病之一。糖尿病及其并发症对人体危害极大，具有较高的致死率，并且由于影响因素较多、控制难度较大、并发症预后不良等特点，糖尿病患者同高血压等其他疾病患者相比，占用了更多的社会公共卫生医疗资源。糖尿病的病因和发病机制受环境、遗传和免疫机制等多因素影响。近年来，随着中国社会和经济的快速发展，城市化进程明显加快，居民膳食、身体活动等生活方式发生变化，超重肥胖患病率增加，人口老龄化问题凸显，糖尿病患病率显著增加，且发病年龄趋于年轻化。

定期开展国民营养与健康状况调查（监测），是全面了解国民包括血糖在内的营养健康状况的重要手段。我国曾于1959年、1982年和1992年分别进行过三次全国营养调查；1959年、1979年和1991年分别开展过三次全国高血压流行病学调查；并分别于20世纪80年代和90年代开展了两次糖尿病抽样调查。上述调查对于评价我国城乡居民营养与健康水平，了解城乡居民膳食结构和营养水平及其相关慢性疾病的流行病学特点及变化规律，制定相关政策和疾病防治措施发挥了积极的作用。为及时了解居民膳食结构、营养和健康状况及其变化规律，揭示社会经济发展对居民营养和健康状况的影响，国家制定相关政策、引导农业及食品产业发展、指导居民采纳健康生活方式提供了科学依据。

2002年8—12月，在原卫生部、科技部和国家统计局的共同领导下，由原卫生部具体组织各省（自治区、直辖市）相关部门在全国范围内开展了“中国居民营养与健康状况调查”。本次调查是我国首次进行的营养与健康综合性调查，它将以往由不同专业分别进行的营养、高血压、糖尿病等专项调查进行有机整合，并结合社会经济发展状况，增加了新的相关指标和内容，在充分科学论证的基础上，统一组织、设计和实施。调查覆盖全国31个省（自治区、直辖市），不含香港、澳门特别行政区及台湾，对全国和不同类型地区具有良好的代表性。调查设计科学，内容丰富，充分体现了多部门、多学科合作的优势，不仅大量节约了人力、物力资源，而且避免了调查内容和指标的重复，并为深入分析相互之间的关系奠定了基础。本次调查正值我国全面建设小康社会的重要时期，通过调查不但可以建立中国居民营养与健康状况数据库，为科学研究和制定相关政策提供重要数据，也是坚持以人为本，树立和落实全面、协调、可持续科学发展观的具体体现。

本篇依据 2002 年完成的 31 个省（自治区、直辖市）共 132 个调查点，收集 6 岁及以上人群血糖及相关行为调查数据，分析 2002 年我国人群空腹血糖水平、糖尿病患病率等指标状况。

## 第二节　调 查 目 的

掌握中国居民空腹血糖水平及空腹血糖异常率、糖尿病患病率、低血糖发生率等指标的分布情况，了解居民血糖检测率、糖尿病知晓率、糖尿病治疗率及控制率状况，为糖尿病的预防控制提供科学依据。

## 第三节　调查对象与抽样方法

### 一、调查对象

2002 年中国居民营养与健康状况调查的对象是全国 31 个省（自治区、直辖市）抽中样本住户的常住人口，包括居住并生活在一起半年以上的家庭成员和非家庭成员（如亲戚、保姆等其他人）。如果单身居住也作为一个住户调查。在全国 31 个省（自治区、直辖市）的 132 个县（区、市）共抽取 71 971 户（城市 24 034 户、农村 47 937 户），243 479 人（城市 68 656 人、农村 174 823 人）。为保证孕妇、乳母、婴幼儿和 12 岁及以下儿童的调查人数，以满足各组样本量的要求，在样本地区适当补充调查人数，本次总计调查 272 023 人。

本次调查包括询问调查、医学体检、实验室检测和膳食调查四部分内容，其中膳食调查 23 463 户（城市 7 683 户、农村 15 780 户）、69 205 人，体检 221 044 人，血压测量 153 259 人，血脂测定 94 996 人，血红蛋白测定 211 726 人，血糖测定 98 509 人，血浆维生素 A 测定 13 870 人。

### 二、抽样设计

采取多阶段分层整群随机抽样的方法，按经济发展水平及类型，将调查地区分为大城市、中小城市、一类农村、二类农村、三类农村、四类农村共 6 类。其中大城市包括北京、上海、天津、重庆、哈尔滨、沈阳、大连、济南、青岛、宁波、南京、广州、深圳、郑州、成都、西安、武汉、厦门；其余的城市为中小城市（不含县级市）；农村四类地区的划分以国家统计局《中国农村分区域综合经济实力研究报告》为依据。一类农村地区主要分布在长江三角洲、环渤海以及南部沿海农村经济区；二类农村地区主要分布在华北平原、四川盆地、东南丘陵以及豫皖鄂赣长江中游农村经济区；三类农村地区主要集中在汾渭谷地、太行山、大别山农村经济区；四类农村地区主要集中在湘鄂川黔及秦岭、大巴山、黔桂川滇高原、黄土高原农村经济区。本次抽样调查样本以满足对全国以及 6 类经济地区的代表性为原则，而对各省

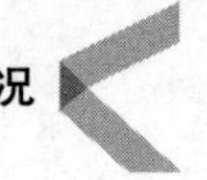

（自治区、直辖市）无代表性。

1. 询问调查和医学体检所需最小样本量

本次调查样本以满足对六类地区和男女性别的代表性为原则，在保证调查设计科学性的基础上尽量使用较少投入，获得最大效益。按照 95% 的准确度和 90% 的精确度进行计算，则需要约 225 000 人，考虑到 10% 的失访率，则最终的样本量确定为 25 万人。

2. 实验室检测和膳食调查所需样本量

实验室检测和膳食调查人群为总样本的一个子样本。样本量以每日热量摄入量、每日蛋白质摄入量为计算标识。经过对 1992 年全国营养调查的样本资料进行抽样实验后，估计 66 000 例样本就可以满足 95% 以上精确度和准确度的要求。应答率按 90% 计算，则本次调查实验室检测和膳食调查所需样本量约为 74 000 人。

3. 样本量分配

我国第二次卫生服务调查研究结果表明，在保证调查结果精确度达到 95% 以上的条件下，样本市（区）/ 县数目最少为 65 个。为了扩大调查的覆盖面，减少抽样误差，并结合预调查实际情况（如果只设 66 个样本点，样本集中，调查时间需要 3 个月），最终确定样本点为 132 个，每类地区设置 22 个样本点。本次调查以六类地区为主要分层因素进行抽样，每层均分配 22 个样本点。因此每个样本点的人数均值：城市约为 1 568 人（34 503/22），农村约为 2 024 人（44 519/22）。根据城市户均 2.92 人、农村户均 3.82 人计，则每个样本点拟调查户数平均为：城市每点抽 537 户（1 568/2.92），农村每点抽 533 户（2 024/3.82）。均调整为 540 户。

4. 抽样步骤

第一阶段利用系统随机抽样的方法，分别从每一类地区随机抽取 22 个县（市区），最终共确定 132 个调查县 / 区；

第二阶段利用系统随机抽样的方法，从抽到的样本县 / 区中随机抽取 3 个乡镇 / 街道；

第三阶段采用随机整群抽样的方法，从每个样本乡镇 / 街道中随机抽取 2 个村 / 居委会；

第四阶段是从抽中的村 / 居委会中采用整群抽样法，随机抽取 90 户家庭为调查样本户，对抽中的住户全体成员均进行询问调查及医学体检。实验室检测和膳食调查所需样本是从进行询问调查的 90 户中按整群抽样原则抽取 30 户组成。

## 第四节　调查内容、方法与定义

本篇从血糖测定人群基本状况分布、血糖水平、不同类型糖代谢异常患病率、血糖检测、糖尿病知晓、治疗及控制情况等几方面进行分析，涉及指标包括：调查人群地区、性别、年龄、职业、文化程度、家庭收入、空腹血糖、血糖检测、糖尿病知晓、治疗及控制情况。这些指标包含在询问调查和实验室检测中。

### 一、询问调查

包括县 / 区级调查单位基本信息收集和家庭询问调查两方面内容，采用问卷调查的方法，由培训合格的调查员入户开展面对面询问调查。

县/区级调查单位基本信息收集内容包括调查样本地区人口、经济、社会及医疗卫生保健等方面的基本信息，由调查员按县/区级调查单位基本信息收集表的要求，通过查阅资料，走访当地统计、卫生等部门，进行询问和记录。家庭询问调查问卷包括家庭基本情况登记表、个人健康状况调查表和体力活动调查表。家庭基本情况调查内容包括家庭成员基本情况、经济收入、调查对象一般情况（年龄、民族、婚姻状况、教育、职业等）；个人健康状况调查内容包括主要慢性疾病的现患状况及家族史；吸烟、饮酒、体力活动等情况；营养及慢性病的有关知识、饮食习惯等。

## 二、实验室检测

采用葡萄糖氧化酶法测定血糖。所有参加膳食调查的对象及补充人群测定空腹血糖（3岁及以上）。

为减少糖尿病的漏诊率，空腹血糖测定值在5.5mmol/L以上的成年调查对象在第二天进行糖耐量测定。清晨采集调查对象空腹静脉血2ml后，让调查对象口服75g葡萄糖（溶于300ml水，提前配好），3分钟内服完。从口服葡萄糖液开始计时，2小时后（误差不超过3分钟）准时再次采静脉血2ml测定血糖。

## 三、血糖相关的定义及评价标准

采集所有参加膳食调查的对象及3～12岁儿童补充人群的血液样品测定空腹血糖，为减少糖尿病漏诊率，对于空腹血糖监测结果在5.5mmol/L及以上的成年调查对象，再进行糖耐量检测。本报告共纳入2002年6～17岁儿童青少年空腹血糖有效数据36 195人，由于本次调查所有被调查的6～17岁调查对象只测定空腹血糖，因此，儿童青少年糖尿病诊断仅依据空腹血糖检测结果；纳入2002年18岁及以上空腹血糖有效数据51 907人，其中6 435人空腹血糖≥5.5mmol/L，仅1 782名调查对象进行口服葡萄糖耐量试验，因此，18岁及以上成人新诊断糖尿病主要依据空腹血糖，且无法计算糖耐量异常率。

### （一）糖尿病

判断糖尿病的依据为1999年国际糖尿病联盟（IDF）糖尿病诊断标准。符合下列条件之一者确诊为糖尿病（DM）：①本次调查中空腹血糖（FPG）≥7.0mmol/L；②本次调查中口服葡萄糖耐量试验（OGTT）服糖后2小时血糖≥11.1mmol/L；③已被县级以上医院确诊为糖尿病者且正在接受治疗者。

### （二）空腹血糖受损

满足下列条件者：①本次调查中空腹血糖（FPG）≥6.1mmol/L但<7.0mmol/L；②本次调查中口服葡萄糖耐量试验（OGTT）服糖后2小时血糖<7.8mmol/L。

### （三）糖尿病知晓率

在本次调查诊断为糖尿病的调查对象中，在本次调查之前就知道自己患有糖尿病者

(被专业人员诊断)所占的比例。

### (四)糖尿病治疗率

在经本次调查所诊断的所有糖尿病患者中,采取过药物、饮食或运动等方式进行治疗者的比例。

### (五)糖尿病控制率

经本次调查诊断的所有糖尿病已发、新发病例中,空腹血糖水平在7.0mmol/L以下者所占比例。

### (六)低血糖

对非糖尿病病人来说,低血糖症的诊断标准为空腹血糖<2.8mmol/L。

## 四、样本代表性评价

将样本人口资料与2000年第五次人口普查数据和国家统计局2002年人口学指标(性别比例、负担系数、家庭规模、少数民族人口比例)比较,表明样本人群对总体有较好的代表性。

由于抽样人口中有10.1%的人外出未能参加体检,致使调查样本中15~25岁各年龄组人口比例偏低。因此,采用2000年第五次人口普查数据作为标准人口进行事后加权调整。

### (一)基本人口学指标比较

将本次调查的基本人口学指标与2002年国家统计年鉴公布数据比较,如性别比例、负担系数、家庭规模、少数民族人口比例,没有发现存在显著性差异。样本对总体有一定代表性(表1-1-1)。

表1-1-1 2002年营养与健康调查抽样数据与全国统计年鉴公布数据比较

| 指标 | 2002年全国统计 | 本次抽样地区数据 |
|---|---|---|
| 性别比 | 1.06 | 1.002 |
| 负担系数 | 42.55 | 41.81 |
| 家庭户规模/人 | 3.44 | 3.39 |
| 少数民族人口比例/% | 8.41 | 9.5 |

### (二)与全国人口年龄构成的比较

将2000年第五次人口普查的数据作为总体,把本次调查的人口数据作为样本,比较样本数据年龄分布与总体人口年龄分布的一致程度。本次调查的抽样人群为243 479人,经过对抽样人群年龄结构的拟合优度检验表明,抽样人群的年龄结构与全国总体人口年龄结构没有显著性差异(表1-1-2,图1-1-1,图1-1-2)。

表 1-1-2　2002 年营养与健康调查抽样人群年龄构成与中国 2000 年人口普查年龄结构比较　单位：%

| 年龄 / 岁 | 合计 | | 男性 | | 女性 | |
|---|---|---|---|---|---|---|
| | 全国 | 样本 | 全国 | 样本 | 全国 | 样本 |
| 0～ | 5.551 | 5.083 | 5.880 | 5.595 | 5.201 | 4.571 |
| 5～ | 7.255 | 6.931 | 7.544 | 7.342 | 6.948 | 6.519 |
| 10～ | 10.091 | 9.080 | 10.206 | 9.485 | 9.970 | 8.674 |
| 15～ | 8.291 | 6.595 | 8.259 | 6.921 | 8.326 | 6.268 |
| 20～ | 7.611 | 5.919 | 7.487 | 5.776 | 7.742 | 6.061 |
| 25～ | 9.464 | 7.216 | 9.407 | 6.948 | 9.525 | 7.485 |
| 30～ | 10.246 | 9.259 | 10.208 | 9.018 | 10.286 | 9.501 |
| 35～ | 8.784 | 9.641 | 8.768 | 9.399 | 8.800 | 9.883 |
| 40～ | 6.538 | 6.659 | 6.598 | 6.528 | 6.475 | 6.791 |
| 45～ | 6.882 | 8.282 | 6.863 | 8.018 | 6.903 | 8.548 |
| 50～ | 5.094 | 7.162 | 5.123 | 6.936 | 5.064 | 7.388 |
| 55～ | 3.732 | 5.312 | 3.758 | 5.164 | 3.704 | 5.460 |
| 60～ | 3.356 | 4.470 | 3.385 | 4.511 | 3.325 | 4.429 |
| 65～ | 2.799 | 3.886 | 2.741 | 3.936 | 2.861 | 3.836 |
| 70～ | 2.058 | 2.532 | 1.942 | 2.563 | 2.181 | 2.500 |
| 75～ | 2.247 | 1.973 | 1.831 | 1.859 | 2.689 | 2.086 |
| 合计 | 100 | 100 | 100 | 100 | 100 | 100 |
| | $\chi^2$=4.36，$P$>0.05 | | $\chi^2$=3.99，$P$>0.05 | | $\chi^2$=5.0，$P$>0.05 | |

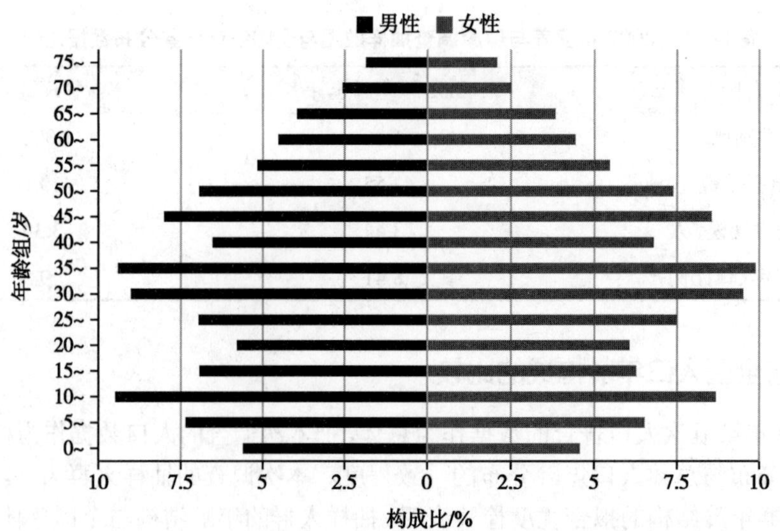


图 1-1-1　2002 年中国居民营养与健康状况调查抽样户籍人口金字塔

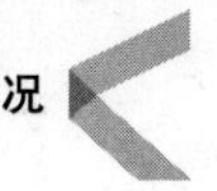

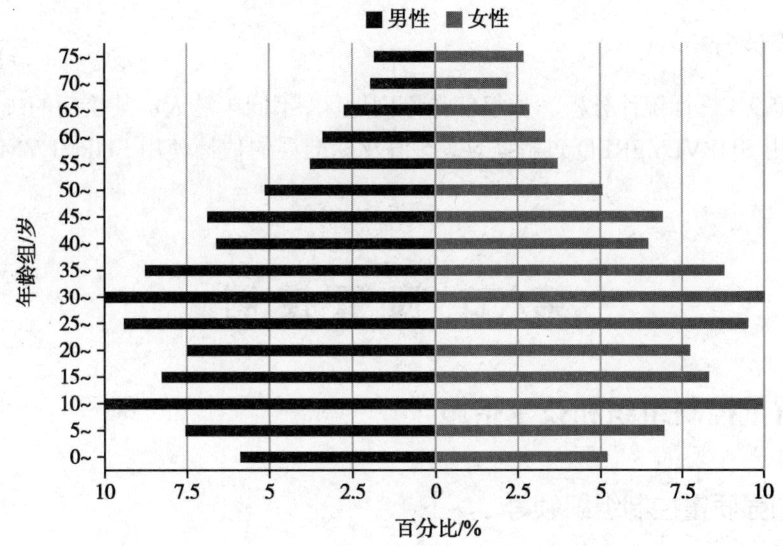


图 1-1-2 2000 年第五次人口普查人口金字塔

## 第五节 数据清理及统计分析方法

### 一、数据清理

为保证数据质量，本次调查数据录入以省（自治区、直辖市）为单位进行，数据录入前，项目办公室对各省负责进行数据录入的人员进行集中培训，培训内容包括调查表整理原则、录入方法和数据库管理规则等。利用统一编制的专用录入程序，家庭成员基本情况登记表及医学体检表采用双录入。

项目办公室在收到所有上报数据后，组织专人对数据进行清理。对于个人编号、家庭编号、性别、年龄等关键变量缺失的数据及逻辑性错误，首先返回各省回查原始问卷。各省份将核查数据返回后，对于数据录入无误的数据进行逻辑检错，并附值为逻辑性错误，进行进一步修正，建立最终标准数据库。

### 二、统计分析方法

#### （一）加权调整方法

由于本次调查采用多阶段分层整群随机抽样的方法，且六类地区间采用了等容量抽样，导致样本中六类地区人口的构成与全国总体六类地区人口构成有较大差异，因此，需要按照全国实际的六类地区人口构成对样本六类地区调查结果进行调整。

2002 年中国人群血糖现状分析，采用 2000 年第五次人口普查全国六类地区分性别、分年龄人口为标准人口，进行事后分层调整，对每一样本个体赋予事后分层权重。

### （二）统计分析

采用 SAS9.4 进行统计分析。加权估计不同地区、不同年龄人群某疾病的患病率和 95% 可信区间采用 SURVEYFREQ 过程实现，均值及标准误的估计使用 SURVEYMEANS 过程实现。

## 第六节 质量控制

### 一、质量控制组织和技术措施

#### （一）加强质量控制组织领导

为了加强调查的领导和保证调查质量，由原卫生部、科技部、国家统计局联合成立了领导小组、在原卫生部直接领导下成立了技术执行组、专家顾问委员会及项目办公室，全面负责领导、协调、落实项目有关工作，从组织上保证调查方案的实施。

#### （二）组成专门质量控制队伍

由中国疾病预防控制中心（CDC）牵头组成国家调查质量控制工作队，负责确定调查的质量控制方法，统一调查方法和调查技能，负责组织各省调查工作队培训、现场调查技术指导及调查全过程的质量控制。各省成立本地质量控制工作组，按抽样、询问调查、医学体检、实验室检测、膳食调查、数据管理项目设立省级质量控制员，按项目质量控制工作规范及方法，负责并配合国家质量控制工作队完成本省调查全过程的质量控制。调查点设立专人负责质量控制工作，并在省质量控制工作组的领导下做好本调查点的质量控制工作。

#### （三）统一质量控制方法

在调查方案设计、预调查、抽样、询问调查、医学体检、实验室检测、膳食调查、数据管理等各环节、各阶段确定质量控制方法。为了保证项目的顺利进行和调查的质量，技术执行组和专家委员会对调查方案进行反复论证，于 2001 年 9 月确定了调查方案。2001 年底，在北京、四川的 4 个调查点进行试调查，对方案的设计、调查的程序及调查问卷进一步修改和完善。

#### （四）实行五个统一

为保证调查质量，本次调查实行了五个统一。统一提供全部调查表格及调查手册；统一提供专用条形码标记，标识所有调查对象，并为每个数据录入点统一配备了条形码识别器；统一提供符合计量标准的体重秤、身高计、血压计、头围尺及腰围尺；统一提供现场所需全部试剂、标准的采血针、注射器、进口的负压抗凝离心管、便携式台式离心机、血液样品储存管及冻存样品的专用运输箱等；统一提供对直接影响测定精确度的关键器材，如测定血红蛋白所需 10μl 毛细管及测定血糖所需 20μl 定量取样器均从美国进口。

### （五）加强调查人员的培训

制订了统一的培训计划和培训教材，在全国举办七期国家级培训，每个调查点至少 6 人，其中 2 人为实验室人员。共培训了来自全国 132 个调查点的 1 059 名工作队员。直接培训调查点的调查负责人、骨干及师资，并进行现场考核，调查点（市、区）负责人和师资再回到当地培训调查员。通过培训，要求每个调查员必须明确调查意义，了解设计原则，熟悉调查表内容、掌握调查询问方法。必须参加项目组织的统一培训、通过统一考试并取得参加相应工作的合格证书。从各地培训总结来看，调查人员比较熟练地掌握调查技术，一致性达到 95% 以上。每个调查员考核合格后，才能参加正式调查。

### （六）建立质量控制的内外监督机制

项目技术执行组建立内部质量控制监督小组，监督检查国家质量控制工作队及各省质量控制工作组的工作；项目领导小组邀请有关专家组成外部质量控制监督小组，对项目实施过程进行外部监督及评价。

## 二、质量控制的内容和结果评价

对现场调查、实验室检测、数据录入及分析等各个过程的质量检查记录表及其他质量控制结果进行分析，结果评价如下。

### （一）询问调查质量控制

现场调查的质量控制分为省级和国家两部分：省级质量控制队每天必须对 10% 的询问调查表进行抽查，国家质量控制队按 1% 进行抽查。省级质量控制队对 15 365 份问卷质量进行检查，漏项问卷占 7.3%、逻辑错误占 4.2%、填写不清占 2.9%。国家质量控制队对 1 526 份问卷进行检查，漏项问卷占 14.9%、逻辑错误占 6.1%、填写不清占 3.6%。两级质量控制队要求样本地区有针对性进行补充调查和纠正。

### （二）医学体检项目的质量控制

1. 身高、体重、腰围测量

省级和国家质量控制队到调查现场对调查员的测量重新进行复查，以省级和国家质量控制队员测量结果为标准，身高、体重、腰围现场测量结果与质量控制员测量结果符合率较高。如身高测量符合（身高测量结果与质量控制员测量结果比较≤1cm）率：与省级队质量控制队符合 98.9%，与国家队质量控制队符合 98.4%。

2. 血压测量

现场调查员测量收缩压与省级质量控制队、国家质量控制队测量的符合率分别为 97.7%、96.7%，舒张压合格率分别为 97.7% 和 97.8%。

### （三）实验室检测质量控制

各调查点实验室均在省级培训结束后，经国家质量控制组统一提供的盲样进行考核，

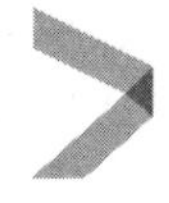



考核合格者才可进行本次调查的实验室检测工作。每进入现场后，实验室人员对仪器进行调试，现场检测血糖及血红蛋白盲样，并立即向项目办公室报告结果，对不符合要求的结果要重新调试测定，直至符合标准。现场血红蛋白盲样考核中优秀率为 46.7%，良好率为 30.1%，及格率为 23.2%。现场血糖盲样考核，优秀率 59.0%，良好率 30.5%，及格率为 10.5%。血脂、血浆维生素 A 在国家中心实验室进行测定。由于实验室质量控制的内容十分复杂，不一一列举。

实验室的外部质量控制：如血脂测定实验室定期接到美国 CDC 实验室发来的质量控制盲样血清，定期测定，并将结果寄回，接受外部质量评价。

### （四）数据录入质量控制

为保证数据录入质量，本次调查的数据录入是以省为单位进行的，在数据录入前，项目办公室对各省负责数据录入的人员进行了集中培训，培训内容包括调查表整理原则、录入方法和数据库管理规则等。SPSS 公司利用 Surveycraft 软件为本次调查编制了专用录入程序，录入程序能够对所有变量的合理取值及逻辑跳项进行有效控制。数据管理组在数据录入期间设立专线电话负责技术咨询，并派人到部分省进行技术指导与检查。家庭基本情况登记表及医学体检表采用双录入；项目办公室对其他指标随机抽取部分原始记录，通过二次录入检查录入错误率。各省数据录入完成后，按照统一方法进行清理、核查和纠正，上报国家项目办公室，国家项目办公室在收到所有上报数据后，根据统一清理原则，按调查内容分类组织专人对数据进行清理，将清理发现的可疑记录反馈到各省，与原始表格进行核查，各省将核查结果返回后，由国家项目办公室负责最终数据库的修改。

# 第二章 2002 年中国成年人血糖状况

## 第一节　2002 年成年人调查人群基本特征

成年人（不含孕妇）样本共计 51 907 人，其中，男性 24 428 人（占 47.1%），女性 27 479 人（占 52.9%）。从年龄构成看，18～44 岁青年 25 042 人（占 48.3%），45～59 岁中年 16 942 人（占 32.6%），60 岁及以上的老年 9 923 人（占 19.1%）。城市有 18 476 人完成了空腹血糖测定，其中男性 8 482 人（占 45.9%），女性 9 994 人（占 54.1%）；农村有 33 431 人完成了空腹血糖测定，其中男性 15 946 人（占 47.7%），女性 17 485 人（占 52.3%）（表 1-2-1、表 1-2-2、表 1-2-3 和表 1-2-4）。

表 1-2-1　2002 年成年人空腹血糖调查人群按性别、年龄和城乡分布　单位：人

| 年龄 / 岁 | 全国 | | | 城市 | | | 农村 | | |
|---|---|---|---|---|---|---|---|---|---|
| | 合计 | 男性 | 女性 | 合计 | 男性 | 女性 | 合计 | 男性 | 女性 |
| 合计 | 51 907 | 24 428 | 27 479 | 18 476 | 8 482 | 9 994 | 33 431 | 15 946 | 17 485 |
| 18～44 | 25 042 | 11 536 | 13 506 | 7 792 | 3 502 | 4 290 | 17 250 | 8 034 | 9 216 |
| 45～59 | 16 942 | 7 905 | 9 037 | 6 067 | 2 681 | 3 386 | 10 875 | 5 224 | 5 651 |
| ≥60 | 9 923 | 4 987 | 4 936 | 4 617 | 2 299 | 2 318 | 5 306 | 2 688 | 2 618 |

表 1-2-2　2002 年成年人空腹血糖调查人群按性别、年龄和城乡分布　单位：人

| 年龄 / 岁 | 全国 | | | 城市 | | | 农村 | | |
|---|---|---|---|---|---|---|---|---|---|
| | 合计 | 男性 | 女性 | 合计 | 男性 | 女性 | 合计 | 男性 | 女性 |
| 合计 | 51 907 | 24 428 | 27 479 | 18 476 | 8 482 | 9 994 | 33 431 | 15 946 | 17 485 |
| 18～29 | 7 387 | 3 591 | 3 796 | 2 394 | 1 105 | 1 289 | 4 993 | 2 486 | 2 507 |
| 30～39 | 12 560 | 5 624 | 6 936 | 3 658 | 1 622 | 2 036 | 8 902 | 4 002 | 4 900 |
| 40～49 | 11 802 | 5 394 | 6 408 | 4 087 | 1 838 | 2 249 | 7 715 | 3 556 | 4 159 |
| 50～59 | 10 235 | 4 832 | 5 403 | 3 720 | 1 618 | 2 102 | 6 515 | 3 214 | 3 301 |
| 60～69 | 6 771 | 3 369 | 3 402 | 3 120 | 1 507 | 1 613 | 3 651 | 1 862 | 1 789 |
| ≥70 | 3 152 | 1 618 | 1 534 | 1 497 | 792 | 705 | 1 655 | 826 | 829 |

**表 1-2-3　2002 年成年人空腹血糖调查人群按性别、年龄和六类地区分布**

单位：人

| 年龄/岁 | 大城市 | | | 中小城市 | | | 一类农村 | | | 二类农村 | | | 三类农村 | | | 四类农村 | | |
|---|---|---|---|---|---|---|---|---|---|---|---|---|---|---|---|---|---|---|
| | 合计 | 男 | 女 | 合计 | 男 | 女 | 合计 | 男 | 女 | 合计 | 男 | 女 | 合计 | 男 | 女 | 合计 | 男 | 女 |
| 合计 | 10 286 | 4 683 | 5 603 | 8 190 | 3 799 | 4 391 | 8 638 | 4 109 | 4 529 | 8 197 | 3 921 | 4 276 | 8 468 | 4 050 | 4 418 | 8 128 | 3 866 | 4 262 |
| 18～44 | 3 757 | 1 681 | 2 076 | 4 035 | 1 821 | 2 214 | 4 079 | 1 877 | 2 202 | 4 282 | 2 003 | 2 279 | 4 402 | 2 059 | 2 343 | 4 487 | 2 095 | 2 392 |
| 45～59 | 3 583 | 1 578 | 2 005 | 2 484 | 1 103 | 1 381 | 2 981 | 1 437 | 1 544 | 2 724 | 1 323 | 1 401 | 2 767 | 1 317 | 1 450 | 2 403 | 1 147 | 1 256 |
| ≥60 | 2 946 | 1 424 | 1 522 | 1 671 | 875 | 796 | 1 578 | 795 | 783 | 1 191 | 595 | 596 | 1 299 | 674 | 625 | 1 238 | 624 | 614 |

**表 1-2-4　2002 年成年人空腹血糖调查人群按性别、年龄和六类地区分布**

单位：人

| 年龄/岁 | 大城市 | | | 中小城市 | | | 一类农村 | | | 二类农村 | | | 三类农村 | | | 四类农村 | | |
|---|---|---|---|---|---|---|---|---|---|---|---|---|---|---|---|---|---|---|
| | 合计 | 男 | 女 | 合计 | 男 | 女 | 合计 | 男 | 女 | 合计 | 男 | 女 | 合计 | 男 | 女 | 合计 | 男 | 女 |
| 合计 | 10 286 | 4 683 | 5 603 | 8 190 | 3 799 | 4 391 | 8 638 | 4 109 | 4 529 | 8 197 | 3 921 | 4 276 | 8 468 | 4 050 | 4 418 | 8 128 | 3 866 | 4 262 |
| 18～29 | 1 283 | 594 | 689 | 1 111 | 511 | 600 | 1 020 | 505 | 515 | 1 236 | 615 | 621 | 1 221 | 611 | 610 | 1 516 | 755 | 761 |
| 30～39 | 1 529 | 674 | 855 | 2 129 | 948 | 1 181 | 2 136 | 939 | 1 197 | 2 208 | 1 007 | 1 201 | 2 276 | 1 033 | 1 243 | 2 282 | 1 023 | 1 259 |
| 40～49 | 2 298 | 1 018 | 1 280 | 1 789 | 820 | 969 | 2 115 | 977 | 1 138 | 1 969 | 910 | 1 059 | 1 979 | 913 | 1 066 | 1 652 | 756 | 896 |
| 50～59 | 2 230 | 973 | 1 257 | 1 490 | 645 | 845 | 1 789 | 893 | 896 | 1 593 | 794 | 799 | 1 693 | 819 | 874 | 1 440 | 708 | 732 |
| 60～69 | 1 885 | 878 | 1 007 | 1 235 | 629 | 606 | 1 041 | 528 | 513 | 833 | 419 | 414 | 910 | 470 | 440 | 867 | 445 | 422 |
| ≥70 | 1 061 | 546 | 515 | 436 | 246 | 190 | 537 | 267 | 270 | 358 | 176 | 182 | 389 | 204 | 185 | 371 | 179 | 192 |

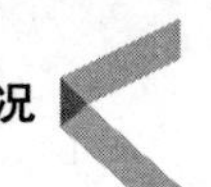

# 第二节　2002 年中国成年人空腹血糖水平

## 一、2002 年中国成年人空腹血糖百分位数分布

2002 年，中国成年男性空腹血糖的中位数为 4.83mmol/L，18～44 岁、45～59 岁和 60 岁及以上男性的空腹血糖的中位数分别为 4.74mmol/L、4.87mmol/L 和 4.97mmol/L。中国成年女性空腹血糖的中位数为 4.79mmol/L，18～44 岁、45～59 岁和≥60 岁女性的空腹血糖的中位数分别为 4.67mmol/L、4.87mmol/L 和 5.01mmol/L，成年男性和女性空腹血糖均随年龄增长而上升。城市男性和女性空腹血糖的中位数分别为 4.97mmol/L 和 4.90mmol/L，农村男性和女性空腹血糖的中位数分别为 4.76mmol/L 和 4.72mmol/L，城市成年人空腹血糖中位数均高于农村（表 1-2-5、表 1-2-6 和表 1-2-7）。

表 1-2-5　2002 年中国成年人空腹血糖百分位数分布　　单位：mmol/L

| 性别 | 年龄 / 岁 | *n* | $\bar{x}$ | *SD* | *P*2.5 | *P*5 | *P*10 | *P*25 | *P*50 | *P*75 | *P*90 | *P*95 | *P*97.5 |
|---|---|---|---|---|---|---|---|---|---|---|---|---|---|
| 合计 | 合计 | 51 907 | 4.97 | 1.22 | 3.62 | 3.85 | 4.08 | 4.43 | 4.80 | 5.21 | 5.62 | 6.31 | 7.60 |
| | 18～44 | 25 042 | 4.76 | 0.89 | 3.55 | 3.78 | 4.01 | 4.35 | 4.70 | 5.07 | 5.41 | 5.66 | 6.18 |
| | 45～59 | 16 942 | 5.07 | 1.35 | 3.67 | 3.90 | 4.14 | 4.49 | 4.87 | 5.29 | 5.78 | 6.64 | 8.49 |
| | ≥60 | 9 923 | 5.30 | 1.58 | 3.77 | 3.99 | 4.20 | 4.57 | 4.99 | 5.43 | 6.34 | 7.74 | 9.90 |
| 男性 | 小计 | 24 428 | 4.97 | 1.17 | 3.62 | 3.85 | 4.09 | 4.44 | 4.83 | 5.24 | 5.66 | 6.36 | 7.50 |
| | 18～44 | 11 536 | 4.81 | 0.89 | 3.56 | 3.80 | 4.04 | 4.38 | 4.74 | 5.12 | 5.45 | 5.79 | 6.33 |
| | 45～59 | 7 905 | 5.04 | 1.24 | 3.65 | 3.87 | 4.13 | 4.49 | 4.87 | 5.30 | 5.78 | 6.57 | 7.90 |
| | ≥60 | 4 987 | 5.25 | 1.51 | 3.74 | 3.97 | 4.20 | 4.55 | 4.97 | 5.42 | 6.29 | 7.55 | 9.49 |
| 女性 | 小计 | 27 479 | 4.96 | 1.26 | 3.62 | 3.85 | 4.08 | 4.42 | 4.79 | 5.19 | 5.58 | 6.29 | 7.72 |
| | 18～44 | 13 506 | 4.73 | 0.88 | 3.54 | 3.77 | 4.00 | 4.33 | 4.67 | 5.02 | 5.37 | 5.57 | 6.01 |
| | 45～59 | 9 037 | 5.09 | 1.43 | 3.69 | 3.92 | 4.15 | 4.49 | 4.87 | 5.29 | 5.79 | 6.73 | 8.80 |
| | ≥60 | 4 936 | 5.34 | 1.65 | 3.79 | 4.00 | 4.21 | 4.60 | 5.01 | 5.44 | 6.40 | 7.98 | 10.56 |

表 1-2-6　2002 年中国成年人空腹血糖百分位数分布　　单位：mmol/L

| 性别 | 年龄 / 岁 | *n* | $\bar{x}$ | *SD* | *P*2.5 | *P*5 | *P*10 | *P*25 | *P*50 | *P*75 | *P*90 | *P*95 | *P*97.5 |
|---|---|---|---|---|---|---|---|---|---|---|---|---|---|
| 合计 | 合计 | 51 907 | 4.97 | 1.22 | 3.62 | 3.85 | 4.08 | 4.43 | 4.80 | 5.21 | 5.62 | 6.31 | 7.60 |
| | 18～29 | 7 387 | 4.64 | 0.72 | 3.48 | 3.71 | 3.93 | 4.27 | 4.63 | 4.96 | 5.29 | 5.46 | 5.69 |
| | 30～39 | 12 560 | 4.78 | 0.89 | 3.58 | 3.81 | 4.05 | 4.37 | 4.71 | 5.09 | 5.42 | 5.67 | 6.13 |
| | 40～49 | 11 802 | 4.94 | 1.12 | 3.65 | 3.86 | 4.09 | 4.44 | 4.81 | 5.20 | 5.57 | 6.14 | 7.15 |
| | 50～59 | 10 235 | 5.14 | 1.44 | 3.68 | 3.93 | 4.16 | 4.52 | 4.90 | 5.33 | 5.92 | 6.91 | 9.06 |
| | 60～69 | 6 771 | 5.32 | 1.62 | 3.77 | 3.99 | 4.20 | 4.58 | 5.01 | 5.44 | 6.39 | 7.82 | 10.30 |
| | ≥70 | 3 152 | 5.25 | 1.49 | 3.75 | 3.98 | 4.20 | 4.57 | 4.97 | 5.40 | 6.29 | 7.49 | 9.48 |
| 男性 | 小计 | 24 428 | 4.97 | 1.17 | 3.62 | 3.85 | 4.09 | 4.44 | 4.83 | 5.24 | 5.66 | 6.36 | 7.50 |
| | 18～29 | 3 591 | 4.69 | 0.71 | 3.53 | 3.74 | 3.98 | 4.33 | 4.68 | 5.02 | 5.33 | 5.50 | 5.81 |
| | 30～39 | 5 624 | 4.83 | 0.94 | 3.58 | 3.81 | 4.06 | 4.39 | 4.75 | 5.14 | 5.46 | 5.83 | 6.31 |

续表

| 性别 | 年龄/岁 | *n* | $\overline{x}$ | *SD* | *P*2.5 | *P*5 | *P*10 | *P*25 | *P*50 | *P*75 | *P*90 | *P*95 | *P*97.5 |
|---|---|---|---|---|---|---|---|---|---|---|---|---|---|
| | 40～49 | 5 394 | 4.96 | 1.05 | 3.65 | 3.87 | 4.10 | 4.46 | 4.84 | 5.23 | 5.62 | 6.29 | 7.19 |
| | 50～59 | 4 832 | 5.09 | 1.32 | 3.64 | 3.87 | 4.14 | 4.51 | 4.89 | 5.32 | 5.85 | 6.70 | 8.52 |
| | 60～69 | 3 369 | 5.26 | 1.52 | 3.74 | 3.95 | 4.19 | 4.55 | 4.98 | 5.42 | 6.25 | 7.61 | 9.64 |
| | ≥70 | 1 618 | 5.25 | 1.48 | 3.72 | 3.99 | 4.21 | 4.56 | 4.97 | 5.42 | 6.34 | 7.37 | 9.12 |
| 女性 | 小计 | 27 479 | 4.96 | 1.26 | 3.62 | 3.85 | 4.08 | 4.42 | 4.79 | 5.19 | 5.58 | 6.29 | 7.72 |
| | 18～29 | 3 796 | 4.59 | 0.73 | 3.44 | 3.68 | 3.90 | 4.24 | 4.57 | 4.89 | 5.21 | 5.41 | 5.55 |
| | 30～39 | 6 936 | 4.74 | 0.85 | 3.58 | 3.81 | 4.03 | 4.35 | 4.68 | 5.05 | 5.38 | 5.55 | 5.97 |
| | 40～49 | 6 408 | 4.92 | 1.18 | 3.63 | 3.85 | 4.08 | 4.44 | 4.79 | 5.17 | 5.53 | 6.01 | 7.09 |
| | 50～59 | 5 403 | 5.19 | 1.53 | 3.74 | 3.95 | 4.18 | 4.53 | 4.90 | 5.34 | 6.01 | 7.17 | 9.53 |
| | 60～69 | 3 402 | 5.38 | 1.71 | 3.81 | 4.01 | 4.22 | 4.62 | 5.04 | 5.45 | 6.48 | 8.09 | 10.78 |
| | ≥70 | 1 534 | 5.26 | 1.51 | 3.78 | 3.96 | 4.19 | 4.58 | 4.97 | 5.4 | 6.24 | 7.86 | 9.55 |

大城市男性和女性空腹血糖的中位数分别为 5.02mmol/L 和 4.96mmol/L，中小城市男性和女性空腹血糖的中位数分别为 4.90mmol/L 和 4.83mmol/L，一类农村男性和女性空腹血糖的中位数分别为 4.90mmol/L 和 4.89mmol/L，二类农村男性和女性空腹血糖的中位数分别为 4.75mmol/L 和 4.71mmol/L，三类农村男性和女性空腹血糖的中位数分别为 4.76mmol/L 和 4.72mmol/L，四类农村男性和女性空腹血糖的中位数分别为 4.59mmol/L 和 4.55mmol/L。大城市最高，然后依次为中小城市、一类农村、二类农村和三类农村，二类农村和三类农村水平相当，四类农村最低（表 1-2-7、表 1-2-8、表 1-2-9 和表 1-2-10）。

**表 1-2-7　2002 年中国城乡成年人空腹血糖百分位数分布**　　单位：mmol/L

| 城乡 | 性别 | 年龄/岁 | *n* | $\overline{x}$ | *SD* | *P*2.5 | *P*5 | *P*10 | *P*25 | *P*50 | *P*75 | *P*90 | *P*95 | *P*97.5 |
|---|---|---|---|---|---|---|---|---|---|---|---|---|---|---|
| 城市 | 合计 | | 18 476 | 5.20 | 1.47 | 3.80 | 4.00 | 4.20 | 4.54 | 4.92 | 5.35 | 6.04 | 7.29 | 9.40 |
| | 男性 | 小计 | 8 482 | 5.23 | 1.45 | 3.80 | 4.02 | 4.23 | 4.58 | 4.97 | 5.40 | 6.12 | 7.30 | 9.14 |
| | | 18～44 | 3 502 | 4.95 | 1.00 | 3.73 | 3.95 | 4.15 | 4.49 | 4.85 | 5.21 | 5.60 | 6.10 | 6.93 |
| | | 45～59 | 2 681 | 5.31 | 1.54 | 3.81 | 4.02 | 4.27 | 4.63 | 5.01 | 5.43 | 6.31 | 7.60 | 9.70 |
| | | ≥60 | 2 299 | 5.56 | 1.81 | 3.97 | 4.16 | 4.35 | 4.70 | 5.13 | 5.62 | 7.03 | 8.79 | 10.78 |
| | 女性 | 小计 | 9 994 | 5.17 | 1.48 | 3.80 | 3.98 | 4.18 | 4.51 | 4.90 | 5.31 | 5.99 | 7.28 | 9.60 |
| | | 18～44 | 4 290 | 4.82 | 0.94 | 3.74 | 3.90 | 4.10 | 4.40 | 4.73 | 5.07 | 5.41 | 5.71 | 6.31 |
| | | 45～59 | 3 386 | 5.28 | 1.63 | 3.82 | 4.02 | 4.23 | 4.58 | 4.97 | 5.37 | 6.15 | 7.71 | 10.59 |
| | | ≥60 | 2 318 | 5.65 | 1.86 | 3.95 | 4.14 | 4.37 | 4.76 | 5.18 | 5.70 | 7.35 | 9.52 | 11.90 |
| 农村 | 合计 | | 33 431 | 4.84 | 1.04 | 3.55 | 3.78 | 4.02 | 4.38 | 4.74 | 5.13 | 5.48 | 5.90 | 6.61 |
| | 男性 | 小计 | 15 946 | 4.84 | 0.96 | 3.55 | 3.78 | 4.03 | 4.39 | 4.76 | 5.16 | 5.48 | 5.90 | 6.59 |
| | | 18～44 | 8 034 | 4.75 | 0.83 | 3.50 | 3.75 | 3.99 | 4.34 | 4.70 | 5.08 | 5.41 | 5.60 | 6.08 |
| | | 45～59 | 5 224 | 4.91 | 1.02 | 3.58 | 3.81 | 4.07 | 4.43 | 4.81 | 5.21 | 5.55 | 6.10 | 6.88 |
| | | ≥60 | 2 688 | 4.99 | 1.12 | 3.65 | 3.85 | 4.08 | 4.44 | 4.83 | 5.27 | 5.73 | 6.48 | 7.63 |
| | 女性 | 小计 | 17 485 | 4.84 | 1.10 | 3.54 | 3.78 | 4.01 | 4.37 | 4.72 | 5.11 | 5.46 | 5.89 | 6.64 |
| | | 18～44 | 9 216 | 4.68 | 0.84 | 3.48 | 3.72 | 3.94 | 4.29 | 4.64 | 5.00 | 5.35 | 5.53 | 5.89 |
| | | 45～59 | 5 651 | 4.98 | 1.29 | 3.61 | 3.86 | 4.10 | 4.45 | 4.81 | 5.22 | 5.59 | 6.25 | 7.71 |
| | | ≥60 | 2 618 | 5.07 | 1.38 | 3.70 | 3.90 | 4.14 | 4.51 | 4.88 | 5.26 | 5.78 | 6.57 | 8.07 |

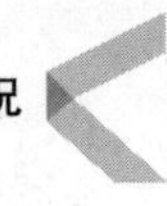

**表 1-2-8　2002 年中国城乡成年人空腹血糖百分位数分布**　　单位：mmol/L

| 城乡 | 性别 | 年龄 / 岁 | $n$ | $\overline{x}$ | $SD$ | $P2.5$ | $P5$ | $P10$ | $P25$ | $P50$ | $P75$ | $P90$ | $P95$ | $P97.5$ |
|---|---|---|---|---|---|---|---|---|---|---|---|---|---|---|
| 城市 | 合计 | | 18 476 | 5.20 | 1.47 | 3.80 | 4.00 | 4.20 | 4.54 | 4.92 | 5.35 | 6.04 | 7.29 | 9.40 |
| | 男性 | 小计 | 8 482 | 5.23 | 1.45 | 1.45 | 4.02 | 4.23 | 4.58 | 4.97 | 5.40 | 6.12 | 7.30 | 9.14 |
| | | 18～29 | 1 105 | 4.80 | 0.84 | 0.84 | 3.87 | 4.08 | 4.42 | 4.76 | 5.10 | 5.39 | 5.59 | 6.10 |
| | | 30～39 | 1 622 | 4.97 | 0.97 | 0.97 | 3.97 | 4.16 | 4.51 | 4.86 | 5.24 | 5.60 | 6.07 | 6.86 |
| | | 40～49 | 1 838 | 5.15 | 1.24 | 1.24 | 4.00 | 4.23 | 4.56 | 4.96 | 5.37 | 6.00 | 6.98 | 8.21 |
| | | 50～59 | 1 618 | 5.40 | 1.69 | 1.69 | 4.04 | 4.30 | 4.65 | 5.07 | 5.46 | 6.50 | 8.24 | 10.58 |
| | | 60～69 | 1 507 | 5.56 | 1.8 | 1.80 | 4.17 | 4.36 | 4.71 | 5.14 | 5.62 | 7.03 | 8.87 | 10.60 |
| | | ≥70 | 792 | 5.56 | 1.82 | 1.82 | 4.11 | 4.32 | 4.69 | 5.10 | 5.63 | 7.00 | 8.52 | 11.60 |
| | 女性 | 小计 | 9 994 | 5.17 | 1.48 | 1.48 | 3.98 | 4.18 | 4.51 | 4.90 | 5.31 | 5.99 | 7.28 | 9.60 |
| | | 18～29 | 1 289 | 4.67 | 0.79 | 0.79 | 3.82 | 4.03 | 4.31 | 4.62 | 4.93 | 5.22 | 5.42 | 5.60 |
| | | 30～39 | 2 036 | 4.82 | 0.85 | 0.85 | 3.95 | 4.13 | 4.43 | 4.75 | 5.09 | 5.41 | 5.70 | 6.14 |
| | | 40～49 | 2 249 | 5.04 | 1.33 | 1.33 | 3.92 | 4.16 | 4.48 | 4.86 | 5.24 | 5.69 | 6.30 | 7.71 |
| | | 50～59 | 2 102 | 5.43 | 1.75 | 1.75 | 4.09 | 4.31 | 4.65 | 5.03 | 5.44 | 6.57 | 8.60 | 11.53 |
| | | 60～69 | 1 613 | 5.66 | 1.85 | 1.85 | 4.17 | 4.39 | 4.78 | 5.20 | 5.72 | 7.35 | 9.60 | 11.92 |
| | | ≥70 | 705 | 5.61 | 1.88 | 1.88 | 4.05 | 4.34 | 4.74 | 5.13 | 5.57 | 7.36 | 9.40 | 11.37 |
| 农村 | 合计 | | 33 431 | 4.84 | 1.04 | 3.55 | 3.78 | 4.02 | 4.38 | 4.74 | 5.13 | 5.48 | 5.90 | 6.61 |
| | 男性 | 小计 | 15 946 | 4.84 | 0.96 | 0.96 | 3.78 | 4.03 | 4.39 | 4.76 | 5.16 | 5.48 | 5.9 | 6.59 |
| | | 18～29 | 2 486 | 4.65 | 0.64 | 0.64 | 3.7 | 3.93 | 4.28 | 4.64 | 4.98 | 5.31 | 5.48 | 5.76 |
| | | 30～39 | 4 002 | 4.77 | 0.92 | 0.92 | 3.78 | 4.01 | 4.34 | 4.7 | 5.1 | 5.43 | 5.63 | 6.10 |
| | | 40～49 | 3 556 | 4.86 | 0.92 | 0.92 | 3.81 | 4.05 | 4.41 | 4.79 | 5.18 | 5.5 | 5.94 | 6.60 |
| | | 50～59 | 3 214 | 4.92 | 1.06 | 1.06 | 3.81 | 4.08 | 4.44 | 4.83 | 5.22 | 5.57 | 6.2 | 6.93 |
| | | 60～69 | 1 862 | 5.01 | 1.19 | 1.19 | 3.87 | 4.08 | 4.43 | 4.83 | 5.28 | 5.73 | 6.57 | 7.93 |
| | | ≥70 | 826 | 4.95 | 0.95 | 0.95 | 3.81 | 4.09 | 4.46 | 4.84 | 5.24 | 5.73 | 6.4 | 7.16 |
| | 女性 | 小计 | 17 485 | 4.84 | 1.1 | 1.10 | 3.78 | 4.01 | 4.37 | 4.72 | 5.11 | 5.46 | 5.89 | 6.64 |
| | | 18～29 | 2 507 | 4.55 | 0.69 | 0.69 | 3.61 | 3.84 | 4.18 | 4.54 | 4.87 | 5.21 | 5.41 | 5.53 |
| | | 30～39 | 4 900 | 4.71 | 0.85 | 0.85 | 3.77 | 3.99 | 4.32 | 4.65 | 5.02 | 5.37 | 5.53 | 5.88 |
| | | 40～49 | 4 159 | 4.86 | 1.09 | 1.09 | 3.82 | 4.04 | 4.40 | 4.76 | 5.12 | 5.48 | 5.89 | 6.61 |
| | | 50～59 | 3 301 | 5.04 | 1.35 | 1.35 | 3.90 | 4.11 | 4.46 | 4.84 | 5.26 | 5.73 | 6.44 | 8.50 |
| | | 60～69 | 1 789 | 5.12 | 1.52 | 1.52 | 3.90 | 4.13 | 4.52 | 4.9 | 5.27 | 5.80 | 6.85 | 9.05 |
| | | ≥70 | 829 | 4.95 | 1.01 | 1.01 | 3.90 | 4.14 | 4.48 | 4.84 | 5.23 | 5.73 | 6.24 | 6.98 |

**表 1-2-9　2002 年中国六类地区成年人空腹血糖百分位数分布**　　单位：mmol/L

| 城乡 | 性别 | 年龄 / 岁 | $n$ | $\overline{x}$ | $SD$ | $P2.5$ | $P5$ | $P10$ | $P25$ | $P50$ | $P75$ | $P90$ | $P95$ | $P97.5$ |
|---|---|---|---|---|---|---|---|---|---|---|---|---|---|---|
| 大城市 | | | | | | | | | | | | | | |
| | 男性 | 小计 | 4 683 | 5.32 | 1.56 | 3.82 | 4.02 | 4.24 | 4.60 | 5.02 | 5.45 | 6.39 | 7.70 | 9.70 |
| | | 18～44 | 1 681 | 5.04 | 1.20 | 3.70 | 3.94 | 4.14 | 4.50 | 4.88 | 5.30 | 5.73 | 6.32 | 7.70 |
| | | 45～59 | 1 578 | 5.36 | 1.60 | 3.80 | 4.02 | 4.27 | 4.62 | 5.06 | 5.45 | 6.48 | 7.67 | 10.03 |
| | | ≥60 | 1 424 | 5.61 | 1.81 | 4.02 | 4.18 | 4.35 | 4.76 | 5.18 | 5.72 | 7.10 | 8.80 | 10.78 |

续表

| 城乡 | 性别 | 年龄/岁 | n | $\bar{x}$ | SD | P2.5 | P5 | P10 | P25 | P50 | P75 | P90 | P95 | P97.5 |
|---|---|---|---|---|---|---|---|---|---|---|---|---|---|---|
| | 女性 | 小计 | 5 603 | 5.30 | 1.66 | 3.82 | 4.00 | 4.20 | 4.55 | 4.96 | 5.40 | 6.30 | 7.90 | 10.59 |
| | | 18～44 | 2 076 | 4.88 | 1.08 | 3.77 | 3.92 | 4.10 | 4.41 | 4.77 | 5.11 | 5.47 | 5.90 | 6.91 |
| | | 45～59 | 2 005 | 5.38 | 1.79 | 3.83 | 4.02 | 4.25 | 4.60 | 5.02 | 5.43 | 6.40 | 8.11 | 11.30 |
| | | ≥60 | 1 522 | 5.75 | 1.98 | 3.98 | 4.15 | 4.36 | 4.80 | 5.21 | 5.86 | 7.70 | 9.84 | 12.15 |
| 中小城市 | | | | | | | | | | | | | | |
| | 男性 | 小计 | 3 799 | 5.12 | 1.31 | 3.78 | 4.00 | 4.22 | 4.55 | 4.90 | 5.31 | 5.89 | 6.85 | 8.36 |
| | | 18～44 | 1 821 | 4.87 | 0.76 | 3.75 | 3.97 | 4.16 | 4.48 | 4.82 | 5.12 | 5.48 | 5.90 | 6.60 |
| | | 45～59 | 1 103 | 5.24 | 1.46 | 3.81 | 4.02 | 4.28 | 4.63 | 4.96 | 5.35 | 6.07 | 7.43 | 9.45 |
| | | ≥60 | 875 | 5.47 | 1.80 | 3.86 | 4.15 | 4.35 | 4.65 | 5.07 | 5.51 | 6.84 | 8.63 | 11.03 |
| | 女性 | 小计 | 4 391 | 5.01 | 1.20 | 3.76 | 3.95 | 4.16 | 4.48 | 4.83 | 5.20 | 5.62 | 6.44 | 8.07 |
| | | 18～44 | 2 214 | 4.76 | 0.79 | 3.70 | 3.88 | 4.11 | 4.39 | 4.70 | 5.02 | 5.36 | 5.59 | 6.01 |
| | | 45～59 | 1 381 | 5.14 | 1.37 | 3.79 | 4.04 | 4.23 | 4.57 | 4.90 | 5.26 | 5.84 | 7.01 | 9.18 |
| | | ≥60 | 796 | 5.45 | 1.60 | 3.90 | 4.11 | 4.38 | 4.71 | 5.09 | 5.52 | 6.62 | 8.66 | 10.78 |
| 一类农村 | | | | | | | | | | | | | | |
| | 男性 | 小计 | 4 109 | 5.00 | 0.89 | 3.82 | 4.02 | 4.23 | 4.55 | 4.90 | 5.29 | 5.66 | 6.13 | 6.81 |
| | | 18～44 | 1 877 | 4.91 | 0.76 | 3.75 | 3.99 | 4.20 | 4.51 | 4.86 | 5.20 | 5.50 | 5.90 | 6.36 |
| | | 45～59 | 1 437 | 5.06 | 1.02 | 3.88 | 4.04 | 4.25 | 4.57 | 4.94 | 5.35 | 5.74 | 6.35 | 7.31 |
| | | ≥60 | 795 | 5.07 | 0.90 | 3.83 | 4.08 | 4.27 | 4.58 | 4.93 | 5.36 | 5.82 | 6.53 | 7.37 |
| | 女性 | 小计 | 4 529 | 5.03 | 1.10 | 3.84 | 4.05 | 4.23 | 4.54 | 4.89 | 5.26 | 5.67 | 6.20 | 6.98 |
| | | 18～44 | 2 202 | 4.87 | 0.80 | 3.78 | 3.94 | 4.16 | 4.48 | 4.80 | 5.15 | 5.48 | 5.86 | 6.25 |
| | | 45～59 | 1 544 | 5.17 | 1.28 | 3.99 | 4.16 | 4.32 | 4.59 | 4.96 | 5.35 | 5.85 | 6.50 | 8.35 |
| | | ≥60 | 783 | 5.21 | 1.32 | 3.90 | 4.11 | 4.31 | 4.65 | 5.00 | 5.37 | 6.04 | 6.82 | 8.59 |
| 二类农村 | | | | | | | | | | | | | | |
| | 男性 | 小计 | 3 921 | 4.83 | 0.99 | 3.62 | 3.81 | 4.05 | 4.39 | 4.75 | 5.14 | 5.45 | 5.74 | 6.46 |
| | | 18～44 | 2 003 | 4.76 | 0.83 | 3.67 | 3.82 | 4.05 | 4.37 | 4.72 | 5.07 | 5.41 | 5.52 | 6.09 |
| | | 45～59 | 1 323 | 4.85 | 0.94 | 3.60 | 3.78 | 4.04 | 4.41 | 4.77 | 5.18 | 5.48 | 5.85 | 6.47 |
| | | ≥60 | 595 | 5.05 | 1.44 | 3.63 | 3.82 | 4.05 | 4.46 | 4.84 | 5.25 | 5.67 | 6.50 | 8.74 |
| | 女性 | 小计 | 4 276 | 4.83 | 1.07 | 3.66 | 3.88 | 4.06 | 4.38 | 4.71 | 5.10 | 5.44 | 5.70 | 6.47 |
| | | 18～44 | 2 279 | 4.68 | 0.75 | 6.09 | 3.81 | 4.01 | 4.32 | 4.63 | 4.98 | 5.33 | 5.48 | 5.67 |
| | | 45～59 | 1 401 | 4.96 | 1.32 | 6.47 | 3.92 | 4.10 | 4.45 | 4.78 | 5.20 | 5.53 | 6.14 | 7.48 |
| | | ≥60 | 596 | 5.10 | 1.34 | 8.74 | 4.00 | 4.17 | 4.54 | 4.92 | 5.27 | 5.73 | 6.73 | 8.49 |
| 三类农村 | | | | | | | | | | | | | | |
| | 男性 | 小计 | 4 050 | 4.88 | 1.08 | 3.52 | 3.78 | 4.05 | 4.40 | 4.76 | 5.16 | 5.49 | 6.02 | 6.87 |
| | | 18～44 | 2 059 | 4.78 | 0.98 | 3.47 | 3.73 | 4.00 | 4.36 | 4.70 | 5.09 | 5.43 | 5.67 | 6.21 |
| | | 45～59 | 1 317 | 4.94 | 1.13 | 3.62 | 3.83 | 4.10 | 4.44 | 4.82 | 5.21 | 5.55 | 6.25 | 7.10 |
| | | ≥60 | 674 | 5.05 | 1.25 | 3.58 | 3.85 | 4.11 | 4.46 | 4.85 | 5.25 | 5.87 | 7.12 | 8.95 |
| | 女性 | 小计 | 4 418 | 4.88 | 1.31 | 3.47 | 3.74 | 4.00 | 4.37 | 4.72 | 5.10 | 5.47 | 6.07 | 7.12 |
| | | 18～44 | 2 343 | 4.72 | 0.99 | 3.36 | 3.67 | 3.93 | 4.29 | 4.65 | 5.01 | 5.37 | 5.55 | 6.07 |
| | | 45～59 | 1 450 | 5.03 | 1.52 | 3.51 | 3.77 | 4.03 | 4.44 | 4.80 | 5.20 | 5.76 | 6.53 | 9.25 |
| | | ≥60 | 625 | 5.13 | 1.68 | 3.73 | 3.90 | 4.13 | 4.53 | 4.87 | 5.25 | 5.77 | 6.58 | 8.55 |

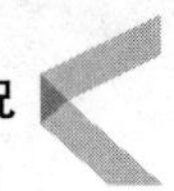

续表

| 城乡 | 性别 | 年龄/岁 | n | $\bar{x}$ | SD | P2.5 | P5 | P10 | P25 | P50 | P75 | P90 | P95 | P97.5 |
|---|---|---|---|---|---|---|---|---|---|---|---|---|---|---|
| 四类农村 | | | | | | | | | | | | | | |
| | 男性 | 小计 | 3 866 | 4.64 | 0.80 | 3.35 | 3.58 | 3.85 | 4.20 | 4.59 | 5.00 | 5.36 | 5.55 | 6.19 |
| | | 18～44 | 2 095 | 4.55 | 0.70 | 3.29 | 3.52 | 3.82 | 4.16 | 4.53 | 4.92 | 5.27 | 5.46 | 5.63 |
| | | 45～59 | 1 147 | 4.74 | 0.94 | 3.39 | 3.58 | 3.87 | 4.26 | 4.69 | 5.09 | 5.43 | 5.84 | 6.65 |
| | | ≥60 | 624 | 4.75 | 0.83 | 3.50 | 3.70 | 3.93 | 4.28 | 4.68 | 5.12 | 5.48 | 5.86 | 6.58 |
| | 女性 | 小计 | 4 262 | 4.60 | 0.83 | 3.37 | 3.58 | 3.83 | 4.19 | 4.55 | 4.93 | 5.30 | 5.48 | 5.81 |
| | | 18～44 | 2 392 | 4.49 | 0.74 | 3.31 | 3.54 | 3.77 | 4.12 | 4.47 | 4.84 | 5.18 | 5.37 | 5.48 |
| | | 45～59 | 1 256 | 4.71 | 0.84 | 3.47 | 3.65 | 3.93 | 4.26 | 4.67 | 5.05 | 5.41 | 5.62 | 6.15 |
| | | ≥60 | 614 | 4.78 | 1.08 | 3.46 | 3.69 | 3.93 | 4.28 | 4.65 | 5.05 | 5.45 | 6.12 | 6.94 |

**表 1-2-10　2002 年中国六类地区成年人空腹血糖百分位数分布**　　单位：mmol/L

| 城乡 | 性别 | 年龄/岁 | n | $\bar{x}$ | SD | P2.5 | P5 | P10 | P25 | P50 | P75 | P90 | P95 | P97.5 |
|---|---|---|---|---|---|---|---|---|---|---|---|---|---|---|
| 大城市 | | | | | | | | | | | | | | |
| | 男性 | 小计 | 4 683 | 5.32 | 1.56 | 3.82 | 4.02 | 4.24 | 4.60 | 5.02 | 5.45 | 6.39 | 7.70 | 9.70 |
| | | 18～29 | 594 | 4.85 | 1.02 | 3.70 | 3.85 | 4.08 | 4.42 | 4.79 | 5.13 | 5.43 | 5.69 | 6.19 |
| | | 30～39 | 674 | 5.08 | 1.19 | 3.69 | 3.96 | 4.15 | 4.53 | 4.93 | 5.35 | 5.84 | 6.42 | 7.78 |
| | | 40～49 | 1 018 | 5.25 | 1.43 | 3.80 | 3.99 | 4.22 | 4.58 | 5.00 | 5.43 | 6.20 | 7.38 | 9.13 |
| | | 50～59 | 973 | 5.41 | 1.69 | 3.82 | 4.04 | 4.28 | 4.63 | 5.10 | 5.46 | 6.49 | 8.00 | 10.40 |
| | | 60～69 | 878 | 5.60 | 1.75 | 3.99 | 4.18 | 4.36 | 4.78 | 5.19 | 5.71 | 7.02 | 8.80 | 10.45 |
| | | ≥70 | 546 | 5.64 | 1.89 | 4.02 | 4.11 | 4.32 | 4.74 | 5.16 | 5.72 | 7.30 | 8.82 | 12.01 |
| | 女性 | 小计 | 5 603 | 5.30 | 1.66 | 3.82 | 4.00 | 4.20 | 4.55 | 4.96 | 5.40 | 6.30 | 7.90 | 10.59 |
| | | 18～29 | 689 | 4.72 | 0.94 | 3.62 | 3.85 | 4.03 | 4.32 | 4.65 | 4.95 | 5.26 | 5.41 | 5.68 |
| | | 30～39 | 855 | 4.90 | 1.00 | 3.81 | 3.96 | 4.14 | 4.44 | 4.81 | 5.16 | 5.48 | 5.82 | 6.56 |
| | | 40～49 | 1 280 | 5.10 | 1.47 | 3.76 | 3.92 | 4.12 | 4.49 | 4.88 | 5.28 | 5.74 | 6.75 | 8.44 |
| | | 50～59 | 1 257 | 5.54 | 1.89 | 3.93 | 4.12 | 4.33 | 4.68 | 5.10 | 5.50 | 6.83 | 8.78 | 12.21 |
| | | 60～69 | 1 007 | 5.78 | 1.98 | 4.01 | 4.17 | 4.37 | 4.80 | 5.26 | 5.90 | 7.70 | 10.15 | 12.38 |
| | | ≥70 | 515 | 5.70 | 1.97 | 3.85 | 4.13 | 4.36 | 4.74 | 5.16 | 5.70 | 7.73 | 9.70 | 12.15 |
| 中小城市 | | | | | | | | | | | | | | |
| | 男性 | 小计 | 3 799 | 5.12 | 1.31 | 3.78 | 4.00 | 4.22 | 4.55 | 4.90 | 5.31 | 5.89 | 6.85 | 8.36 |
| | | 18～29 | 511 | 4.74 | 0.56 | 3.66 | 3.90 | 4.10 | 4.42 | 4.73 | 5.02 | 5.31 | 5.53 | 5.90 |
| | | 30～39 | 948 | 4.88 | 0.78 | 3.77 | 3.98 | 4.18 | 4.49 | 4.83 | 5.13 | 5.48 | 5.90 | 6.46 |
| | | 40～49 | 820 | 5.03 | 0.96 | 3.84 | 4.02 | 4.25 | 4.55 | 4.91 | 5.25 | 5.70 | 6.49 | 7.08 |
| | | 50～59 | 645 | 5.40 | 1.70 | 3.76 | 4.03 | 4.33 | 4.67 | 5.01 | 5.44 | 6.50 | 8.62 | 10.58 |
| | | 60～69 | 629 | 5.52 | 1.86 | 3.85 | 4.15 | 4.35 | 4.67 | 5.08 | 5.52 | 7.08 | 8.94 | 11.10 |
| | | ≥70 | 246 | 5.37 | 1.66 | 3.90 | 4.15 | 4.31 | 4.64 | 5.03 | 5.46 | 6.36 | 7.35 | 9.92 |

续表

| 城乡 | 性别 | 年龄 / 岁 | n | $\overline{x}$ | SD | P2.5 | P5 | P10 | P25 | P50 | P75 | P90 | P95 | P97.5 |
|---|---|---|---|---|---|---|---|---|---|---|---|---|---|---|
| | 女性 | 小计 | 4 391 | 5.01 | 1.20 | 3.76 | 3.95 | 4.16 | 4.48 | 4.83 | 5.20 | 5.62 | 6.44 | 8.07 |
| | | 18～29 | 600 | 4.61 | 0.58 | 3.60 | 3.76 | 4.02 | 4.30 | 4.57 | 4.91 | 5.20 | 5.43 | 5.58 |
| | | 30～39 | 1 181 | 4.77 | 0.72 | 3.78 | 3.93 | 4.13 | 4.42 | 4.71 | 5.02 | 5.33 | 5.57 | 6.01 |
| | | 40～49 | 969 | 4.96 | 1.10 | 3.73 | 3.93 | 4.16 | 4.48 | 4.84 | 5.19 | 5.57 | 6.01 | 7.01 |
| | | 50～59 | 845 | 5.26 | 1.51 | 3.84 | 4.06 | 4.27 | 4.63 | 4.96 | 5.32 | 6.15 | 7.75 | 10.59 |
| | | 60～69 | 606 | 5.47 | 1.60 | 3.98 | 4.16 | 4.40 | 4.71 | 5.10 | 5.53 | 6.62 | 8.53 | 10.78 |
| | | ≥70 | 190 | 5.38 | 1.59 | 3.81 | 3.90 | 4.23 | 4.73 | 5.06 | 5.43 | 6.65 | 9.03 | 10.51 |
| 一类农村 | | | | | | | | | | | | | | |
| | 男性 | 小计 | 4 109 | 5.00 | 0.89 | 3.82 | 4.02 | 4.23 | 4.55 | 4.90 | 5.29 | 5.66 | 6.13 | 6.81 |
| | | 18～29 | 505 | 4.79 | 0.68 | 3.67 | 3.90 | 4.14 | 4.42 | 4.78 | 5.10 | 5.41 | 5.55 | 5.90 |
| | | 30～39 | 939 | 4.94 | 0.77 | 3.86 | 4.00 | 4.22 | 4.52 | 4.90 | 5.25 | 5.57 | 5.96 | 6.40 |
| | | 40～49 | 977 | 5.02 | 0.92 | 3.88 | 4.03 | 4.27 | 4.59 | 4.91 | 5.28 | 5.62 | 6.13 | 6.90 |
| | | 50～59 | 893 | 5.08 | 1.04 | 3.87 | 4.06 | 4.24 | 4.56 | 4.96 | 5.37 | 5.76 | 6.39 | 7.74 |
| | | 60～69 | 528 | 5.09 | 0.92 | 3.83 | 4.02 | 4.23 | 4.58 | 4.96 | 5.38 | 5.80 | 6.37 | 7.50 |
| | | ≥70 | 267 | 5.05 | 0.85 | 3.92 | 4.16 | 4.33 | 4.58 | 4.90 | 5.28 | 5.88 | 6.53 | 7.32 |
| | 女性 | 小计 | 4 529 | 5.03 | 1.10 | 3.84 | 4.05 | 4.23 | 4.54 | 4.89 | 5.26 | 5.67 | 6.20 | 6.98 |
| | | 18～29 | 515 | 4.73 | 0.74 | 3.73 | 3.88 | 4.11 | 4.40 | 4.70 | 4.99 | 5.30 | 5.51 | 5.79 |
| | | 30～39 | 1 197 | 4.87 | 0.74 | 3.79 | 3.95 | 4.17 | 4.49 | 4.81 | 5.19 | 5.48 | 5.80 | 6.22 |
| | | 40～49 | 1 138 | 5.01 | 0.95 | 3.90 | 4.12 | 4.29 | 4.55 | 4.90 | 5.26 | 5.62 | 6.10 | 6.78 |
| | | 50～59 | 896 | 5.28 | 1.47 | 3.96 | 4.16 | 4.34 | 4.62 | 5.01 | 5.41 | 6.03 | 6.90 | 8.96 |
| | | 60～69 | 513 | 5.28 | 1.37 | 3.80 | 4.07 | 4.31 | 4.69 | 5.05 | 5.41 | 6.13 | 6.92 | 9.85 |
| | | ≥70 | 270 | 5.10 | 1.22 | 4.00 | 4.14 | 4.28 | 4.60 | 4.91 | 5.30 | 5.90 | 6.35 | 7.06 |
| 二类农村 | | | | | | | | | | | | | | |
| | 男性 | 小计 | 3 921 | 4.83 | 0.99 | 3.62 | 3.81 | 4.05 | 4.39 | 4.75 | 5.14 | 5.45 | 5.74 | 6.46 |
| | | 18～29 | 615 | 4.69 | 0.61 | 3.57 | 3.78 | 4.00 | 4.35 | 4.68 | 4.95 | 5.28 | 5.45 | 5.67 |
| | | 30～39 | 1 007 | 4.78 | 0.96 | 3.71 | 3.84 | 4.06 | 4.34 | 4.71 | 5.09 | 5.42 | 5.53 | 6.09 |
| | | 40～49 | 910 | 4.85 | 0.84 | 3.63 | 3.85 | 4.08 | 4.43 | 4.76 | 5.17 | 5.48 | 5.81 | 6.46 |
| | | 50～59 | 794 | 4.84 | 0.96 | 3.54 | 3.73 | 4.00 | 4.41 | 4.79 | 5.17 | 5.48 | 5.83 | 6.42 |
| | | 60～69 | 419 | 5.09 | 1.54 | 3.63 | 3.85 | 4.01 | 4.47 | 4.84 | 5.24 | 5.77 | 6.96 | 9.00 |
| | | ≥70 | 176 | 4.94 | 1.18 | 3.65 | 3.76 | 4.08 | 4.42 | 4.82 | 5.26 | 5.60 | 6.20 | 7.09 |
| | 女性 | 小计 | 4 276 | 4.83 | 1.07 | 3.66 | 3.88 | 4.06 | 4.38 | 4.71 | 5.10 | 5.44 | 5.70 | 6.47 |
| | | 18～29 | 621 | 4.57 | 0.58 | 3.54 | 3.74 | 3.92 | 4.23 | 4.56 | 4.89 | 5.28 | 5.43 | 5.50 |
| | | 30～39 | 1 201 | 4.71 | 0.78 | 3.66 | 3.88 | 4.05 | 4.35 | 4.64 | 5.01 | 5.34 | 5.48 | 5.69 |
| | | 40～49 | 1 059 | 4.87 | 1.18 | 3.66 | 3.91 | 4.08 | 4.42 | 4.76 | 5.11 | 5.45 | 5.71 | 6.50 |
| | | 50～59 | 799 | 4.96 | 1.27 | 3.66 | 3.90 | 4.09 | 4.44 | 4.76 | 5.22 | 5.55 | 6.20 | 7.86 |
| | | 60～69 | 414 | 5.14 | 1.48 | 3.85 | 4.01 | 4.16 | 4.54 | 4.96 | 5.27 | 5.70 | 6.99 | 8.28 |
| | | ≥70 | 182 | 5.02 | 0.95 | 3.82 | 4.00 | 4.20 | 4.52 | 4.89 | 5.27 | 5.78 | 6.01 | 8.49 |

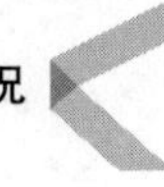

续表

| 城乡 | 性别 | 年龄/岁 | n | $\bar{x}$ | SD | P2.5 | P5 | P10 | P25 | P50 | P75 | P90 | P95 | P97.5 |
|---|---|---|---|---|---|---|---|---|---|---|---|---|---|---|
| 三类农村 | | | | | | | | | | | | | | |
| | 男性 | 小计 | 4 050 | 4.88 | 1.08 | 3.52 | 3.78 | 4.05 | 4.40 | 4.76 | 5.16 | 5.49 | 6.02 | 6.87 |
| | | 18～29 | 611 | 4.69 | 0.66 | 3.38 | 3.66 | 3.93 | 4.34 | 4.68 | 5.07 | 5.38 | 5.59 | 5.94 |
| | | 30～39 | 1 033 | 4.78 | 1.10 | 3.47 | 3.74 | 4.03 | 4.34 | 4.68 | 5.08 | 5.42 | 5.55 | 6.00 |
| | | 40～49 | 913 | 4.89 | 0.97 | 3.58 | 3.84 | 4.07 | 4.42 | 4.80 | 5.19 | 5.50 | 6.08 | 6.97 |
| | | 50～59 | 819 | 4.98 | 1.24 | 3.58 | 3.79 | 4.11 | 4.44 | 4.81 | 5.24 | 5.62 | 6.29 | 7.48 |
| | | 60～69 | 470 | 5.07 | 1.34 | 3.56 | 3.92 | 4.12 | 4.45 | 4.83 | 5.24 | 5.88 | 7.14 | 9.87 |
| | | ≥70 | 204 | 5.01 | 1.02 | 3.61 | 3.73 | 4.06 | 4.47 | 4.89 | 5.25 | 5.83 | 6.93 | 7.63 |
| | 女性 | 小计 | 4 418 | 4.88 | 1.31 | 3.47 | 3.74 | 4.00 | 4.37 | 4.72 | 5.10 | 5.47 | 6.07 | 7.12 |
| | | 18～29 | 610 | 4.57 | 0.85 | 3.26 | 3.44 | 3.81 | 4.18 | 4.55 | 4.87 | 5.21 | 5.45 | 5.82 |
| | | 30～39 | 1 243 | 4.73 | 1.03 | 3.38 | 3.71 | 3.99 | 4.32 | 4.67 | 5.02 | 5.39 | 5.55 | 6.03 |
| | | 40～49 | 1 066 | 4.91 | 1.31 | 3.56 | 3.77 | 4.00 | 4.39 | 4.75 | 5.12 | 5.49 | 6.17 | 7.33 |
| | | 50～59 | 874 | 5.08 | 1.54 | 3.51 | 3.79 | 4.10 | 4.46 | 4.84 | 5.25 | 5.95 | 6.72 | 9.31 |
| | | 60～69 | 440 | 5.21 | 1.94 | 3.70 | 3.89 | 4.12 | 4.54 | 4.89 | 5.27 | 5.77 | 7.10 | 9.68 |
| | | ≥70 | 185 | 4.92 | 0.71 | 3.74 | 3.96 | 4.15 | 4.51 | 4.86 | 5.23 | 5.81 | 6.28 | 6.58 |
| 四类农村 | | | | | | | | | | | | | | |
| | 男性 | 小计 | 3 866 | 4.64 | 0.80 | 3.35 | 3.58 | 3.85 | 4.20 | 4.59 | 5.00 | 5.36 | 5.55 | 6.19 |
| | | 18～29 | 755 | 4.48 | 0.59 | 3.26 | 3.51 | 3.77 | 4.11 | 4.46 | 4.84 | 5.19 | 5.43 | 5.53 |
| | | 30～39 | 1 023 | 4.59 | 0.77 | 3.25 | 3.54 | 3.82 | 4.18 | 4.56 | 4.93 | 5.32 | 5.47 | 5.88 |
| | | 40～49 | 756 | 4.66 | 0.89 | 3.35 | 3.55 | 3.82 | 4.20 | 4.63 | 4.99 | 5.37 | 5.57 | 6.24 |
| | | 50～59 | 708 | 4.77 | 0.91 | 3.42 | 3.66 | 3.93 | 4.29 | 4.70 | 5.13 | 5.44 | 5.94 | 6.65 |
| | | 60～69 | 445 | 4.76 | 0.88 | 3.50 | 3.70 | 3.93 | 4.28 | 4.69 | 5.12 | 5.48 | 5.94 | 6.64 |
| | | ≥70 | 179 | 4.72 | 0.68 | 3.58 | 3.69 | 3.93 | 4.29 | 4.63 | 5.12 | 5.47 | 5.79 | 6.47 |
| | 女性 | 小计 | 4 262 | 4.60 | 0.83 | 3.37 | 3.58 | 3.83 | 4.19 | 4.55 | 4.93 | 5.30 | 5.48 | 5.81 |
| | | 18～29 | 761 | 4.39 | 0.54 | 3.33 | 3.48 | 3.70 | 4.05 | 4.39 | 4.76 | 5.05 | 5.25 | 5.41 |
| | | 30～39 | 1 259 | 4.53 | 0.79 | 3.30 | 3.55 | 3.82 | 4.16 | 4.51 | 4.87 | 5.20 | 5.38 | 5.50 |
| | | 40～49 | 896 | 4.61 | 0.78 | 3.42 | 3.58 | 3.84 | 4.19 | 4.58 | 4.95 | 5.37 | 5.53 | 5.77 |
| | | 50～59 | 732 | 4.77 | 0.91 | 3.50 | 3.72 | 3.96 | 4.30 | 4.71 | 5.07 | 5.41 | 5.80 | 6.62 |
| | | 60～69 | 422 | 4.80 | 1.13 | 3.35 | 3.69 | 3.99 | 4.30 | 4.66 | 5.06 | 5.46 | 6.01 | 7.33 |
| | | ≥70 | 192 | 4.74 | 0.97 | 3.48 | 3.70 | 3.88 | 4.21 | 4.65 | 5.03 | 5.40 | 6.21 | 6.78 |

## 二、2002年中国成年人平均空腹血糖水平

2002年中国成年人空腹血糖均值为4.86mmol/L，男性为4.88mmol/L，女性为4.84mmol/L。青年组（18～44岁）、中年组（45～59岁）及老年组（≥60岁）空腹血糖平均水平分别为4.73mmol/L、5.01mmol/L和5.16mmol/L；全国合计及各地区成年人空腹血糖水平均有随年龄增加而升高的趋势。城市和农村成年人空腹血糖水平分别为4.99mmol/L和4.80mmol/L，城市成年人空腹血糖水平高于同年龄、同性别组的农村居民（表1-2-11、表1-2-12）。

表 1-2-11　2002 年中国成年人平均空腹血糖水平　　单位：mmol/L

| 年龄 / 岁 | 合计 | | 城市 | | 农村 | |
|---|---|---|---|---|---|---|
| | $\bar{x}$ | *SE* | $\bar{x}$ | *SE* | $\bar{x}$ | *SE* |
| 合计 | 4.86 | 0.02 | 4.99 | 0.04 | 4.80 | 0.03 |
| 18～44 | 4.73 | 0.02 | 4.81 | 0.03 | 4.70 | 0.02 |
| 45～59 | 5.01 | 0.03 | 5.21 | 0.05 | 4.93 | 0.03 |
| ≥60 | 5.16 | 0.03 | 5.50 | 0.06 | 5.03 | 0.04 |
| 男性 | | | | | | |
| 小计 | 4.88 | 0.02 | 5.04 | 0.04 | 4.81 | 0.03 |
| 18～44 | 4.78 | 0.02 | 4.88 | 0.036 | 4.73 | 0.025 |
| 45～59 | 4.99 | 0.03 | 5.25 | 0.058 | 4.89 | 0.035 |
| ≥60 | 5.13 | 0.04 | 5.48 | 0.059 | 5.00 | 0.046 |
| 女性 | | | | | | |
| 小计 | 4.84 | 0.02 | 4.95 | 0.04 | 4.80 | 0.03 |
| 18～44 | 4.68 | 0.02 | 4.74 | 0.04 | 4.66 | 0.03 |
| 45～59 | 5.03 | 0.03 | 5.17 | 0.06 | 4.97 | 0.04 |
| ≥60 | 5.18 | 0.04 | 5.52 | 0.08 | 5.06 | 0.05 |

表 1-2-12　2002 年中国成年人平均空腹血糖水平　　单位：mmol/L

| 年龄 / 岁 | 合计 | | 城市 | | 农村 | |
|---|---|---|---|---|---|---|
| | $\bar{x}$ | *SE* | $\bar{x}$ | *SE* | $\bar{x}$ | *SE* |
| 合计 | 4.86 | 0.02 | 4.99 | 0.04 | 4.80 | 0.03 |
| 18～29 | 4.65 | 0.02 | 4.70 | 0.04 | 4.62 | 0.03 |
| 30～39 | 4.78 | 0.02 | 4.87 | 0.03 | 4.74 | 0.03 |
| 40～49 | 4.93 | 0.03 | 5.05 | 0.05 | 4.88 | 0.03 |
| 50～59 | 5.06 | 0.04 | 5.37 | 0.06 | 4.95 | 0.04 |
| 60～69 | 5.21 | 0.04 | 5.55 | 0.06 | 5.08 | 0.04 |
| ≥70 | 5.08 | 0.04 | 5.43 | 0.07 | 4.96 | 0.04 |
| 男性 | | | | | | |
| 小计 | 4.88 | 0.02 | 5.04 | 0.04 | 4.81 | 0.03 |
| 18～29 | 4.70 | 0.02 | 4.77 | 0.04 | 4.67 | 0.02 |
| 30～39 | 4.82 | 0.02 | 4.93 | 0.04 | 4.78 | 0.03 |
| 40～49 | 4.94 | 0.02 | 5.10 | 0.05 | 4.87 | 0.03 |
| 50～59 | 5.03 | 0.04 | 5.40 | 0.08 | 4.90 | 0.05 |
| 60～69 | 5.17 | 0.05 | 5.53 | 0.08 | 5.04 | 0.06 |
| ≥70 | 5.06 | 0.05 | 5.39 | 0.08 | 4.94 | 0.05 |
| 女性 | | | | | | |
| 小计 | 4.84 | 0.02 | 4.95 | 0.04 | 4.80 | 0.03 |
| 18～29 | 4.59 | 0.03 | 4.63 | 0.04 | 4.57 | 0.03 |
| 30～39 | 4.73 | 0.02 | 4.80 | 0.03 | 4.71 | 0.03 |
| 40～49 | 4.92 | 0.03 | 5.00 | 0.06 | 4.88 | 0.04 |
| 50～59 | 5.10 | 0.04 | 5.34 | 0.06 | 5.01 | 0.05 |
| 60～69 | 5.25 | 0.05 | 5.57 | 0.08 | 5.12 | 0.06 |
| ≥70 | 5.10 | 0.05 | 5.45 | 0.11 | 4.97 | 0.05 |

大城市男性和女性空腹血糖分别为5.15mmol/L和5.08mmol/L；中小城市男性和女性空腹血糖分别为4.99mmol/L和4.89mmol/L；一类农村男性和女性空腹血糖分别为4.95mmol/L和4.96mmol/L；二类农村男性和女性空腹血糖分别为4.81mmol/L和4.79mmol/L；三类农村男性和女性空腹血糖分别为4.84mmol/L和4.81mmol/L；四类农村男性和女性空腹血糖分别为4.61mmol/L和4.57mmol/L。大城市最高，中小城市和一类农村水平接近，二类农村和三类农村水平接近，四类农村最低（表1-2-13、表1-2-14）。

**表1-2-13　2002年中国六类地区成年人平均空腹血糖水平**　　单位：mmol/L

| 年龄/岁 | 大城市 | | 中小城市 | | 一类农村 | | 二类农村 | | 三类农村 | | 四类农村 | |
|---|---|---|---|---|---|---|---|---|---|---|---|---|
| | $\bar{x}$ | *SE* | $\bar{x}$ | *SE* | $\bar{x}$ | *SE* | $\bar{x}$ | *SE* | $\bar{x}$ | *SE* | $\bar{x}$ | *SE* |
| 合计 | 5.11 | 0.06 | 4.94 | 0.05 | 4.95 | 0.04 | 4.80 | 0.04 | 4.83 | 0.06 | 4.59 | 0.05 |
| 18～44 | 4.92 | 0.06 | 4.77 | 0.04 | 4.85 | 0.04 | 4.69 | 0.04 | 4.71 | 0.06 | 4.50 | 0.05 |
| 45～59 | 5.33 | 0.07 | 5.16 | 0.07 | 5.10 | 0.06 | 4.91 | 0.06 | 4.97 | 0.07 | 4.72 | 0.05 |
| ≥60 | 5.67 | 0.08 | 5.42 | 0.07 | 5.12 | 0.05 | 5.05 | 0.06 | 5.07 | 0.09 | 4.77 | 0.06 |
| 男性 | | | | | | | | | | | | |
| 小计 | 5.15 | 0.06 | 4.99 | 0.05 | 4.95 | 0.04 | 4.81 | 0.04 | 4.84 | 0.06 | 4.61 | 0.05 |
| 18～44 | 4.99 | 0.06 | 4.83 | 0.04 | 4.87 | 0.04 | 4.74 | 0.04 | 4.75 | 0.05 | 4.53 | 0.05 |
| 45～59 | 5.33 | 0.07 | 5.22 | 0.08 | 5.06 | 0.05 | 4.85 | 0.06 | 4.93 | 0.06 | 4.73 | 0.06 |
| ≥60 | 5.61 | 0.09 | 5.42 | 0.07 | 5.08 | 0.04 | 5.03 | 0.08 | 5.05 | 0.08 | 4.75 | 0.06 |
| 女性 | | | | | | | | | | | | |
| 小计 | 5.08 | 0.06 | 4.89 | 0.05 | 4.96 | 0.05 | 4.79 | 0.04 | 4.81 | 0.07 | 4.57 | 0.05 |
| 18～44 | 4.83 | 0.06 | 4.70 | 0.04 | 4.82 | 0.04 | 4.64 | 0.04 | 4.67 | 0.07 | 4.46 | 0.05 |
| 45～59 | 5.32 | 0.08 | 5.11 | 0.07 | 5.14 | 0.08 | 4.96 | 0.06 | 5.01 | 0.09 | 4.70 | 0.05 |
| ≥60 | 5.72 | 0.08 | 5.42 | 0.10 | 5.16 | 0.08 | 5.08 | 0.07 | 5.10 | 0.10 | 4.79 | 0.08 |

**表1-2-14　2002年中国六类地区成年人平均空腹血糖水平**　　单位：mmol/L

| 年龄/岁 | 大城市 | | 中小城市 | | 一类农村 | | 二类农村 | | 三类农村 | | 四类农村 | |
|---|---|---|---|---|---|---|---|---|---|---|---|---|
| | $\bar{x}$ | *SE* | $\bar{x}$ | *SE* | $\bar{x}$ | *SE* | $\bar{x}$ | *SE* | $\bar{x}$ | *SE* | $\bar{x}$ | *SE* |
| 合计 | 5.11 | 0.06 | 4.94 | 0.05 | 4.95 | 0.04 | 4.80 | 0.04 | 4.83 | 0.06 | 4.59 | 0.05 |
| 18～29 | 4.79 | 0.05 | 4.66 | 0.04 | 4.76 | 0.04 | 4.62 | 0.04 | 4.63 | 0.07 | 4.43 | 0.05 |
| 30～39 | 5.00 | 0.07 | 4.82 | 0.04 | 4.89 | 0.04 | 4.74 | 0.04 | 4.74 | 0.06 | 4.56 | 0.05 |
| 40～49 | 5.18 | 0.06 | 4.99 | 0.06 | 5.02 | 0.05 | 4.87 | 0.05 | 4.90 | 0.06 | 4.64 | 0.05 |
| 50～59 | 5.47 | 0.09 | 5.33 | 0.08 | 5.17 | 0.08 | 4.90 | 0.06 | 5.03 | 0.08 | 4.77 | 0.06 |
| 60～69 | 5.69 | 0.08 | 5.48 | 0.08 | 5.18 | 0.06 | 5.11 | 0.07 | 5.14 | 0.12 | 4.79 | 0.07 |
| ≥70 | 5.63 | 0.08 | 5.33 | 0.09 | 5.05 | 0.06 | 4.97 | 0.07 | 4.96 | 0.06 | 4.74 | 0.07 |
| 男性 | | | | | | | | | | | | |
| 小计 | 5.15 | 0.06 | 4.99 | 0.05 | 4.95 | 0.04 | 4.81 | 0.04 | 4.84 | 0.06 | 4.61 | 0.05 |
| 18～29 | 4.86 | 0.05 | 4.73 | 0.05 | 4.78 | 0.04 | 4.68 | 0.04 | 4.69 | 0.05 | 4.47 | 0.05 |
| 30～39 | 5.08 | 0.08 | 4.87 | 0.04 | 4.93 | 0.05 | 4.77 | 0.05 | 4.77 | 0.07 | 4.59 | 0.06 |
| 40～49 | 5.25 | 0.08 | 5.03 | 0.06 | 5.02 | 0.04 | 4.85 | 0.04 | 4.89 | 0.05 | 4.66 | 0.06 |

续表

| 年龄 / 岁 | 大城市 | | 中小城市 | | 一类农村 | | 二类农村 | | 三类农村 | | 四类农村 | |
|---|---|---|---|---|---|---|---|---|---|---|---|---|
| | $\overline{x}$ | *SE* | $\overline{x}$ | *SE* | $\overline{x}$ | *SE* | $\overline{x}$ | *SE* | $\overline{x}$ | *SE* | $\overline{x}$ | *SE* |
| 50～59 | 5.40 | 0.08 | 5.40 | 0.11 | 5.07 | 0.06 | 4.84 | 0.08 | 4.98 | 0.09 | 4.77 | 0.07 |
| 60～69 | 5.60 | 0.10 | 5.50 | 0.10 | 5.09 | 0.05 | 5.09 | 0.10 | 5.08 | 0.10 | 4.76 | 0.07 |
| ≥70 | 5.62 | 0.10 | 5.28 | 0.09 | 5.07 | 0.06 | 4.92 | 0.10 | 4.99 | 0.08 | 4.73 | 0.07 |
| 女性 | | | | | | | | | | | | |
| 小计 | 5.08 | 0.06 | 4.89 | 0.05 | 4.96 | 0.05 | 4.79 | 0.04 | 4.81 | 0.07 | 4.57 | 0.05 |
| 18～29 | 4.72 | 0.07 | 4.60 | 0.04 | 4.74 | 0.04 | 4.56 | 0.05 | 4.57 | 0.09 | 4.39 | 0.05 |
| 30～39 | 4.90 | 0.05 | 4.76 | 0.04 | 4.85 | 0.04 | 4.70 | 0.04 | 4.72 | 0.05 | 4.52 | 0.06 |
| 40～49 | 5.10 | 0.06 | 4.96 | 0.08 | 5.01 | 0.06 | 4.89 | 0.06 | 4.91 | 0.09 | 4.61 | 0.06 |
| 50～59 | 5.54 | 0.10 | 5.26 | 0.07 | 5.27 | 0.10 | 4.97 | 0.07 | 5.08 | 0.09 | 4.77 | 0.06 |
| 60～69 | 5.78 | 0.08 | 5.47 | 0.10 | 5.27 | 0.09 | 5.14 | 0.11 | 5.22 | 0.15 | 4.81 | 0.08 |
| ≥70 | 5.64 | 0.10 | 5.36 | 0.15 | 5.04 | 0.10 | 5.00 | 0.08 | 4.93 | 0.06 | 4.75 | 0.09 |

# 第三章 2002 年中国成年人糖代谢异常状况

## 第一节 2002 年中国成年人空腹血糖受损状况

2002 年中国成年人空腹血糖受损率为 1.8%，男性为 2.1%，女性为 1.5%，男性略高于女性。青年组（18～44 岁）、中年组（45～59 岁）及老年组（≥60 岁）空腹血糖受损率分别为 1.2%、2.5% 和 3.3%，空腹血糖受损率随年龄增长而升高。城市成年人空腹血糖受损率高于农村居民，分别为 2.2% 和 1.6%。各年龄组城市成年人空腹血糖受损率均高于同年龄组农村居民（表 1-3-1、表 1-3-2）。

大城市男性和女性空腹血糖受损率分别为 3.4% 和 2.4%，中小城市男性和女性空腹血糖受损率分别为 2.3% 和 1.6%，一类农村男性和女性空腹血糖受损率分别为 2.7% 和 2.6%，二类男性和女性空腹血糖受损率分别为 1.6% 和 0.9%，三类农村男性和女性空腹血糖受损率分别为 1.8% 和 1.6%，四类农村男性和女性空腹血糖受损率分别为 1.4% 和 0.8%。大城市最高，然后依次为一类农村、中小城市、三类农村、二类农村、四类农村（表 1-3-3、表 1-3-4）。

**表 1-3-1 2002 年中国成年人空腹血糖受损率** 单位：%

| 年龄 / 岁 | 全国 | | 城市 | | 农村 | |
|---|---|---|---|---|---|---|
| | 受损率 | 95%*CI* | 受损率 | 95%*CI* | 受损率 | 95%*CI* |
| 合计 | 1.8 | 1.5～2.0 | 2.2 | 1.7～2.7 | 1.6 | 1.3～1.9 |
| 18～44 | 1.2 | 0.9～1.4 | 1.5 | 1.1～1.9 | 1.0 | 0.7～1.3 |
| 45～59 | 2.5 | 2.0～2.9 | 3.0 | 2.2～3.8 | 2.3 | 1.8～2.8 |
| ≥60 | 3.3 | 2.7～3.8 | 4.4 | 3.4～5.4 | 2.8 | 2.2～3.5 |
| 男性 | | | | | | |
| 小计 | 2.1 | 1.8～2.4 | 2.6 | 2.0～3.3 | 1.8 | 1.5～2.2 |
| 18～44 | 1.5 | 1.2～1.9 | 2.1 | 1.5～2.7 | 1.3 | 0.9～1.7 |
| 45～59 | 2.7 | 2.2～3.2 | 3.4 | 2.4～4.5 | 2.4 | 1.8～3.1 |
| ≥60 | 3.3 | 2.6～4.0 | 4.1 | 3.0～5.1 | 3.0 | 2.2～3.8 |
| 女性 | | | | | | |
| 小计 | 1.5 | 1.2～1.8 | 1.8 | 1.3～2.3 | 1.3 | 1.0～1.7 |
| 18～44 | 0.8 | 0.5～1.0 | 0.9 | 0.5～1.3 | 0.7 | 0.4～0.9 |
| 45～59 | 2.2 | 1.7～2.7 | 2.6 | 1.5～3.6 | 2.1 | 1.5～2.7 |
| ≥60 | 3.2 | 2.5～4.0 | 4.7 | 3.4～6.0 | 2.7 | 1.8～3.6 |

表 1-3-2　2002 年中国成年人空腹血糖受损率

单位：%

| 年龄 / 岁 | 全国 | | 城市 | | 农村 | |
|---|---|---|---|---|---|---|
| | 受损率 | 95%*CI* | 受损率 | 95%*CI* | 受损率 | 95%*CI* |
| 合计 | 1.8 | 1.5～2.0 | 2.2 | 1.7～2.7 | 1.6 | 1.3～1.9 |
| 18～29 | 0.7 | 0.5～1.0 | 0.9 | 0.4～1.4 | 0.6 | 0.3～0.9 |
| 30～39 | 1.3 | 1.0～1.6 | 1.6 | 1.2～2.1 | 1.2 | 0.8～1.5 |
| 40～49 | 2.2 | 1.8～2.6 | 2.9 | 2.0～3.8 | 1.9 | 1.5～2.3 |
| 50～59 | 2.8 | 2.3～3.4 | 3.5 | 2.5～4.5 | 2.6 | 1.9～3.2 |
| 60～69 | 3.2 | 2.7～3.8 | 4.4 | 3.2～5.7 | 2.8 | 2.2～3.3 |
| ≥70 | 3.3 | 2.3～4.3 | 4.4 | 2.9～5.8 | 3.0 | 1.7～4.2 |
| 男性 | | | | | | |
| 小计 | 2.1 | 1.8～2.4 | 2.6 | 2.0～3.3 | 1.8 | 1.5～2.2 |
| 18～29 | 1.1 | 0.7～1.6 | 1.5 | 0.7～2.4 | 1.0 | 0.5～1.5 |
| 30～39 | 1.6 | 1.2～2.0 | 2.1 | 1.4～2.9 | 1.4 | 0.9～1.9 |
| 40～49 | 2.6 | 2.1～3.1 | 3.7 | 2.5～4.9 | 2.2 | 1.7～2.7 |
| 50～59 | 2.8 | 2.2～3.5 | 3.5 | 2.3～4.7 | 2.6 | 1.9～3.4 |
| 60～69 | 3.3 | 2.5～4.1 | 4.2 | 2.9～5.5 | 3.0 | 2.0～4.0 |
| ≥70 | 3.2 | 2.1～4.4 | 3.8 | 2.3～5.4 | 3.0 | 1.6～4.5 |
| 女性 | | | | | | |
| 小计 | 1.5 | 1.2～1.8 | 1.8 | 1.3～2.3 | 1.3 | 1.0～1.7 |
| 18～29 | 0.3 | 0.1～0.5 | 0.3 | 0～0.6 | 0.3 | 0～0.6 |
| 30～39 | 1.0 | 0.7～1.3 | 1.1 | 0.6～1.6 | 0.9 | 0.5～1.3 |
| 40～49 | 1.7 | 1.3～2.2 | 2.0 | 1.1～2.9 | 1.6 | 1.1～2.1 |
| 50～59 | 2.8 | 2.1～3.5 | 3.5 | 2.4～4.7 | 2.5 | 1.7～3.3 |
| 60～69 | 3.1 | 2.3～3.9 | 4.7 | 3.0～6.3 | 2.5 | 1.7～3.4 |
| ≥70 | 3.4 | 2.2～4.6 | 4.8 | 2.9～6.7 | 2.9 | 1.4～4.5 |

表 1-3-3　2002 年中国六类地区成年人空腹血糖受损率

单位：%

| 年龄 / 岁 | 大城市 | | 中小城市 | | 一类农村 | | 二类农村 | | 三类农村 | | 四类农村 | |
|---|---|---|---|---|---|---|---|---|---|---|---|---|
| | 受损率 | 95%*CI* | 受损率 | 95%*CI* | 受损率 | 95%*CI* | 受损率 | 95%*CI* | 受损率 | 95%*CI* | 受损率 | 95%*CI* |
| 合计 | 2.9 | 1.9～3.9 | 1.9 | 1.4～2.5 | 2.7 | 1.8～3.5 | 1.3 | 0.9～1.6 | 1.7 | 1.2～2.1 | 1.1 | 0.7～1.6 |
| 18～44 | 2.1 | 1.3～2.8 | 1.3 | 0.9～1.7 | 2.0 | 1.2～2.8 | 0.8 | 0.3～1.2 | 1.0 | 0.7～1.3 | 0.4 | 0.2～0.7 |
| 45～59 | 3.6 | 2.5～4.7 | 2.7 | 1.7～3.8 | 3.0 | 1.9～4.1 | 2.0 | 1.2～2.7 | 2.8 | 1.9～3.6 | 2.0 | 1.1～2.9 |
| ≥60 | 5.6 | 3.4～7.8 | 3.8 | 2.8～4.9 | 4.3 | 2.5～6.2 | 2.2 | 1.5～2.9 | 2.7 | 1.7～3.8 | 2.9 | 1.8～4.0 |
| 男性 | | | | | | | | | | | | |
| 小计 | 3.4 | 2.2～4.6 | 2.3 | 1.6～3.0 | 2.7 | 1.9～3.5 | 1.6 | 1.1～2.1 | 1.8 | 1.2～2.3 | 1.4 | 0.8～2.0 |
| 18～44 | 2.7 | 1.6～3.8 | 1.8 | 1.1～2.5 | 2.4 | 1.3～3.4 | 1.1 | 0.5～1.7 | 1.2 | 0.7～1.7 | 0.6 | 0.3～1.0 |
| 45～59 | 4.4 | 2.9～5.9 | 3.0 | 1.8～4.3 | 3.1 | 2.1～4.2 | 2.1 | 1.1～3.1 | 2.6 | 1.7～3.5 | 2.5 | 1.5～3.6 |
| ≥60 | 5.2 | 3.1～7.4 | 3.6 | 2.5～4.6 | 3.4 | 2.1～4.8 | 2.8 | 1.5～4.1 | 2.7 | 1.2～4.3 | 3.1 | 1.6～4.5 |

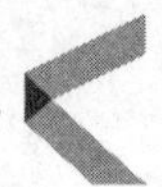

续表

| 年龄/岁 | 大城市 | | 中小城市 | | 一类农村 | | 二类农村 | | 三类农村 | | 四类农村 | |
|---|---|---|---|---|---|---|---|---|---|---|---|---|
| | 受损率 | 95%*CI* | 受损率 | 95%*CI* | 受损率 | 95%*CI* | 受损率 | 95%*CI* | 受损率 | 95%*CI* | 受损率 | 95%*CI* |
| 女性 | | | | | | | | | | | | |
| 小计 | 2.4 | 1.5～3.2 | 1.6 | 0.9～2.2 | 2.6 | 1.4～3.7 | 0.9 | 0.6～1.3 | 1.6 | 1.2～2.1 | 0.8 | 0.4～1.2 |
| 18～44 | 1.4 | 0.6～2.1 | 0.7 | 0.3～1.1 | 1.7 | 0.9～2.5 | 0.4 | 0.1～0.7 | 0.8 | 0.5～1.1 | 0.2 | 0～0.4 |
| 45～59 | 2.8 | 1.7～3.9 | 2.4 | 1.1～3.8 | 2.9 | 1.5～4.3 | 1.8 | 1.0～2.6 | 3.0 | 1.9～4.0 | 1.4 | 0.5～2.3 |
| ≥60 | 5.9 | 3.5～8.4 | 4.1 | 2.7～5.6 | 5.2 | 2.4～8.0 | 1.6 | 0.6～2.6 | 2.7 | 1.6～3.8 | 2.7 | 1.4～4.0 |

**表1-3-4　2002年中国六类地区成年人空腹血糖受损率**　　单位：%

| 年龄/岁 | 大城市 | | 中小城市 | | 一类农村 | | 二类农村 | | 三类农村 | | 四类农村 | |
|---|---|---|---|---|---|---|---|---|---|---|---|---|
| | 受损率 | 95%*CI* | 受损率 | 95%*CI* | 受损率 | 95%*CI* | 受损率 | 95%*CI* | 受损率 | 95%*CI* | 受损率 | 95%*CI* |
| 合计 | 2.9 | 1.9～3.9 | 1.9 | 1.4～2.5 | 2.7 | 1.8～3.5 | 1.3 | 0.9～1.6 | 1.7 | 1.2～2.1 | 1.1 | 0.7～1.6 |
| 18～29 | 1.1 | 0.6～1.5 | 0.9 | 0.2～1.6 | 1.4 | 0.6～2.1 | 0.5 | 0～1.0 | 0.7 | 0.2～1.2 | 0.2 | 0～0.4 |
| 30～39 | 2.7 | 1.7～3.7 | 1.2 | 0.8～1.7 | 2.6 | 1.4～3.8 | 0.8 | 0.3～1.3 | 1.0 | 0.6～1.5 | 0.6 | 0.2～1.1 |
| 40～49 | 3.0 | 1.8～4.2 | 2.8 | 1.7～3.9 | 2.6 | 1.8～3.4 | 1.7 | 1.1～2.3 | 2.2 | 1.5～2.9 | 1.1 | 0.6～1.7 |
| 50～59 | 4.8 | 3.1～6.5 | 3.0 | 1.8～4.2 | 3.3 | 1.9～4.8 | 2.1 | 1.2～3.1 | 3.2 | 2.2～4.3 | 2.5 | 1.2～3.7 |
| 60～69 | 5.9 | 3.2～8.6 | 3.8 | 2.7～4.9 | 3.7 | 2.4～5.0 | 2.5 | 1.7～3.4 | 2.4 | 1.3～3.5 | 2.4 | 1.1～3.6 |
| ≥70 | 5.2 | 3.3～7.1 | 3.9 | 2.1～5.8 | 5.2 | 1.7～8.6 | 1.7 | 0.2～3.2 | 3.2 | 1.3～5.1 | 3.8 | 2.0～5.5 |
| 男性 | | | | | | | | | | | | |
| 小计 | 3.4 | 2.2～4.6 | 2.3 | 1.6～3.0 | 2.7 | 1.9～3.5 | 1.6 | 1.1～2.1 | 1.8 | 1.2～2.3 | 1.4 | 0.8～2.0 |
| 18～29 | 1.7 | 0.9～2.5 | 1.4 | 0.3～2.6 | 1.7 | 0.5～2.9 | 0.9 | 0.1～1.6 | 1.2 | 0.4～2.0 | 0.3 | 0～0.7 |
| 30～39 | 3.4 | 1.8～5.1 | 1.6 | 0.9～2.3 | 3.0 | 1.5～4.6 | 1.1 | 0.5～1.7 | 1.0 | 0.3～1.6 | 0.8 | 0.1～1.6 |
| 40～49 | 3.8 | 2.2～5.5 | 3.6 | 2.0～5.2 | 2.7 | 2.0～3.4 | 2.1 | 1.3～2.9 | 2.2 | 1.2～3.2 | 1.7 | 0.9～2.5 |
| 50～59 | 5.2 | 2.9～7.5 | 2.8 | 1.5～4.1 | 3.3 | 2.1～4.6 | 2.1 | 0.9～3.4 | 2.9 | 1.9～4.0 | 3.0 | 1.6～4.3 |
| 60～69 | 5.3 | 2.8～7.7 | 3.8 | 2.4～5.2 | 3.0 | 1.5～4.5 | 3.1 | 1.4～4.8 | 2.5 | 0.7～4.4 | 2.7 | 1.2～4.3 |
| ≥70 | 5.2 | 3.0～7.5 | 3.2 | 1.1～5.2 | 4.1 | 1.3～6.9 | 2.4 | 0.2～4.5 | 3.1 | 1.0～5.3 | 3.7 | 0.6～6.8 |
| 女性 | | | | | | | | | | | | |
| 小计 | 2.4 | 1.5～3.2 | 1.6 | 0.9～2.2 | 2.6 | 1.4～3.7 | 0.9 | 0.6～1.3 | 1.6 | 1.2～2.1 | 0.8 | 0.4～1.2 |
| 18～29 | 0.4 | 0～0.8 | 0.3 | 0～0.6 | 1.0 | 0～2.1 | 0.1 | 0～0.4 | 0.2 | 0～0.6 | 0 | - |
| 30～39 | 1.9 | 0.9～2.9 | 0.8 | 0.3～1.3 | 2.2 | 1.0～3.3 | 0.5 | 0.1～0.9 | 1.1 | 0.5～1.7 | 0.4 | 0～0.9 |
| 40～49 | 2.2 | 1.1～3.2 | 1.9 | 0.7～3.1 | 2.5 | 1.2～3.7 | 1.4 | 0.7～2.0 | 2.2 | 1.2～3.2 | 0.6 | 0.1～1.0 |
| 50～59 | 4.4 | 2.7～6.1 | 3.2 | 1.8～4.6 | 3.3 | 1.4～5.3 | 2.1 | 0.9～3.3 | 3.5 | 2.1～5.0 | 1.9 | 0.6～3.2 |
| 60～69 | 6.5 | 3.3～9.7 | 3.8 | 2.2～5.4 | 4.4 | 2.4～6.4 | 1.9 | 0.6～3.2 | 2.3 | 1.2～3.4 | 2.0 | 0.7～3.2 |
| ≥70 | 5.1 | 2.9～7.4 | 4.6 | 2.1～7.1 | 6.0 | 1.3～10.7 | 1.2 | 0～2.7 | 3.4 | 0.8～5.9 | 3.8 | 1.0～6.6 |

# 第二节　2002 年中国成年人糖尿病患病状况

## 一、2002 年中国成年人糖尿病患病率

2002 年，中国成年人糖尿病患病率为 2.7%，男性为 2.7%，女性为 2.8%。青年、中年、老年人群糖尿病患病率分别为 1.1%、4.2% 和 7.0%，糖尿病患病率随年龄增长而明显升高。50～59 岁、60～69 岁及 70 岁及以上女性糖尿病患病率均超过同年龄组男性。城市成年人糖尿病患病率为 4.5%，男性为 4.7%，女性为 4.3%。农村成年人糖尿病患病率为 2.0%，男性为 1.8%，女性为 2.2%。城市各年龄组成年人糖尿病患病率显著高于同年龄组农村居民（表 1-3-5、表 1-3-6）。

表 1-3-5　2002 年中国成年人糖尿病患病率　　单位：%

| 年龄 / 岁 | 全国 | | 城市 | | 农村 | |
|---|---|---|---|---|---|---|
| | 患病率 | 95%*CI* | 患病率 | 95%*CI* | 患病率 | 95%*CI* |
| 合计 | 2.7 | 2.4～3.1 | 4.5 | 3.7～5.3 | 2.0 | 1.7～2.4 |
| 18～44 | 1.1 | 0.9～1.4 | 1.6 | 1.2～2.0 | 0.9 | 0.6～1.2 |
| 45～59 | 4.2 | 3.7～4.8 | 7.5 | 6.2～8.8 | 3.0 | 2.5～3.6 |
| ≥60 | 7.0 | 6.1～8.0 | 13.2 | 11.3～15.1 | 4.7 | 3.7～5.7 |
| 男性 | | | | | | |
| 小计 | 2.7 | 2.3～3.0 | 4.7 | 3.9～5.4 | 1.8 | 1.4～2.2 |
| 18～44 | 1.3 | 1.0～1.6 | 1.9 | 1.4～2.3 | 1.1 | 0.7～1.5 |
| 45～59 | 3.9 | 3.2～4.5 | 8.1 | 6.4～9.8 | 2.4 | 1.8～2.9 |
| ≥60 | 6.5 | 5.5～7.4 | 13.0 | 11.3～14.7 | 4.0 | 3.1～5.0 |
| 女性 | | | | | | |
| 小计 | 2.8 | 2.4～3.2 | 4.3 | 3.4～5.2 | 2.2 | 1.8～2.7 |
| 18～44 | 1.0 | 0.8～1.2 | 1.4 | 1.0～1.7 | 0.8 | 0.5～1.0 |
| 45～59 | 4.6 | 3.8～5.4 | 6.9 | 5.6～8.3 | 3.7 | 2.8～4.6 |
| ≥60 | 7.6 | 6.2～8.9 | 13.4 | 10.8～16.1 | 5.4 | 3.9～6.9 |

表 1-3-6　2002 年中国成年人糖尿病患病率　　单位：%

| 年龄 / 岁 | 全国 | | 城市 | | 农村 | |
|---|---|---|---|---|---|---|
| | 患病率 | 95%*CI* | 患病率 | 95%*CI* | 患病率 | 95%*CI* |
| 合计 | 2.7 | 2.4～3.1 | 4.5 | 3.7～5.3 | 2.0 | 1.7～2.4 |
| 18～29 | 0.7 | 0.4～1.0 | 0.8 | 0.3～1.2 | 0.6 | 0.2～1.0 |
| 30～39 | 1.3 | 1.0～1.6 | 1.9 | 1.4～2.3 | 1.1 | 0.8～1.4 |
| 40～49 | 2.9 | 2.5～3.4 | 4.6 | 3.5～5.7 | 2.2 | 1.8～2.7 |
| 50～59 | 5.2 | 4.5～6.0 | 10.1 | 8.4～11.8 | 3.4 | 2.7～4.2 |
| 60～69 | 7.7 | 6.6～8.7 | 14.0 | 12.0～16.0 | 5.2 | 4.1～6.3 |
| ≥70 | 6.1 | 4.8～7.5 | 12.1 | 9.5～14.6 | 4.1 | 2.5～5.6 |

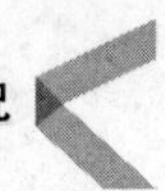

续表

| 年龄/岁 | 全国 | | 城市 | | 农村 | |
|---|---|---|---|---|---|---|
| | 患病率 | 95%*CI* | 患病率 | 95%*CI* | 患病率 | 95%*CI* |
| 男性 | | | | | | |
| 小计 | 2.7 | 2.3～3.0 | 4.7 | 3.9～5.4 | 1.8 | 1.4～2.2 |
| 18～29 | 0.8 | 0.3～1.2 | 0.8 | 0.2～1.4 | 0.7 | 0.1～1.3 |
| 30～39 | 1.5 | 1.2～1.8 | 2.2 | 1.5～2.9 | 1.2 | 0.8～1.6 |
| 40～49 | 3.0 | 2.5～3.6 | 5.3 | 4.1～6.5 | 2.1 | 1.5～2.7 |
| 50～59 | 4.6 | 3.7～5.5 | 10.5 | 8.1～13.0 | 2.4 | 1.7～3.2 |
| 60～69 | 7.2 | 6.1～8.3 | 14.0 | 11.7～16.4 | 4.6 | 3.5～5.8 |
| ≥70 | 5.2 | 3.8～6.7 | 11.3 | 8.5～14.1 | 3.1 | 1.6～4.6 |
| 女性 | | | | | | |
| 小计 | 2.8 | 2.4～3.2 | 4.3 | 3.4～5.2 | 2.2 | 1.8～2.7 |
| 18～29 | 0.6 | 0.3～0.8 | 0.7 | 0.3～1.2 | 0.5 | 0.2～0.8 |
| 30～39 | 1.1 | 0.8～1.4 | 1.5 | 1.0～2.1 | 0.9 | 0.6～1.3 |
| 40～49 | 2.8 | 2.2～3.4 | 3.9 | 2.7～5.1 | 2.4 | 1.7～3.1 |
| 50～59 | 6.0 | 4.9～7.1 | 9.7 | 7.8～11.5 | 4.6 | 3.2～5.9 |
| 60～69 | 8.1 | 6.6～9.7 | 13.9 | 11.3～16.6 | 5.8 | 4.1～7.6 |
| ≥70 | 6.9 | 4.9～8.8 | 12.7 | 8.9～16.6 | 4.9 | 2.6～7.1 |

大城市男性和女性糖尿病患病率分别为6.3%和6.4%，中小城市男性和女性糖尿病患病率分别为4.0%和3.5%，一类农村男性和女性糖尿病患病率分别为2.2%和2.6%，二类男性和女性糖尿病患病率分别为1.8%和2.3%，三类农村男性和女性糖尿病患病率分别为2.5%和2.8%，四类农村男性和女性糖尿病患病率分别为0.9%和1.0%。大城市最高，然后依次为中小城市、三类农村、一类农村、二类农村、四类农村（表1-3-7、表1-3-8）。

**表1-3-7 2002年中国六类地区成年人糖尿病患病率** 单位：%

| 年龄/岁 | 大城市 | | 中小城市 | | 一类农村 | | 二类农村 | | 三类农村 | | 四类农村 | |
|---|---|---|---|---|---|---|---|---|---|---|---|---|
| | 患病率 | 95%*CI* | 患病率 | 95%*CI* | 患病率 | 95%*CI* | 患病率 | 95%*CI* | 患病率 | 95%*CI* | 患病率 | 95%*CI* |
| 合计 | 6.3 | 5.3～7.4 | 3.7 | 2.7～4.7 | 2.4 | 1.8～3.0 | 2.0 | 1.5～2.6 | 2.6 | 1.7～3.5 | 1.0 | 0.6～1.3 |
| 18～44 | 2.7 | 2.1～3.4 | 1.1 | 0.7～1.6 | 1.0 | 0.6～1.4 | 1.0 | 0.5～1.4 | 1.3 | 0.7～1.9 | 0.4 | 0.2～0.6 |
| 45～59 | 9.5 | 7.8～11.1 | 6.7 | 5.0～8.3 | 3.9 | 2.9～5.0 | 2.8 | 2.0～3.7 | 3.9 | 2.5～5.4 | 1.7 | 1.1～2.2 |
| ≥60 | 17.3 | 15.3～19.2 | 11.4 | 8.8～13.9 | 5.0 | 3.6～6.4 | 5.1 | 3.4～6.7 | 6.0 | 3.7～8.2 | 2.3 | 0.7～3.8 |
| 男性 | | | | | | | | | | | | |
| 小计 | 6.3 | 5.3～7.2 | 4.0 | 3.0～5.0 | 2.2 | 1.6～2.7 | 1.8 | 1.2～2.4 | 2.5 | 1.5～3.4 | 0.9 | 0.6～1.2 |
| 18～44 | 3.2 | 2.4～3.9 | 1.3 | 0.7～1.9 | 0.9 | 0.3～1.5 | 1.3 | 0.6～1.9 | 1.3 | 0.6～2.0 | 0.5 | 0.3～0.8 |
| 45～59 | 9.6 | 8.0～11.2 | 7.4 | 5.2～9.7 | 3.5 | 2.3～4.7 | 1.9 | 1.0～2.8 | 3.4 | 1.9～4.8 | 1.7 | 0.8～2.5 |
| ≥60 | 16.0 | 13.7～18.2 | 11.7 | 9.4～13.9 | 4.7 | 3.2～6.2 | 4.1 | 2.6～5.6 | 5.9 | 3.2～8.6 | 1.5 | 0.2～2.7 |
| 女性 | | | | | | | | | | | | |
| 小计 | 6.4 | 5.1～7.6 | 3.5 | 2.4～4.5 | 2.6 | 1.7～3.5 | 2.3 | 1.6～3.0 | 2.8 | 1.8～3.8 | 1.0 | 0.5～1.5 |
| 18～44 | 2.3 | 1.5～3.1 | 1.0 | 0.6～1.4 | 1.1 | 0.7～1.6 | 0.7 | 0.3～1.0 | 1.3 | 0.5～2.2 | 0.3 | 0.1～0.5 |
| 45～59 | 9.4 | 7.4～11.4 | 5.9 | 4.3～7.5 | 4.4 | 2.9～5.9 | 3.8 | 2.4～5.3 | 4.6 | 2.7～6.4 | 1.6 | 0.7～2.5 |
| ≥60 | 18.5 | 16.2～20.7 | 11.1 | 7.5～14.6 | 5.2 | 3.1～7.3 | 6.0 | 3.5～8.5 | 6.0 | 3.7～8.4 | 3.1 | 1.0～5.1 |

表1-3-8　2002年中国六类地区成年人糖尿病患病率　　单位：%

| 年龄/岁 | 大城市 | | 中小城市 | | 一类农村 | | 二类农村 | | 三类农村 | | 四类农村 | |
|---|---|---|---|---|---|---|---|---|---|---|---|---|
| | 患病率 | 95%*CI* | 患病率 | 95%*CI* | 患病率 | 95%*CI* | 患病率 | 95%*CI* | 患病率 | 95%*CI* | 患病率 | 95%*CI* |
| 合计 | 6.3 | 5.3～7.4 | 3.7 | 2.7～4.7 | 2.4 | 1.8～3.0 | 2.0 | 1.5～2.6 | 2.6 | 1.7～3.5 | 1.0 | 0.6～1.3 |
| 18～29 | 1.6 | 0.9～2.2 | 0.4 | 0～1.0 | 0.4 | 0.1～0.8 | 0.7 | 0～1.5 | 1.1 | 0.4～1.7 | 0.2 | 0～0.4 |
| 30～39 | 3.0 | 1.9～4.2 | 1.4 | 1.0～1.9 | 1.1 | 0.5～1.6 | 1.2 | 0.7～1.7 | 1.1 | 0.4～1.8 | 0.6 | 0.2～0.9 |
| 40～49 | 6.9 | 5.6～8.3 | 3.5 | 2.2～4.8 | 2.6 | 1.5～3.6 | 2.2 | 1.4～2.9 | 3.1 | 1.9～4.3 | 1.2 | 0.8～1.7 |
| 50～59 | 11.7 | 9.6～13.9 | 9.5 | 7.3～11.7 | 5.5 | 3.9～7.0 | 2.9 | 1.7～4.1 | 4.6 | 2.8～6.5 | 1.8 | 0.9～2.7 |
| 60～69 | 17.3 | 15.3～19.3 | 12.5 | 9.9～15.2 | 5.6 | 4.0～7.2 | 5.5 | 3.7～7.3 | 6.7 | 4.0～9.5 | 2.6 | 1.1～4.2 |
| ≥70 | 17.2 | 14.3～20.2 | 9.5 | 6.3～12.7 | 4.2 | 2.2～6.2 | 4.5 | 1.9～7.0 | 4.8 | 2.6～6.9 | 1.7 | 0～3.7 |
| 男性 | | | | | | | | | | | | |
| 小计 | 6.3 | 5.3～7.2 | 4.0 | 3.0～5.0 | 2.2 | 1.6～2.7 | 1.8 | 1.2～2.4 | 2.5 | 1.5～3.4 | 0.9 | 0.6～1.2 |
| 18～29 | 1.3 | 0.5～2.2 | 0.6 | 0～1.4 | 0.2 | 0～0.5 | 1.1 | 0～2.1 | 0.9 | 0.2～1.7 | 0.2 | 0～0.5 |
| 30～39 | 3.9 | 2.2～5.7 | 1.5 | 0.9～2.1 | 1.2 | 0.4～2.0 | 1.4 | 0.8～2.0 | 1.1 | 0.3～2.0 | 0.8 | 0.3～1.2 |
| 40～49 | 8.1 | 6.5～9.8 | 3.9 | 2.5～5.4 | 2.6 | 1.4～3.8 | 1.9 | 1.0～2.8 | 2.9 | 1.5～4.4 | 1.5 | 0.7～2.3 |
| 50～59 | 10.7 | 8.7～12.7 | 10.5 | 7.2～13.8 | 4.2 | 2.5～5.9 | 1.7 | 0.5～2.8 | 3.9 | 1.8～6.0 | 1.5 | 0.5～2.5 |
| 60～69 | 15.5 | 12.2～18.7 | 13.4 | 10.4～16.4 | 4.8 | 3.4～6.2 | 5.0 | 3.1～7.0 | 6.2 | 3.1～9.3 | 2.0 | 0.4～3.6 |
| ≥70 | 16.7 | 13.6～19.8 | 8.6 | 4.7～12.5 | 4.6 | 1.3～7.9 | 2.6 | 0.2～5.0 | 5.4 | 2.0～8.8 | 0.5 | 0～1.4 |
| 女性 | | | | | | | | | | | | |
| 小计 | 6.4 | 5.1～7.6 | 3.5 | 2.4～4.5 | 2.6 | 1.7～3.5 | 2.3 | 1.6～3.0 | 2.8 | 1.8～3.8 | 1.0 | 0.5～1.5 |
| 18～29 | 1.9 | 0.7～3.0 | 0.3 | 0～0.6 | 0.7 | 0～1.5 | 0.4 | 0～0.8 | 1.3 | 0.1～2.4 | 0.2 | 0～0.5 |
| 30～39 | 1.9 | 1.1～2.8 | 1.4 | 0.7～2.1 | 0.9 | 0.5～1.4 | 1.0 | 0.4～1.6 | 1.0 | 0.3～1.8 | 0.4 | 0～0.8 |
| 40～49 | 5.6 | 4.1～7.2 | 3.0 | 1.5～4.5 | 2.6 | 1.3～3.9 | 2.4 | 1.4～3.5 | 3.3 | 1.7～4.9 | 0.9 | 0.3～1.5 |
| 50～59 | 12.8 | 10.2～15.4 | 8.4 | 6.1～10.7 | 6.8 | 4.5～9.1 | 4.2 | 2.0～6.4 | 5.5 | 3.4～7.5 | 2.0 | 0.7～3.3 |
| 60～69 | 19.0 | 17.1～21.0 | 11.6 | 7.9～15.3 | 6.4 | 3.6～9.2 | 6.0 | 3.1～9.0 | 7.3 | 4.3～10.2 | 3.3 | 1.4～5.2 |
| ≥70 | 17.7 | 14.1～21.3 | 10.3 | 5.2～15.4 | 3.9 | 1.0～6.9 | 5.9 | 2.1～9.8 | 4.2 | 1.0～7.5 | 2.7 | 0～5.9 |

## 二、2002年中国成年人糖尿病已确诊率和新诊断率

2002年仅空腹血糖≥5.5mmol/L的调查对象进行了口服葡萄糖耐量试验（OGTT），本报告共纳入2002年18岁及以上空腹血糖有效数据51 907人，其中6 435人空腹血糖

≥5.5mmol/L，仅1 782名调查对象进行口服葡萄糖耐量试验。2002年新诊断糖尿病主要依据空腹血糖。

在2002年营养调查前就已经诊断的糖尿病患病率为1.03%，为糖尿病总患病率的37.7%，男性和女性已确诊率分别为0.95%和1.12%，占糖尿病总患病率的比例分别为35.8%和39.6%。城市成年人已确诊率和新诊断率分别为2.13%和2.36%，农村已确诊率和新诊断率分别为0.58%和1.43%。城市、农村居民已确诊率占糖尿病总患病率的比例分别为47.4%和28.9%，城市居民已确诊率占糖尿病总患病率的比例高于农村居民（表1-3-9）。

**表1-3-9　2002年中国成年人糖尿病已确诊率和新诊断率**　单位：%

| 年龄/岁 | 全国 | | | | 城市 | | | | 农村 | | | |
|---|---|---|---|---|---|---|---|---|---|---|---|---|
| | 已确诊率 | | 新诊断率 | | 已确诊率 | | 新诊断率 | | 已确诊率 | | 新诊断率 | |
| | % | 95%*CI* | % | 95%*CI* | % | 95%*CI* | % | 95%*CI* | % | 95%*CI* | % | 95%*CI* |
| 合计 | 1.03 | 0.86～1.21 | 1.70 | 1.47～1.94 | 2.13 | 1.71～2.56 | 2.36 | 1.88～2.84 | 0.58 | 0.41～0.76 | 1.43 | 1.17～1.70 |
| 18～44 | 0.26 | 0.19～0.33 | 0.88 | 0.69～1.07 | 0.44 | 0.31～0.57 | 1.18 | 0.84～1.52 | 0.18 | 0.09～0.26 | 0.75 | 0.52～0.98 |
| 45～59 | 1.76 | 1.46～2.06 | 2.48 | 2.07～2.89 | 3.89 | 3.11～4.67 | 3.62 | 2.75～4.50 | 0.96 | 0.67～1.25 | 2.05 | 1.61～2.50 |
| ≥60 | 3.13 | 2.45～3.81 | 3.90 | 3.35～4.45 | 7.32 | 5.84～8.79 | 5.91 | 4.98～6.83 | 1.57 | 0.92～2.23 | 3.15 | 2.50～3.80 |
| 男性 | | | | | | | | | | | | |
| 小计 | 0.95 | 0.79～1.11 | 1.70 | 1.43～1.96 | 2.17 | 1.74～2.60 | 2.50 | 1.98～3.02 | 0.45 | 0.30～0.59 | 1.37 | 1.06～1.67 |
| 18～44 | 0.28 | 0.19～0.38 | 1.03 | 0.76～1.29 | 0.51 | 0.30～0.71 | 1.35 | 0.91～1.80 | 0.18 | 0.08～0.29 | 0.88 | 0.55～1.21 |
| 45～59 | 1.60 | 1.25～1.94 | 2.28 | 1.82～2.75 | 4.10 | 3.03～5.17 | 3.97 | 2.93～5.02 | 0.68 | 0.42～0.95 | 1.67 | 1.17～2.16 |
| ≥60 | 2.79 | 2.19～3.39 | 3.66 | 3.04～4.29 | 7.24 | 5.98～8.50 | 5.76 | 4.53～6.99 | 1.14 | 0.61～1.68 | 2.89 | 2.18～3.60 |
| 女性 | | | | | | | | | | | | |
| 小计 | 1.12 | 0.9～1.34 | 1.71 | 1.44～1.98 | 2.10 | 1.60～2.59 | 2.21 | 1.69～2.74 | 0.72 | 0.48～0.96 | 1.47 | 1.2～1.74 |
| 18～44 | 0.23 | 0.15～0.31 | 0.73 | 0.56～0.89 | 0.36 | 0.20～0.53 | 0.99 | 0.67～1.31 | 0.17 | 0.08～0.26 | 0.62 | 0.42～0.81 |
| 45～59 | 1.93 | 1.49～2.36 | 2.69 | 2.15～3.23 | 3.67 | 2.83～4.51 | 3.26 | 2.30～4.22 | 1.26 | 0.77～1.76 | 2.47 | 1.82～3.12 |
| ≥60 | 3.45 | 2.51～4.40 | 4.12 | 3.25～5.00 | 7.39 | 5.21～9.57 | 6.05 | 4.56～7.54 | 1.98 | 1.02～2.95 | 3.41 | 2.36～4.45 |

大城市已确诊率和新诊断率分别为3.07%和3.25%，已确诊率占糖尿病总患病率的比例为48.6%；中小城市已确诊率和新诊断率分别为1.74%和1.98%，已确诊率占糖尿病总患病率的比例为46.8%；一类农村已确诊率和新诊断率分别为0.88%和1.51%，已确诊率占糖尿病总患病率的比例为36.8%；二类农村已确诊率和新诊断率分别为0.49%和1.55%，已确诊率占糖尿病总患病率的比例为24.0%；三类农村已确诊率和新诊断率分别为0.94%和1.68%，已确诊率占糖尿病总患病率的比例为35.9%；四类农村已确诊率和新诊断率分别为0.22%和0.75%，已确诊率占糖尿病总患病率的比例为22.7%（表1-3-10）。

**表 1-3-10　2002 年中国六类地区成年人糖尿病已确诊率和新诊断率**

单位：%

| 年龄/岁 | 大城市 | | 中小城市 | | 一类农村 | | 二类农村 | | 三类农村 | | 四类农村 | |
|---|---|---|---|---|---|---|---|---|---|---|---|---|
| | 已确诊率（95%*CI*） | 新诊断率（95%*CI*） | 已确诊率（95%*CI*） | 新诊断率（95%*CI*） | 已确诊率（95%*CI*） | 新诊断率（95%*CI*） | 已确诊率（95%*CI*） | 新诊断率（95%*CI*） | 已确诊率（95%*CI*） | 新诊断率（95%*CI*） | 已确诊率（95%*CI*） | 新诊断率（95%*CI*） |
| 合计 | 3.07（2.50，3.63） | 3.25（2.55，3.95） | 1.74（1.21，2.27） | 1.98（1.40，2.56） | 0.88（0.58，1.18） | 1.51（1.12，1.89） | 0.49（0.22，0.76） | 1.55（1.11，2.00） | 0.94（0.36，1.52） | 1.68（1.19，2.17） | 0.22（0.09，0.34） | 0.75（0.47，1.03） |
| 18～44 | 0.66（0.35，0.98） | 2.08（1.51，2.65） | 0.34（0.22，0.47） | 0.80（0.42，1.19） | 0.22（0.09，0.36） | 0.78（0.43，1.14） | 0.15（0.02，0.28） | 0.82（0.43，1.21） | 0.41（0.07，0.74） | 0.92（0.55，1.28） | 0.05（0，0.11） | 0.37（0.18，0.55） |
| 45～59 | 4.98（4.08，5.88） | 4.51（3.44，5.57） | 3.42（2.40，4.44） | 3.24（2.12，4.36） | 1.58（0.96，2.20） | 2.36（1.58，3.14） | 0.77（0.36，1.17） | 2.06（1.33，2.78） | 1.50（0.63，2.38） | 2.43（1.55，3.32） | 0.35（0.10，0.60） | 1.30（0.76，1.83） |
| ≥60 | 10.79（9.51，12.07） | 6.49（5.35，7.63） | 5.73（3.68，7.78） | 5.64（4.42，6.85） | 2.17（1.38，2.97） | 2.80（1.97，3.62） | 1.41（0.29，2.53） | 3.65（2.56，4.74） | 2.27（0.67，3.86） | 3.70（2.28，5.12） | 0.73（0.02，1.43） | 1.54（0.48，2.59） |
| 男性 | | | | | | | | | | | | |
| 小计 | 2.98（2.36，3.60） | 3.29（2.65，3.92） | 1.82（1.29，2.35） | 2.16（1.49，2.83） | 0.68（0.45，0.90） | 1.48（1.09，1.87） | 0.33（0.10，0.55） | 1.48（0.96，2.01） | 0.87（0.30，1.43） | 1.58（0.99，2.18） | 0.25（0.11，0.39） | 0.66（0.41，0.91） |
| 18～44 | 0.89（0.40，1.38） | 2.26（1.60，2.92） | 0.35（0.14，0.56） | 0.97（0.42，1.51） | 0.16（0.01，0.31） | 0.73（0.21，1.26） | 0.18（0.01，0.36） | 1.07（0.49，1.64） | 0.38（0.10，0.67） | 0.92（0.44，1.39） | 0.08（0，0.18） | 0.44（0.20，0.69） |
| 45～59 | 4.70（3.66，5.74） | 4.88（3.93，5.83） | 3.83（2.40，5.27） | 3.58（2.17，4.98） | 1.24（0.66，1.82） | 2.25（1.32，3.18） | 0.38（0.01，0.75） | 1.48（0.69，2.28） | 1.36（0.48，2.23） | 2.01（1.10，2.91） | 0.46（0.03，0.90） | 1.20（0.53，1.87） |
| ≥60 | 10.37（8.40，12.35） | 5.59（4.21，6.97） | 5.85（4.26，7.45） | 5.83（4.19，7.48） | 1.69（0.72，2.66） | 3.03（1.88，4.18） | 0.83（0.03，1.63） | 3.26（2.08，4.43） | 2.12（0.12，4.11） | 3.79（2.25，5.33） | 0.72（0.03，1.40） | 0.74（0.02，1.45） |
| 女性 | | | | | | | | | | | | |
| 小计 | 3.15（2.56，3.75） | 3.21（2.36，4.07） | 1.66（1.02，2.29） | 1.80（1.19，2.40） | 1.09（0.57，1.60） | 1.53（1.00，2.06） | 0.66（0.29，1.03） | 1.62（1.11，2.13） | 1.01（0.38，1.65） | 1.79（1.22，2.35） | 0.18（0.02，0.34） | 0.85（0.43，1.26） |
| 18～44 | 0.41（0.14，0.68） | 1.87（1.21，2.54） | 0.34（0.14，0.54） | 0.63（0.30，0.96） | 0.29（0.10，0.48） | 0.83（0.41，1.25） | 0.11（0，0.22） | 0.56（0.27，0.85） | 0.43（0，0.88） | 0.92（0.42，1.41） | 0.03（0，0.09） | 0.29（0.05，0.52） |
| 45～59 | 5.27（4.17，6.37） | 4.12（2.70，5.53） | 3.00（1.92，4.07） | 2.90（1.72，4.08） | 1.94（0.92，2.96） | 2.48（1.32，3.64） | 1.18（0.42，1.94） | 2.66（1.61，3.72） | 1.66（0.62，2.69） | 2.89（1.59，4.20） | 0.23（0，0.55） | 1.40（0.64，2.17） |
| ≥60 | 11.16（9.48，12.84） | 7.31（5.61，9.01） | 5.61（2.57，8.66） | 5.45（3.46，7.44） | 2.62（1.36，3.87） | 2.58（1.39，3.78） | 1.96（0.28，3.64） | 4.03（2.20，5.86） | 2.42（0.91，3.92） | 3.61（1.86，5.36） | 0.74（0，1.51） | 2.32（0.73，3.92） |

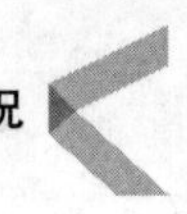

## 三、2002 年中国成年人糖尿病知晓率

2002 年新诊断糖尿病主要依据空腹血糖，参加口服葡萄糖耐量试验的样本较少，因此，新诊断糖尿病患者少于同时采用 OGTT 方法筛查出的患者数量，从另一方面解释了 2002 年糖尿病知晓率较高的原因。

2002 年成年人糖尿病知晓率为 37.8%，男性 35.9%，女性 39.6%，女性糖尿病知晓率高于男性。青年组（18～44 岁）、中年组（45～59 岁）及老年组（≥60 岁）糖尿病知晓率分别为 22.5%、41.5% 和 44.5 %，糖尿病知晓率随年龄增长而升高。城市、农村成年人糖尿病知晓率分别为 47.5% 和 28.8%，城市高于农村（表 1-3-11）。

**表 1-3-11　2002 年中国成年人糖尿病知晓率**　　单位：%

| 年龄 / 岁 | 全国 | | 城市 | | 农村 | |
|---|---|---|---|---|---|---|
| | 知晓率 | 95%*CI* | 知晓率 | 95%*CI* | 知晓率 | 95%*CI* |
| 合计 | 37.8 | 33.9～41.6 | 47.5 | 42.8～52.2 | 28.8 | 22.7～35.0 |
| 18～44 | 22.5 | 17.6～27.5 | 27.1 | 19.2～35.0 | 19.0 | 12.4～25.6 |
| 45～59 | 41.5 | 36.4～46.6 | 51.8 | 45.2～58.3 | 31.9 | 24.3～39.6 |
| ≥60 | 44.5 | 38.9～50.2 | 55.3 | 49.7～61.0 | 33.3 | 23.7～42.9 |
| 男性 | | | | | | |
| 小计 | 35.9 | 31.4～40.4 | 46.4 | 40.6～52.3 | 24.6 | 18.1～31.2 |
| 18～44 | 21.6 | 15.4～27.9 | 27.3 | 16.5～38.2 | 17.2 | 9.9～24.5 |
| 45～59 | 41.2 | 34.9～47.4 | 50.8 | 43.0～58.5 | 29.1 | 19.6～38.5 |
| ≥60 | 43.2 | 36.9～49.6 | 55.7 | 48.8～62.6 | 28.3 | 17.9～38.8 |
| 女性 | | | | | | |
| 小计 | 39.6 | 34.8～44.4 | 48.7 | 42.7～54.6 | 32.4 | 24.9～39.9 |
| 18～44 | 23.8 | 17.3～30.3 | 26.8 | 17.0～36.6 | 21.6 | 12.8～30.4 |
| 45～59 | 41.7 | 35.3～48.2 | 53.0 | 44.4～61.5 | 33.8 | 24.5～43.2 |
| ≥60 | 45.6 | 37.4～53.8 | 55.0 | 45.4～64.5 | 36.8 | 24.0～49.7 |

大城市男性和女性糖尿病知晓率分别为 47.6% 和 49.5%，中小城市男性和女性糖尿病知晓率分别为 45.7% 和 48.0%，一类农村男性和女性糖尿病知晓率分别为 31.3% 和 41.5%，二类农村男性和女性糖尿病知晓率分别为 18.0% 和 29.0%，三类农村男性和女性糖尿病知晓率分别为 35.3% 和 36.2%，四类农村男性和女性糖尿病知晓率分别为 27.7% 和 17.7%。大城市知晓率最高，然后为中小城市，一类农村和三类农村居中，二类农村和四类农村最低（表 1-3-12）。

**表 1-3-12　2002 年中国六类地区成年人糖尿病知晓率**

单位：%

| 年龄 / 岁 | 大城市 | | 中小城市 | | 一类农村 | | 二类农村 | | 三类农村 | | 四类农村 | |
|---|---|---|---|---|---|---|---|---|---|---|---|---|
| | 知晓率 | 95%*CI* | 知晓率 | 95%*CI* | 知晓率 | 95%*CI* | 知晓率 | 95%*CI* | 知晓率 | 95%*CI* | 知晓率 | 95%*CI* |
| 合计 | 48.5 | 42.9～54.2 | 46.7 | 39.8～53.7 | 36.9 | 30.9～42.9 | 24.0 | 13.8～34.2 | 35.8 | 23.1～48.5 | 22.6 | 11.7～33.4 |
| 18～44 | 24.2 | 14.0～34.4 | 30.0 | 17.9～42.2 | 22.3 | 12.2～32.3 | 15.2 | 5.3～25.1 | 30.7 | 15.9～45.5 | 12.7 | 0～26.1 |
| 45～59 | 52.5 | 46.7～58.2 | 51.3 | 41.5～61.2 | 40.1 | 28.5～51.6 | 27.1 | 14.7～39.5 | 38.2 | 25.0～51.3 | 21.4 | 7.6～35.2 |
| ≥60 | 62.4 | 58.3～66.5 | 50.4 | 40.7～60.1 | 43.7 | 35.5～52.0 | 27.9 | 11.5～44.3 | 38.0 | 20.3～55.7 | 32.1 | 13.9～50.3 |
| 男性 | | | | | | | | | | | | |
| 小计 | 47.6 | 40.9～54.2 | 45.7 | 37.2～54.2 | 31.3 | 24.0～38.6 | 18.0 | 7.4～28.6 | 35.3 | 21.1～49.6 | 27.7 | 13.1～42.2 |
| 18～44 | 28.2 | 14.4～42.0 | 26.4 | 10.1～42.7 | 17.7 | 1.7～33.7 | 14.7 | 4.6～24.9 | 29.5 | 15.4～43.6 | 14.5 | 0～34.3 |
| 45～59 | 49.1 | 42.8～55.4 | 51.7 | 40.3～63.2 | 35.5 | 23.7～47.3 | 20.3 | 2.5～38.0 | 40.4 | 24.7～56.0 | 27.9 | 7.7～48.0 |
| ≥60 | 65.0 | 57.4～72.5 | 50.1 | 40.2～60.0 | 35.8 | 19.9～51.7 | 20.3 | 4.2～36.5 | 35.8 | 13.7～58.0 | 49.4 | 29.4～69.3 |
| 女性 | | | | | | | | | | | | |
| 小计 | 49.5 | 43.4～55.6 | 48.0 | 38.6～57.3 | 41.5 | 30.7～52.4 | 29.0 | 17.1～40.8 | 36.2 | 23.7～48.8 | 17.7 | 5.7～29.6 |
| 18～44 | 18.0 | 8.5～27.5 | 35.3 | 18.6～51.9 | 25.9 | 10.8～41.1 | 16.0 | 3.0～29.1 | 31.9 | 12.4～51.4 | 9.5 | 0～28.4 |
| 45～59 | 56.2 | 47.7～64.6 | 50.8 | 37.8～63.8 | 44.0 | 26.5～61.5 | 30.7 | 17.0～44.4 | 36.4 | 21.1～51.7 | 14.2 | 0～30.5 |
| ≥60 | 60.4 | 53.5～67.4 | 50.7 | 34.2～67.3 | 50.3 | 38.8～61.9 | 32.8 | 11.7～53.8 | 40.1 | 21.4～58.8 | 24.1 | 6.2～41.9 |

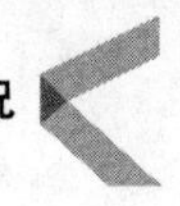

## 第三节　2002 年中国成年人低血糖发生状况

2002 年，中国成年人低血糖发生率为 0.1‰，男性和女性均处于较低水平。青年、中年、老年人群低血糖发生率亦均处于较低水平。城乡成年人低血糖发生率差异明显，城市未检出低血糖患者，农村成年人低血糖发生率为 0.2‰，主要发生在三、四类农村（表 1-3-13、表 1-3-14）。

**表 1-3-13　2002 年中国成年人低血糖发生率**　　单位：‰

| 年龄 / 岁 | 全国 | | 城市 | | 农村 | |
|---|---|---|---|---|---|---|
| | 发生率 | 95%*CI* | 发生率 | 95%*CI* | 发生率 | 95%*CI* |
| 合计 | 0.1 | 0～0.2 | 0 | - | 0.2 | 0～0.3 |
| 18～44 | 0.1 | 0～0.3 | 0 | - | 0.2 | 0～0.4 |
| 45～59 | . | - | 0 | - | . | - |
| ≥60 | 0.1 | 0～0.3 | 0 | - | 0.2 | 0～0.4 |
| 男性 | | | | | | |
| 小计 | 0.1 | 0～0.2 | 0 | - | 0.2 | 0～0.3 |
| 18～44 | 0.1 | 0～0.3 | 0 | - | 0.2 | 0～0.4 |
| 45～59 | . | - | 0 | - | . | - |
| ≥60 | 0.3 | 0～0.6 | 0 | - | 0.4 | 0～0.9 |
| 女性 | | | | | | |
| 小计 | 0.1 | 0～0.2 | 0 | - | 0.1 | 0～0.3 |
| 18～44 | 0.2 | 0～0.4 | 0 | - | 0.2 | 0～0.6 |
| 45～59 | . | - | 0 | - | . | - |
| ≥60 | . | - | 0 | - | . | - |

**表 1-3-14　2002 年中国成年人低血糖发生率**　　单位：‰

| 年龄 / 岁 | 全国 | | 城市 | | 农村 | |
|---|---|---|---|---|---|---|
| | 发生率 | 95%*CI* | 发生率 | 95%*CI* | 发生率 | 95%*CI* |
| 合计 | 0.1 | 0～0.2 | 0 | - | 0.2 | 0～0.3 |
| 18～29 | 0.1 | 0～0.3 | 0 | - | 0.2 | 0～0.5 |
| 30～39 | 0.2 | 0～0.4 | 0 | - | 0.3 | 0～0.5 |
| 40～49 | 0 | - | 0 | - | 0 | - |
| 50～59 | 0 | - | 0 | - | 0 | - |
| 60～69 | 0.2 | 0～0.5 | 0 | - | 0.3 | 0～0.7 |
| ≥70 | 0 | - | 0 | - | 0 | - |
| 男性 | | | | | | |
| 小计 | 0.1 | 0～0.2 | 0 | - | 0.2 | 0～0.3 |
| 18～29 | 0.1 | 0～0.3 | | | 0.2 | 0～0.5 |
| 30～39 | 0.2 | 0～0.4 | 0 | - | 0.2 | 0～0.6 |
| 40～49 | 0 | - | 0 | - | 0 | - |
| 50～59 | 0 | - | 0 | - | 0 | - |
| 60～69 | 0.4 | 0～1.0 | 0 | - | 0.6 | 0～1.4 |
| ≥70 | 0 | - | 0 | - | 0 | - |

续表

| 年龄 / 岁 | 全国 | | 城市 | | 农村 | |
|---|---|---|---|---|---|---|
| | 发生率 | 95%CI | 发生率 | 95%CI | 发生率 | 95%CI |
| 女性 | | | | | | |
| 小计 | 0.1 | 0～0.2 | 0 | - | 0.1 | 0～0.3 |
| 18～29 | 0.2 | 0～0.5 | 0 | - | 0.2 | 0～0.7 |
| 30～39 | 0.2 | 0～0.5 | 0 | - | 0.3 | 0～0.7 |
| 40～49 | 0 | - | 0 | - | 0 | - |
| 50～59 | 0 | - | 0 | - | 0 | - |
| 60～69 | 0 | - | 0 | - | 0 | - |
| ≥70 | 0 | - | 0 | - | 0 | - |

大城市、中小城市、一类农村和二类农村均未检出低血糖患者，三类农村和四类农村低血糖发生率分别为 0.5‰和 0.6‰，均处于较低水平（表 1-3-15、表 1-3-16）。

**表 1-3-15 2002 年中国六类地区成年人低血糖率**

单位：‰

| 年龄 / 岁 | 大城市 | | 中小城市 | | 一类农村 | | 二类农村 | | 三类农村 | | 四类农村 | |
|---|---|---|---|---|---|---|---|---|---|---|---|---|
| | 发生率 | 95%CI | 发生率 | 95%CI | 发生率 | 95%CI | 发生率 | 95%CI | 发生率 | 95%CI | 发生率 | 95%CI |
| 合计 | 0 | - | 0 | - | 0 | - | 0 | - | 0.5 | 0～1.1 | 0.6 | 0～1.3 |
| 18～29 | 0 | - | 0 | - | 0 | - | 0 | - | 0.8 | 0～2.2 | 0.7 | 0～2.1 |
| 30～39 | 0 | - | 0 | - | 0 | - | 0 | - | 0.8 | 0～1.8 | 1.2 | 0～2.5 |
| 40～49 | 0 | - | 0 | - | 0 | - | 0 | - | 0 | - | 0 | - |
| 50～59 | 0 | - | 0 | - | 0 | - | 0 | - | 0 | - | 0 | - |
| 60～69 | 0 | - | 0 | - | 0 | - | 0 | - | 1.1 | 0～3.2 | 1.2 | 0～3.6 |
| ≥70 | 0 | - | 0 | - | 0 | - | 0 | - | 0 | - | 0 | - |
| 男性 | | | | | | | | | | | | |
| 小计 | 0 | - | 0 | - | 0 | - | 0 | - | 0.8 | 0～2.0 | 0.4 | 0～1.0 |
| 18～29 | 0 | - | 0 | - | 0 | - | 0 | - | 1.5 | 0～4.3 | 0 | - |
| 30～39 | 0 | - | 0 | - | 0 | - | 0 | - | 0.8 | 0～2.4 | 0.9 | 0～2.6 |
| 40～49 | 0 | - | 0 | - | 0 | - | 0 | - | 0 | - | 0 | - |
| 50～59 | 0 | - | 0 | - | 0 | - | 0 | - | 0 | - | 0 | - |
| 60～69 | 0 | - | 0 | - | 0 | - | 0 | - | 2.1 | 0～6.2 | 2.4 | 0～7.0 |
| ≥70 | 0 | - | 0 | - | 0 | - | 0 | - | 0 | - | 0 | - |
| 女性 | | | | | | | | | | | | |
| 小计 | 0 | - | 0 | - | 0 | - | 0 | - | 0.2 | 0～0.5 | 0.9 | 0～2.2 |
| 18～29 | 0 | - | 0 | - | 0 | - | 0 | - | 0 | - | 1.5 | 0～4.4 |
| 30～39 | 0 | - | 0 | - | 0 | - | 0 | - | 0.7 | 0～2.0 | 1.6 | 0～3.7 |
| 40～49 | 0 | - | 0 | - | 0 | - | 0 | - | 0 | - | 0 | - |
| 50～59 | 0 | - | 0 | - | 0 | - | 0 | - | 0 | - | 0 | - |
| 60～69 | 0 | - | 0 | - | 0 | - | 0 | - | 0 | - | 0 | - |
| ≥70 | 0 | - | 0 | - | 0 | - | 0 | - | 0 | - | 0 | - |

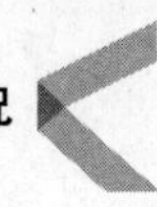

表1-3-16　2002年中国六类地区成年人低血糖发生率

单位：‰

| 年龄/岁 | 大城市 | | 中小城市 | | 一类农村 | | 二类农村 | | 三类农村 | | 四类农村 | |
|---|---|---|---|---|---|---|---|---|---|---|---|---|
| | 发生率 | 95%*CI* | 发生率 | 95%*CI* | 发生率 | 95%*CI* | 发生率 | 95%*CI* | 发生率 | 95%*CI* | 发生率 | 95%*CI* |
| 合计 | 0 | - | 0 | - | 0 | - | 0 | - | 0.5 | 0～1.1 | 0.6 | 0～1.3 |
| 18～44 | 0 | - | 0 | - | 0 | - | 0 | - | 0.7 | 0～1.7 | 0.9 | 0～1.9 |
| 45～59 | 0 | - | 0 | - | 0 | - | 0 | - | 0 | - | 0 | - |
| ≥60 | 0 | - | 0 | - | 0 | - | 0 | - | 0.7 | 0～2.0 | 0.8 | 0～2.2 |
| 男性 | | | | | | | | | | | | |
| 小计 | 0 | - | 0 | - | 0 | - | 0 | - | 0.8 | 0～2.0 | 0.4 | 0～1.0 |
| 18～44 | 0 | - | 0 | - | 0 | - | 0 | - | 1.0 | 0～3.0 | 0.4 | 0～1.1 |
| 45～59 | 0 | - | 0 | - | 0 | - | 0 | - | 0 | - | 0 | - |
| ≥60 | 0 | - | 0 | - | 0 | - | 0 | - | 1.3 | 0～4.0 | 1.5 | 0～4.5 |
| 女性 | | | | | | | | | | | | |
| 小计 | 0 | - | 0 | - | 0 | - | 0 | - | 0.2 | 0～0.5 | 0.9 | 0～2.2 |
| 18～44 | 0 | - | 0 | - | 0 | - | 0 | - | 0.3 | 0～0.9 | 1.4 | 0～3.5 |
| 45～59 | 0 | - | 0 | - | 0 | - | 0 | - | 0 | - | 0 | - |
| ≥60 | 0 | - | 0 | - | 0 | - | 0 | - | 0 | - | 0 | - |

# 第四章
# 2002 年中国成年人血糖测量行为及糖尿病控制状况

## 第一节　2002 年中国成年人血糖测量行为

2002 年，中国成年人中只有 7.7% 的人在本次调查前至少测量过一次血糖，城乡居民分别为 17.9% 和 3.4%。分别有 7.6% 和 7.8% 的成年男性和女性在本次调查前至少测量过一次血糖。青年、中年、老年人群在本次调查前至少测量过一次血糖的比例分别为 5.3%、10.1% 和 13.7%，随年龄增长明显升高。中国成年人中有 90.8% 的人没有测量过血糖，城乡分别为 80.2% 和 95.2%，农村高于城市（表 1-4-1）。

大城市、中小城市、一类农村、二类农村、三类农村和四类农村成年人在本次调查前至少测量过一次血糖的比例分别为 27.6%、13.9%、6.2%、2.6%、4.7% 和 1.3%。大城市成年人曾经测量过血糖的比例最高，然后依次为中小城市、一类农村、三类农村、二类农村和四类农村（表 1-4-2、表 1-4-3）。

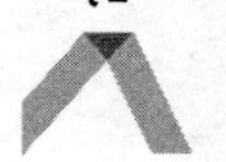

表 1-4-1　2002 年中国成年人既往血糖测量比例

单位：%

| 年龄 / 岁 | 全国 | | | | | | 城市 | | | | | | 农村 | | | | | |
|---|---|---|---|---|---|---|---|---|---|---|---|---|---|---|---|---|---|---|
| | 未测过 | | 测过 | | 不知道 | | 未测过 | | 测过 | | 不知道 | | 未测过 | | 测过 | | 不知道 | |
| | 比例 | 95%*CI* | 比例 | 95%*CI* | 比例 | 95%*CI* | 比例 | 95%*CI* | 比例 | 95%*CI* | 比例 | 95%*CI* | 比例 | 95%*CI* | 比例 | 95%*CI* | 比例 | 95%*CI* |
| 合计 | 90.8 | 89.5～92.0 | 7.7 | 6.5～8.9 | 1.5 | 1.1～1.9 | 80.2 | 76.5～83.9 | 17.9 | 14.5～21.4 | 1.9 | 1.2～2.6 | 95.2 | 94.3～96.2 | 3.4 | 2.6～4.2 | 1.4 | 0.9～1.9 |
| 18～44 | 93.2 | 92.0～94.3 | 5.3 | 4.3～6.3 | 1.5 | 1.0～2.0 | 86.1 | 82.9～89.2 | 12.1 | 9.2～15.0 | 1.8 | 1.2～2.5 | 96.4 | 95.5～97.2 | 2.3 | 1.7～3.0 | 1.3 | 0.7～1.9 |
| 45～59 | 88.3 | 86.7～89.8 | 10.1 | 8.6～11.6 | 1.6 | 1.2～2.1 | 73.8 | 69.4～78.3 | 24.3 | 19.9～28.7 | 1.9 | 1.0～2.7 | 93.8 | 92.4～95.1 | 4.7 | 3.5～5.9 | 1.5 | 1.0～2.0 |
| ≥60 | 84.8 | 82.5～87.0 | 13.7 | 11.5～15.9 | 1.5 | 1.0～2.0 | 63.0 | 58.0～68.0 | 34.9 | 29.7～40.1 | 2.1 | 0.7～3.6 | 93.1 | 91.5～94.8 | 5.6 | 4.1～7.0 | 1.3 | 0.8～1.7 |
| 男性 | | | | | | | | | | | | | | | | | | |
| 小计 | 90.8 | 89.5～92.1 | 7.6 | 6.4～8.8 | 1.6 | 1.2～2.0 | 79.8 | 75.8～83.8 | 18.1 | 14.3～21.9 | 2.1 | 1.4～2.8 | 95.5 | 94.6～96.3 | 3.2 | 2.5～3.8 | 1.4 | 0.9～1.8 |
| 18～44 | 93.1 | 91.9～94.3 | 5.4 | 4.3～6.5 | 1.5 | 1.1～2.0 | 85.4 | 81.7～89.0 | 12.4 | 9.1～15.8 | 2.2 | 1.4～3.0 | 96.5 | 95.7～97.3 | 2.2 | 1.7～2.8 | 1.2 | 0.7～1.8 |
| 45～59 | 88.7 | 87.1～90.3 | 9.7 | 8.2～11.2 | 1.6 | 1.2～2.0 | 73.8 | 69.0～78.5 | 24.4 | 19.7～29.1 | 1.8 | 1.1～2.6 | 94.3 | 93.0～95.6 | 4.2 | 3.1～5.3 | 1.5 | 1.0～2.0 |
| ≥60 | 84.5 | 82.1～87.0 | 13.8 | 11.5～16.0 | 1.7 | 1.0～2.4 | 62.5 | 57.4～67.6 | 35.5 | 30.1～40.8 | 2.0 | 0.4～3.6 | 93.0 | 91.2～94.7 | 5.4 | 4.0～6.9 | 1.6 | 0.9～2.2 |
| 女性 | | | | | | | | | | | | | | | | | | |
| 小计 | 90.7 | 89.4～92.0 | 7.8 | 6.6～9.0 | 1.5 | 1.0～1.9 | 80.6 | 77.1～84.1 | 17.8 | 14.5～21.1 | 1.6 | 0.9～2.4 | 95.0 | 93.8～96.1 | 3.6 | 2.6～4.6 | 1.4 | 0.8～2.0 |
| 18～44 | 93.3 | 92.1～94.5 | 5.3 | 4.2～6.3 | 1.4 | 0.9～2.0 | 86.8 | 83.9～89.8 | 11.8 | 9.1～14.4 | 1.4 | 0.7～2.1 | 96.2 | 95.0～97.3 | 2.4 | 1.5～3.3 | 1.4 | 0.7～2.2 |
| 45～59 | 87.8 | 86.2～89.5 | 10.5 | 8.9～12.1 | 1.7 | 1.1～2.2 | 73.9 | 69.5～78.2 | 24.2 | 19.8～28.6 | 1.9 | 0.8～3.0 | 93.2 | 91.6～94.8 | 5.2 | 3.8～6.7 | 1.6 | 1.0～2.2 |
| ≥60 | 85.0 | 82.7～87.3 | 13.6 | 11.3～16.0 | 1.3 | 0.8～1.8 | 63.4 | 58.1～68.7 | 34.3 | 28.7～39.9 | 2.3 | 0.8～3.7 | 93.3 | 91.5～95.1 | 5.7 | 3.9～7.5 | 1.0 | 0.6～1.4 |

表 1-4-2 2002年中国城市地区成年人既往血糖测量比例

单位：%

| 年龄/岁 | 大城市 | | | | | | 中小城市 | | | | | |
|---|---|---|---|---|---|---|---|---|---|---|---|---|
| | 未测过 | | 测过 | | 不知道 | | 未测过 | | 测过 | | 不知道 | |
| | 比例 | 95%*CI* | 比例 | 95%*CI* | 比例 | 95%*CI* | 比例 | 95%*CI* | 比例 | 95%*CI* | 比例 | 95%*CI* |
| 合计 | 71.2 | 65.3～77.0 | 27.6 | 22.0～33.2 | 1.3 | 0.8～1.7 | 84.0 | 79.7～88.3 | 13.9 | 9.8～17.9 | 2.1 | 1.2～3.1 |
| 18～44 | 79.6 | 74.6～84.6 | 19.0 | 14.3～23.7 | 1.4 | 0.8～2.0 | 88.7 | 85.0～92.5 | 9.3 | 5.9～12.7 | 2.0 | 1.1～2.9 |
| 45～59 | 62.4 | 56.4～68.3 | 36.5 | 30.6～42.3 | 1.2 | 0.8～1.6 | 78.7 | 73.3～84.1 | 19.1 | 13.7～24.5 | 2.2 | 1.0～3.4 |
| ≥60 | 47.5 | 39.8～55.2 | 51.5 | 43.8～59.2 | 1.0 | 0.6～1.4 | 70.0 | 64.3～75.8 | 27.3 | 21.4～33.3 | 2.6 | 0.6～4.7 |
| 男性 | | | | | | | | | | | | |
| 小计 | 71.5 | 65.4～77.6 | 27.0 | 21.2～32.8 | 1.5 | 0.9～2.2 | 83.4 | 78.6～88.1 | 14.3 | 9.8～18.8 | 2.3 | 1.4～3.3 |
| 18～44 | 79.6 | 74.4～84.9 | 18.7 | 13.9～23.6 | 1.6 | 0.8～2.5 | 87.8 | 83.4～92.2 | 9.7 | 5.7～13.8 | 2.4 | 1.4～3.5 |
| 45～59 | 62.9 | 56.6～69.1 | 35.9 | 29.8～42.0 | 1.3 | 0.8～1.7 | 78.5 | 72.7～84.4 | 19.4 | 13.6～25.2 | 2.1 | 1.1～3.1 |
| ≥60 | 46.5 | 37.8～55.2 | 52.2 | 43.5～60.8 | 1.3 | 0.7～2.0 | 69.5 | 63.9～75.2 | 28.2 | 22.3～34.1 | 2.3 | 0～4.6 |
| 女性 | | | | | | | | | | | | |
| 小计 | 70.8 | 65.1～76.5 | 28.2 | 22.6～33.8 | 1.0 | 0.6～1.4 | 84.7 | 80.7～88.7 | 13.4 | 9.7～17.1 | 1.9 | 0.9～2.9 |
| 18～44 | 79.6 | 74.7～84.6 | 19.3 | 14.6～24.0 | 1.1 | 0.6～1.6 | 89.7 | 86.3～93.1 | 8.7 | 5.7～11.7 | 1.6 | 0.6～2.5 |
| 45～59 | 61.8 | 55.8～67.9 | 37.1 | 31.3～42.9 | 1.1 | 0.6～1.6 | 78.9 | 73.7～84.1 | 18.8 | 13.6～24.1 | 2.3 | 0.7～3.8 |
| ≥60 | 48.4 | 41.1～55.7 | 50.9 | 43.5～58.2 | 0.7 | 0.2～1.2 | 70.5 | 64.1～76.9 | 26.5 | 19.8～33.2 | 3.0 | 0.9～5.0 |

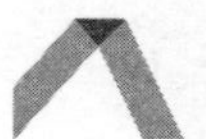

表 1-4-3 2002 年中国农村地区成年人既往血糖测量比例

单位：%

| 年龄/岁 | 一类农村 | | | | | | 二类农村 | | | | | |
|---|---|---|---|---|---|---|---|---|---|---|---|---|
| | 未测过 | | 测过 | | 不知道 | | 未测过 | | 测过 | | 不知道 | |
| | 比例 | 95%CI | 比例 | 95%CI | 比例 | 95%CI | 比例 | 95%CI | 比例 | 95%CI | 比例 | 95%CI |
| 合计 | 92.4 | 89.8～95.0 | 6.2 | 3.8～8.5 | 1.4 | 0.9～1.9 | 96.2 | 95.0～97.4 | 2.6 | 1.7～3.5 | 1.2 | 0.4～2.0 |
| 18～44 | 94.0 | 92.0～96.0 | 4.8 | 2.9～6.8 | 1.2 | 0.7～1.6 | 97.2 | 96.0～98.4 | 1.6 | 0.9～2.3 | 1.2 | 0.2～2.2 |
| 45～59 | 90.4 | 86.6～94.3 | 7.9 | 4.6～11.2 | 1.7 | 1.0～2.4 | 95.0 | 93.3～96.6 | 3.6 | 2.1～5.1 | 1.4 | 0.6～2.2 |
| ≥60 | 90.0 | 86.3～93.6 | 8.3 | 5.3～11.3 | 1.7 | 0.8～2.7 | 94.4 | 92.0～96.9 | 4.8 | 2.6～7.0 | 0.7 | 0.1～1.3 |
| 男性 | | | | | | | | | | | | |
| 小计 | 92.8 | 90.7～94.9 | 5.8 | 4.0～7.6 | 1.4 | 0.9～2.0 | 96.5 | 95.3～97.6 | 2.4 | 1.6～3.2 | 1.1 | 0.4～1.8 |
| 18～44 | 94.4 | 92.8～95.9 | 4.4 | 3.1～5.8 | 1.2 | 0.6～1.8 | 97.2 | 96.1～98.4 | 1.7 | 0.8～2.6 | 1.1 | 0.3～1.9 |
| 45～59 | 91.3 | 87.7～94.9 | 7.1 | 3.8～10.3 | 1.6 | 0.9～2.3 | 95.6 | 94.1～97.2 | 3.1 | 1.8～4.4 | 1.2 | 0.5～2.0 |
| ≥60 | 89.6 | 85.2～93.9 | 8.6 | 5.1～12.1 | 1.8 | 0.6～3.0 | 94.6 | 92.2～97.1 | 4.3 | 2.4～6.2 | 1.0 | 0.2～1.9 |
| 女性 | | | | | | | | | | | | |
| 小计 | 92.0 | 88.7～95.4 | 6.6 | 3.4～9.8 | 1.4 | 0.9～1.9 | 96.0 | 94.6～97.3 | 2.8 | 1.7～3.9 | 1.3 | 0.3～2.2 |
| 18～44 | 93.7 | 90.3～97.0 | 5.2 | 1.9～8.5 | 1.1 | 0.7～1.6 | 97.1 | 95.8～98.5 | 1.5 | 0.9～2.2 | 1.3 | 0.1～2.5 |
| 45～59 | 89.5 | 85.1～93.8 | 8.8 | 5.1～12.5 | 1.7 | 0.8～2.6 | 94.3 | 92.3～96.2 | 4.2 | 2.2～6.1 | 1.6 | 0.6～2.5 |
| ≥60 | 90.3 | 87.3～93.4 | 8.0 | 5.2～10.9 | 1.6 | 0.6～2.7 | 94.2 | 91.2～97.3 | 5.3 | 2.3～8.4 | 0.4 | 0～0.9 |

| 年龄/岁 | 三类农村 | | | | | | 四类农村 | | | | | |
|---|---|---|---|---|---|---|---|---|---|---|---|---|
| | 未测过 | | 测过 | | 不知道 | | 未测过 | | 测过 | | 不知道 | |
| | 比例 | 95%CI | 比例 | 95%CI | 比例 | 95%CI | 比例 | 95%CI | 比例 | 95%CI | 比例 | 95%CI |
| 合计 | 94.8 | 93.0～96.5 | 4.7 | 3.0～6.3 | 0.6 | 0.4～0.8 | 96.2 | 94.5～97.9 | 1.3 | 0.7～1.9 | 2.6 | 1.0～4.2 |
| 18～44 | 96.3 | 94.8～97.8 | 3.2 | 1.8～4.6 | 0.5 | 0.3～0.8 | 96.8 | 94.9～98.6 | 0.7 | 0.3～1.1 | 2.6 | 0.7～4.4 |
| 45～59 | 92.5 | 89.6～95.4 | 6.9 | 4.0～9.7 | 0.6 | 0.3～1.0 | 95.5 | 94.0～97.1 | 2.0 | 1.1～2.8 | 2.5 | 1.2～3.8 |
| ≥60 | 92.2 | 90.6～93.8 | 7.2 | 5.5～8.9 | 0.6 | 0～1.2 | 94.5 | 91.9～97.0 | 2.6 | 0.6～4.6 | 2.9 | 1.3～4.4 |
| 男性 | | | | | | | | | | | | |
| 小计 | 95.1 | 93.4～96.8 | 4.4 | 2.8～6.0 | 0.5 | 0.2～0.8 | 96.0 | 94.3～97.8 | 1.3 | 0.7～1.9 | 2.6 | 1.0～4.3 |
| 18～44 | 96.8 | 95.4～98.2 | 2.9 | 1.6～4.2 | 0.3 | 0～0.6 | 96.9 | 95.0～98.7 | 0.7 | 0.2～1.2 | 2.4 | 0.6～4.3 |
| 45～59 | 92.8 | 90.0～95.6 | 6.3 | 3.8～8.8 | 0.9 | 0.3～1.4 | 95.3 | 93.6～97.0 | 2.0 | 1.0～3.0 | 2.7 | 1.4～4.0 |
| ≥60 | 91.5 | 89.2～93.9 | 7.7 | 5.3～10.0 | 0.8 | 0.1～1.6 | 93.5 | 90.2～96.8 | 2.9 | 0.5～5.3 | 3.6 | 1.4～5.7 |
| 女性 | | | | | | | | | | | | |
| 小计 | 94.5 | 92.5～96.4 | 4.9 | 3.0～6.8 | 0.6 | 0.4～0.9 | 96.3 | 94.5～98.1 | 1.2 | 0.5～1.9 | 2.5 | 0.8～4.2 |
| 18～44 | 95.8 | 94.0～97.6 | 3.4 | 1.8～5.1 | 0.8 | 0.4～1.2 | 96.7 | 94.6～98.8 | 0.6 | 0.1～1.1 | 2.7 | 0.6～4.8 |
| 45～59 | 92.2 | 88.9～95.4 | 7.5 | 4.1～10.8 | 0.4 | 0.1～0.7 | 95.8 | 94.1～97.5 | 2.0 | 1.1～2.9 | 2.2 | 0.8～3.7 |
| ≥60 | 92.8 | 91.4～94.3 | 6.8 | 5.2～8.3 | 0.4 | 0～1.0 | 95.5 | 93.5～97.5 | 2.3 | 0.6～4.1 | 2.2 | 1.0～3.4 |

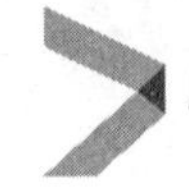



## 第二节　2002 年中国成年人已知糖尿病患者血糖控制措施

2002 年，中国已知糖尿病患者中，采取控制饮食、增加身体活动和药物治疗的比例分别为 80.8%、45.4% 和 84.8%。城市糖尿病患者采取控制饮食、增加身体活动和药物治疗的比例分别为 83.9%、59.3% 和 85.2%，而农村分别为 76.2%、24.4% 和 84.0%。城市糖尿病患者采取控制饮食、增加身体活动和药物治疗的比例均高于农村患者，尤其是控制饮食和增加身体活动。

男性糖尿病患者采取控制饮食、增加身体活动和药物治疗的比例分别为 80.4%、49.9% 和 84.7%，女性分别为 81.3%、41.5% 和 84.8%。女性患者采取控制饮食的比例略高于男性，而男性患者采取增加身体活动的比例均高于女性。随着年龄增加，糖尿病患者采取控制饮食、增加身体活动、药物治疗的比例均上升。

结果表明，城市患者较农村患者更多地采用非药物治疗措施控制血糖，老年患者较年轻患者更重视血糖控制（表 1-4-4）。

**表 1-4-4　2002 年中国成年人已知糖尿病患者血糖控制措施**　　单位：%

| 血糖控制措施 | 全国 | | 城市 | | 农村 | |
|---|---|---|---|---|---|---|
| | 比例 | 95%*CI* | 比例 | 95%*CI* | 比例 | 95%*CI* |
| 合计 | | | | | | |
| 控制饮食 | 80.8 | 76.6～85.1 | 83.9 | 79.9～87.9 | 76.2 | 67.5～84.8 |
| 增加身体活动 | 45.4 | 40.1～50.8 | 59.3 | 53.1～65.5 | 24.4 | 18.5～30.2 |
| 药物治疗 | 84.8 | 81.1～88.4 | 85.2 | 81.7～88.7 | 84.0 | 76.5～91.5 |
| 18～44 岁 | | | | | | |
| 控制饮食 | 76.7 | 65.3～88.1 | 78.5 | 64.6～92.5 | 74.7 | 56.5～92.9 |
| 增加身体活动 | 28.6 | 18.0～39.3 | 43.4 | 29.4～57.4 | 12.4 | 2.4～22.5 |
| 药物治疗 | 86.0 | 78.8～93.2 | 85.3 | 75.8～94.8 | 86.8 | 75.9～97.7 |
| 45～59 岁 | | | | | | |
| 控制饮食 | 80.2 | 75.5～84.8 | 81.7 | 77.0～86.4 | 77.9 | 68.6～87.2 |
| 增加身体活动 | 44.2 | 37.9～50.4 | 58.4 | 50.1～66.7 | 22.7 | 13.9～31.5 |
| 药物治疗 | 82.8 | 77.7～88.0 | 79.7 | 72.7～86.8 | 87.5 | 80.9～94.1 |
| ≥60 岁 | | | | | | |
| 控制饮食 | 82.9 | 77.6～88.2 | 87.4 | 83.8～91.1 | 75.2 | 61.7～88.6 |
| 增加身体活动 | 52.5 | 44.5～60.5 | 64.6 | 55.3～74.0 | 31.5 | 23.2～39.7 |
| 药物治疗 | 86.1 | 78.7～93.5 | 90.2 | 87.1～93.2 | 79.2 | 61.4～97.0 |
| 男性 | | | | | | |
| 控制饮食 | 80.4 | 74.8～85.9 | 81.8 | 76.4～87.3 | 77.4 | 64.5～90.3 |
| 增加身体活动 | 49.9 | 44.0～55.8 | 60.6 | 53.8～67.3 | 28.5 | 19.1～37.9 |
| 药物治疗 | 84.7 | 80.9～88.6 | 82.7 | 78.2～87.2 | 88.8 | 82.1～95.5 |

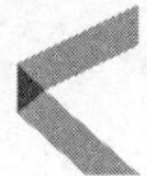

续表

| 血糖控制措施 | 全国 | | 城市 | | 农村 | |
|---|---|---|---|---|---|---|
| | 比例 | 95%*CI* | 比例 | 95%*CI* | 比例 | 95%*CI* |
| 18～44 岁 | | | | | | |
| 控制饮食 | 79.0 | 63.8～94.3 | 74.9 | 54.5～95.4 | 84.1 | 61.6～100.0 |
| 增加身体活动 | 31.4 | 15.6～47.3 | 46.6 | 25.5～67.8 | 12.6 | 0～28.3 |
| 药物治疗 | 84.3 | 73.9～94.7 | 85.0 | 71.0～99.0 | 83.5 | 68.1～98.8 |
| 45～59 岁 | | | | | | |
| 控制饮食 | 80.9 | 75.0～86.9 | 81.4 | 74.7～88.2 | 79.8 | 67.8～91.8 |
| 增加身体活动 | 45.2 | 35.7～54.7 | 56.1 | 44.7～67.4 | 21.2 | 6.9～35.6 |
| 药物治疗 | 78.8 | 72.5～85.1 | 74.8 | 67.5～82.2 | 87.6 | 77.8～97.4 |
| ≥60 岁 | | | | | | |
| 控制饮食 | 80.4 | 72.0～88.7 | 84.7 | 78.6～90.8 | 70.2 | 47.5～93.0 |
| 增加身体活动 | 63.1 | 54.0～72.2 | 70.0 | 62.0～78.0 | 46.9 | 24.0～69.8 |
| 药物治疗 | 90.9 | 86.6～95.2 | 89.8 | 84.7～94.9 | 93.6 | 86.1～100.0 |
| 女性 | | | | | | |
| 控制饮食 | 81.3 | 76.0～86.6 | 86.2 | 81.5～90.8 | 75.4 | 65.6～85.2 |
| 增加身体活动 | 41.5 | 34.6～48.4 | 58.0 | 49.4～66.5 | 21.7 | 13.1～30.4 |
| 药物治疗 | 84.8 | 78.2～91.4 | 87.9 | 84.2～91.7 | 80.9 | 67.4～94.5 |
| 18～44 岁 | | | | | | |
| 控制饮食 | 73.6 | 58.6～88.6 | 84.0 | 71.4～96.5 | 64.0 | 39.8～88.2 |
| 增加身体活动 | 25.0 | 12.8～37.1 | 38.6 | 19.5～57.8 | 12.3 | 1.4～23.2 |
| 药物治疗 | 88.2 | 77.8～98.6 | 85.7 | 74.4～97.1 | 90.6 | 73.3～100.0 |
| 45～59 岁 | | | | | | |
| 控制饮食 | 79.5 | 73.0～86.1 | 82.1 | 75.9～88.2 | 76.7 | 64.8～88.7 |
| 增加身体活动 | 43.3 | 35.2～51.3 | 61.1 | 50.4～71.8 | 23.6 | 13.2～34.0 |
| 药物治疗 | 86.3 | 80.2～92.4 | 85.3 | 77.6～93.1 | 87.4 | 77.9～96.9 |
| ≥60 岁 | | | | | | |
| 控制饮食 | 84.9 | 78.1～91.6 | 89.9 | 83.4～96.4 | 77.9 | 64.0～91.7 |
| 增加身体活动 | 44.3 | 33.2～55.4 | 59.7 | 47.5～72.0 | 23.0 | 10.1～35.8 |
| 药物治疗 | 82.5 | 69.3～95.6 | 90.5 | 86.3～94.7 | 71.3 | 43.3～99.3 |

## 第三节　2002 年中国成年人糖尿病治疗率

### 一、2002 年中国成年人已知糖尿病患者治疗率

本次调查前已被诊断糖尿病者中，96.7% 的患者采取血糖控制措施，其中城市和农村分别为 96.5% 和 97.0%，城乡无差别。男性和女性已知糖尿病患者治疗率分别为 96.4% 和 97.0%。60 岁及以上女性已知糖尿病患者治疗率高于其他年龄组女性，为 97.6%；而青年、中年、老年男性已知糖尿病患者治疗率分别为 99.0%、94.8% 和 96.8%（表 1-4-5）。

表1-4-5 2002年中国成年人已知糖尿病患者治疗率 单位：%

| 年龄/岁 | 全国 | | 城市 | | 农村 | |
|---|---|---|---|---|---|---|
| | 治疗率 | 95%*CI* | 治疗率 | 95%*CI* | 治疗率 | 95%*CI* |
| 合计 | 96.7 | 95.5～97.9 | 96.5 | 95.3～97.7 | 97.0 | 94.5～99.4 |
| 18～44 | 96.8 | 94.1～99.6 | 95.3 | 90.9～99.7 | 98.5 | 95.7～100.0 |
| 45～59 | 96.0 | 94.2～97.8 | 96.4 | 94.0～98.7 | 95.6 | 92.6～98.5 |
| ≥60 | 97.2 | 95.2～99.3 | 97.0 | 95.4～98.6 | 97.7 | 93.1～100.0 |
| 男性 | | | | | | |
| 小计 | 96.4 | 94.7～98.1 | 95.7 | 93.6～97.8 | 97.8 | 95.2～100.0 |
| 18～44 | 99.0 | 97.0～100.0 | 98.2 | 94.7～100.0 | 100.0 | 100.0～100.0 |
| 45～59 | 94.8 | 91.5～98.0 | 94.9 | 91.2～98.7 | 94.4 | 87.9～100.0 |
| ≥60 | 96.8 | 94.5～99.2 | 95.5 | 92.3～98.8 | 100.0 | 100.0～100.0 |
| 女性 | | | | | | |
| 小计 | 97.0 | 95.2～98.7 | 97.4 | 96.1～98.7 | 96.4 | 92.8～100.0 |
| 18～44 | 94.0 | 88.2～99.8 | 90.9 | 80.6～100.0 | 96.9 | 91.1～100.0 |
| 45～59 | 97.2 | 95.4～98.9 | 98.0 | 96.3～99.8 | 96.2 | 93.1～99.4 |
| ≥60 | 97.6 | 94.4～100.0 | 98.3 | 96.6～100.0 | 96.5 | 89.3～100.0 |

## 二、2002年中国成年人糖尿病治疗率

2002年，中国成年人糖尿病治疗率为36.5%，男性34.6%，女性38.4%，女性高于男性。青年、中年、老年人群糖尿病治疗率分别为21.8%、39.8%和43.3%，随年龄增长而升高。城市、农村糖尿病治疗率分别为45.8%和27.9%，城市高于农村，其可能原因在于，城市成年人糖尿病知晓率高于农村（表1-4-6）。

表1-4-6 2002年中国成年人糖尿病治疗率 单位：%

| 年龄/岁 | 全国 | | 城市 | | 农村 | |
|---|---|---|---|---|---|---|
| | 治疗率 | 95%*CI* | 治疗率 | 95%*CI* | 治疗率 | 95%*CI* |
| 合计 | 36.5 | 32.7～40.3 | 45.8 | 41.1～50.5 | 27.9 | 21.9～34.0 |
| 18～44 | 21.8 | 16.9～26.7 | 25.8 | 18.2～33.5 | 18.7 | 12.1～25.3 |
| 45～59 | 39.8 | 34.9～44.7 | 49.9 | 43.7～56.1 | 30.5 | 23.0～38.0 |
| ≥60 | 43.3 | 37.8～48.8 | 53.7 | 48.2～59.1 | 32.5 | 22.8～42.2 |
| 男性 | | | | | | |
| 小计 | 34.6 | 30.2～39.1 | 44.4 | 38.7～50.2 | 24.1 | 17.5～30.7 |
| 18～44 | 21.4 | 15.3～27.5 | 26.8 | 16.2～37.4 | 17.2 | 9.9～24.5 |
| 45～59 | 39.0 | 33.1～44.9 | 48.2 | 41.2～55.2 | 27.4 | 18.0～36.9 |
| ≥60 | 41.9 | 35.6～48.1 | 53.2 | 46.3～60.1 | 28.3 | 17.9～38.8 |
| 女性 | | | | | | |
| 小计 | 38.4 | 33.7～43.1 | 47.4 | 41.5～53.3 | 31.2 | 23.9～38.5 |
| 18～44 | 22.4 | 16.0～28.7 | 24.4 | 14.7～34.0 | 20.9 | 12.4～29.4 |
| 45～59 | 40.6 | 34.3～46.8 | 51.9 | 43.5～60.4 | 32.6 | 23.4～41.7 |
| ≥60 | 44.5 | 36.4～52.5 | 54.1 | 44.9～63.2 | 35.5 | 22.7～48.4 |

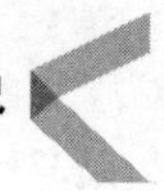

# 第四节 2002年中国成年人糖尿病控制率

## 一、2002年中国成年人糖尿病治疗控制率

本次调查前已被诊断糖尿病并采取血糖控制措施者中，其控制率为41.4%，其中城市和农村分别为41.9%和40.5%，城市高于农村。男性和女性已知糖尿病患者治疗控制率分别为40.4%和42.2%，女性高于男性。青年、中年和老年男性的糖尿病治疗控制率分别为41.7%、42.8%和37.6%，其中城市男性糖尿病治疗控制率有随年龄增加而升高的趋势，而农村老年男性糖尿病治疗控制率最低，仅为19.2%。青年、中年和老年女性的糖尿病治疗控制率分别为39.9%、36.4%和47.9%。城市男性糖尿病治疗控制率高于农村男性，而农村女性糖尿病治疗控制率高于城市女性(表1-4-7)。

表1-4-7 2002年中国成年人糖尿病治疗控制率

单位：%

| 年龄/岁 | 全国 | | 城市 | | 农村 | |
|---|---|---|---|---|---|---|
| | 治疗控制率 | 95%*CI* | 治疗控制率 | 95%*CI* | 治疗控制率 | 95%*CI* |
| 合计 | 41.4 | 36.8～45.9 | 41.9 | 37.0～46.8 | 40.5 | 31.7～49.4 |
| 18～44 | 40.9 | 28.8～53.0 | 41.3 | 24.7～58.0 | 40.5 | 22.9～58.2 |
| 45～59 | 39.3 | 33.2～45.5 | 40.8 | 32.6～49.1 | 37.0 | 28.0～46.0 |
| ≥60 | 43.4 | 37.0～49.8 | 43.0 | 36.9～49.2 | 44.0 | 30.4～57.7 |
| 男性 | | | | | | |
| 小计 | 40.4 | 34.7～46.1 | 44.6 | 38.1～51.1 | 32.2 | 22.2～42.3 |
| 18～44 | 41.7 | 26.1～57.2 | 43.3 | 22.5～64.0 | 39.7 | 16.1～63.4 |
| 45～59 | 42.8 | 34.2～51.3 | 44.0 | 34.0～53.9 | 40.1 | 23.9～56.4 |
| ≥60 | 37.6 | 29.0～46.1 | 45.7 | 37.2～54.3 | 19.2 | 3.6～34.9 |
| 女性 | | | | | | |
| 小计 | 42.2 | 35.2～49.2 | 39.1 | 32.8～45.4 | 45.9 | 33.1～58.8 |
| 18～44 | 39.9 | 21.5～58.4 | 38.2 | 10.5～65.9 | 41.4 | 16.9～65.9 |
| 45～59 | 36.4 | 30.1～42.7 | 37.4 | 28.0～46.7 | 35.3 | 26.8～43.7 |
| ≥60 | 47.9 | 37.7～58.0 | 40.6 | 33.6～47.6 | 58.1 | 39.2～77.0 |

## 二、2002年中国成年人糖尿病控制率

2002年，中国成年人糖尿病控制率为20.7%，男性和女性分别为18.8%和22.7%。青年、中年、老年人群糖尿病控制率分别为13.8%、20.6%和25.7%，随年龄增长而升高。城市、农村糖尿病控制率分别为23.4%和18.3%，城市高于农村(表1-4-8)。

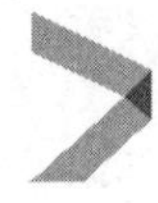



**表 1-4-8　2002 年中国成年人糖尿病控制率**　　单位：%

| 年龄 / 岁 | 全国 | | 城市 | | 农村 | |
|---|---|---|---|---|---|---|
| | 控制率 | 95%*CI* | 控制率 | 95%*CI* | 控制率 | 95%*CI* |
| 合计 | 20.7 | 18.0～23.5 | 23.4 | 19.9～26.8 | 18.3 | 14.0～22.7 |
| 18～44 | 13.8 | 9.7～18.0 | 12.7 | 6.3～19.0 | 14.7 | 9.3～20.1 |
| 45～59 | 20.6 | 16.5～24.6 | 24.1 | 18.3～29.9 | 17.3 | 11.7～22.9 |
| ≥60 | 25.7 | 21.9～29.5 | 28.9 | 24.9～32.9 | 22.3 | 15.5～29.2 |
| 男性 | | | | | | |
| 小计 | 18.8 | 15.8～21.7 | 23.4 | 19.4～27.5 | 13.8 | 9.7～17.9 |
| 18～44 | 14.3 | 9.0～19.6 | 12.6 | 5.6～19.7 | 15.6 | 7.9～23.3 |
| 45～59 | 20.3 | 15.1～25.5 | 25.6 | 18.0～33.2 | 13.8 | 7.6～20.0 |
| ≥60 | 21.2 | 16.3～26 | 29.0 | 23.6～34.5 | 11.7 | 4.7～18.8 |
| 女性 | | | | | | |
| 小计 | 22.7 | 18.7～26.7 | 23.3 | 19.2～27.3 | 22.2 | 15.7～28.7 |
| 18～44 | 13.1 | 7.2～19.1 | 12.8 | 4.2～21.5 | 13.4 | 5.2～21.6 |
| 45～59 | 20.8 | 15.9～25.7 | 22.3 | 16.5～28.2 | 19.7 | 12.3～27.1 |
| ≥60 | 29.3 | 23.3～35.4 | 28.8 | 23.7～33.8 | 29.9 | 19.2～40.5 |

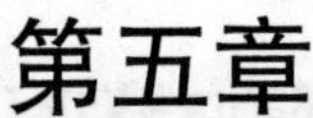

# 第五章 2002年中国6~17岁儿童青少年血糖状况

## 第一节　2002年6~17岁儿童青少年调查人群基本特征

2002年6～17岁儿童青少年有效分析样本为36 195人。其中男生18 746人(51.8%)，女生17 449人(48.2%)。从年龄构成看，6～8岁儿童12 934人(35.7%)，9～11岁儿童14 207人(39.3%)，12～14岁少年6 913人(19.1%)，15～17岁青少年2 141人(5.9%)。城市有15 955名儿童完成了空腹血糖测定，占44.1%，其中男生8 039人(50.4%)，女生7 916人(49.6%)；农村有20 240名儿童青少年完成了空腹血糖测定，占55.9%，其中男生10 707人(52.9%)，女生9 533人(47.1%)。大城市、中小城市、一类农村、二类农村、三类农村和四类农村分别为7 526人(20.8%)、8 429人(23.3%)、4 423人(12.2%)、4 990人(13.8%)、5 233人(14.4%)和5 594人(15.5%)(表1-5-1、表1-5-2)。

表1-5-1　2002年6~17岁儿童青少年空腹血糖测定人群性别、年龄及城乡分布　单位：人

| 年龄/岁 | 全国 | | | 城市 | | | 农村 | | |
|---|---|---|---|---|---|---|---|---|---|
| | 合计 | 男生 | 女生 | 合计 | 男生 | 女生 | 合计 | 男生 | 女生 |
| 合计 | 36 195 | 18 746 | 17 449 | 15 955 | 8 039 | 7 916 | 20 240 | 10 707 | 9 533 |
| 6～8 | 12 934 | 6 686 | 6 248 | 6 448 | 3 266 | 3 182 | 6 486 | 3 420 | 3 066 |
| 9～11 | 14 207 | 7 281 | 6 926 | 6 458 | 3 210 | 3 248 | 7 749 | 4 071 | 3 678 |
| 12～14 | 6 913 | 3 613 | 3 300 | 2 429 | 1 238 | 1 191 | 4 484 | 2 375 | 2 109 |
| 15～17 | 2 141 | 1 166 | 975 | 620 | 325 | 295 | 1 521 | 841 | 680 |

表1-5-2　2002年6~17岁儿童青少年空腹血糖测定人群六类地区分布　单位：人

| 年龄/岁 | 大城市 | | | 中小城市 | | | 一类农村 | | | 二类农村 | | | 三类农村 | | | 四类农村 | | |
|---|---|---|---|---|---|---|---|---|---|---|---|---|---|---|---|---|---|---|
| | 合计 | 男生 | 女生 | 合计 | 男生 | 女生 | 合计 | 男生 | 女生 | 合计 | 男生 | 女生 | 合计 | 男生 | 女生 | 合计 | 男生 | 女生 |
| 合计 | 7 526 | 3 773 | 3 753 | 8 429 | 4 266 | 4 163 | 4 423 | 2 348 | 2 075 | 4 990 | 2 644 | 2 346 | 5 233 | 2 729 | 2 504 | 5 594 | 2 986 | 2 608 |
| 6～8 | 3 061 | 1 552 | 1 509 | 3 387 | 1 714 | 1 673 | 1 472 | 776 | 696 | 1 518 | 809 | 709 | 1 543 | 807 | 736 | 1 953 | 1 028 | 925 |
| 9～11 | 3 039 | 1 496 | 1 543 | 3 419 | 1 714 | 1 705 | 1 641 | 866 | 775 | 1 947 | 1 022 | 925 | 2 088 | 1 079 | 1 009 | 2 073 | 1 104 | 969 |
| 12～14 | 1 086 | 548 | 538 | 1 343 | 690 | 653 | 955 | 494 | 461 | 1 150 | 614 | 536 | 1 253 | 666 | 587 | 1 126 | 601 | 525 |
| 15～17 | 340 | 177 | 163 | 280 | 148 | 132 | 355 | 212 | 143 | 375 | 199 | 176 | 349 | 177 | 172 | 442 | 253 | 189 |

# 第二节 2002年中国6～17岁儿童青少年空腹血糖水平

## 一、2002年中国6～17岁儿童青少年空腹血糖百分位数分布

2002年，中国6～17岁儿童青少年空腹血糖中位数为4.63mmol/L，6～8岁、9～11岁、12～14岁和15～17岁分别为4.57mmol/L、4.64mmol/L、4.69mmol/L和4.63mmol/L。男生空腹血糖中位数为4.66mmol/L，6～8岁、9～11岁、12～14岁和15～17岁男生分别为4.63mmol/L、4.68mmol/L、4.73mmol/L和4.66mmol/L。女生空腹血糖中位数为4.58mmol/L，6～8岁、9～11岁、12～14岁和15～17岁女生分别为4.51mmol/L、4.61mmol/L、4.65mmol/L和4.60mmol/L。不同性别各年龄组中位数和相应各年龄组平均值基本一致，男生空腹血糖稍高于女生，男女生均随年龄增长先上升后下降，12～14岁组最高。城乡空腹血糖的中位数分别为4.64mmol/L和4.61mmol/L，其中城市男生和女生空腹血糖的中位数分别为4.68mmol/L和4.59mmol/L，农村男生和女生空腹血糖的中位数分别为4.65mmol/L和4.56mmol/L，城市男女生空腹血糖中位数均高于农村（图1-5-1、图1-5-2、表1-5-3、表1-5-4）。

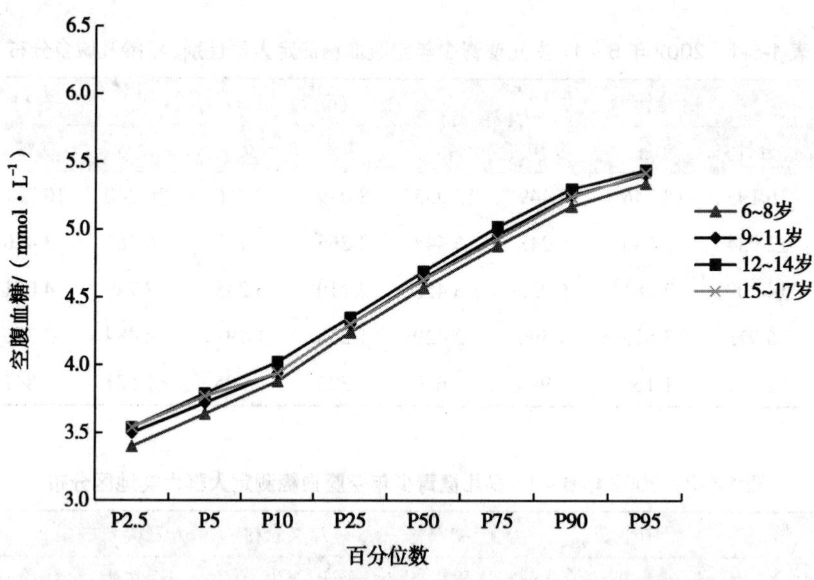


图1-5-1 2002年中国6～17岁儿童青少年平均空腹血糖百分位数分布

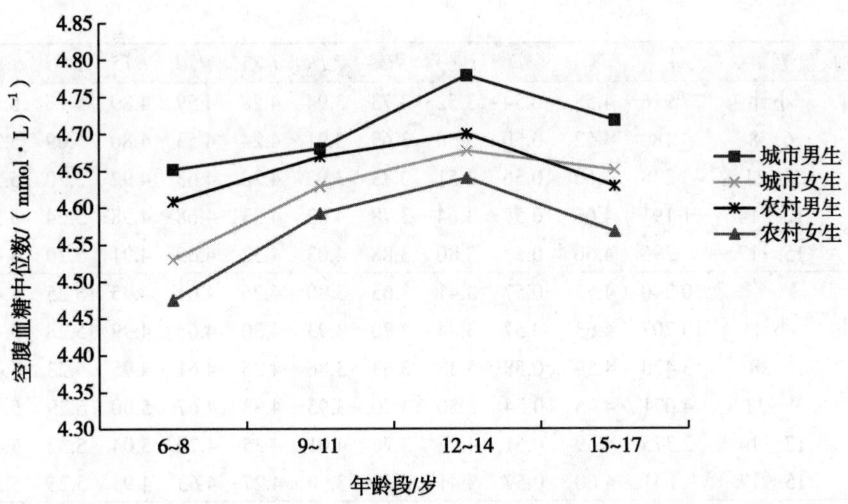


图1-5-2　2002年中国城乡不同性别6～17岁儿童青少年平均空腹血糖中位数

表1-5-3　2002年中国6～17岁儿童青少年空腹血糖百分位数分布　单位：mmol/L

| 性别 | 年龄/岁 | *n* | $\overline{x}$ | *SD* | *P2.5* | *P5* | *P10* | *P25* | *P50* | *P75* | *P90* | *P95* | *P97.5* |
|---|---|---|---|---|---|---|---|---|---|---|---|---|---|
| 合计 | 合计 | 36 195 | 4.61 | 0.56 | 3.47 | 3.70 | 3.93 | 4.29 | 4.63 | 4.95 | 5.22 | 5.40 | 5.50 |
| | 6～8 | 12 934 | 4.55 | 0.55 | 3.40 | 3.64 | 3.88 | 4.24 | 4.57 | 4.88 | 5.17 | 5.34 | 5.48 |
| | 9～11 | 14 207 | 4.62 | 0.55 | 3.50 | 3.72 | 3.94 | 4.30 | 4.64 | 4.96 | 5.25 | 5.41 | 5.50 |
| | 12～14 | 6 913 | 4.68 | 0.57 | 3.54 | 3.79 | 4.02 | 4.35 | 4.69 | 5.02 | 5.30 | 5.44 | 5.55 |
| | 15～17 | 2 141 | 4.62 | 0.57 | 3.54 | 3.77 | 3.94 | 4.30 | 4.63 | 4.93 | 5.24 | 5.42 | 5.57 |
| 男生 | 小计 | 18 746 | 4.65 | 0.56 | 3.51 | 3.74 | 3.97 | 4.33 | 4.66 | 4.98 | 5.26 | 5.42 | 5.53 |
| | 6～8 | 6 686 | 4.61 | 0.55 | 3.45 | 3.69 | 3.93 | 4.30 | 4.63 | 4.95 | 5.21 | 5.39 | 5.52 |
| | 9～11 | 7 281 | 4.65 | 0.55 | 3.55 | 3.75 | 3.97 | 4.34 | 4.68 | 5.00 | 5.27 | 5.41 | 5.50 |
| | 12～14 | 3 613 | 4.71 | 0.58 | 3.53 | 3.82 | 4.05 | 4.38 | 4.73 | 5.06 | 5.33 | 5.48 | 5.62 |
| | 15～17 | 1 166 | 4.63 | 0.56 | 3.53 | 3.75 | 3.94 | 4.32 | 4.66 | 4.95 | 5.25 | 5.41 | 5.53 |
| 女生 | 小计 | 17 449 | 4.56 | 0.56 | 3.43 | 3.66 | 3.90 | 4.24 | 4.58 | 4.89 | 5.19 | 5.36 | 5.48 |
| | 6～8 | 6 248 | 4.49 | 0.56 | 3.38 | 3.57 | 3.84 | 4.19 | 4.51 | 4.80 | 5.10 | 5.29 | 5.44 |
| | 9～11 | 6 926 | 4.58 | 0.55 | 3.44 | 3.69 | 3.91 | 4.26 | 4.61 | 4.92 | 5.21 | 5.38 | 5.49 |
| | 12～14 | 3 300 | 4.64 | 0.55 | 3.54 | 3.77 | 3.99 | 4.31 | 4.65 | 4.97 | 5.25 | 5.41 | 5.50 |
| | 15～17 | 975 | 4.61 | 0.60 | 3.58 | 3.77 | 3.93 | 4.29 | 4.60 | 4.91 | 5.21 | 5.43 | 5.62 |

表1-5-4　2002年中国城乡6～17岁儿童青少年空腹血糖百分位数分布　单位：mmol/L

| 城乡 | 性别 | 年龄/岁 | *n* | $\overline{x}$ | *SD* | *P2.5* | *P5* | *P10* | *P25* | *P50* | *P75* | *P90* | *P95* | *P97.5* |
|---|---|---|---|---|---|---|---|---|---|---|---|---|---|---|
| 城市 | | | 15 955 | 4.62 | 0.54 | 3.55 | 3.76 | 3.98 | 4.32 | 4.64 | 4.94 | 5.21 | 5.36 | 5.48 |
| | 男生 | 小计 | 8 039 | 4.67 | 0.54 | 3.62 | 3.82 | 4.03 | 4.37 | 4.68 | 4.98 | 5.24 | 5.41 | 5.49 |
| | | 6～8 | 3 266 | 4.63 | 0.51 | 3.55 | 3.76 | 4.00 | 4.34 | 4.65 | 4.94 | 5.19 | 5.33 | 5.46 |
| | | 9～11 | 3 210 | 4.66 | 0.57 | 3.62 | 3.82 | 4.00 | 4.36 | 4.68 | 4.99 | 5.26 | 5.39 | 5.48 |
| | | 12～14 | 1 238 | 4.77 | 0.52 | 3.71 | 3.98 | 4.17 | 4.44 | 4.78 | 5.08 | 5.36 | 5.47 | 5.60 |
| | | 15～17 | 325 | 4.71 | 0.52 | 3.70 | 3.88 | 4.15 | 4.41 | 4.72 | 4.99 | 5.25 | 5.42 | 5.60 |

续表

| 城乡 | 性别 | 年龄/岁 | *n* | $\bar{x}$ | *SD* | *P2.5* | *P5* | *P10* | *P25* | *P50* | *P75* | *P90* | *P95* | *P97.5* |
|---|---|---|---|---|---|---|---|---|---|---|---|---|---|---|
| | 女生 | 小计 | 7 916 | 4.58 | 0.54 | 3.52 | 3.73 | 3.94 | 4.28 | 4.59 | 4.89 | 5.17 | 5.33 | 5.46 |
| | | 6～8 | 3 182 | 4.52 | 0.50 | 3.50 | 3.69 | 3.91 | 4.24 | 4.53 | 4.80 | 5.09 | 5.24 | 5.41 |
| | | 9～11 | 3 248 | 4.60 | 0.56 | 3.51 | 3.73 | 3.93 | 4.28 | 4.63 | 4.92 | 5.20 | 5.35 | 5.46 |
| | | 12～14 | 1 191 | 4.66 | 0.57 | 3.64 | 3.78 | 4.02 | 4.33 | 4.68 | 4.98 | 5.24 | 5.36 | 5.53 |
| | | 15～17 | 295 | 4.66 | 0.57 | 3.80 | 3.88 | 4.03 | 4.32 | 4.65 | 4.91 | 5.20 | 5.45 | 5.90 |
| 农村 | | | 20 240 | 4.59 | 0.57 | 3.41 | 3.65 | 3.90 | 4.26 | 4.61 | 4.95 | 5.25 | 5.42 | 5.53 |
| | 男生 | 小计 | 10 707 | 4.63 | 0.57 | 3.44 | 3.70 | 3.93 | 4.30 | 4.65 | 4.99 | 5.28 | 5.44 | 5.55 |
| | | 6～8 | 3 420 | 4.59 | 0.58 | 3.38 | 3.63 | 3.86 | 4.25 | 4.61 | 4.95 | 5.23 | 5.43 | 5.55 |
| | | 9～11 | 4 071 | 4.65 | 0.54 | 3.50 | 3.70 | 3.95 | 4.33 | 4.67 | 5.00 | 5.29 | 5.43 | 5.53 |
| | | 12～14 | 2 375 | 4.69 | 0.61 | 3.47 | 3.76 | 4.01 | 4.35 | 4.70 | 5.04 | 5.32 | 5.48 | 5.62 |
| | | 15～17 | 841 | 4.60 | 0.57 | 3.41 | 3.70 | 3.90 | 4.27 | 4.63 | 4.93 | 5.25 | 5.39 | 5.52 |
| | 女生 | 小计 | 9 533 | 4.55 | 0.57 | 3.38 | 3.60 | 3.87 | 4.22 | 4.56 | 4.90 | 5.20 | 5.39 | 5.50 |
| | | 6～8 | 3 066 | 4.46 | 0.61 | 3.30 | 3.48 | 3.73 | 4.14 | 4.48 | 4.81 | 5.11 | 5.34 | 5.48 |
| | | 9～11 | 3 678 | 4.57 | 0.55 | 3.38 | 3.65 | 3.90 | 4.24 | 4.59 | 4.92 | 5.23 | 5.40 | 5.51 |
| | | 12～14 | 2 109 | 4.62 | 0.53 | 3.51 | 3.76 | 3.97 | 4.30 | 4.64 | 4.97 | 5.26 | 5.42 | 5.50 |
| | | 15～17 | 680 | 4.58 | 0.61 | 3.49 | 3.70 | 3.92 | 4.26 | 4.57 | 4.91 | 5.22 | 5.43 | 5.56 |

大城市、中小城市、一类农村、二类农村和三类农村和四类农村儿童青少年空腹血糖的中位数分别为4.68mmol/L、4.59mmol/L、4.69mmol/L、4.65mmol/L、4.67mmol/L和4.43mmol/L。其中大城市男生和女生空腹血糖的中位数分别为4.72mmol/L和4.63mmol/L，中小城市男生和女生空腹血糖的中位数分别为4.64mmol/L和4.55mmol/L，一类农村男生和女生空腹血糖的中位数分别为4.73mmol/L和4.64mmol/L，二类农村男生和女生空腹血糖的中位数分别为4.69mmol/L和4.61mmol/L，三类农村男生和女生空腹血糖的中位数分别为4.71mmol/L和4.63mmol/L，四类男生和女生空腹血糖的中位数分别为4.47mmol/L和4.38mmol/L。大城市、一类农村、二类农村和三类农村水平接近，中小城市稍低，四类农村较其他五类地区最低（表1-5-5）。

**表1-5-5　2002年中国六类地区6～17岁儿童青少年空腹血糖百分位数分布**　单位：mmol/L

| 城乡 | 性别 | 年龄/岁 | *n* | $\bar{x}$ | *SD* | *P2.5* | *P5* | *P10* | *P25* | *P50* | *P75* | *P90* | *P95* | *P97.5* |
|---|---|---|---|---|---|---|---|---|---|---|---|---|---|---|
| 大城市 | | | 7 526 | 4.68 | 0.54 | 3.73 | 3.89 | 4.07 | 4.37 | 4.68 | 4.98 | 5.27 | 5.41 | 5.53 |
| | 男生 | 小计 | 3 773 | 4.72 | 0.51 | 3.78 | 3.93 | 4.13 | 4.41 | 4.72 | 5.02 | 5.30 | 5.42 | 5.55 |
| | | 6～8 | 1 552 | 4.69 | 0.47 | 3.80 | 3.96 | 4.13 | 4.40 | 4.70 | 4.97 | 5.26 | 5.41 | 5.52 |
| | | 9～11 | 1 496 | 4.71 | 0.52 | 3.75 | 3.89 | 4.08 | 4.39 | 4.72 | 5.03 | 5.30 | 5.41 | 5.49 |
| | | 12～14 | 548 | 4.85 | 0.55 | 3.99 | 4.09 | 4.22 | 4.53 | 4.82 | 5.17 | 5.41 | 5.53 | 5.85 |
| | | 15～17 | 177 | 4.72 | 0.59 | 3.64 | 3.86 | 4.10 | 4.40 | 4.73 | 5.00 | 5.33 | 5.44 | 5.60 |
| | 女生 | 小计 | 3 753 | 4.64 | 0.57 | 3.67 | 3.83 | 4.02 | 4.32 | 4.63 | 4.93 | 5.21 | 5.38 | 5.53 |
| | | 6～8 | 1 509 | 4.57 | 0.49 | 3.63 | 3.82 | 4.00 | 4.31 | 4.57 | 4.84 | 5.12 | 5.28 | 5.42 |
| | | 9～11 | 1 543 | 4.66 | 0.61 | 3.65 | 3.82 | 4.01 | 4.32 | 4.68 | 4.99 | 5.27 | 5.41 | 5.53 |
| | | 12～14 | 538 | 4.73 | 0.62 | 3.76 | 3.90 | 4.06 | 4.38 | 4.70 | 5.03 | 5.30 | 5.41 | 5.73 |
| | | 15～17 | 163 | 4.74 | 0.65 | 3.80 | 3.88 | 4.03 | 4.36 | 4.70 | 4.97 | 5.33 | 5.60 | 6.45 |

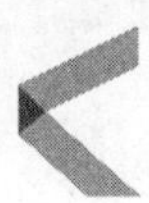

续表

| 城乡 | 性别 | 年龄 / 岁 | *n* | $\overline{x}$ | *SD* | *P*2.5 | *P*5 | *P*10 | *P*25 | *P*50 | *P*75 | *P*90 | *P*95 | *P*97.5 |
|---|---|---|---|---|---|---|---|---|---|---|---|---|---|---|
| 中小城市 | | | 8 429 | 4.57 | 0.54 | 3.41 | 3.66 | 3.90 | 4.27 | 4.59 | 4.90 | 5.15 | 5.31 | 5.44 |
| | 男生 | 小计 | 4 266 | 4.61 | 0.56 | 3.46 | 3.70 | 3.94 | 4.32 | 4.64 | 4.95 | 5.20 | 5.34 | 5.46 |
| | | 6～8 | 1 714 | 4.56 | 0.54 | 3.39 | 3.62 | 3.88 | 4.27 | 4.60 | 4.90 | 5.12 | 5.24 | 5.42 |
| | | 9～11 | 1 714 | 4.62 | 0.60 | 3.49 | 3.74 | 3.93 | 4.32 | 4.65 | 4.96 | 5.21 | 5.34 | 5.46 |
| | | 12～14 | 690 | 4.70 | 0.49 | 3.47 | 3.86 | 4.10 | 4.41 | 4.75 | 5.05 | 5.31 | 5.44 | 5.55 |
| | | 15～17 | 148 | 4.71 | 0.43 | 3.77 | 3.92 | 4.22 | 4.42 | 4.72 | 4.98 | 5.25 | 5.39 | 5.48 |
| | 女生 | 小计 | 4 163 | 4.52 | 0.51 | 3.40 | 3.64 | 3.86 | 4.23 | 4.55 | 4.84 | 5.11 | 5.27 | 5.41 |
| | | 6～8 | 1 673 | 4.47 | 0.50 | 3.40 | 3.61 | 3.85 | 4.19 | 4.49 | 4.76 | 5.05 | 5.21 | 5.34 |
| | | 9～11 | 1 705 | 4.54 | 0.51 | 3.40 | 3.62 | 3.85 | 4.25 | 4.58 | 4.87 | 5.13 | 5.28 | 5.43 |
| | | 12～14 | 653 | 4.61 | 0.53 | 3.36 | 3.69 | 3.97 | 4.28 | 4.65 | 4.94 | 5.18 | 5.32 | 5.44 |
| | | 15～17 | 132 | 4.56 | 0.42 | 3.85 | 3.88 | 4.03 | 4.27 | 4.58 | 4.86 | 5.10 | 5.20 | 5.34 |
| 一类农村 | | | 4 423 | 4.69 | 0.51 | 3.65 | 3.84 | 4.07 | 4.39 | 4.69 | 5.00 | 5.27 | 5.44 | 5.55 |
| | 男生 | 小计 | 2 348 | 4.72 | 0.52 | 3.68 | 3.87 | 4.10 | 4.42 | 4.73 | 5.02 | 5.29 | 5.46 | 5.62 |
| | | 6～8 | 776 | 4.68 | 0.57 | 3.61 | 3.76 | 4.03 | 4.38 | 4.67 | 5.00 | 5.26 | 5.45 | 5.59 |
| | | 9～11 | 866 | 4.73 | 0.51 | 3.73 | 3.94 | 4.13 | 4.43 | 4.74 | 5.01 | 5.28 | 5.45 | 5.55 |
| | | 12～14 | 494 | 4.79 | 0.47 | 3.72 | 3.97 | 4.23 | 4.51 | 4.81 | 5.07 | 5.33 | 5.53 | 5.67 |
| | | 15～17 | 212 | 4.72 | 0.51 | 3.76 | 3.83 | 4.06 | 4.40 | 4.75 | 5.02 | 5.30 | 5.44 | 5.50 |
| | 女生 | 小计 | 2 075 | 4.65 | 0.49 | 3.62 | 3.82 | 4.04 | 4.34 | 4.64 | 4.97 | 5.25 | 5.41 | 5.54 |
| | | 6～8 | 696 | 4.55 | 0.49 | 3.55 | 3.71 | 3.95 | 4.27 | 4.55 | 4.85 | 5.15 | 5.37 | 5.50 |
| | | 9～11 | 775 | 4.68 | 0.48 | 3.62 | 3.88 | 4.06 | 4.39 | 4.69 | 4.99 | 5.28 | 5.42 | 5.53 |
| | | 12～14 | 461 | 4.73 | 0.49 | 3.77 | 3.98 | 4.15 | 4.45 | 4.73 | 5.03 | 5.30 | 5.42 | 5.60 |
| | | 15～17 | 143 | 4.68 | 0.50 | 3.65 | 3.79 | 4.08 | 4.36 | 4.63 | 4.98 | 5.30 | 5.50 | 5.67 |
| 二类农村 | | | 4 990 | 4.64 | 0.54 | 3.52 | 3.77 | 4.01 | 4.33 | 4.65 | 4.97 | 5.23 | 5.42 | 5.50 |
| | 男生 | 小计 | 2 644 | 4.68 | 0.55 | 3.53 | 3.78 | 4.02 | 4.37 | 4.69 | 5.01 | 5.26 | 5.43 | 5.51 |
| | | 6～8 | 809 | 4.61 | 0.53 | 3.47 | 3.69 | 3.97 | 4.32 | 4.63 | 4.97 | 5.20 | 5.37 | 5.50 |
| | | 9～11 | 1 022 | 4.71 | 0.52 | 3.52 | 3.83 | 4.09 | 4.42 | 4.74 | 5.05 | 5.31 | 5.43 | 5.48 |
| | | 12～14 | 614 | 4.72 | 0.60 | 3.51 | 3.81 | 4.03 | 4.38 | 4.73 | 5.07 | 5.36 | 5.48 | 5.55 |
| | | 15～17 | 199 | 4.63 | 0.55 | 3.65 | 3.79 | 4.00 | 4.32 | 4.66 | 4.90 | 5.13 | 5.37 | 5.51 |
| | 女生 | 小计 | 2 346 | 4.60 | 0.53 | 3.52 | 3.77 | 3.98 | 4.28 | 4.61 | 4.91 | 5.20 | 5.38 | 5.48 |
| | | 6～8 | 709 | 4.52 | 0.52 | 3.39 | 3.58 | 3.91 | 4.21 | 4.53 | 4.85 | 5.14 | 5.32 | 5.43 |
| | | 9～11 | 925 | 4.61 | 0.51 | 3.51 | 3.77 | 3.99 | 4.30 | 4.62 | 4.93 | 5.21 | 5.37 | 5.46 |
| | | 12～14 | 536 | 4.67 | 0.48 | 3.66 | 3.89 | 4.07 | 4.34 | 4.68 | 4.97 | 5.30 | 5.44 | 5.50 |
| | | 15～17 | 176 | 4.63 | 0.74 | 3.70 | 3.80 | 3.93 | 4.29 | 4.56 | 4.93 | 5.25 | 5.42 | 5.53 |

续表

| 城乡 | 性别 | 年龄/岁 | *n* | $\bar{x}$ | *SD* | *P2.5* | *P5* | *P10* | *P25* | *P50* | *P75* | *P90* | *P95* | *P97.5* |
|---|---|---|---|---|---|---|---|---|---|---|---|---|---|---|
| 三类农村 | | | 5 233 | 4.65 | 0.57 | 3.40 | 3.66 | 3.94 | 4.31 | 4.67 | 5.01 | 5.32 | 5.47 | 5.62 |
| | 男生 | 小计 | 2 729 | 4.69 | 0.57 | 3.41 | 3.70 | 3.96 | 4.34 | 4.71 | 5.06 | 5.35 | 5.48 | 5.68 |
| | | 6～8 | 807 | 4.66 | 0.59 | 3.40 | 3.65 | 3.93 | 4.30 | 4.67 | 5.00 | 5.35 | 5.51 | 5.81 |
| | | 9～11 | 1 079 | 4.71 | 0.53 | 3.54 | 3.77 | 4.04 | 4.39 | 4.75 | 5.09 | 5.35 | 5.47 | 5.57 |
| | | 12～14 | 666 | 4.71 | 0.58 | 3.38 | 3.70 | 4.00 | 4.37 | 4.74 | 5.10 | 5.36 | 5.46 | 5.73 |
| | | 15～17 | 177 | 4.56 | 0.65 | 3.15 | 3.40 | 3.77 | 4.22 | 4.57 | 4.95 | 5.32 | 5.57 | 6.02 |
| | 女生 | 小计 | 2 504 | 4.61 | 0.56 | 3.39 | 3.64 | 3.93 | 4.28 | 4.63 | 4.98 | 5.29 | 5.45 | 5.57 |
| | | 6～8 | 736 | 4.52 | 0.56 | 3.32 | 3.50 | 3.74 | 4.21 | 4.56 | 4.86 | 5.16 | 5.37 | 5.53 |
| | | 9～11 | 1 009 | 4.67 | 0.54 | 3.53 | 3.78 | 4.01 | 4.34 | 4.68 | 5.01 | 5.32 | 5.46 | 5.60 |
| | | 12～14 | 587 | 4.64 | 0.59 | 3.43 | 3.65 | 3.95 | 4.29 | 4.66 | 5.00 | 5.34 | 5.46 | 5.61 |
| | | 15～17 | 172 | 4.55 | 0.57 | 3.15 | 3.42 | 3.79 | 4.25 | 4.59 | 4.93 | 5.20 | 5.43 | 5.48 |
| 四类农村 | | | 5 594 | 4.43 | 0.62 | 3.25 | 3.47 | 3.70 | 4.07 | 4.43 | 4.80 | 5.12 | 5.33 | 5.46 |
| | 男生 | 小计 | 2 986 | 4.48 | 0.60 | 3.31 | 3.54 | 3.75 | 4.13 | 4.47 | 4.85 | 5.17 | 5.37 | 5.48 |
| | | 6～8 | 1 028 | 4.45 | 0.58 | 3.24 | 3.47 | 3.70 | 4.07 | 4.44 | 4.84 | 5.17 | 5.36 | 5.48 |
| | | 9～11 | 1 104 | 4.46 | 0.56 | 3.33 | 3.55 | 3.70 | 4.13 | 4.46 | 4.83 | 5.16 | 5.36 | 5.46 |
| | | 12～14 | 601 | 4.55 | 0.73 | 3.44 | 3.70 | 3.88 | 4.16 | 4.53 | 4.88 | 5.21 | 5.40 | 5.51 |
| | | 15～17 | 253 | 4.50 | 0.55 | 3.25 | 3.49 | 3.77 | 4.19 | 4.49 | 4.87 | 5.21 | 5.37 | 5.45 |
| | 女生 | 小计 | 2 608 | 4.38 | 0.63 | 3.20 | 3.40 | 3.67 | 4.01 | 4.38 | 4.74 | 5.06 | 5.28 | 5.43 |
| | | 6～8 | 925 | 4.31 | 0.76 | 3.08 | 3.31 | 3.54 | 3.93 | 4.30 | 4.67 | 5.00 | 5.28 | 5.45 |
| | | 9～11 | 969 | 4.36 | 0.57 | 3.27 | 3.39 | 3.68 | 4.00 | 4.37 | 4.71 | 5.06 | 5.23 | 5.43 |
| | | 12～14 | 525 | 4.47 | 0.50 | 3.47 | 3.62 | 3.82 | 4.17 | 4.47 | 4.82 | 5.09 | 5.28 | 5.37 |
| | | 15～17 | 189 | 4.51 | 0.57 | 3.37 | 3.68 | 3.88 | 4.16 | 4.51 | 4.87 | 5.19 | 5.30 | 5.43 |

## 二、2002年中国6～17岁儿童青少年空腹血糖水平

2002年中国6～17岁儿童青少年空腹血糖均值为4.62mmol/L，男生为4.66mmol/L，女生为4.58mmol/L。6～8岁、9～11岁、12～14岁和15～17岁组分别为4.55mmol/L、4.63mmol/L、4.68mmol/L和4.63mmol/L。城乡6～17岁儿童青少年空腹血糖水平均为4.62mmol/L，其中城市男生和女生分别为4.67mmol/L和4.58mmol/L，农村男生和女生分别为4.65mmol/L和4.59mmol/L。城乡男女生空腹血糖水平均表现出随年龄增加，先上升后下降的趋势，12～14岁组最高。城乡男生空腹血糖水平均高于同地区同年龄组女生（图1-5-3、表1-5-6）。

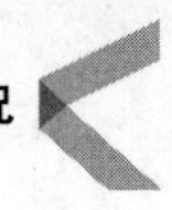

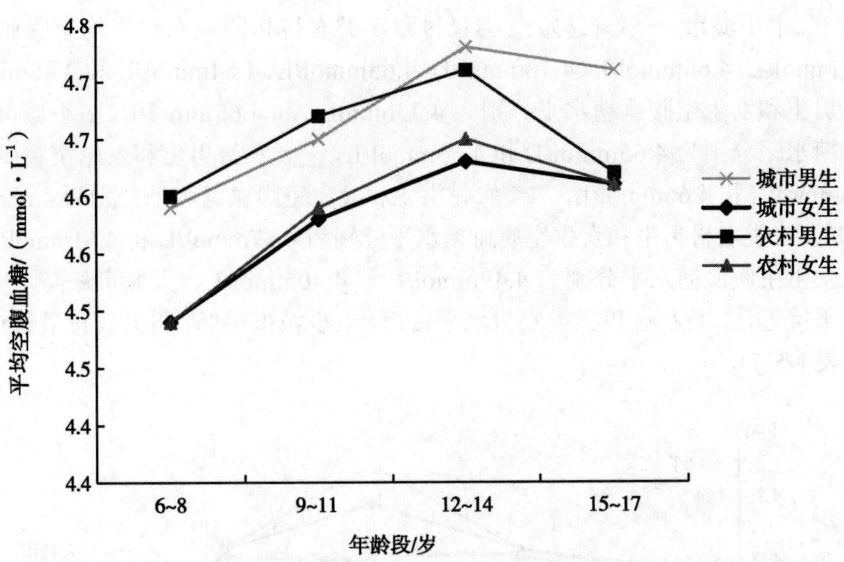


图1-5-3 2002年中国城乡不同性别6~17岁儿童青少年平均空腹血糖水平

表1-5-6 2002年中国6~17岁儿童青少年平均空腹血糖水平 单位: mmol/L

| 年龄/岁 | 合计 | | 城市 | | 农村 | |
|---|---|---|---|---|---|---|
| | $\overline{x}$ | *SE* | $\overline{x}$ | *SE* | $\overline{x}$ | *SE* |
| 合计 | 4.62 | 0.02 | 4.62 | 0.03 | 4.62 | 0.03 |
| 6~8 | 4.55 | 0.03 | 4.54 | 0.04 | 4.55 | 0.03 |
| 9~11 | 4.63 | 0.03 | 4.61 | 0.05 | 4.63 | 0.03 |
| 12~14 | 4.68 | 0.03 | 4.68 | 0.05 | 4.68 | 0.03 |
| 15~17 | 4.63 | 0.02 | 4.66 | 0.03 | 4.61 | 0.03 |
| 男生 | | | | | | |
| 小计 | 4.66 | 0.02 | 4.67 | 0.03 | 4.65 | 0.03 |
| 6~8 | 4.60 | 0.03 | 4.59 | 0.05 | 4.60 | 0.03 |
| 9~11 | 4.67 | 0.03 | 4.65 | 0.05 | 4.67 | 0.03 |
| 12~14 | 4.71 | 0.03 | 4.73 | 0.05 | 4.71 | 0.04 |
| 15~17 | 4.64 | 0.03 | 4.71 | 0.04 | 4.62 | 0.03 |
| 女生 | | | | | | |
| 小计 | 4.58 | 0.02 | 4.58 | 0.03 | 4.59 | 0.03 |
| 6~8 | 4.49 | 0.03 | 4.49 | 0.03 | 4.49 | 0.03 |
| 9~11 | 4.59 | 0.02 | 4.58 | 0.04 | 4.59 | 0.03 |
| 12~14 | 4.64 | 0.03 | 4.63 | 0.05 | 4.65 | 0.03 |
| 15~17 | 4.61 | 0.03 | 4.61 | 0.04 | 4.61 | 0.05 |

大城市、中小城市、一类农村、二类农村和三类农村和四类农村平均空腹血糖水平分别为 4.71mmol/L、4.60mmol/L、4.70mmol/L、4.65mmol/L、4.64mmol/L 和 4.45mmol/L。其中大城市男生和女生空腹血糖水平分别为 4.73mmol/L 和 4.69mmol/L，中小城市男生和女生空腹血糖水平分别为 4.65mmol/L 和 4.55mmol/L，一类农村男生和女生空腹血糖水平分别为 4.73mmol/L 和 4.66mmol/L，二类农村男生和女生空腹血糖水平分别为 4.68mmol/L 和 4.61mmol/L，三类农村男生和女生空腹血糖水平分别为 4.67mmol/L 和 4.61mmol/L，四类农村男生和女生空腹血糖水平分别为 4.49mmol/L 和 4.40mmol/L。大城市最高，一类农村和大城市水平接近，二类农村和三类农村水平接近，中小城市稍低，四类农村最低（图 1-5-4、图 1-5-5、表 1-5-7）。

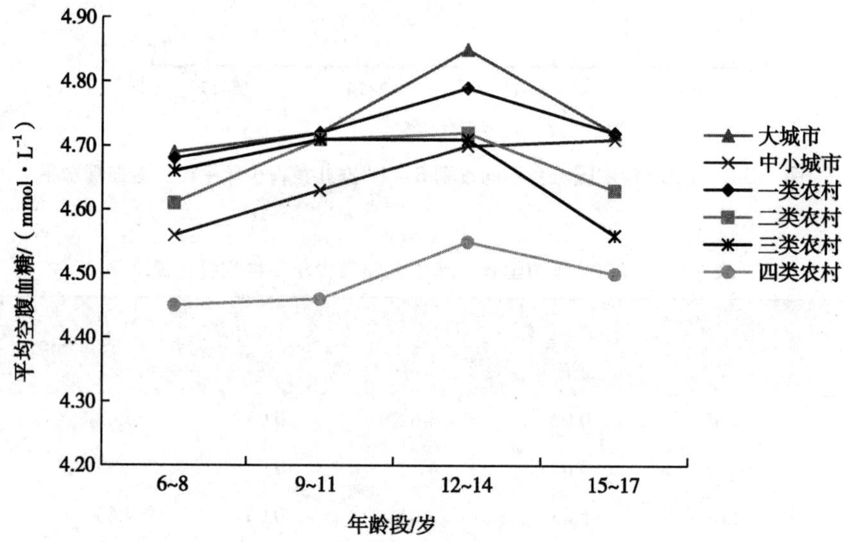


图 1-5-4　2002 年中国六类地区男性儿童青少年平均空腹血糖水平

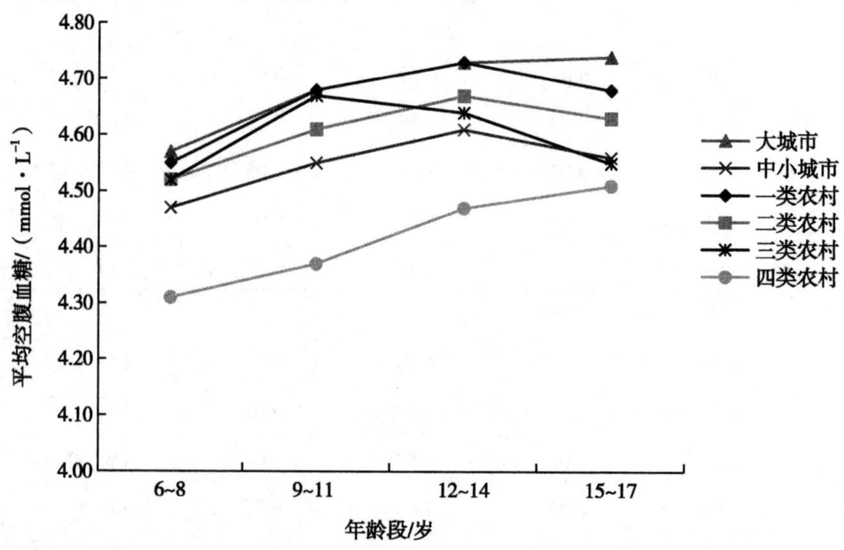


图 1-5-5　2002 年中国六类地区女性儿童青少年平均空腹血糖水平

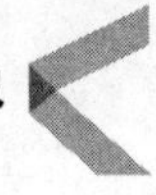

表 1-5-7　2002 年中国六类地区 6 ~ 17 岁儿童青少年平均空腹血糖水平　单位：mmol/L

| 年龄 / 岁 | 大城市 | | 中小城市 | | 一类农村 | | 二类农村 | | 三类农村 | | 四类农村 | |
|---|---|---|---|---|---|---|---|---|---|---|---|---|
| | $\overline{x}$ | *SE* | $\overline{x}$ | *SE* | $\overline{x}$ | *SE* | $\overline{x}$ | *SE* | $\overline{x}$ | *SE* | $\overline{x}$ | *SE* |
| 合计 | 4.71 | 0.04 | 4.60 | 0.04 | 4.70 | 0.04 | 4.65 | 0.05 | 4.64 | 0.06 | 4.45 | 0.05 |
| 6～8 | 4.64 | 0.04 | 4.52 | 0.05 | 4.62 | 0.04 | 4.57 | 0.05 | 4.59 | 0.05 | 4.38 | 0.06 |
| 9～11 | 4.70 | 0.05 | 4.59 | 0.06 | 4.70 | 0.03 | 4.66 | 0.05 | 4.69 | 0.05 | 4.42 | 0.05 |
| 12～14 | 4.79 | 0.05 | 4.66 | 0.05 | 4.76 | 0.04 | 4.70 | 0.05 | 4.68 | 0.06 | 4.51 | 0.05 |
| 15～17 | 4.73 | 0.06 | 4.63 | 0.04 | 4.70 | 0.05 | 4.63 | 0.05 | 4.56 | 0.08 | 4.50 | 0.05 |
| 男生 | | | | | | | | | | | | |
| 小计 | 4.73 | 0.04 | 4.65 | 0.04 | 4.73 | 0.04 | 4.68 | 0.05 | 4.67 | 0.06 | 4.49 | 0.05 |
| 6～8 | 4.69 | 0.04 | 4.56 | 0.06 | 4.68 | 0.05 | 4.61 | 0.06 | 4.66 | 0.05 | 4.45 | 0.06 |
| 9～11 | 4.72 | 0.06 | 4.63 | 0.06 | 4.72 | 0.03 | 4.71 | 0.06 | 4.71 | 0.05 | 4.46 | 0.05 |
| 12～14 | 4.85 | 0.06 | 4.70 | 0.05 | 4.79 | 0.04 | 4.72 | 0.06 | 4.71 | 0.06 | 4.55 | 0.05 |
| 15～17 | 4.72 | 0.06 | 4.71 | 0.05 | 4.72 | 0.04 | 4.63 | 0.05 | 4.56 | 0.08 | 4.50 | 0.06 |
| 女生 | | | | | | | | | | | | |
| 小计 | 4.69 | 0.05 | 4.55 | 0.04 | 4.66 | 0.04 | 4.61 | 0.05 | 4.61 | 0.06 | 4.40 | 0.05 |
| 6～8 | 4.57 | 0.04 | 4.47 | 0.04 | 4.55 | 0.04 | 4.52 | 0.05 | 4.52 | 0.06 | 4.31 | 0.07 |
| 9～11 | 4.68 | 0.05 | 4.55 | 0.05 | 4.68 | 0.04 | 4.61 | 0.05 | 4.67 | 0.05 | 4.37 | 0.05 |
| 12～14 | 4.73 | 0.05 | 4.61 | 0.06 | 4.73 | 0.04 | 4.67 | 0.06 | 4.64 | 0.05 | 4.47 | 0.05 |
| 15～17 | 4.74 | 0.07 | 4.56 | 0.05 | 4.68 | 0.07 | 4.63 | 0.08 | 4.55 | 0.10 | 4.51 | 0.06 |

# 第六章

# 2002年中国6～17岁儿童青少年糖代谢异常状况

## 第一节　2002年中国6～17岁儿童青少年空腹血糖受损状况

2002年中国6～17岁儿童青少年空腹血糖受损率为0.38%，男生和女生空腹血糖受损率分别为0.43%和0.32%。6～8岁、9～11岁、12～14岁和15～17岁组分别为0.32%、0.31%、0.44%和0.47%。6～8岁和9～11岁空腹血糖受损率接近，之后随年龄增长而升高。城乡儿童青少年空腹血糖受损率分别为0.29%和0.40%，其中城市地区6～8岁、9～11岁、12～14岁和15～17岁组儿童青少年空腹血糖受损率分别为0.30%、0.24%、0.30%和0.35%；农村地区6～8岁、9～11岁、12～14岁和15～17岁组儿童青少年空腹血糖受损率分别为0.33%、0.33%、0.47%和0.52%。农村地区各年龄组儿童青少年空腹血糖受损率均高于城市同年龄组。城乡6～8岁、9～11岁、12～14岁男生空腹血糖受损率均高于女生，但15～17岁组女生反超男生（图1-6-1、图1-6-2、表1-6-1）。

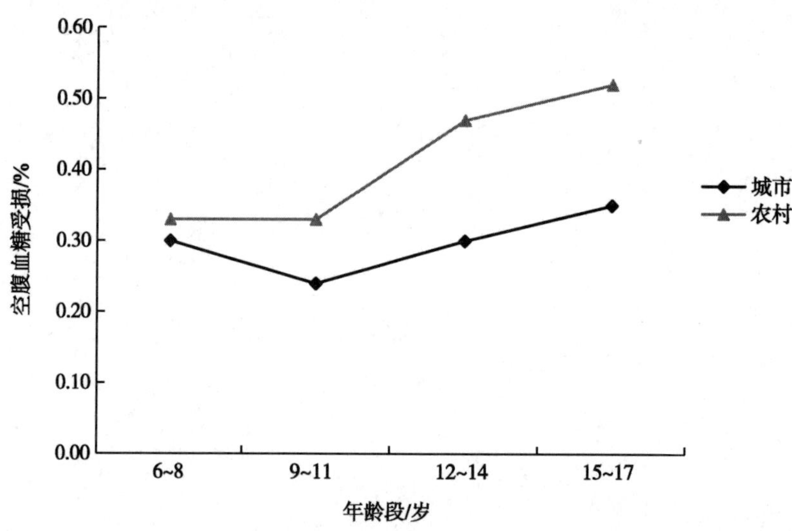


图1-6-1　2002年中国城乡6～17岁儿童青少年空腹血糖受损率

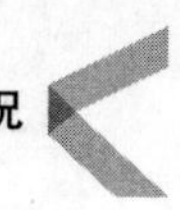

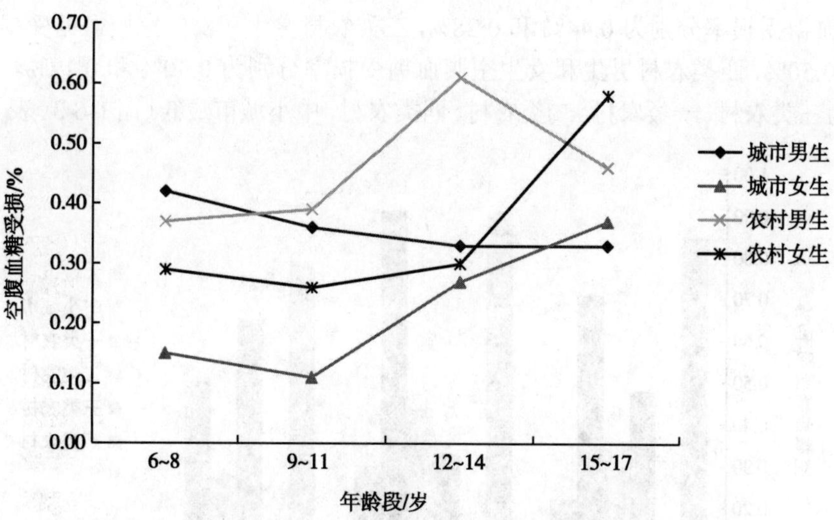


图 1-6-2　2002 年中国城乡不同性别 6 ~ 17 岁儿童青少年空腹血糖受损率

表 1-6-1　2002 年中国 6 ~ 17 岁儿童青少年空腹血糖受损率　　单位：%

| 年龄 / 岁 | 全国合计 | | 城市小计 | | 农村小计 | |
|---|---|---|---|---|---|---|
| | 受损率 | 95%*CI* | 受损率 | 95%*CI* | 受损率 | 95%*CI* |
| 合计 | 0.38 | 0.26～0.49 | 0.29 | 0.15～0.44 | 0.40 | 0.26～0.55 |
| 6～8 | 0.32 | 0.20～0.45 | 0.30 | 0.12～0.47 | 0.33 | 0.18～0.49 |
| 9～11 | 0.31 | 0.20～0.42 | 0.24 | 0.03～0.45 | 0.33 | 0.20～0.46 |
| 12～14 | 0.44 | 0.24～0.64 | 0.30 | 0.04～0.57 | 0.47 | 0.23～0.70 |
| 15～17 | 0.47 | 0.14～0.79 | 0.35 | 0.03～0.67 | 0.52 | 0.07～0.97 |
| 男生 | | | | | | |
| 小计 | 0.43 | 0.28～0.58 | 0.36 | 0.15～0.57 | 0.45 | 0.26～0.64 |
| 6～8 | 0.38 | 0.20～0.56 | 0.42 | 0.13～0.72 | 0.37 | 0.15～0.59 |
| 9～11 | 0.38 | 0.19～0.56 | 0.36 | 0.01～0.71 | 0.39 | 0.17～0.60 |
| 12～14 | 0.56 | 0.23～0.90 | 0.33 | 0.00～0.69 | 0.61 | 0.21～1.02 |
| 15～17 | 0.42 | 0.00～0.85 | 0.33 | 0.00～0.79 | 0.46 | 0.00～0.92 |
| 女生 | | | | | | |
| 小计 | 0.32 | 0.18～0.45 | 0.22 | 0.06～0.39 | 0.35 | 0.18～0.52 |
| 6～8 | 0.26 | 0.09～0.43 | 0.15 | 0.00～0.30 | 0.29 | 0.07～0.51 |
| 9～11 | 0.23 | 0.10～0.36 | 0.11 | 0.01～0.21 | 0.26 | 0.09～0.43 |
| 12～14 | 0.30 | 0.06～0.54 | 0.27 | 0.00～0.57 | 0.30 | 0.02～0.59 |
| 15～17 | 0.52 | 0.01～1.02 | 0.37 | 0.00～0.88 | 0.58 | 0.00～1.29 |

大城市、中小城市、一类农村、二类农村、三类农村和四类农村儿童青少年空腹血糖受损率分别为 0.85%、0.12%、0.48%、0.36%、0.71% 和 0.22%。其中大城市男生和女生空腹血糖受损率分别为 0.91% 和 0.79%，中小城市男生和女生空腹血糖受损率分别为 0.20% 和 0.05%，一类农村男生和女生空腹血糖受损率分别为 0.33% 和 0.65%，二类农村男生和

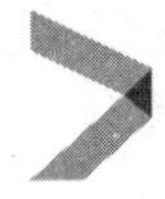



女生空腹血糖受损率分别为0.44%和0.28%，三类农村男生和女生空腹血糖受损率分别为0.91%和0.50%，四类农村男生和女生空腹血糖受损率分别为0.30%和0.12%。大城市最高，其次为三类农村、一类农村、二类农村、四类农村，中小城市最低（图1-6-3、表1-6-2）。

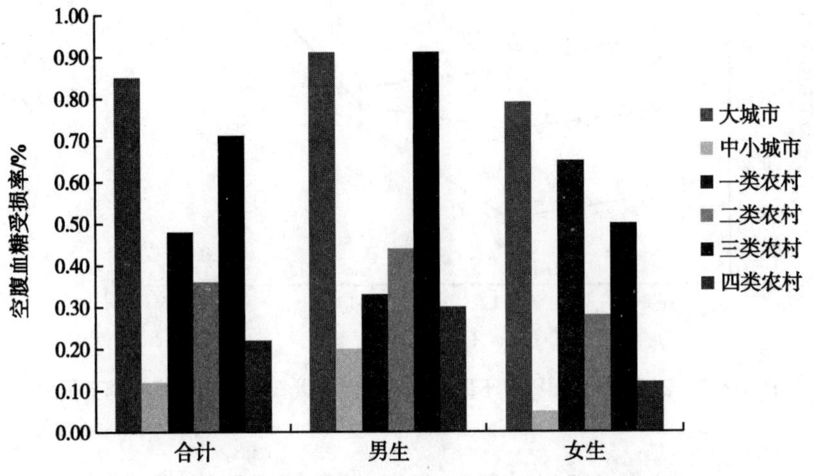


图1-6-3 2002年中国六类地区儿童青少年空腹血糖受损率

表1-6-2 2002年中国六类地区6～17岁儿童青少年空腹血糖受损率 单位：%

| 年龄/岁 | 大城市 | | 中小城市 | | 一类农村 | | 二类农村 | | 三类农村 | | 四类农村 | |
|---|---|---|---|---|---|---|---|---|---|---|---|---|
| | 受损率 | 95%*CI* | 受损率 | 95%*CI* | 受损率 | 95%*CI* | 受损率 | 95%*CI* | 受损率 | 95%*CI* | 受损率 | 95%*CI* |
| 合计 | 0.85 | 0.29～1.41 | 0.12 | 0.06～0.19 | 0.48 | 0.17～0.80 | 0.36 | 0.13～0.59 | 0.71 | 0.38～1.05 | 0.22 | 0.04～0.39 |
| 6～8 | 0.26 | 0.04～0.48 | 0.31 | 0.09～0.52 | 0.47 | 0.11～0.84 | 0.20 | 0.00～0.41 | 0.72 | 0.17～1.27 | 0.31 | 0.00～0.63 |
| 9～11 | 0.73 | 0.00～1.65 | 0.11 | 0.00～0.21 | 0.32 | 0.05～0.59 | 0.30 | 0.10～0.51 | 0.55 | 0.25～0.86 | 0.25 | 0.04～0.46 |
| 12～14 | 0.93 | 0.00～1.97 | 0.15 | 0.00～0.35 | 0.52 | 0.00～1.20 | 0.43 | 0.10～0.77 | 0.80 | 0.34～1.26 | 0.26 | 0.00～0.65 |
| 15～17 | 1.18 | 0.17～2.19 | 0.00 | - | 0.69 | 0.00～1.60 | 0.53 | 0.00～1.29 | 0.89 | 0.00～1.81 | 0.00 | - |
| 男性 | | | | | | | | | | | | |
| 小计 | 0.91 | 0.12～1.70 | 0.20 | 0.07～0.32 | 0.33 | 0.00～0.67 | 0.44 | 0.13～0.74 | 0.91 | 0.46～1.35 | 0.30 | 0.02～0.59 |
| 6～8 | 0.26 | 0.04～0.48 | 0.47 | 0.11～0.83 | 0.39 | 0.00～0.91 | 0.25 | 0.00～0.58 | 0.99 | 0.34～1.65 | 0.29 | 0.00～0.60 |
| 9～11 | 0.92 | 0.00～2.39 | 0.21 | 0.00～0.41 | 0.22 | 0.00～0.51 | 0.47 | 0.10～0.84 | 0.28 | 0.00～0.56 | 0.38 | 0.01～0.76 |
| 12～14 | 1.09 | 0.00～2.40 | 0.14 | 0.00～0.43 | 0.81 | 0.00～2.07 | 0.49 | 0.00～1.03 | 1.05 | 0.15～1.95 | 0.50 | 0.00～1.23 |
| 15～17 | 1.13 | 0.00～2.62 | 0.00 | - | 0.00 | - | 0.50 | 0.00～1.53 | 1.69 | 0.00～3.39 | 0.00 | - |
| 女性 | | | | | | | | | | | | |
| 小计 | 0.79 | 0.13～1.46 | 0.05 | 0.00～0.11 | 0.65 | 0.17～1.12 | 0.28 | 0.01～0.55 | 0.50 | 0.20～0.80 | 0.12 | 0.00～0.25 |
| 6～8 | 0.27 | 0.00～0.61 | 0.12 | 0.00～0.28 | 0.57 | 0.00～1.24 | 0.14 | 0.00～0.42 | 0.41 | 0.00～1.01 | 0.32 | 0.00～0.79 |
| 9～11 | 0.53 | 0.06～0.99 | 0.00 | - | 0.44 | 0.00～0.95 | 0.12 | 0.00～0.35 | 0.85 | 0.25～1.45 | 0.12 | 0.00～0.34 |
| 12～14 | 0.74 | 0.00～1.63 | 0.15 | 0.00～0.45 | 0.22 | 0.00～0.65 | 0.37 | 0.00～0.86 | 0.51 | 0.00～1.04 | 0.00 | - |
| 15～17 | 1.23 | 0.00～2.90 | 0.00 | - | 1.40 | 0.00～3.22 | 0.57 | 0.00～1.68 | 0.00 | - | 0.00 | - |

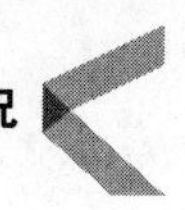

## 第二节　2002 年中国 6～17 岁儿童青少年糖尿病患病状况

2002 年中国儿童青少年糖尿病患病率为 0.23%，男女生均为 0.23%。6～8 岁、9～11 岁、12～14 岁和 15～17 岁组分别为 0.19%、0.18%、0.17% 和 0.39%。城市和农村儿童青少年糖尿病患病率分别为 0.24% 和 0.23%，其中城市地区男生为 0.18%，女生为 0.30%，农村地区男生为 0.24%，女生为 0.21%。城乡均为 15～17 岁最高，明显高于其他年龄组，其中 6～8 岁、9～11 岁、12～14 岁男生高于女生，15～17 岁组女生反超男生，上升幅度较大（图 1-6-4、表 1-6-3）。

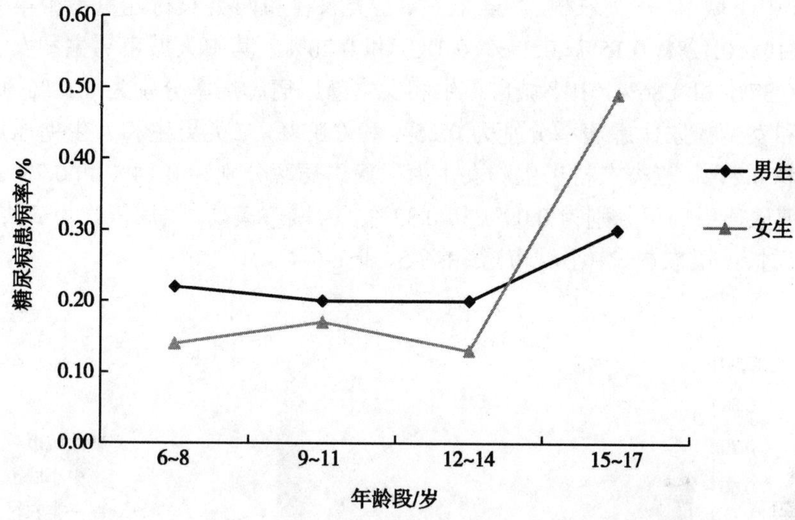


图 1-6-4　2002 年中国 6～17 岁儿童青少年糖尿病患病率

表 1-6-3　2002 年中国 6～17 岁儿童青少年糖尿病患病率　单位：%

| 年龄 / 岁 | 全国合计 | | 城市小计 | | 农村小计 | |
|---|---|---|---|---|---|---|
| | 患病率 | 95%*CI* | 患病率 | 95%*CI* | 患病率 | 95%*CI* |
| 合计 | 0.23 | 0.14～0.32 | 0.24 | 0.08～0.39 | 0.23 | 0.12～0.34 |
| 6～8 | 0.19 | 0.09～0.29 | 0.15 | 0.05～0.26 | 0.20 | 0.07～0.32 |
| 9～11 | 0.18 | 0.08～0.29 | 0.18 | 0.02～0.34 | 0.19 | 0.06～0.31 |
| 12～14 | 0.17 | 0.05～0.29 | 0.23 | 0.02～0.43 | 0.16 | 0.02～0.29 |
| 15～17 | 0.39 | 0.08～0.71 | 0.36 | 0.00～0.78 | 0.41 | 0.00～0.83 |
| 男生 | | | | | | |
| 小计 | 0.23 | 0.09～0.37 | 0.18 | 0.04～0.32 | 0.24 | 0.07～0.42 |
| 6～8 | 0.22 | 0.07～0.37 | 0.18 | 0.02～0.34 | 0.24 | 0.05～0.42 |
| 9～11 | 0.20 | 0.05～0.35 | 0.23 | 0.00～0.49 | 0.19 | 0.01～0.37 |
| 12～14 | 0.20 | 0.00～0.41 | 0.11 | 0.00～0.27 | 0.22 | 0.00～0.47 |
| 15～17 | 0.30 | 0.00～0.71 | 0.16 | 0.00～0.50 | 0.36 | 0.00～0.92 |

续表

| 年龄 / 岁 | 全国合计 | | 城市小计 | | 农村小计 | |
|---|---|---|---|---|---|---|
| | 患病率 | 95%CI | 患病率 | 95%CI | 患病率 | 95%CI |
| 女生 | | | | | | |
| 小计 | 0.23 | 0.11～0.36 | 0.30 | 0.08～0.51 | 0.21 | 0.06～0.37 |
| 6～8 | 0.14 | 0.01～0.28 | 0.12 | 0.00～0.27 | 0.15 | 0.00～0.32 |
| 9～11 | 0.17 | 0.02～0.32 | 0.13 | 0.00～0.29 | 0.18 | 0.00～0.37 |
| 12～14 | 0.13 | 0.03～0.23 | 0.36 | 0.00～0.72 | 0.08 | 0.00～0.18 |
| 15～17 | 0.49 | 0.01～0.97 | 0.55 | 0.00～1.14 | 0.46 | 0.00～1.12 |

大城市、中小城市、一类农村、二类农村、三类农村和四类农村儿童青少年糖尿病患病率分别为 0.61%、0.12%、0.15%、0.28%、0.18% 和 0.20%。其中大城市男生和女生糖尿病患病率分别为 0.37% 和 0.86%，中小城市男生和女生糖尿病患病率分别为 0.12% 和 0.12%，一类农村男生和女生糖尿病患病率分别为 0.25% 和 0.05%，二类男生和女生糖尿病患病率分别为 0.31% 和 0.24%，三类农村男生和女生糖尿病患病率分别为 0.14% 和 0.23%，四类农村男生和女生糖尿病患病率分别为 0.09% 和 0.32%。大城市最高，然后依次为二类农村、四类农村、三类农村、一类农村、中小城市（图 1-6-5、表 1-6-4）。

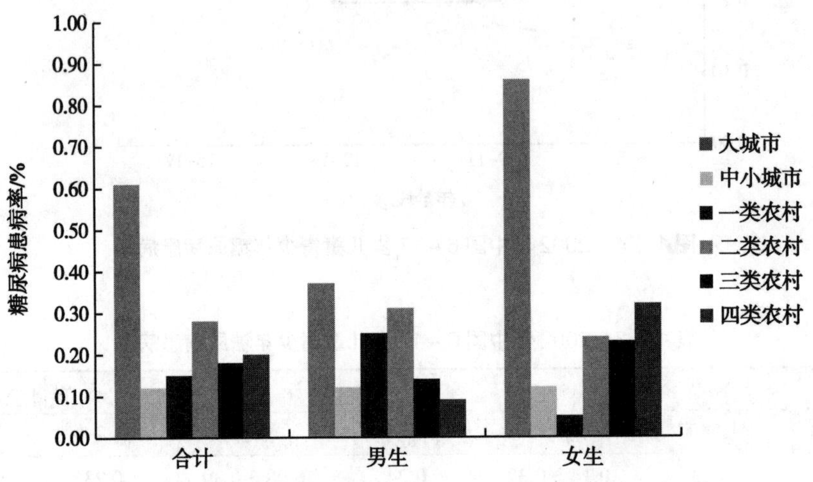


图 1-6-5　2002 年中国六类地区儿童青少年分性别糖尿病患病率

表 1-6-4　2002 年中国六类地区 6～17 岁儿童青少年糖尿病患病率　　单位：%

| 年龄 / 岁 | 大城市 | | 中小城市 | | 一类农村 | | 二类农村 | | 三类农村 | | 四类农村 | |
|---|---|---|---|---|---|---|---|---|---|---|---|---|
| | 患病率 | 95%CI | 患病率 | 95%CI | 患病率 | 95%CI | 患病率 | 95%CI | 患病率 | 95%CI | 患病率 | 95%CI |
| 合计 | 0.61 | 0.04～1.18 | 0.12 | 0.03～0.21 | 0.15 | 0.01～0.29 | 0.28 | 0.08～0.47 | 0.18 | 0.05～0.31 | 0.20 | 0.02～0.39 |
| 6～8 | 0.16 | 0.00～0.33 | 0.15 | 0.03～0.27 | 0.14 | 0.00～0.34 | 0.20 | 0.00～0.40 | 0.26 | 0.02～0.50 | 0.21 | 0.00～0.53 |
| 9～11 | 0.12 | 0.00～0.26 | 0.20 | 0.00～0.40 | 0.14 | 0.00～0.32 | 0.23 | 0.01～0.45 | 0.20 | 0.00～0.42 | 0.09 | 0.00～0.21 |
| 12～14 | 0.55 | 0.00～1.14 | 0.14 | 0.00～0.34 | 0.11 | 0.00～0.31 | 0.17 | 0.00～0.40 | 0.24 | 0.00～0.50 | 0.09 | 0.00～0.26 |
| 15～17 | 1.22 | 0.00～2.54 | 0.00 | - | 0.24 | 0.00～0.72 | 0.53 | 0.00～1.29 | 0.00 | - | 0.49 | 0.00～1.12 |

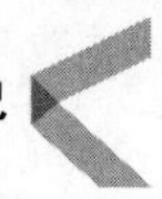

续表

| 年龄/岁 | 大城市 | | 中小城市 | | 一类农村 | | 二类农村 | | 三类农村 | | 四类农村 | |
|---|---|---|---|---|---|---|---|---|---|---|---|---|
| | 患病率 | 95%*CI* | 患病率 | 95%*CI* | 患病率 | 95%*CI* | 患病率 | 95%*CI* | 患病率 | 95%*CI* | 患病率 | 95%*CI* |
| 男生 | | | | | | | | | | | | |
| 小计 | 0.37 | 0.00～0.84 | 0.12 | 0.01～0.24 | 0.25 | 0.01～0.49 | 0.31 | 0.00～0.63 | 0.14 | 0.00～0.27 | 0.09 | 0.00～0.19 |
| 6～8 | 0.19 | 0.00～0.40 | 0.18 | 0.00～0.36 | 0.26 | 0.00～0.63 | 0.25 | 0.00～0.57 | 0.37 | 0.00～0.78 | 0.10 | 0.00～0.29 |
| 9～11 | 0.17 | 0.00～0.40 | 0.24 | 0.00～0.57 | 0.26 | 0.00～0.60 | 0.22 | 0.00～0.52 | 0.07 | 0.00～0.22 | 0.10 | 0.00～0.31 |
| 12～14 | 0.55 | 0.00～1.33 | 0.00 | - | 0.00 | - | 0.33 | 0.00～0.76 | 0.15 | 0.00～0.46 | 0.17 | 0.00～0.49 |
| 15～17 | 0.57 | 0.00～1.70 | 0.00 | - | 0.47 | 0.00～1.40 | 0.50 | 0.00～1.51 | 0.00 | - | 0.00 | - |
| 女生 | | | | | | | | | | | | |
| 小计 | 0.86 | 0.07～1.64 | 0.12 | 0.02～0.23 | 0.05 | 0.00～0.14 | 0.24 | 0.00～0.55 | 0.23 | 0.07～0.38 | 0.32 | 0.03～0.60 |
| 6～8 | 0.13 | 0.00～0.31 | 0.12 | 0.00～0.29 | 0.00 | - | 0.14 | 0.00～0.42 | 0.14 | 0.00～0.41 | 0.32 | 0.00～0.80 |
| 9～11 | 0.08 | 0.00～0.24 | 0.14 | 0.00～0.34 | 0.00 | - | 0.24 | 0.00～0.59 | 0.33 | 0.00～0.69 | 0.07 | 0.00～0.22 |
| 12～14 | 0.56 | 0.00～1.13 | 0.31 | 0.00～0.72 | 0.22 | 0.00～0.64 | 0.00 | - | 0.34 | 0.00～0.78 | 0.00 | - |
| 15～17 | 1.84 | 0.06～3.62 | 0.00 | - | 0.00 | - | 0.57 | 0.00～1.74 | 0.00 | - | 1.06 | 0.00～2.41 |

## 第三节　2002年中国6～17岁儿童青少年低血糖发生状况

2002年中国6～17岁儿童青少年低血糖发生率为0.21‰，男生为0.10‰，女生为0.34‰。6～8岁、9～11岁、12～14岁儿童青少年低血糖发生率分别为0.56‰、0.24‰和0.08‰，15～17岁调查对象中未检出低血糖患者。城市人群为0.03‰，农村人群为0.27‰。其中城市男生未检出，女生为0.06‰，农村男生为0.13‰，女生为0.43‰。城乡儿童青少年低血糖发生率差异明显，农村地区尤其是农村女生低血糖发生率高于城市地区，6～8岁、9～11岁和12～14岁三个年龄段均有一定比例检出（表1-6-5）。

**表1-6-5　2002年中国城乡6～17岁儿童青少年低血糖发生率**　　单位：‰

| 年龄/岁 | 全国合计 | | 城市小计 | | 农村小计 | |
|---|---|---|---|---|---|---|
| | 发生率 | 95%*CI* | 发生率 | 95%*CI* | 发生率 | 95%*CI* |
| 合计 | 0.21 | 0.00～0.45 | 0.03 | 0.00～0.09 | 0.27 | 0.00～0.58 |
| 6～8 | 0.56 | 0.00～1.27 | 0 | - | 0.73 | 0.00～1.64 |
| 9～11 | 0.24 | 0.00～0.56 | 0.08 | 0.00～0.25 | 0.28 | 0.00～0.71 |
| 12～14 | 0.08 | 0.00～0.24 | 0 | - | 0.10 | 0.00～0.29 |
| 15～17 | 0 | - | 0 | - | 0 | - |
| 男生 | | | | | | |
| 小计 | 0.10 | 0.00～0.30 | 0 | - | 0.13 | 0.00～0.39 |
| 6～8 | 0.48 | 0.00～1.43 | 0 | - | 0.62 | 0.00～1.86 |
| 9～11 | 0 | - | 0 | - | 0 | - |
| 12～14 | 0 | - | 0 | - | 0 | - |
| 15～17 | 0 | - | 0 | - | 0 | - |

续表

| 年龄 / 岁 | 全国合计 | | 城市小计 | | 农村小计 | |
|---|---|---|---|---|---|---|
| | 发生率 | 95%*CI* | 发生率 | 95%*CI* | 发生率 | 95%*CI* |
| 女生 | | | | | | |
| 小计 | 0.34 | 0.00～0.79 | 0.06 | 0.00～0.18 | 0.43 | 0.00～1.03 |
| 6～8 | 0.66 | 0.00～1.75 | 0 | - | 0.85 | 0.00～2.27 |
| 9～11 | 0.49 | 0.00～1.18 | 0.17 | 0.00～0.51 | 0.60 | 0.00～1.49 |
| 12～14 | 0.17 | 0.00～0.50 | 0 | - | 0.20 | 0.00～0.61 |
| 15～17 | 0 | - | 0 | - | 0 | - |

大城市 6～17 岁儿童青少年低血糖发生率为 0.12‰，中小城市和一类农村未检出低血糖患者，二类农村、三类农村和四类农村低血糖发生率分比为 0.39‰、0.32‰和 0.19‰，均处于较低水平（表 1-6-6）。

**表 1-6-6　2002 年中国六类地区 6～17 岁儿童青少年低血糖发生率**　　单位：‰

| 年龄 / 岁 | 大城市 | | 中小城市 | | 一类农村 | | 二类农村 | | 三类农村 | | 四类农村 | |
|---|---|---|---|---|---|---|---|---|---|---|---|---|
| | 发生率 | 95%*CI* | 发生率 | 95%*CI* | 发生率 | 95%*CI* | 发生率 | 95%*CI* | 发生率 | 95%*CI* | 发生率 | 95%*CI* |
| 合计 | 0.12 | 0.00～0.36 | 0 | - | 0 | - | 0.39 | 0.00～0.94 | 0.32 | 0.00～0.93 | 0.19 | 0.00～0.56 |
| 6～8 | 0 | - | 0 | - | 0 | - | 1.32 | 0.00～3.11 | 0.63 | 0.00～1.88 | 0 | - |
| 9～11 | 0.39 | 0.00～1.16 | 0 | - | 0 | - | 0.36 | 0.00～1.06 | 0 | - | 0.55 | 0.00～1.63 |
| 12～14 | 0 | - | 0 | - | 0 | - | 0 | - | 0.81 | 0.00～2.34 | 0 | - |
| 15～17 | 0 | - | 0 | - | 0 | - | 0 | - | 0 | - | 0 | - |
| 男生 | | | | | | | | | | | | |
| 小计 | 0 | - | 0 | - | 0 | - | 0.25 | 0.00～0.74 | 0 | - | 0 | - |
| 6～8 | 0 | - | 0 | - | 0 | - | 1.24 | 0.00～3.65 | 0 | - | 0 | - |
| 9～11 | 0 | - | 0 | - | 0 | - | 0 | - | 0 | - | 0 | - |
| 12～14 | 0 | - | 0 | - | 0 | - | 0 | - | 0 | - | 0 | - |
| 15～17 | 0 | - | 0 | - | 0 | - | 0 | - | 0 | - | 0 | - |
| 女生 | | | | | | | | | | | | |
| 小计 | 0.25 | 0.00～0.73 | 0 | - | 0 | - | 0.54 | 0.00～1.62 | 0.67 | 0.00～1.94 | 0.40 | 0.00～1.18 |
| 6～8 | 0 | - | 0 | - | 0 | - | 1.41 | 0.00～4.22 | 1.36 | 0.00～4.03 | 0 | - |
| 9～11 | 0.80 | 0.00～2.37 | 0 | - | 0 | - | 0.75 | 0.00～2.25 | 0 | - | 1.16 | 0.00～3.42 |
| 12～14 | 0 | - | 0 | - | 0 | - | 0 | - | 1.70 | 0.00～4.92 | 0 | - |
| 15～17 | 0 | - | 0 | - | 0 | - | 0 | - | 0 | - | 0 | - |

# 下篇　2012年中国人群血糖状况及十年变化

## 第一章　监测概况

### 第一节　监测背景

2002年以来，中国社会经济得到了快速发展，为更好地反映在膳食模式变迁与疾病谱改变的关键时期中国居民营养与健康现况与变迁情况，2010年，原卫生和计划生育委员会疾控局决定将十年开展一次的中国居民营养与健康状况调查改为常规性的营养监测，于2010—2013年组织开展了中国居民营养与健康监测工作，分阶段完成了覆盖31个省（自治区、直辖市）205个监测点的具有全国代表性的全人群的营养与健康状况监测。其中2010—2012年对全国150个监测点分大城市、中小城市、普通农村和贫困农村四层的6岁及以上居民开展了营养与健康监测，2013年对全国55个监测点的0～5岁儿童和乳母进行了专项监测，最后形成了约25万样本人群，具有全国代表性的居民营养与健康数据库。血糖是其中的重要内容之一，为研究中国居民血糖分布状况、血糖水平及糖代谢异常患病率提供了极好的数据基础。

本篇依据2010—2012年完成的31个省（自治区、直辖市）共150个监测点收集的6岁及以上人群血糖及相关行为调查数据，分析2010—2012年（以下均简称为2012年）我国6岁及以上人群空腹血糖水平、糖尿病患病率等指标，并与2002年结果进行比较，揭示我国人群血糖状况及十年变化。

### 第二节　监测目的

通过对31个省（自治区、直辖市）中150个6岁及以上居民监测点开展营养与健康状况监测工作，了解中国居民血糖的平均水平和糖代谢异常患病率的分布状况，了解居民血糖检测行为、糖尿病知晓、治疗及控制状况，为国家制定居民营养与健康相关政策提供基础信息。

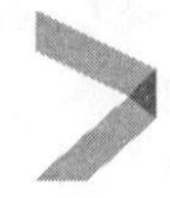



# 第三节　调查对象与抽样方法

## 一、调查对象

调查对象为全国 31 个省（自治区、直辖市），不含香港、澳门特别行政区及中国台湾的 150 个监测点（34 个大城市、41 个中小城市、45 个普通农村和 30 个贫困农村）中抽中样本住户的常住人口，包括居住并生活在一起（时间在半年以上）的家庭成员和非家庭成员（如亲戚、保姆等其他人），如果单身居住也作为一个住户调查。每个监测点共调查 6 岁及以上居民 1 000 人。为保证 6～17 岁儿童青少年和孕妇的基本调查人数，每个点要求至少调查 6～17 岁儿童青少年 240 人，孕妇 30 人。入户调查中不足的需要适当补充。

所有 6 岁及以上调查对象均采集静脉血测定空腹血糖，其中所有 18 岁及以上调查对象（孕妇和已确诊糖尿病患者除外）进行糖耐量检测。

## 二、抽样设计

中国居民营养与健康状况监测采用分层多阶段与人口成比例的整群随机抽样的方法（PPS），通过样本估计总体。由国家统计局应用 2009 年人口普查数据，在中国城市和农村抽样框中，直接完成了样本县（市、区）和村（居）委会的抽样工作。再由县（区）级疾控中心项目工作组按照国家项目组制定的统一抽样原则完成样本户的抽样。抽取的样本具有全国代表性，并具有大城市、中小城市、普通农村和贫困农村四层代表性，同时以等容和等比为基本条件，确定 2012 年每个监测点抽取 6 个居（村）委会的 450 户约 1 000 人作为监测点的最小样本量。

### （一）县（区）级行政单位分层及抽样框建立方法

中国居民营养与健康状况监测实施的调查将全国所有县（区）级行政单位（包括县、县级市、区）分为四层：大城市、中小城市、普通农村、贫困农村。各层的定义如下：

大城市：直辖市、计划单列市、城区人口 100 万以上的省会城市共计 32 个大城市的中心城区。本层含 146 个区。

中小城市：上述大城市中心城区之外的所有的区、地级市城区和县级市。本层共 1 079 个区或县级市。

贫困农村：国家确定的扶贫开发重点县。本层在《中国农村扶贫开发纲要（2001—2010 年）》中确定的 592 个县中去掉县级市或区，共 559 个贫困农村。

普通农村：贫困农村以外的县，共 1 074 县。

分层后，按国家标准地址码排队建立县（区）级行政单位抽样框。

### （二）样本量确定

1. 所需最小样本量

最小样本量计算公式为：

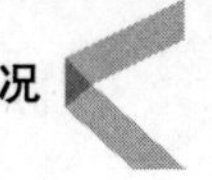

$$n=\text{deff}\left(\frac{\mu_\alpha^2\times\pi(1-\pi)}{\delta^2}\right)$$，其中允许误差：$\delta=p\cdot\pi$

以糖尿病患病率为确定样本大小的计算标识，满足以下5个条件：

（1）根据2002年全国居民健康与营养调查的结果：18岁及以上人口糖尿病患病率为2.6%，本次取3.0%作为总体人群糖尿病患病率。

（2）相对误差控制在15%以内，取$\delta$=0.45%，以保证精确度。

（3）取95%可信限，$\mu_\alpha$=1.96，以保证准确。

（4）分4个类型地区（4个水平）、性别（2个水平）两个分层分析因素，共8层。

（5）设计效率deff值取2.5。

每层需要样本量：

$$n=\text{deff}\left(\frac{\mu_\alpha^2\times\pi(1-\pi)}{\delta^2}\right)=2.5\times\left[\frac{1.96^2\times0.03\times(1-0.03)}{0.0045^2}\right]=13\,801$$

18岁及以上调查样本量为：13 801×8=110 408

根据2008年人口变动情况抽样调查数据推算（《2009年中国人口和就业统计年鉴》）18岁及以上人口占78%；失访率按10%记，则本次调查最小样本量为：

110 408÷0.78÷0.90 =157 276，约16万。

2．样本量分配

2012年全国6岁及以上居民的监测共确定150个监测点，按照4类地区人口比例分配，大城市34个，中小城市41个，普通农村45个，贫困农村30个。根据城市每户平均2.5人，农村平均2.6人，每个样本点拟调查户数平均为450户。估计调查样本量为172 125人，满足最小样本量的要求。

3．监测点抽样方法

本次调查在全国共抽取150个县（县级市、县级区）作为监测点。31个省（自治区、直辖市）与全国各县（县级市、县级区）分层交叉后，共计124小层，除去空缺（如东部9省市没有贫困县，或省会城市不足100万人口，因而不设中心城区层），并考虑个别省区工作条件等问题，全国共划分106个小层。每个省在每一小层至少保持一个监测点，再按各省各层中的人口规模分布其余监测点。

## （三）居（村）委员会抽选方法

每个监测点共抽取6个居（村）委会。大城市抽样点只抽取居委会，中小城市、普通农村抽样点6个居（村）委会在城镇与乡村中的分配要与每个监测点中城镇和乡村常住人口比例大致相同。贫困农村抽样点只抽取村委会。

1．大城市、中小城市

以国家统计局"统计用区划代码和城乡划分代码库"中的村级单位信息为基础建立居（村）民委员会抽样框。每个监测点内，按居（村）民委员会的城乡属性代码分层，在每层内按地址码排队，用每个居（村）委会的常住人口累计数作为辅助指标，采用与人口成比例的方法，随机起点，等距抽取居（村）委会。

每个监测点共抽取6个居（村）委会。大城市抽样点只抽取居委会，中小城市城镇与乡村分别抽样，以保证抽样点6个居（村）委会在城镇与乡村中的分配与每个监测点城镇和乡村常住人口比例大致相同。

若抽中居（村）委会户数不足100户，则与邻近的下一个居（村）委会合并抽取监测户。

2. 普通农村

以国家统计局“统计用区划代码和城乡划分代码库”中的乡镇级单位信息为基础建立乡镇抽样框。每个监测点内，分别按乡、镇地址码排队，用每个乡镇常住人口累计数作为辅助指标，采用与人口成比例的方法，随机起点，分别等距抽取2个乡和1个镇。按照全县居委会和村委会的人口比例，计算6个村（居）民委员会中村民委员会和居民委员会的比例（6∶0或5∶1或4∶2）。

（1）如果样本点应抽取居委员会数为0个，村委员会数为6，则在所确定的3个乡镇中各抽取2个村委会，采用与人口成比例的方法抽取。

（2）如果样本点应抽取居委员会数为1个，村民委员会数为5，则在所确定镇中抽取1个居委会，1个村委会，另外两个乡中各抽取2个村委会，采用与人口成比例的方法抽取。

（3）如果样本点应抽取居委员会数为2个，村民委员会数为4，则在所确定镇中抽取2个居委会，另外两个乡中各抽取2个村委会，采用与人口成比例的方法抽取。

若抽中居（村）委会户数不足100户，则与邻近的下一个居（村）委会合并抽取监测户。

3. 贫困农村

以国家统计局“统计用区划代码和城乡划分代码库”中的乡镇级单位信息为基础建立乡镇抽样框。每个监测点内，按乡镇地址码排队，用每个乡镇常住人口累计数作为辅助指标，采用与人口成比例的方法，随机取点，等距抽取3个乡镇。每个乡镇中只抽取村委会，按村民委员会地址码排队，用每个村委会的常住人口累计数作为辅助指标，采用与人口成比例的方法，随机取点，等距抽取2个村委会。

4. 监测户抽选方法

每个抽中村（居）委会中随机抽取75户。根据本村（居）委会住户分布的实际情况，按地理位置（楼群 / 村民小组）分成每25户为一群，将剩余户与邻近楼群或村民小组中的住户组织一群，使所有住户都在抽样群中；按简单随机抽样原则，每村（居）委会随机抽取3个群组成调查样本。

在选定的3个群75户中，第1群的25户和第2群的前5户（共30户）作为3天24小时膳食回顾调查人群；第2群的25户作为食物频率法调查人群。

## 第四节　调查内容、方法与定义

本篇从血糖测定人群基本状况分布、血糖水平、不同类型糖代谢异常患病率、血糖检测、糖尿病知晓、治疗及控制情况等几方面进行分析，涉及指标包括：调查人群地区、性别、年龄、职业、文化程度、家庭收入、空腹血糖、糖耐量、血糖检测、糖尿病知晓、治疗及控制情况。这些指标包含在询问调查、实验室检测中。

### 一、询问调查

询问调查包括家庭询问调查和社区基本信息收集两方面内容，采用问卷调查的方法，

由培训合格的调查员入户开展面对面询问调查。

家庭询问调查问卷包括家庭基本情况登记表、个人健康情况问卷、身体活动调查问卷。其中，家庭基本情况调查内容包括家庭成员基本情况、经济收入、调查对象一般情况（年龄、民族、婚姻状况、教育、职业等），个人健康状况问卷内容包括主要慢性疾病的现患状况及家族史等。

每个调查县/区完成一份社区基本信息调查表，收集内容包括本县/区所辖区内人口、经济、社会及医疗卫生保健等方面的基本信息，由调查员按照要求，通过查阅资料、走访当地统计或卫生等部门的方式进行询问和记录。

## 二、实验室检测

采用葡萄糖氧化酶法测定血糖。所有被调查的6～17岁调查对象只测定空腹血糖，18岁及以上调查对象均测定空腹血糖及糖耐量（已确诊为糖尿病患者及孕妇只测定空腹血糖，不再检测糖耐量）。

采集6岁及以上所有参加体检对象的晨起空腹取静脉血6ml后，所有18岁及以上调查对象（孕妇和已确诊糖尿病患者除外）口服75g葡萄糖（溶于300ml水，提前配好），3分钟内服完。从口服葡萄糖液开始计时，2小时后（误差不超过3分钟）准时再次采静脉血2ml测定血糖。

## 三、血糖相关的定义及评价标准

本报告共纳入2012年6～17岁儿童青少年空腹血糖有效数据26 766人，由于本次调查所有被调查的6～17岁调查对象只测定空腹血糖，因此儿童青少年糖尿病诊断仅依据空腹血糖检测结果，纳入2012年18岁及以上空腹血糖有效数据115 885人，糖耐量有效数据97 131人，分别用于分析新诊断糖尿病、糖耐量异常率等相关指标。

### （一）糖尿病

判断糖尿病的依据为1999年国际糖尿病联盟（IDF）糖尿病诊断标准。符合下列条件之一者确诊为糖尿病（DM）：①本次调查中空腹血糖（FPG）≥7.0mmol/L；②本次调查中口服葡萄糖耐量试验（OGTT）服糖后2小时血糖≥11.1mmol/L；③已被县级以上医院确诊为糖尿病者且正在接受治疗者。

### （二）空腹血糖受损

满足下列条件者：①本次调查中空腹血糖（FPG）≥6.1mmol/L但<7.0mmol/L；②本次调查中口服葡萄糖耐量试验（OGTT）服糖后2小时血糖<7.8mmol/L。

### （三）糖耐量异常

满足下列条件者：①本次调查中空腹血糖（FPG）<7.0mmol/L；②本次调查中口服葡萄糖耐量试验（OGTT）服糖后2小时血糖≥7.8mmol/L但<11.1mmol/L。

### （四）糖尿病知晓率

在本次调查诊断为糖尿病的调查对象中，在本次调查之前就知道自己患有糖尿病者（被专业人员诊断）所占的比例。

### （五）糖尿病治疗率

在经本次调查所诊断的所有糖尿病患者中，采取过药物、饮食或运动等方式进行治疗者的比例。

### （六）糖尿病控制率

经本次调查诊断的所有糖尿病已发、新发病例中，空腹血糖水平在7.0以下者所占比例。

### （七）低血糖

对非糖尿病病人来说，低血糖症的诊断标准为空腹血糖<2.8mmol/L。

# 第五节　样本的代表性评价

本次监测将实际调查样本的基本人口学指标与2009年全国人口统计数据进行比较，还将人口年龄构成与2009年人口数据进行比较，以了解本次监测样本的全国代表性。

## 一、监测城乡数与实际城乡数

本次共抽取的150个监测点中，共有城市点76个，农村点74个；城乡比例约为1∶1；而实际全国共有中小城市和大城市1 111个，贫困农村和普通农村县1 633个，城乡比例为0.7∶1（表2-1-1）。

表2-1-1　监测县（区）数与全国县（区）数对比

| | 全国县（区）数 | | | 监测县（区）数 | | |
|---|---|---|---|---|---|---|
| | 合计 | 城市 | 农村 | 合计 | 城市 | 农村 |
| 个数 | 2 858 | 1 225 | 1 633 | 150 | 76 | 74 |
| 构成比/% | 100 | 42.9 | 57.1 | 100 | 50.7 | 49.3 |

## 二、抽样样本与全国人口基本人口学指标比较

将本次调查抽样样本的基本人口学指标，包括性别比例、负担系数、家庭户规模和少数民族人口比例，与国家统计局公布的2009年人口数据比较，男性人群比重和负担系数偏低，家庭户规模和少数民族人口比例偏高（表2-1-2）。

表 2-1-2　抽样样本与基本人口学指标比较

| 指标 | 2009 年全国统计 | 本次抽样样本数据 |
|---|---|---|
| 性别比 | 103.27 | 92.29 |
| 负担系数 | 36.21 | 33.64 |
| 家庭户规模 / 人 | 3.15 | 3.36 |
| 少数民族人口比例 /% | 8.41 | 12.16 |

## 三、抽样样本与全国人口年龄构成的比较

将 2009 年国家统计局调查人口数据作为总体，把本次调查的抽样样本人口数据作为样本，比较样本年龄分布与总体人口年龄分布的一致程度。本次调查的抽样样本为 183 137 人，经过拟合优度检验表明，抽样样本的年龄构成与全国人口年龄构成有显著性差异（表 2-1-3）。

表 2-1-3　2012 年中国营养与健康调查抽样人群年龄构成与全国 2009 年人口普查年龄结构比较　单位：%

| 年龄 / 岁 | 合计 | | 男 | | 女 | |
|---|---|---|---|---|---|---|
| | 全国 | 样本 | 全国 | 样本 | 全国 | 样本 |
| 0～ | 4.445 | 2.749 | 4.481 | 3.109 | 4.408 | 2.417 |
| 5～ | 4.574 | 4.131 | 4.532 | 4.598 | 4.617 | 3.700 |
| 10～ | 6.242 | 4.365 | 6.286 | 4.804 | 6.196 | 3.960 |
| 15～ | 6.381 | 3.601 | 6.673 | 3.863 | 6.078 | 3.360 |
| 20～ | 6.362 | 5.198 | 6.520 | 5.226 | 6.199 | 5.173 |
| 25～ | 8.046 | 5.641 | 8.244 | 5.496 | 7.841 | 5.774 |
| 30～ | 6.423 | 5.941 | 6.704 | 5.765 | 6.132 | 6.104 |
| 35～ | 7.781 | 7.411 | 7.817 | 7.376 | 7.743 | 7.442 |
| 40～ | 8.028 | 8.917 | 8.082 | 8.742 | 7.972 | 9.078 |
| 45～ | 8.451 | 10.025 | 8.596 | 9.531 | 8.302 | 10.481 |
| 50～ | 9.776 | 8.387 | 9.645 | 8.090 | 9.912 | 8.660 |
| 55～ | 8.482 | 10.457 | 8.441 | 9.963 | 8.525 | 10.914 |
| 60～ | 4.933 | 8.510 | 4.757 | 8.464 | 5.116 | 8.553 |
| 65～ | 3.493 | 5.929 | 3.275 | 5.956 | 3.719 | 5.903 |
| 70～ | 3.008 | 4.386 | 2.757 | 4.594 | 3.268 | 4.195 |
| 75～ | 3.574 | 4.352 | 3.190 | 4.424 | 3.971 | 4.285 |
| 合计 | 100 | 100 | 100 | 100 | 100 | 100 |
| | $\chi^2$=8 248.2，$P$<0.05 | | $\chi^2$=4 205.7，$P$<0.05 | | $\chi^2$=4 341.9，$P$<0.05 | |

人口金字塔是将人口的性别、年龄分组数据，以年龄为纵轴，人口百分数为横轴，男女性别分于两侧绘制而成。人口金字塔可以形象、直观地表示出人群的年龄性别构成情况（图 2-1-1、图 2-1-2）。

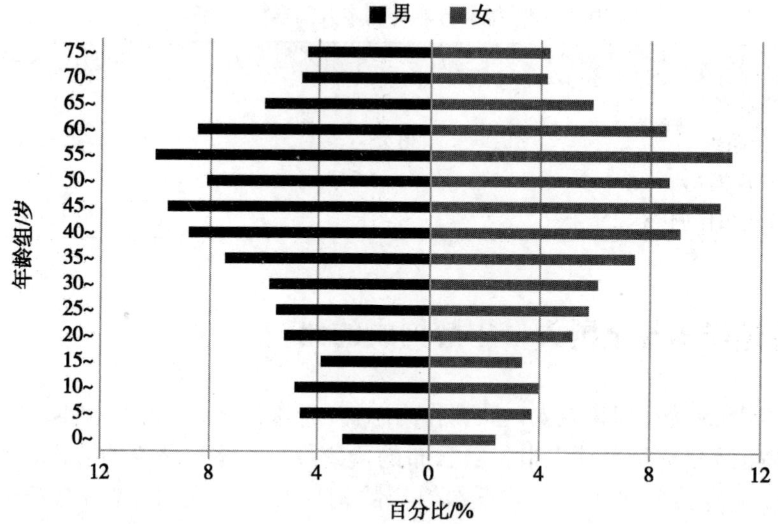


图 2-1-1　2012 年中国营养与健康监测抽样户籍人口金字塔

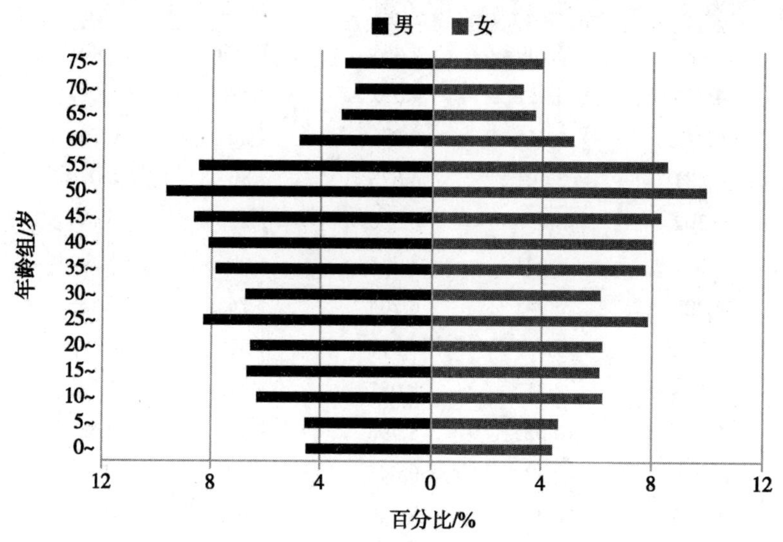


图 2-1-2　2009 年国家统计局户籍人口金字塔

从图 2-1-1 和 2-1-2 可见本次调查的抽样人口与 2009 年国家统计局发布的户籍人口相比，青年人口比例偏低，中老年人口比例偏高，女性人口偏多。因此，在计算分析时，应采用事后分层方法调整人口年龄结构。经调整后抽样样本的年龄结构与全国人口年龄构成没有显著性差异。

## 第六节 数据清理及统计分析方法

### 一、数据清理

1. 数据录入采用统一编制的中国居民营养与健康状况监测系统平台进行录入。

2. 上报数据为ACCESS格式，统一转换为SAS格式进行清理。

3. 数据清理一般原则

(1) 检验变量间的逻辑关系。

(2) 分析变量的频数分布。

(3) 查找变量的异常值和极值，将数据中的连续变量的1%～5%的数值作为极值加以查验。

(4) 确定变量的取值范围(考虑年龄、性别差异)。

4. 清理后异常值返回原抽样点进行核查，进行进一步修正，建立最终标准数据库。

### 二、统计分析方法

1. 2012年数据

均值和率的计算都进行复杂抽样加权处理，使用2009年国家统计局公布的人口数据。每个个体的基础抽样权重和事后分层权重相乘，为个体最终权重。

(1) 基础抽样权重计算：由于本次监测采用了不等概率抽样，因此需要根据抽样设计对样本进行抽样加权。按照本次监测的抽样设计，样本个体各阶段抽样权重如下，这里用i表示某一样本个体：

第1阶段：每个省的大城市抽取1～2个中心城区作为监测点，中小城市抽取1～3个区/县级市作为监测点，普通农村和贫困农村抽取1～3个县作为监测点，$W_{si1}$为样本监测点的抽样权重，其计算公式如下：

$$\text{大城市 } W_{si1}=\frac{\text{所在大城市中心城区数}}{\text{样本个体所在大城市样本区数}}$$

$$\text{中小城市 } W_{si1}=\frac{\text{所在省中心城区数和县级市数}}{\text{样本个体所在省样本区和县级市数}}$$

$$\text{普通农村 } W_{si1}=\frac{\text{所在省非贫困县数}}{\text{样本个体所在省样本县数}}$$

$$\text{贫困农村 } W_{si1}=\frac{\text{所在省贫困县数}}{\text{样本个体所在省样本县数}}$$

第2阶段：每个县(区)采用PPS方法抽取6个居(村)委会，$W_{si2}$为样本居(村)委会的抽样权重：

$$W_{si2}=\frac{\text{样本个体所在区/市常住人口数}}{6\times\text{样本个体所在居(村)委会人口数}}$$

第3阶段：每个居委会随机抽取调查户（75户），$W_{si3}$为样本户的抽样权重：

$$W_{si3}=\frac{\text{所在居(村)委会中总户数}}{\text{所在居(村)委会调查户数}}$$

第4阶段：抽中调查户中的所有家庭成员6岁及以上成员为调查对象，因在本报告分析中只有18岁及以上人群考虑抽样权重，在家庭中所有18岁以上家庭成员均为调查对象，因此$W_{si4}=1$。

$$\text{个体 i 的基础抽样权重 } W_{si}=W_{si1}\times W_{si2}\times W_{si3}\times W_{si4}$$

（2）事后分层权重：为了调整由于抽样造成的某些重要指标在样本与总体分布上的偏差，需要进行事后分层调整。调整的方法是通过对每一样本个体赋予事后分层权重，使这些指标按照权重计算的样本分布与总体分布是一致的。因本次调查中6～17岁人群和18岁及以上人群的抽样方法不同，权重计算方法不同。

事后分层加权率与标化率的结果一致。

1）关于总体和样本的定义：总体为2009年全国6岁及以上人口，资料来源于2009年国家统计局；样本为经过抽样加权调整后的样本人口。

2）分层指标的选择：根据本次监测产出的需要，同时考虑分层过细可能导致的最小分层样本量不足的问题，需选择主要指标作为分层指标。由这些指标相互交叉得到的最细分层为最小分层，最小分层共计192层。

**表2-1-4　分层指标及其层数**

| 分层指标 | 层数 | 分层标准 |
|---|---|---|
| 性别 | 2 | 男性、女性 |
| 年龄 | 24 | 6～17岁每一岁一组，共12层<br>18岁及以上按照5岁一组进行划分，共13层，即18～24，25～29，30～34，35～39，40～44，45～49，50～54，55～59，60～64，65～69，70～74，≥75 |
| 地区 | 4 | 大城市、中小城市、普通农村、贫困农村 |

事后分层权重的计算方法：

$$\text{18岁及以上人群：}W_{pk}=\frac{\text{总体在第 k 层的人口数}}{\text{样本在第 k 层的权重之和}}$$

$$\text{6～17岁人群：}W_{pk}=\frac{\text{总体在第 k 层的人口数}}{\text{样本在第 k 层的人数之和}}$$

上式中的权重为抽样权重和无应答权重的乘积。

如果将第k层的样本权重按照上式求和，其结果为第k层的总体人口数，这表明通过上述加权方法，将指标在样本和总体上的分布调整为一致的。

（3）最终权重

18岁及以上个体i（其所在事后分层为k）最终权重为以上抽样权重和事后分层权重的乘积：

$$W_{final}=W_{si}\times W_{pk}$$

6～17岁个体来自抽样人群和补充人群，在分析计算分年龄组、性别结果时只考虑调整事后分层权重。

$$W_{final}=W_{pk}$$

2. 2002年数据

为了与2010—2013年数据可比，使用2009年国家统计局公布的分四类地区、分性别、分年龄人口数据为标准人口，对2002年调查数据进行事后加权调整。

3. 采用SAS9.4进行统计分析

加权估计不同地区、不同年龄人群某疾病的患病率和95%可信区间采用SURVEYFREQ过程实现；均值及标准误的估计使用SURVEYMEANS过程实现。

# 第七节 质量控制

## 一、质量控制组织和技术措施

1. 加强质量控制工作的组织领导

为了加强调查的组织领导和保证调查质量，在原国家卫生和计划生育委员会领导下，中国疾病预防控制中心营养与健康所（原营养与食品安全所）成立了技术执行组和专家组，全面负责组织、协调、落实项目有关工作，从组织上保证调查方案的顺利实施。

2. 组成专门质量控制队伍

由中国疾病预防控制中心营养与健康所组成国家质量控制工作队，负责确定调查的质量控制方法，统一调查方法和调查表格，组织各省（市）调查工作队培训、现场调查技术指导及调查全过程的质量控制。各省（市）成立本省质量控制工作组，按抽样、询问调查、医学体检、实验室检测、膳食调查、数据管理项目设立省级质量控制员，按项目质量控制工作规范及方法，负责并配合国家质量控制工作队完成本省调查全过程的质量控制。调查点设立专人负责质量控制工作，并在省（市）质量控制工作组的领导下做好调查点的质量控制工作。

3. 统一方法

在抽样、询问调查、实验室检测、数据清理等各环节、各阶段确定质量控制方法。

为了保证项目的顺利进行和调查的质量，技术执行组和专家组对调查方案进行反复论证，于2010年3月确定了2010—2013年中国居民营养与健康状况监测的总体方案。

为保证调查质量，本轮调查实行了五个统一：统一提供全部调查表格及调查手册；统一提供专用条形码标记，标识所有调查对象，并要求每个数据录入点统一购置了条形码识别器；统一提供符合计量标准的体重秤、身高计、血压计及腰围尺；要求到国家技术执行组指定的厂家统一购置现场所需全部试剂、标准的采血针、注射器、进口的负压抗凝离心管、血液样品储存管等；为每个监测点统一提供直接影响测定精确度的关键器材，如10μl毛细管及20μl定量取样器。

4. 调查人员的培训

项目组制订了统一的培训计划和培训手册，2010年、2011年和2012年分别在全国举办了 4 期、3 期和 3 期国家级培训班，每省级 3 人参加，其中 1 人为实验室人员；每个调查点至少 6 人参加，其中 2 人为实验室人员。3 年共培训来自全国 31 个省、自治区、直辖市 150 个监测点的 1 500 余名省级和县（区）级技术骨干人员。国家级培训班直接培训到省级和各调查点的技术负责人和骨干，通过培训，要求每个调查员必须明确调查意义，了解设计原则，熟悉调查表内容，掌握调查询问方法与实际操作技能，确保调查人员熟悉掌握调查技术，一致性达到 95% 以上。省级疾控中心和监测点（县区级）实验室的 200 多名相关人员参加了国家级血糖测定的培训，血糖考核一次考核优良率在 64.3%～90.0% 之间。所有实验室人员通过学习和操作最终都通过了实习考核。培训经过考核合格后，作为师资力量再回到当地培训所有调查员。所有参加调查的调查员必须参加统一培训、通过统一考试。

5. 盲样考核及绘制质量控制图

为确保现场检测工作的准确性，调查开始前对血糖测定人员进行盲样考核，考核合格后方可进行现场检测工作。进入第一个工作现场，测定血糖的质量控制样品及盲样，于当天向国家工作队及时反馈盲样结果，在确认合格后，方可进行后续工作。检测所用仪器均通过计量部门校准合格后方可使用。在样品测定过程中，每测定 10 个样品做一个样品的双样测定，每测定 50 个样品做一套质量控制系列样品测定，包括定值葡萄糖液、冻干粉质量控制血清和盲样。质量控制系列样品做双样测定，并绘制血糖质量控制图。

## 二、质量控制的内容和结果评价

对现场调查、实验室检测、数据录入及分析等各个过程的质量检查记录表及其他质量控制结果进行分析，结果评价如下：

1. 询问调查质量控制

2010 年、2011 年和 2012 年三次现场调查的质量控制分为省级和国家级两级，三年内省级质量控制队共对 63 536 份问卷质量进行检查，漏项问卷占 9.7%、逻辑错误占 5.5%、填写不清占 4.1%。三年内国家级质量控制组共对 1 145 份问卷质量进行检查，漏项问卷占 5.8%、逻辑错误占 7.2%、填写不清占 4.7%，国家级和省级分年度问卷质量控制结果见表 2-1-5。

**表 2-1-5　2010—2012 年调查表填写质量控制检查结果**

| 调查年 | | 监测点数 / 个 | 调查表份数 / 份 | 漏项率 /% | 逻辑错误率 /% | 填写不清率 /% |
|---|---|---|---|---|---|---|
| 合计 | 省级 | 131 | 63 536 | 9.7 | 5.5 | 4.1 |
| | 国家 | 83 | 1 235 | 5.8 | 7.2 | 4.7 |
| 2010 年 | 省级 | 33 | 14 739 | 9.4 | 6.5 | 4.8 |
| | 国家 | 27 | 356 | 5.9 | 5.6 | 3.9 |
| 2011 年 | 省级 | 54 | 36 188 | 7.7 | 3.6 | 3.3 |
| | 国家 | 29 | 449 | 5.6 | 8.5 | 4.5 |
| 2012 年 | 省级 | 44 | 11 609 | 16.5 | 10.0 | 5.5 |
| | 国家 | 27 | 430 | 8.8 | 7.1 | 5.8 |

2. 实验室检测质量控制

国家实验室向各监测点实验室发出考核样品，测定 3 次以上，求出均值并上报国家实验

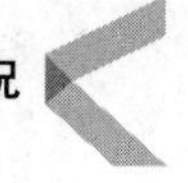

室。国家实验室采用偏离指数(DI)法进行评分。我们规定的偏离尺度为靶值的5%,即当偏离靶值5%时,DI=1.0。考核标准为:

DI≤0.5为优秀　　　0.5<DI≤1.0为良好

1.0<DI≤1.6为及格　DI>1.6为不及格

大城市、中小城市及农村的血糖质量控制结果分别见表2-1-6和表2-1-7。

**表2-1-6　2010—2011年现场血糖测定质量控制结果**　　单位:%

| | 大城市 | | | 中小城市 | | |
|---|---|---|---|---|---|---|
| | *n* | 偏离度 | 及格率 | *n* | 偏离度 | 及格率 |
| 定值葡萄糖液 | 2 630 | 2.6 | 97.8 | 3 272 | 1.8 | 99.4 |
| 质量控制血清 | 2 564 | 3.8 | 90.0 | 3 296 | 2.1 | 98.4 |
| 盲样 | | | | | | |
| 盲样1 | 804 | 4.8 | 92.1 | 1 130 | 3.3 | 93.1 |
| 盲样2 | 809 | 3.3 | 91.9 | 1 178 | 2.8 | 95.9 |
| 盲样3 | 787 | 3.4 | 93.2 | 964 | 3.1 | 95.2 |
| 平行样 | 7 876 | 0.9 | 99.8 | 11 428 | 1.0 | 99.7 |

注:DI评分合格包括DI评分优秀、良好和及格。

**表2-1-7　2011—2012年现场血糖测定质量控制结果**　　单位:%

| | 普通农村 | | | 贫困农村 | | |
|---|---|---|---|---|---|---|
| | *n* | 偏离度 | 及格率 | *n* | 偏离度 | 及格率 |
| 定值葡萄糖液 | 3 201 | 2.0 | 99.0 | 1 935 | 2.9 | 94.9 |
| 质量控制血清 | 3 121 | 3.3 | 91.4 | 1 944 | 4.0 | 86.9 |
| 盲样 | | | | | | |
| 盲样1 | 904 | 5.3 | 89.5 | 803 | 4.6 | 84.1 |
| 盲样2 | 991 | 3.3 | 90.0 | 665 | 5.1 | 81.0 |
| 盲样3 | 1 189 | 3.5 | 91.8 | 557 | 5.3 | 87.6 |
| 平行样 | 14 028 | 1.1 | 99.7 | 9 128 | 2.4 | 98.6 |

注:DI评分合格包括DI评分优秀、良好和及格。

34个大城市调查点实验室共计完成2 630份定值葡萄糖液的测定,平均偏离度为2.6%,DI评分的及格率为97.8%。完成质量控制血清(冻干粉)测试2 564次,平均偏离度为3.8%;DI评分的及格率为90.0%。现场血糖检测中共有3个水平的盲样。其中检测低葡萄糖浓度水平盲样804份,偏离度4.8%,及格率92.1%;中葡萄糖浓度水平盲样809份,偏离度3.3%,及格率91.9%;高葡萄糖浓度水平盲样787份,偏离度3.4%,及格率93.2%。完成平行样测定7 876份,平均偏离度0.9%,及格率99.8%。

具有质量控制结果的中小城市调查点有40个,共计完成定值葡萄糖液的测定3 272份,平均偏离度为1.8%;DI评分的及格率为99.4%。完成质量控制血清测试3 296份,平均偏离度为2.1%;DI评分的及格率为98.4%。现场血糖检测中同样也有3个水平的盲样,其中检测低葡萄糖浓度水平盲样1 130份,偏离度3.3%,及格率93.1%;中葡萄糖浓度水平盲

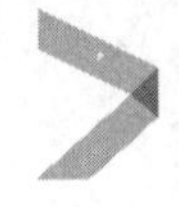


样 1 178 份，偏离度 2.8%，及格率 95.9%；高葡萄糖浓度水平盲样 964 份，偏离度 3.1%，及格率 95.2%。完成平行样测定 11 428 份，平均偏离度 1.0%，及格率 99.7%。

具有质量控制结果的普通农村调查点有 42 个，共计完成定值葡萄糖液的测定 3 201 份，平均偏离度为 2.0%，DI 评分的及格率为 99.0%。完成质量控制血清测试 3 121 份，平均偏离度为 3.3%，DI 评分的及格率为 91.4%。现场 3 个水平的血糖盲样中，检测低葡萄糖浓度水平盲样 904 份，偏离度 5.3%，及格率 89.5%；中葡萄糖浓度水平盲样 991 份，偏离度 3.5%，及格率 90.0%；高葡萄糖浓度水平盲样 1 189 份，偏离度 3.5%，及格率 91.8%。完成平行样测定 14 028 份，平均偏离度 1.0%，及格率 99.7%。

具有质量控制结果的贫困农村调查点有 27 个，共计完成定值葡萄糖液的测定 1 935 份，平均偏离度为 2.9%，DI 评分的及格率为 94.9%。完成质量控制血清冻干粉测试 1 944 份，平均偏离度为 4.0%，DI 评分的及格率为 86.9%。现场血糖 3 个水平的盲样中，检测低葡萄糖浓度水平盲样 803 份，偏离度 4.6%，及格率 84.1%；中葡萄糖浓度水平盲样 665 份，偏离度 5.1%，及格率 81.0%；高葡萄糖浓度水平盲样 557 份，偏离度 5.3%，及格率 87.6%。完成平行样测定 9 128 份，平均偏离度 2.4%，及格率 98.6%。

以上结果说明，无论在城市还是在农村的调查点，现场血糖检测准确度整体均处于可接受范围，测试结果可靠，可用于人群血糖水平和糖尿病患病率的估算。

# 第二章 2012 年中国成年人血糖状况

## 第一节 2012 年中国成年人调查人群基本特征

### 一、2012 年中国成年人空腹血糖测定人群样本特征

成年人(不含孕妇)样本共计 115 885 人，其中，男性 50 394 人(占 43.5%)，女性 65 491 人(占 56.5%)。从年龄构成看，18～44 岁青年 37 010 人(占 31.9%)，45～59 岁中年 43 472 人(占 37.5%)，60 岁及以上的老年 35 403 人(占 30.6%)。城市有 57 481 人完成了空腹血糖测定，其中男性 24 182 人(占 42.1%)，女性 33 299 人(占 57.9%)；农村有 58 404 人完成了空腹血糖测定，其中男性 26 212 人(占 44.9%)，女性 32 192 人(占 55.1%)(表 2-2-1、表 2-2-2)。大城市、中小城市、普通农村和贫困农村样本量分别为 25 409 人、32 072 人、36 562 人和 21 842 人(表 2-2-3、表 2-2-4)。

表 2-2-1 2012 年中国成年人空腹血糖测定人群按性别、年龄和城乡分布 单位：人

| 年龄 / 岁 | 全国 | | | 城市 | | | 农村 | | |
|---|---|---|---|---|---|---|---|---|---|
| | 合计 | 男性 | 女性 | 合计 | 男性 | 女性 | 合计 | 男性 | 女性 |
| 合计 | 115 885 | 50 394 | 65 491 | 57 481 | 24 182 | 33 299 | 58 404 | 26 212 | 32 192 |
| 18～44 | 37 010 | 15 241 | 21 769 | 16 994 | 6 780 | 10 214 | 20 016 | 8 461 | 11 555 |
| 45～59 | 43 472 | 18 377 | 25 095 | 21 478 | 8 659 | 12 819 | 21 994 | 9 718 | 12 276 |
| ≥60 | 35 403 | 16 776 | 18 627 | 19 009 | 8 743 | 10 266 | 16 394 | 8 033 | 8 361 |

表 2-2-2 2012 年中国成年人空腹血糖测定人群按性别、年龄和城乡分布 单位：人

| 年龄 / 岁 | 全国 | | | 城市 | | | 农村 | | |
|---|---|---|---|---|---|---|---|---|---|
| | 合计 | 男性 | 女性 | 合计 | 男性 | 女性 | 合计 | 男性 | 女性 |
| 合计 | 115 885 | 50 394 | 65 491 | 57 481 | 24 182 | 33 299 | 58 404 | 26 212 | 32 192 |
| 18～29 | 9 339 | 3 874 | 5 465 | 4 226 | 1 731 | 2 495 | 5 113 | 2 143 | 2 970 |
| 30～39 | 15 433 | 6 298 | 9 135 | 7 505 | 2 949 | 4 556 | 7 928 | 3 349 | 4 579 |
| 40～49 | 26 969 | 11 120 | 15 849 | 11 801 | 4 666 | 7 135 | 15 168 | 6 454 | 8 714 |
| 50～59 | 28 741 | 12 326 | 16 415 | 14 940 | 6 093 | 8 847 | 13 801 | 6 233 | 7 568 |
| 60～69 | 22 619 | 10 480 | 12 139 | 11 734 | 5 229 | 6 505 | 10 885 | 5 251 | 5 634 |
| ≥70 | 12 784 | 6 296 | 6 488 | 7 275 | 3 514 | 3 761 | 5 509 | 2 782 | 2 727 |

表 2-2-3　2012 年中国成年人空腹血糖测定人群按性别、年龄和四类地区分布　　单位：人

| 年龄/岁 | 大城市 | | | 中小城市 | | | 普通农村 | | | 贫困农村 | | |
|---|---|---|---|---|---|---|---|---|---|---|---|---|
| | 小计 | 男性 | 女性 | 小计 | 男性 | 女性 | 小计 | 男性 | 女性 | 小计 | 男性 | 女性 |
| 合计 | 25 409 | 10 352 | 15 057 | 32 072 | 13 830 | 18 242 | 36 562 | 16 348 | 20 214 | 21 842 | 9 864 | 11 978 |
| 18～44 | 7 091 | 2 764 | 4 327 | 9 903 | 4 016 | 5 887 | 11 617 | 4 848 | 6 769 | 8 399 | 3 613 | 4 786 |
| 45～59 | 9 293 | 3 626 | 5 667 | 12 185 | 5 033 | 7 152 | 14 218 | 6 248 | 7 970 | 7 776 | 3 470 | 4 306 |
| ≥60 | 9 025 | 3 962 | 5 063 | 9 984 | 4 781 | 5 203 | 10 727 | 5 252 | 5 475 | 5 667 | 2 781 | 2 886 |

表 2-2-4　2012 年中国成年人空腹血糖测定人群按性别、年龄和四类地区分布　　单位：人

| 年龄/岁 | 大城市 | | | 中小城市 | | | 普通农村 | | | 贫困农村 | | |
|---|---|---|---|---|---|---|---|---|---|---|---|---|
| | 小计 | 男性 | 女性 | 小计 | 男性 | 女性 | 小计 | 男性 | 女性 | 小计 | 男性 | 女性 |
| 合计 | 25 409 | 10 352 | 15 057 | 32 072 | 13 830 | 18 242 | 36 562 | 16 348 | 20 214 | 21 842 | 9 864 | 11 978 |
| 18～29 | 1 971 | 773 | 1 198 | 2 255 | 958 | 1 297 | 2 849 | 1 176 | 1 673 | 2 264 | 967 | 1 297 |
| 30～39 | 3 176 | 1 242 | 1 934 | 4 329 | 1 707 | 2 622 | 4 504 | 1 856 | 2 648 | 3 424 | 1 493 | 1 931 |
| 40～49 | 4 389 | 1 686 | 2 703 | 7 412 | 2 980 | 4 432 | 9 445 | 4 001 | 5 444 | 5 723 | 2 453 | 3 270 |
| 50～59 | 6 848 | 2 689 | 4 159 | 8 092 | 3 404 | 4 688 | 9 037 | 4 063 | 4 974 | 4 764 | 2 170 | 2 594 |
| 60～69 | 5 414 | 2 331 | 3 083 | 6 320 | 2 898 | 3 422 | 7 115 | 3 410 | 3 705 | 3 770 | 1 841 | 1 929 |
| ≥70 | 3 611 | 1 631 | 1 980 | 3 664 | 1 883 | 1 781 | 3 612 | 1 842 | 1 770 | 1 897 | 940 | 957 |

## 二、2012 年中国成年人糖耐量测定人群样本特征

本次调查要求除已诊断为糖尿病患者和孕妇外，其余参与体检的成年人（≥18 岁）均进行糖耐量测定。调查结果显示，应测糖耐量（115 885 人，已知糖尿病者 5 481 人）110 404 人，实测 97 131 人，占 88.0%。在糖耐量测定人群中，男性 42 324 人，占 43.6%；女性 54 807 人，占 56.4%。18～44 岁青年 31 812 人（占 32.8%），45～59 岁中年 37 397 人（占 38.5%），60 岁及以上的老年 27 922 人（占 28.7%）。城市、农村糖耐量测定人数分别为 45 884 人和 51 247 人（表 2-2-5、表 2-2-6）。大城市、中小城市、普通农村和贫困农村样本量分别为 19 214 人、26 670 人、32 210 人和 19 037 人（表 2-2-7、表 2-2-8）。

表 2-2-5　2012 年中国成年人糖耐量测定人群按性别、年龄和城乡分布　　单位：人

| 年龄/岁 | 全国 | | | 城市 | | | 农村 | | |
|---|---|---|---|---|---|---|---|---|---|
| | 合计 | 男性 | 女性 | 合计 | 男性 | 女性 | 合计 | 男性 | 女性 |
| 合计 | 97 131 | 42 324 | 54 807 | 45 884 | 19 245 | 26 639 | 51 247 | 23 079 | 28 168 |
| 18～44 | 31 812 | 13 011 | 18 801 | 14 174 | 5 621 | 8 553 | 17 638 | 7 390 | 10 248 |
| 45～59 | 37 397 | 15 742 | 21 655 | 17 617 | 7 002 | 10 615 | 19 780 | 8 740 | 11 040 |
| ≥60 | 27 922 | 13 571 | 14 351 | 14 093 | 6 622 | 7 471 | 13 829 | 6 949 | 6 880 |

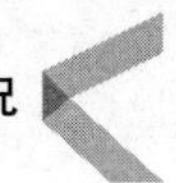

表 2-2-6　2012 年中国成年人糖耐量测定人群按性别、年龄和城乡分布　单位：人

| 年龄/岁 | 全国 | | | 城市 | | | 农村 | | |
|---|---|---|---|---|---|---|---|---|---|
| | 合计 | 男性 | 女性 | 合计 | 男性 | 女性 | 合计 | 男性 | 女性 |
| 合计 | 97 131 | 42 324 | 54 807 | 45 884 | 19 245 | 26 639 | 51 247 | 23 079 | 28 168 |
| 18～29 | 7 624 | 3 179 | 4 445 | 3 368 | 1 400 | 1 968 | 4 256 | 1 779 | 2 477 |
| 30～39 | 13 365 | 5 408 | 7 957 | 6 315 | 2 459 | 3 856 | 7 050 | 2 949 | 4 101 |
| 40～49 | 23 801 | 9 702 | 14 099 | 9 998 | 3 876 | 6 122 | 13 803 | 5 826 | 7 977 |
| 50～59 | 24 419 | 10 464 | 13 955 | 12 110 | 4 888 | 7 222 | 12 309 | 5 576 | 6 733 |
| 60～69 | 18 273 | 8 670 | 9 603 | 8 912 | 4 044 | 4 868 | 9 361 | 4 626 | 4 735 |
| ≥70 | 9 649 | 4 901 | 4 748 | 5 181 | 2 578 | 2 603 | 4 468 | 2 323 | 2 145 |

表 2-2-7　2012 年中国成年人糖耐量测定人群性别、年龄和四类地区分布　单位：人

| 年龄/岁 | 大城市 | | | 中小城市 | | | 普通农村 | | | 贫困农村 | | |
|---|---|---|---|---|---|---|---|---|---|---|---|---|
| | 小计 | 男性 | 女性 | 小计 | 男性 | 女性 | 小计 | 男性 | 女性 | 小计 | 男性 | 女性 |
| 合计 | 19 214 | 7 743 | 11 471 | 26 670 | 11 502 | 15 168 | 32 210 | 14 477 | 17 733 | 19 037 | 8 602 | 10 435 |
| 18～44 | 5 738 | 2 213 | 3 525 | 8 436 | 3 408 | 5 028 | 10 258 | 4 263 | 5 995 | 7 380 | 3 127 | 4 253 |
| 45～59 | 7 306 | 2 790 | 4 516 | 10 311 | 4 212 | 6 099 | 12 825 | 5 624 | 7 201 | 6 955 | 3 116 | 3 839 |
| ≥60 | 6 170 | 2 740 | 3 430 | 7 923 | 3 882 | 4 041 | 9 127 | 4 590 | 4 537 | 4 702 | 2 359 | 2 343 |

表 2-2-8　2012 年中国成年人糖耐量测定人群性别、年龄和四类地区分布　单位：人

| 年龄/岁 | 大城市 | | | 中小城市 | | | 普通农村 | | | 贫困农村 | | |
|---|---|---|---|---|---|---|---|---|---|---|---|---|
| | 小计 | 男性 | 女性 | 小计 | 男性 | 女性 | 小计 | 男性 | 女性 | 小计 | 男性 | 女性 |
| 合计 | 19 214 | 7 743 | 11 471 | 26 670 | 11 502 | 15 168 | 32 210 | 14 477 | 17 733 | 19 037 | 8 602 | 10 435 |
| 18～29 | 1 520 | 600 | 920 | 1 848 | 800 | 1 048 | 2 372 | 989 | 1 383 | 1 884 | 790 | 1 094 |
| 30～39 | 2 593 | 999 | 1 594 | 3 722 | 1 460 | 2 262 | 4 011 | 1 639 | 2 372 | 3 039 | 1 310 | 1 729 |
| 40～49 | 3 617 | 1 345 | 2 272 | 6 381 | 2 531 | 3 850 | 8 621 | 3 612 | 5 009 | 5 182 | 2 214 | 2 968 |
| 50～59 | 5 314 | 2 059 | 3 255 | 6 796 | 2 829 | 3 967 | 8 079 | 3 647 | 4 432 | 4 230 | 1 929 | 2 301 |
| 60～69 | 3 833 | 1 668 | 2 165 | 5 079 | 2 376 | 2 703 | 6 156 | 3 028 | 3 128 | 3 205 | 1 598 | 1 607 |
| ≥70 | 2 337 | 1 072 | 1 265 | 2 844 | 1 506 | 1 338 | 2 971 | 1 562 | 1 409 | 1 497 | 761 | 736 |

## 第二节　2012 年中国成年人空腹血糖水平

### 一、2012 年中国成年人空腹血糖百分位数分布

#### （一）2012 年中国成年人空腹血糖百分位数按性别和年龄分布

2012 年，中国成年男性空腹血糖的中位数为 5.23mmol/L，18～44 岁、45～59 岁和≥60 岁男性的空腹血糖的中位数分别为 5.08mmol/L、5.26mmol/L 和 5.35mmol/L。中国成年女性

空腹血糖的中位数为 5.18mmol/L，18～44 岁、45～59 岁和 60 岁及以上男性的空腹血糖的中位数分别为 4.98mmol/L，5.23mmol/L 和 5.39mmol/L。成年男性和女性空腹血糖均随年龄增长而上升，其中，≥70 岁组男性和女性空腹血糖的中位数分别为 5.37mmol/L 和 5.41mmol/L。

表 2-2-9　2012 年中国成年人空腹血糖百分位数分布　单位：mmol/L

| 性别 | 年龄 / 岁 | $n$ | $\overline{x}$ | $SD$ | $P2.5$ | $P5$ | $P10$ | $P25$ | $P50$ | $P75$ | $P90$ | $P95$ | $P97.5$ |
|---|---|---|---|---|---|---|---|---|---|---|---|---|---|
| 合计 | 小计 | 115 885 | 5.42 | 1.39 | 3.73 | 4.02 | 4.31 | 4.74 | 5.20 | 5.72 | 6.48 | 7.43 | 8.96 |
| | 18～44 | 37 010 | 5.11 | 1.07 | 3.61 | 3.91 | 4.19 | 4.60 | 5.01 | 5.45 | 5.94 | 6.39 | 7.15 |
| | 45～59 | 43 472 | 5.47 | 1.44 | 3.76 | 4.06 | 4.35 | 4.78 | 5.24 | 5.76 | 6.55 | 7.55 | 9.22 |
| | ≥60 | 35 403 | 5.66 | 1.54 | 3.86 | 4.13 | 4.43 | 4.87 | 5.37 | 5.96 | 7.00 | 8.23 | 9.79 |
| 男性 | 小计 | 50 394 | 5.44 | 1.40 | 3.72 | 4.00 | 4.30 | 4.75 | 5.23 | 5.76 | 6.53 | 7.49 | 9.02 |
| | 18～44 | 15 241 | 5.19 | 1.15 | 3.64 | 3.92 | 4.20 | 4.64 | 5.08 | 5.54 | 6.05 | 6.61 | 7.51 |
| | 45～59 | 18 377 | 5.50 | 1.46 | 3.73 | 4.02 | 4.32 | 4.78 | 5.26 | 5.81 | 6.65 | 7.69 | 9.46 |
| | ≥60 | 16 776 | 5.61 | 1.49 | 3.82 | 4.09 | 4.39 | 4.85 | 5.35 | 5.92 | 6.88 | 8.02 | 9.57 |
| 女性 | 小计 | 65 491 | 5.40 | 1.38 | 3.75 | 4.03 | 4.31 | 4.73 | 5.18 | 5.69 | 6.42 | 7.38 | 8.90 |
| | 18～44 | 21 769 | 5.06 | 1.00 | 3.60 | 3.90 | 4.17 | 4.57 | 4.98 | 5.40 | 5.86 | 6.24 | 6.87 |
| | 45～59 | 25 095 | 5.46 | 1.43 | 3.79 | 4.09 | 4.37 | 4.78 | 5.23 | 5.73 | 6.49 | 7.45 | 9.08 |
| | ≥60 | 18 627 | 5.71 | 1.58 | 3.91 | 4.18 | 4.47 | 4.90 | 5.39 | 6.00 | 7.13 | 8.44 | 9.99 |

表 2-2-10　2012 年中国成年人空腹血糖百分位数分布　单位：mmol/L

| 性别 | 年龄 / 岁 | $n$ | $\overline{x}$ | $SD$ | $P2.5$ | $P5$ | $P10$ | $P25$ | $P50$ | $P75$ | $P90$ | $P95$ | $P97.5$ |
|---|---|---|---|---|---|---|---|---|---|---|---|---|---|
| 合计 | 合计 | 115 885 | 5.42 | 1.39 | 3.73 | 4.02 | 4.31 | 4.74 | 5.20 | 5.72 | 6.48 | 7.43 | 8.96 |
| | 18～29 | 9 339 | 4.94 | 0.89 | 3.54 | 3.80 | 4.09 | 4.49 | 4.89 | 5.30 | 5.74 | 6.08 | 6.61 |
| | 30～39 | 15 433 | 5.11 | 1.03 | 3.64 | 3.94 | 4.21 | 4.62 | 5.02 | 5.45 | 5.91 | 6.30 | 7.05 |
| | 40～49 | 26 969 | 5.32 | 1.30 | 3.70 | 3.99 | 4.28 | 4.70 | 5.15 | 5.62 | 6.23 | 6.99 | 8.36 |
| | 50～59 | 28 741 | 5.53 | 1.48 | 3.77 | 4.08 | 4.37 | 4.81 | 5.28 | 5.82 | 6.66 | 7.76 | 9.44 |
| | 60～69 | 22 619 | 5.66 | 1.57 | 3.85 | 4.13 | 4.43 | 4.87 | 5.36 | 5.94 | 6.99 | 8.28 | 9.91 |
| | ≥70 | 12 784 | 5.66 | 1.47 | 3.88 | 4.14 | 4.43 | 4.88 | 5.39 | 6.00 | 7.04 | 8.15 | 9.60 |
| 男性 | 小计 | 50 394 | 5.44 | 1.40 | 3.72 | 4.00 | 4.30 | 4.75 | 5.23 | 5.76 | 6.53 | 7.49 | 9.02 |
| | 18～29 | 3 874 | 5.02 | 0.92 | 3.58 | 3.83 | 4.12 | 4.55 | 4.97 | 5.39 | 5.86 | 6.21 | 6.78 |
| | 30～39 | 6 298 | 5.18 | 1.09 | 3.65 | 3.94 | 4.23 | 4.65 | 5.08 | 5.53 | 6.02 | 6.50 | 7.28 |
| | 40～49 | 11 120 | 5.39 | 1.39 | 3.69 | 3.97 | 4.27 | 4.73 | 5.20 | 5.71 | 6.39 | 7.24 | 8.81 |
| | 50～59 | 12 326 | 5.53 | 1.48 | 3.73 | 4.03 | 4.34 | 4.79 | 5.29 | 5.84 | 6.72 | 7.84 | 9.63 |
| | 60～69 | 10 480 | 5.61 | 1.53 | 3.82 | 4.07 | 4.39 | 4.84 | 5.34 | 5.92 | 6.88 | 8.09 | 9.71 |
| | ≥70 | 6 296 | 5.60 | 1.43 | 3.83 | 4.10 | 4.39 | 4.86 | 5.37 | 5.94 | 6.88 | 7.91 | 9.25 |
| 女性 | 小计 | 65 491 | 5.40 | 1.38 | 3.75 | 4.03 | 4.31 | 4.73 | 5.18 | 5.69 | 6.42 | 7.38 | 8.90 |
| | 18～29 | 5 465 | 4.89 | 0.87 | 3.50 | 3.79 | 4.07 | 4.44 | 4.84 | 5.23 | 5.65 | 5.99 | 6.44 |
| | 30～39 | 9 135 | 5.06 | 0.97 | 3.63 | 3.93 | 4.20 | 4.60 | 4.99 | 5.40 | 5.82 | 6.20 | 6.80 |
| | 40～49 | 15 849 | 5.27 | 1.23 | 3.71 | 4.00 | 4.28 | 4.69 | 5.12 | 5.58 | 6.11 | 6.76 | 7.98 |
| | 50～59 | 16 415 | 5.52 | 1.48 | 3.80 | 4.11 | 4.40 | 4.82 | 5.27 | 5.79 | 6.60 | 7.69 | 9.31 |
| | 60～69 | 12 139 | 5.70 | 1.61 | 3.90 | 4.18 | 4.46 | 4.89 | 5.38 | 5.97 | 7.08 | 8.43 | 10.17 |
| | ≥70 | 6 488 | 5.72 | 1.51 | 3.92 | 4.17 | 4.47 | 4.91 | 5.41 | 6.04 | 7.20 | 8.44 | 9.77 |

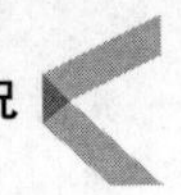

## （二）2012 年中国城乡成年人空腹血糖百分位数分布

中国城市成年男性和女性空腹血糖的中位数分别为 5.32mmol/L、5.24mmol/L，农村成年男性和女性空腹血糖的中位数分别为 5.14mmol/L、5.11mmol/L（表 2-2-11、表 2-2-12）。不论城乡，成年男性和女性空腹血糖中位数均随年龄增长而上升。60 岁前，城市男性空腹血糖中位数高于城市女性，而 60 岁以后，女性反超男性；50 岁前，农村男性空腹血糖中位数高于城市女性，而 50 岁以后，女性反超男性（图 2-2-1）。

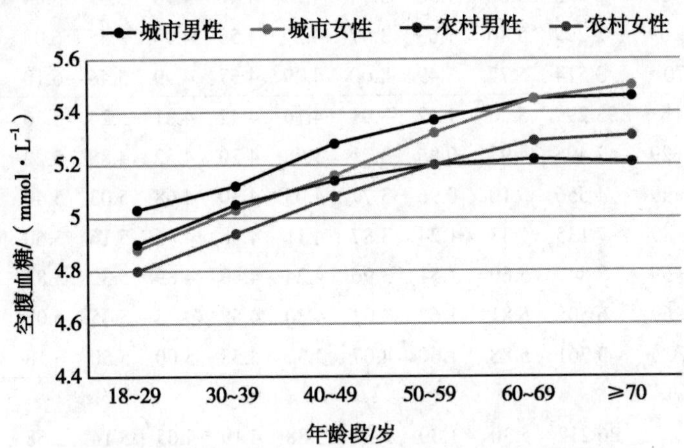


图 2-2-1 2012 年中国城乡成年人空腹血糖中位数

表 2-2-11 2012 年中国城乡成年人空腹血糖百分位数分布 单位：mmol/L

| 城乡 | 性别 | 年龄/岁 | $n$ | $\bar{x}$ | $SD$ | $P2.5$ | $P5$ | $P10$ | $P25$ | $P50$ | $P75$ | $P90$ | $P95$ | $P97.5$ |
|---|---|---|---|---|---|---|---|---|---|---|---|---|---|---|
| 城市 | | | | | | | | | | | | | | |
| | 男性 | 小计 | 24 182 | 5.60 | 1.48 | 3.91 | 4.18 | 4.45 | 4.86 | 5.32 | 5.86 | 6.79 | 8.01 | 9.71 |
| | | 18～44 | 6 780 | 5.29 | 1.21 | 3.86 | 4.11 | 4.36 | 4.73 | 5.13 | 5.57 | 6.10 | 6.70 | 7.84 |
| | | 45～59 | 8 659 | 5.65 | 1.54 | 3.90 | 4.18 | 4.44 | 4.89 | 5.34 | 5.90 | 6.88 | 8.32 | 10.10 |
| | | ≥60 | 8 743 | 5.79 | 1.58 | 3.99 | 4.28 | 4.56 | 4.98 | 5.45 | 6.05 | 7.27 | 8.55 | 10.17 |
| | 女性 | 小计 | 33 299 | 5.50 | 1.42 | 3.91 | 4.16 | 4.42 | 4.81 | 5.24 | 5.76 | 6.59 | 7.69 | 9.18 |
| | | 18～44 | 10 214 | 5.10 | 1.00 | 3.78 | 4.02 | 4.27 | 4.64 | 5.01 | 5.41 | 5.84 | 6.23 | 6.90 |
| | | 45～59 | 12 819 | 5.54 | 1.45 | 3.95 | 4.20 | 4.46 | 4.86 | 5.29 | 5.77 | 6.57 | 7.61 | 9.25 |
| | | ≥60 | 10 266 | 5.83 | 1.61 | 4.04 | 4.30 | 4.58 | 4.99 | 5.47 | 6.10 | 7.39 | 8.72 | 10.24 |
| 农村 | | | | | | | | | | | | | | |
| | 男性 | 小计 | 26 212 | 5.30 | 1.30 | 3.59 | 3.88 | 4.19 | 4.65 | 5.14 | 5.68 | 6.33 | 7.04 | 8.23 |
| | | 18～44 | 8 461 | 5.12 | 1.09 | 3.51 | 3.80 | 4.10 | 4.57 | 5.03 | 5.51 | 6.04 | 6.52 | 7.25 |
| | | 45～59 | 9 718 | 5.37 | 1.38 | 3.61 | 3.90 | 4.23 | 4.69 | 5.18 | 5.73 | 6.43 | 7.19 | 8.60 |
| | | ≥60 | 8 033 | 5.41 | 1.37 | 3.65 | 3.95 | 4.24 | 4.71 | 5.21 | 5.78 | 6.52 | 7.35 | 8.73 |
| | 女性 | 小计 | 32 192 | 5.29 | 1.32 | 3.62 | 3.91 | 4.21 | 4.64 | 5.11 | 5.62 | 6.28 | 7.05 | 8.46 |
| | | 18～44 | 11 555 | 5.02 | 1.00 | 3.50 | 3.80 | 4.10 | 4.50 | 4.94 | 5.40 | 5.87 | 6.25 | 6.85 |
| | | 45～59 | 12 276 | 5.37 | 1.40 | 3.68 | 3.97 | 4.27 | 4.70 | 5.15 | 5.69 | 6.40 | 7.27 | 8.85 |
| | | ≥60 | 8 361 | 5.55 | 1.51 | 3.76 | 4.04 | 4.35 | 4.78 | 5.29 | 5.87 | 6.74 | 8.00 | 9.57 |

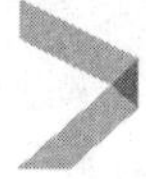



表 2-2-12 2012 年中国四类地区成年人空腹血糖百分位数分布 单位：mmol/L

| 城乡 | 性别 | 年龄/岁 | $n$ | $\bar{x}$ | $SD$ | $P2.5$ | $P5$ | $P10$ | $P25$ | $P50$ | $P75$ | $P90$ | $P95$ | $P97.5$ |
|---|---|---|---|---|---|---|---|---|---|---|---|---|---|---|
| 城市 | | | | | | | | | | | | | | |
| | 男性 | 小计 | 24 182 | 5.60 | 1.48 | 3.91 | 4.18 | 4.45 | 4.86 | 5.32 | 5.86 | 6.79 | 8.01 | 9.71 |
| | | 18～29 | 1 731 | 5.11 | 0.88 | 3.81 | 4.06 | 4.34 | 4.66 | 5.03 | 5.42 | 5.86 | 6.24 | 6.96 |
| | | 30～39 | 2 949 | 5.25 | 1.16 | 3.89 | 4.13 | 4.35 | 4.72 | 5.12 | 5.55 | 6.02 | 6.47 | 7.51 |
| | | 40～49 | 4 666 | 5.54 | 1.49 | 3.86 | 4.14 | 4.42 | 4.83 | 5.28 | 5.79 | 6.60 | 7.78 | 9.54 |
| | | 50～59 | 6 093 | 5.68 | 1.56 | 3.91 | 4.19 | 4.46 | 4.90 | 5.37 | 5.94 | 6.94 | 8.42 | 10.20 |
| | | 60～69 | 5 229 | 5.80 | 1.63 | 3.97 | 4.27 | 4.55 | 4.98 | 5.45 | 6.03 | 7.31 | 8.85 | 10.43 |
| | | ≥70 | 3 514 | 5.77 | 1.49 | 4.00 | 4.29 | 4.57 | 4.99 | 5.46 | 6.10 | 7.21 | 8.22 | 9.87 |
| | 女性 | 小计 | 33 299 | 5.50 | 1.42 | 3.91 | 4.16 | 4.42 | 4.81 | 5.24 | 5.76 | 6.59 | 7.69 | 9.18 |
| | | 18～29 | 2 495 | 4.93 | 0.85 | 3.71 | 3.98 | 4.20 | 4.52 | 4.88 | 5.22 | 5.59 | 5.89 | 6.39 |
| | | 30～39 | 4 556 | 5.10 | 0.96 | 3.77 | 4.03 | 4.30 | 4.68 | 5.03 | 5.40 | 5.80 | 6.15 | 6.70 |
| | | 40～49 | 7 135 | 5.33 | 1.24 | 3.87 | 4.11 | 4.38 | 4.76 | 5.16 | 5.60 | 6.15 | 6.87 | 8.29 |
| | | 50～59 | 8 847 | 5.60 | 1.51 | 3.96 | 4.24 | 4.49 | 4.89 | 5.32 | 5.83 | 6.68 | 7.84 | 9.57 |
| | | 60～69 | 6 505 | 5.81 | 1.62 | 4.03 | 4.30 | 4.58 | 4.98 | 5.45 | 6.05 | 7.29 | 8.65 | 10.23 |
| | | ≥70 | 3 761 | 5.88 | 1.60 | 4.07 | 4.32 | 4.58 | 5.00 | 5.50 | 6.18 | 7.58 | 8.89 | 10.25 |
| 农村 | | | | | | | | | | | | | | |
| | 男性 | 小计 | 26 212 | 5.30 | 1.30 | 3.59 | 3.88 | 4.19 | 4.65 | 5.14 | 5.68 | 6.33 | 7.04 | 8.23 |
| | | 18～29 | 2 143 | 4.95 | 0.95 | 3.48 | 3.71 | 3.99 | 4.45 | 4.90 | 5.36 | 5.84 | 6.19 | 6.75 |
| | | 30～39 | 3 349 | 5.11 | 1.03 | 3.48 | 3.81 | 4.11 | 4.59 | 5.05 | 5.51 | 6.02 | 6.52 | 7.20 |
| | | 40～49 | 6 454 | 5.29 | 1.31 | 3.62 | 3.88 | 4.17 | 4.65 | 5.14 | 5.64 | 6.27 | 6.93 | 8.24 |
| | | 50～59 | 6 233 | 5.39 | 1.38 | 3.61 | 3.91 | 4.25 | 4.70 | 5.20 | 5.76 | 6.49 | 7.33 | 8.69 |
| | | 60～69 | 5 251 | 5.42 | 1.40 | 3.67 | 3.95 | 4.24 | 4.72 | 5.22 | 5.79 | 6.53 | 7.41 | 8.87 |
| | | ≥70 | 2 782 | 5.38 | 1.32 | 3.64 | 3.96 | 4.23 | 4.69 | 5.21 | 5.76 | 6.50 | 7.27 | 8.39 |
| | 女性 | 小计 | 32 192 | 5.29 | 1.32 | 3.62 | 3.91 | 4.21 | 4.64 | 5.11 | 5.62 | 6.28 | 7.05 | 8.46 |
| | | 18～29 | 2 970 | 4.85 | 0.88 | 3.38 | 3.65 | 3.95 | 4.37 | 4.80 | 5.24 | 5.70 | 6.04 | 6.44 |
| | | 30～39 | 4 579 | 5.02 | 0.98 | 3.53 | 3.83 | 4.12 | 4.52 | 4.94 | 5.38 | 5.84 | 6.23 | 6.83 |
| | | 40～49 | 8 714 | 5.21 | 1.22 | 3.63 | 3.91 | 4.20 | 4.63 | 5.08 | 5.55 | 6.09 | 6.69 | 7.73 |
| | | 50～59 | 7 568 | 5.43 | 1.45 | 3.68 | 3.99 | 4.29 | 4.73 | 5.20 | 5.75 | 6.52 | 7.54 | 9.13 |
| | | 60～69 | 5 634 | 5.57 | 1.59 | 3.76 | 4.03 | 4.35 | 4.78 | 5.29 | 5.87 | 6.79 | 8.18 | 9.96 |
| | | ≥70 | 2 727 | 5.50 | 1.35 | 3.75 | 4.04 | 4.33 | 4.77 | 5.31 | 5.88 | 6.63 | 7.60 | 9.18 |

## 二、2012 年中国成年人空腹血糖水平

2012 年中国成年人空腹血糖均值为 5.28mmol/L，男性为 5.30mmol/L，女性为 5.26mmol/L。青年组（18～44 岁）、中年组（45～59 岁）及老年组（≥60 岁）空腹血糖平均水平分别为 5.09mmol/L、5.47mmol/L 和 5.64mmol/L；全国合计及各地区成年人空腹血糖水平均有随年龄增加而升高的趋势。≥60 岁老年女性的空腹血糖水平反超老年男性（表 2-2-13、表 2-2-14、图 2-2-2）。

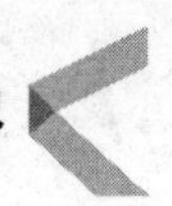

表 2-2-13　2012 年中国成年人平均空腹血糖水平　　单位：mmol/L

| 年龄 / 岁 | 合计 | | 城市 | | 农村 | |
|---|---|---|---|---|---|---|
| | $\overline{x}$ | *SE* | $\overline{x}$ | *SE* | $\overline{x}$ | *SE* |
| 合计 | 5.28 | 0.03 | 5.35 | 0.04 | 5.22 | 0.06 |
| 18～44 | 5.09 | 0.03 | 5.13 | 0.03 | 5.06 | 0.06 |
| 45～59 | 5.47 | 0.04 | 5.53 | 0.05 | 5.40 | 0.06 |
| ≥60 | 5.64 | 0.04 | 5.74 | 0.05 | 5.53 | 0.07 |
| 男性 | | | | | | |
| 小计 | 5.30 | 0.04 | 5.38 | 0.04 | 5.23 | 0.06 |
| 18～44 | 5.14 | 0.04 | 5.19 | 0.04 | 5.10 | 0.06 |
| 45～59 | 5.49 | 0.04 | 5.56 | 0.05 | 5.41 | 0.07 |
| ≥60 | 5.58 | 0.05 | 5.69 | 0.06 | 5.47 | 0.08 |
| 女性 | | | | | | |
| 小计 | 5.26 | 0.03 | 5.32 | 0.04 | 5.20 | 0.05 |
| 18～44 | 5.03 | 0.03 | 5.06 | 0.03 | 5.01 | 0.05 |
| 45～59 | 5.46 | 0.04 | 5.51 | 0.05 | 5.40 | 0.07 |
| ≥60 | 5.69 | 0.04 | 5.78 | 0.05 | 5.58 | 0.06 |

表 2-2-14　2012 年中国成年人平均空腹血糖水平　　单位：mmol/L

| 年龄 / 岁 | 合计 | | 城市 | | 农村 | |
|---|---|---|---|---|---|---|
| | $\overline{x}$ | *SE* | $\overline{x}$ | *SE* | $\overline{x}$ | *SE* |
| 合计 | 5.28 | 0.03 | 5.35 | 0.04 | 5.22 | 0.06 |
| 18～29 | 4.97 | 0.04 | 5.01 | 0.04 | 4.94 | 0.06 |
| 30～39 | 5.13 | 0.03 | 5.16 | 0.03 | 5.11 | 0.06 |
| 40～49 | 5.33 | 0.03 | 5.36 | 0.04 | 5.29 | 0.06 |
| 50～59 | 5.52 | 0.04 | 5.59 | 0.05 | 5.44 | 0.07 |
| 60～69 | 5.64 | 0.04 | 5.73 | 0.05 | 5.54 | 0.07 |
| ≥70 | 5.63 | 0.04 | 5.75 | 0.05 | 5.50 | 0.07 |
| 男性 | | | | | | |
| 小计 | 5.30 | 0.04 | 5.38 | 0.04 | 5.23 | 0.06 |
| 18～29 | 5.03 | 0.04 | 5.08 | 0.04 | 4.99 | 0.07 |
| 30～39 | 5.18 | 0.04 | 5.22 | 0.04 | 5.14 | 0.07 |
| 40～49 | 5.38 | 0.04 | 5.43 | 0.06 | 5.32 | 0.06 |
| 50～59 | 5.52 | 0.04 | 5.59 | 0.05 | 5.42 | 0.07 |
| 60～69 | 5.58 | 0.05 | 5.68 | 0.06 | 5.48 | 0.08 |
| ≥70 | 5.58 | 0.05 | 5.71 | 0.06 | 5.45 | 0.09 |
| 女性 | | | | | | |
| 小计 | 5.26 | 0.03 | 5.32 | 0.04 | 5.20 | 0.05 |
| 18～29 | 4.90 | 0.03 | 4.92 | 0.04 | 4.87 | 0.05 |
| 30～39 | 5.08 | 0.03 | 5.10 | 0.03 | 5.07 | 0.06 |
| 40～49 | 5.27 | 0.03 | 5.30 | 0.04 | 5.25 | 0.06 |
| 50～59 | 5.53 | 0.04 | 5.59 | 0.05 | 5.46 | 0.07 |
| 60～69 | 5.70 | 0.05 | 5.78 | 0.06 | 5.61 | 0.07 |
| ≥70 | 5.68 | 0.04 | 5.79 | 0.06 | 5.55 | 0.07 |

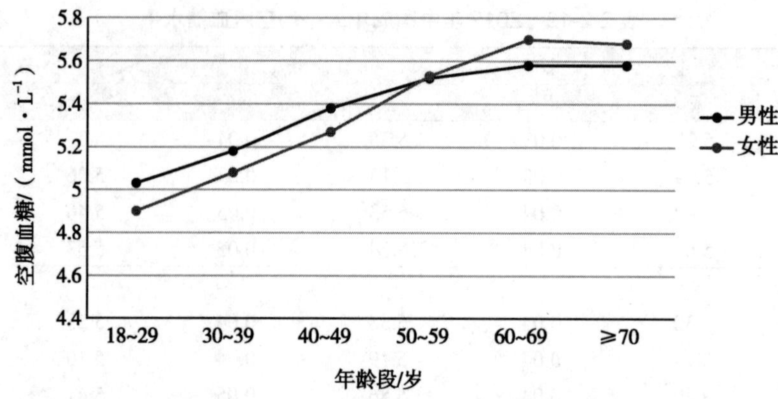


图 2-2-2 2012 年中国成年人平均空腹血糖水平

城市合计、农村合计、大城市、中小城市、普通农村和贫困农村成年人空腹血糖水平分别为 5.35mmol/L、5.22mmol/L、5.44mmol/L、5.33mmol/L、5.24mmol/L 和 5.17mmol/L。城市成年人空腹血糖水平高于同年龄同性别组农村居民。四类地区间成年居民空腹血糖水平，有随着城市化级别升高而升高的趋势，尤其是中年组（45～59 岁）及老年组（≥60 岁），城市化级别越高，空腹血糖水平越高（表 2-2-15、表 2-2-16、图 2-2-3）。

表 2-2-15 2012 年中国四类地区成年人平均空腹血糖 单位：mmol/L

| 年龄/岁 | 大城市 | | 中小城市 | | 普通农村 | | 贫困农村 | |
|---|---|---|---|---|---|---|---|---|
| | $\bar{x}$ | *SE* | $\bar{x}$ | *SE* | $\bar{x}$ | *SE* | $\bar{x}$ | *SE* |
| 合计 | 5.44 | 0.07 | 5.33 | 0.04 | 5.24 | 0.07 | 5.17 | 0.09 |
| 18～44 | 5.11 | 0.07 | 5.13 | 0.04 | 5.07 | 0.07 | 5.03 | 0.08 |
| 45～59 | 5.66 | 0.05 | 5.51 | 0.05 | 5.42 | 0.08 | 5.37 | 0.10 |
| ≥60 | 5.90 | 0.06 | 5.71 | 0.06 | 5.57 | 0.09 | 5.43 | 0.10 |
| 男性 | | | | | | | | |
| 小计 | 5.52 | 0.08 | 5.35 | 0.05 | 5.25 | 0.08 | 5.18 | 0.09 |
| 18～44 | 5.22 | 0.07 | 5.19 | 0.04 | 5.12 | 0.08 | 5.07 | 0.08 |
| 45～59 | 5.75 | 0.07 | 5.52 | 0.06 | 5.43 | 0.08 | 5.35 | 0.10 |
| ≥60 | 5.93 | 0.06 | 5.65 | 0.07 | 5.51 | 0.10 | 5.37 | 0.10 |
| 女性 | | | | | | | | |
| 小计 | 5.36 | 0.07 | 5.31 | 0.04 | 5.22 | 0.07 | 5.16 | 0.08 |
| 18～44 | 4.99 | 0.06 | 5.07 | 0.04 | 5.02 | 0.07 | 4.98 | 0.07 |
| 45～59 | 5.56 | 0.05 | 5.50 | 0.05 | 5.41 | 0.08 | 5.39 | 0.11 |
| ≥60 | 5.88 | 0.06 | 5.76 | 0.06 | 5.62 | 0.08 | 5.49 | 0.09 |

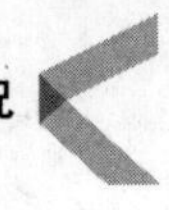

表 2-2-16　2012 年中国四类地区成年人平均空腹血糖　　单位：mmol/L

| 年龄 / 岁 | 大城市 | | 中小城市 | | 普通农村 | | 贫困农村 | |
|---|---|---|---|---|---|---|---|---|
| | $\bar{x}$ | *SE* | $\bar{x}$ | *SE* | $\bar{x}$ | *SE* | $\bar{x}$ | *SE* |
| 合计 | 5.44 | 0.07 | 5.33 | 0.04 | 5.24 | 0.07 | 5.17 | 0.09 |
| 18～29 | 5.01 | 0.06 | 5.01 | 0.04 | 4.94 | 0.08 | 4.92 | 0.08 |
| 30～39 | 5.11 | 0.07 | 5.17 | 0.04 | 5.12 | 0.08 | 5.07 | 0.08 |
| 40～49 | 5.44 | 0.06 | 5.35 | 0.05 | 5.30 | 0.08 | 5.25 | 0.09 |
| 50～59 | 5.71 | 0.06 | 5.57 | 0.05 | 5.46 | 0.08 | 5.40 | 0.11 |
| 60～69 | 5.89 | 0.07 | 5.70 | 0.06 | 5.59 | 0.10 | 5.43 | 0.10 |
| ≥70 | 5.92 | 0.06 | 5.72 | 0.06 | 5.53 | 0.09 | 5.43 | 0.10 |
| 男性 | | | | | | | | |
| 小计 | 5.52 | 0.08 | 5.35 | 0.05 | 5.25 | 0.08 | 5.18 | 0.09 |
| 18～29 | 5.13 | 0.07 | 5.07 | 0.04 | 5.00 | 0.10 | 4.99 | 0.10 |
| 30～39 | 5.20 | 0.08 | 5.23 | 0.04 | 5.16 | 0.09 | 5.11 | 0.08 |
| 40～49 | 5.55 | 0.09 | 5.41 | 0.06 | 5.36 | 0.08 | 5.24 | 0.09 |
| 50～59 | 5.79 | 0.08 | 5.55 | 0.06 | 5.44 | 0.09 | 5.38 | 0.11 |
| 60～69 | 5.92 | 0.07 | 5.64 | 0.07 | 5.52 | 0.10 | 5.39 | 0.10 |
| ≥70 | 5.94 | 0.08 | 5.66 | 0.07 | 5.48 | 0.11 | 5.36 | 0.11 |
| 女性 | | | | | | | | |
| 小计 | 5.36 | 0.07 | 5.31 | 0.04 | 5.22 | 0.07 | 5.16 | 0.08 |
| 18～29 | 4.88 | 0.06 | 4.93 | 0.04 | 4.88 | 0.07 | 4.85 | 0.07 |
| 30～39 | 5.02 | 0.07 | 5.11 | 0.04 | 5.08 | 0.08 | 5.04 | 0.08 |
| 40～49 | 5.32 | 0.04 | 5.30 | 0.04 | 5.24 | 0.07 | 5.25 | 0.09 |
| 50～59 | 5.62 | 0.06 | 5.58 | 0.06 | 5.47 | 0.09 | 5.42 | 0.12 |
| 60～69 | 5.87 | 0.08 | 5.76 | 0.06 | 5.67 | 0.10 | 5.48 | 0.09 |
| ≥70 | 5.90 | 0.09 | 5.77 | 0.07 | 5.57 | 0.09 | 5.50 | 0.09 |

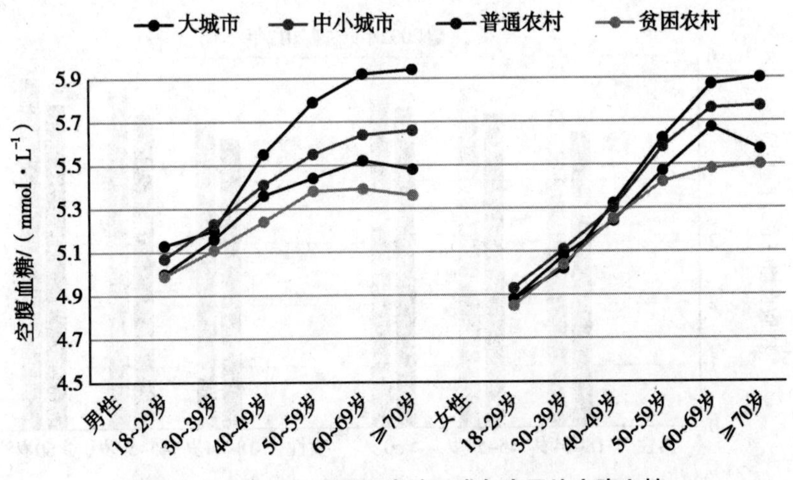


图 2-2-3　2012 年中国四类地区成年人平均空腹血糖

## 三、十年变化趋势

与 2002 年中国居民营养与健康状况调查结果相比，过去十年间中国成年人空腹血糖水平明显上升，从 4.92mmol/L 上升到 5.28mmol/L，其中城市从 5.04mmol/L 上升到 5.35mmol/L，农村从 4.80mmol/L 上升到 5.22mmol/L，农村各年龄组空腹血糖增长幅度均高于城市。十年间，60 岁及以上女性的空腹血糖增长幅度为 8.17%，高于男性（7.31%）（表 2-2-17，图 2-2-4）。

表 2-2-17　2002 年和 2012 年中国成年人空腹血糖水平比较　　单位：mmol/L

| 年龄 / 岁 | 合计 | | | 城市 | | | 农村 | | |
|---|---|---|---|---|---|---|---|---|---|
| | 2002 年 | 2012 年 | 增幅 | 2002 年 | 2012 年 | 增幅 | 2002 年 | 2012 年 | 增幅 |
| 合计 | 4.92 | 5.28 | 7.32 | 5.04 | 5.35 | 6.15 | 4.80 | 5.22 | 8.75 |
| 18～44 | 4.74 | 5.09 | 7.38 | 4.80 | 5.13 | 6.88 | 4.68 | 5.06 | 8.12 |
| 45～59 | 5.10 | 5.47 | 7.25 | 5.23 | 5.53 | 5.74 | 4.94 | 5.40 | 9.31 |
| ≥60 | 5.23 | 5.64 | 7.84 | 5.45 | 5.74 | 5.32 | 5.00 | 5.53 | 10.60 |
| 男性 | | | | | | | | | |
| 小计 | 4.94 | 5.30 | 7.29 | 5.08 | 5.38 | 5.91 | 4.80 | 5.23 | 8.96 |
| 18～44 | 4.78 | 5.14 | 7.53 | 4.86 | 5.19 | 6.79 | 4.71 | 5.10 | 8.28 |
| 45～59 | 5.10 | 5.49 | 7.65 | 5.27 | 5.56 | 5.50 | 4.90 | 5.41 | 10.41 |
| ≥60 | 5.20 | 5.58 | 7.31 | 5.43 | 5.69 | 4.79 | 4.97 | 5.47 | 10.06 |
| 女性 | | | | | | | | | |
| 小计 | 4.90 | 5.26 | 7.35 | 5.00 | 5.32 | 6.40 | 4.80 | 5.20 | 8.33 |
| 18～44 | 4.69 | 5.03 | 7.25 | 4.74 | 5.06 | 6.75 | 4.64 | 5.01 | 7.97 |
| 45～59 | 5.09 | 5.46 | 7.27 | 5.19 | 5.51 | 6.17 | 4.98 | 5.40 | 8.43 |
| ≥60 | 5.26 | 5.69 | 8.17 | 5.47 | 5.78 | 5.67 | 5.02 | 5.58 | 11.16 |

备注：2002 年数据采用 2009 年国家统计局提供的分地区、分性别、分年龄人口数据进行事后加权调整。

2012 年数据同时进行抽样权重和事后分层权重调整，采用 2009 年国家统计局提供的分地区、分性别、分年龄人口数据进行事后加权调整。

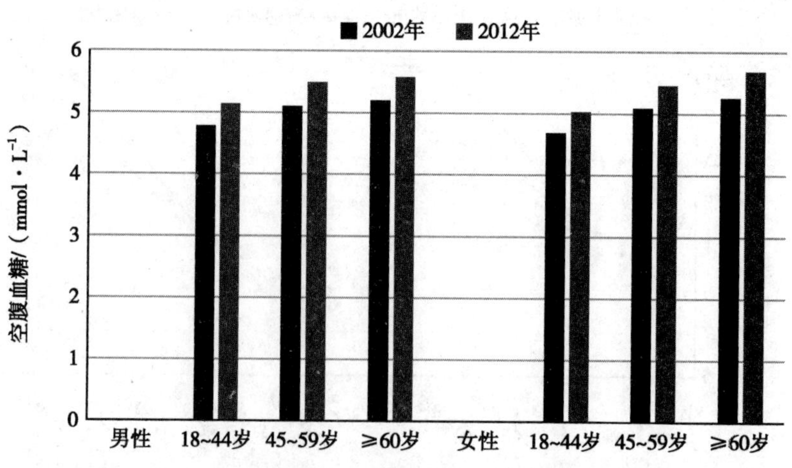


图 2-2-4　2002 年和 2012 年中国成年人空腹血糖水平比较

大城市、中小城市、普通农村和贫困农村成年人空腹血糖增长幅度分别为 4.02%、6.39%、8.26% 和 9.77%。四类地区间成年居民空腹血糖增长幅度，有随着城市化级别降低而升高的趋势。贫困地区男性 45～59 岁组增长幅度高于 18～44 岁和 60 岁及以上年龄组，其他均为 60 岁及以上年龄组空腹血糖增长幅度最高（表 2-2-18，图 2-2-5）。

表 2-2-18　2002 年和 2012 年中国四类地区成年人空腹血糖水平比较　　单位：mmol/L

| 年龄 / 岁 | 大城市 | | | 中小城市 | | | 普通农村 | | | 贫困农村 | | |
|---|---|---|---|---|---|---|---|---|---|---|---|---|
| | 2002 年 | 2012 年 | 增幅 | 2002 年 | 2012 年 | 增幅 | 2002 年 | 2012 年 | 增幅 | 2002 年 | 2012 年 | 增幅 |
| 合计 | 5.23 | 5.44 | 4.02 | 5.01 | 5.33 | 6.39 | 4.84 | 5.24 | 8.26 | 4.71 | 5.17 | 9.77 |
| 18～44 | 4.93 | 5.11 | 3.65 | 4.78 | 5.13 | 7.32 | 4.71 | 5.07 | 7.64 | 4.61 | 5.03 | 9.11 |
| 45～59 | 5.38 | 5.66 | 5.20 | 5.20 | 5.51 | 5.96 | 4.97 | 5.42 | 9.05 | 4.85 | 5.37 | 10.72 |
| ≥60 | 5.67 | 5.90 | 4.06 | 5.41 | 5.71 | 5.55 | 5.05 | 5.57 | 10.30 | 4.89 | 5.43 | 11.04 |
| 男性 | | | | | | | | | | | | |
| 小计 | 5.24 | 5.52 | 5.34 | 5.05 | 5.35 | 5.94 | 4.84 | 5.25 | 8.47 | 4.72 | 5.18 | 9.75 |
| 18～44 | 5.00 | 5.22 | 4.40 | 4.84 | 5.19 | 7.23 | 4.74 | 5.12 | 8.02 | 4.65 | 5.07 | 9.03 |
| 45～59 | 5.36 | 5.75 | 7.28 | 5.26 | 5.52 | 4.94 | 4.94 | 5.43 | 9.92 | 4.81 | 5.35 | 11.23 |
| ≥60 | 5.61 | 5.93 | 5.70 | 5.40 | 5.65 | 4.63 | 5.01 | 5.51 | 9.98 | 4.89 | 5.37 | 9.82 |
| 女性 | | | | | | | | | | | | |
| 小计 | 5.21 | 5.36 | 2.88 | 4.97 | 5.31 | 6.84 | 4.84 | 5.22 | 7.85 | 4.70 | 5.16 | 9.79 |
| 18～44 | 4.85 | 4.99 | 2.89 | 4.72 | 5.07 | 7.42 | 4.68 | 5.02 | 7.26 | 4.56 | 4.98 | 9.21 |
| 45～59 | 5.39 | 5.56 | 3.15 | 5.14 | 5.50 | 7.00 | 5.01 | 5.41 | 7.98 | 4.90 | 5.39 | 10.00 |
| ≥60 | 5.73 | 5.88 | 2.62 | 5.42 | 5.76 | 6.27 | 5.08 | 5.62 | 10.63 | 4.89 | 5.49 | 12.27 |

备注：2002 年数据采用 2009 年国家统计局提供的分地区、分性别、分年龄人口数据进行事后加权调整。

2012 年数据同时进行抽样权重和事后分层权重调整，采用 2009 年国家统计局提供的分地区、分性别、分年龄人口数据进行事后加权调整。

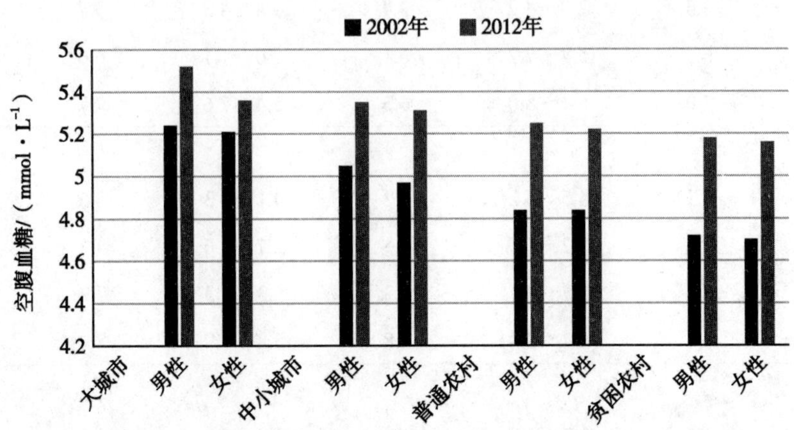


图 2-2-5　2002 年和 2012 年中国四类地区成年人空腹血糖水平比较

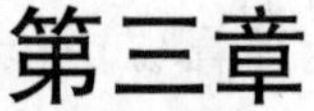

# 第三章 2012 年中国成年人糖代谢异常状况

## 第一节　2012 年中国成年人空腹血糖受损状况

### 一、2012 年中国成年人空腹血糖受损率

中国成年人空腹血糖受损率为 4.8%，男性为 5.3%，女性为 4.3%，男性高于女性。青年组（18～44 岁）、中年组（45～59 岁）及老年组（≥60 岁）空腹血糖受损率分别为 3.5%、6.3% 和 7.0%，空腹血糖受损率随年龄增长而升高。农村成年人空腹血糖受损率略高于城市居民，分别为 5.0% 和 4.7%。各年龄组农村成年人空腹血糖受损率均高于同年龄组城市居民（图 2-3-1、图 2-3-2、表 2-3-1、2-3-2）。

表 2-3-1　2012 年中国成年人空腹血糖受损率　　单位：%

| 年龄 / 岁 | 全国 | | 城市 | | 农村 | |
|---|---|---|---|---|---|---|
| | 受损率 | 95%*CI* | 受损率 | 95%*CI* | 受损率 | 95%*CI* |
| 合计 | 4.8 | 4.2～5.5 | 4.7 | 3.7～5.6 | 5.0 | 4.1～6.0 |
| 18～44 | 3.5 | 2.9～4.2 | 3.4 | 2.4～4.3 | 3.7 | 2.8～4.6 |
| 45～59 | 6.3 | 5.4～7.2 | 6.1 | 5.0～7.1 | 6.6 | 5.1～8.1 |
| ≥60 | 7.0 | 6.1～8.0 | 6.5 | 5.4～7.6 | 7.7 | 6.2～9.2 |
| 男性 | | | | | | |
| 小计 | 5.3 | 4.5～6.2 | 5.2 | 4.1～6.3 | 5.5 | 4.3～6.7 |
| 18～44 | 4.2 | 3.2～5.1 | 4.1 | 2.7～5.6 | 4.2 | 3.0～5.4 |
| 45～59 | 6.7 | 5.7～7.7 | 6.3 | 5.3～7.3 | 7.2 | 5.4～8.9 |
| ≥60 | 7.4 | 6.4～8.4 | 6.8 | 5.8～7.9 | 8.0 | 6.2～9.7 |
| 女性 | | | | | | |
| 小计 | 4.3 | 3.7～4.9 | 4.1 | 3.3～5.0 | 4.5 | 3.7～5.3 |
| 18～44 | 2.8 | 2.3～3.3 | 2.5 | 1.9～3.2 | 3.1 | 2.4～3.8 |
| 45～59 | 5.9 | 5.0～6.8 | 5.8 | 4.6～7.0 | 6.0 | 4.5～7.4 |
| ≥60 | 6.7 | 5.7～7.7 | 6.1 | 4.8～7.4 | 7.4 | 5.9～8.8 |

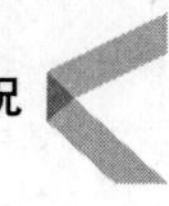

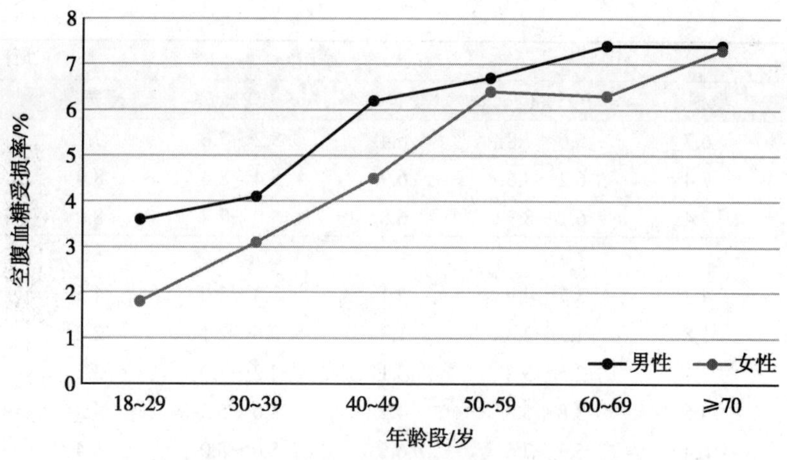


图 2-3-1　2012 年中国成年人空腹血糖受损率

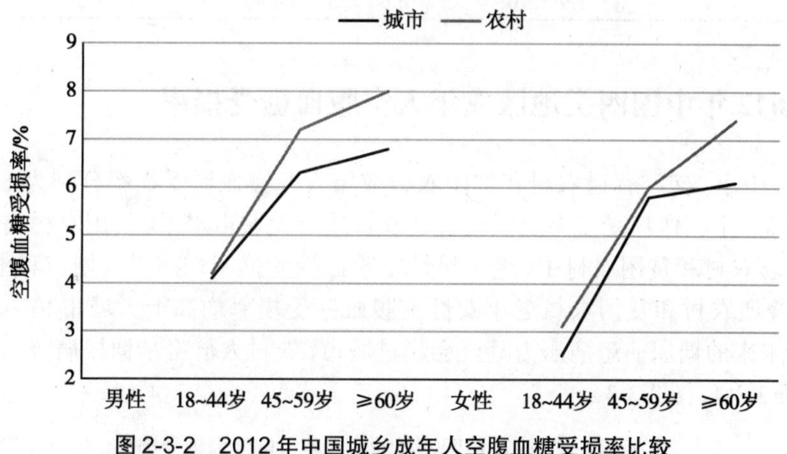


图 2-3-2　2012 年中国城乡成年人空腹血糖受损率比较

表 2-3-2　2012 年中国成年人空腹血糖受损率　　单位：%

| 年龄 / 岁 | 全国 | | 城市 | | 农村 | |
|---|---|---|---|---|---|---|
| | 受损率 | 95%*CI* | 受损率 | 95%*CI* | 受损率 | 95%*CI* |
| 合计 | 4.8 | 4.2～5.5 | 4.7 | 3.7～5.6 | 5.0 | 4.1～6.0 |
| 18～29 | 2.7 | 2.0～3.5 | 2.7 | 1.6～3.9 | 2.7 | 1.7～3.7 |
| 30～39 | 3.6 | 2.9～4.3 | 3.3 | 2.3～4.3 | 3.9 | 2.8～4.9 |
| 40～49 | 5.4 | 4.6～6.2 | 5.0 | 3.9～6.1 | 5.8 | 4.8～6.9 |
| 50～59 | 6.6 | 5.6～7.6 | 6.4 | 5.2～7.7 | 6.7 | 5.1～8.4 |
| 60～69 | 6.9 | 5.9～7.8 | 6.2 | 5.0～7.4 | 7.5 | 6.1～9.0 |
| ≥70 | 7.3 | 6.2～8.5 | 6.8 | 5.6～8.0 | 7.9 | 6.0～9.8 |
| 男性 | | | | | | |
| 小计 | 5.3 | 4.5～6.2 | 5.2 | 4.1～6.3 | 5.5 | 4.3～6.7 |
| 18～29 | 3.6 | 2.4～4.7 | 4.0 | 2.1～5.9 | 3.2 | 1.8～4.6 |
| 30～39 | 4.1 | 3.0～5.1 | 3.6 | 2.2～5.0 | 4.5 | 2.9～6.1 |
| 40～49 | 6.2 | 5.3～7.1 | 5.7 | 4.4～7.0 | 6.7 | 5.4～7.9 |

续表

| 年龄 / 岁 | 全国 | | 城市 | | 农村 | |
|---|---|---|---|---|---|---|
| | 受损率 | 95%CI | 受损率 | 95%CI | 受损率 | 95%CI |
| 50～59 | 6.7 | 5.6～7.8 | 6.4 | 5.2～7.6 | 7.1 | 5.3～8.9 |
| 60～69 | 7.4 | 6.2～8.6 | 6.9 | 5.4～8.4 | 8.0 | 6.1～9.9 |
| ≥70 | 7.4 | 6.1～8.7 | 6.8 | 5.9～7.7 | 8.0 | 5.5～10.4 |
| 女性 | | | | | | |
| 小计 | 4.3 | 3.7～4.9 | 4.1 | 3.3～5.0 | 4.5 | 3.7～5.3 |
| 18～29 | 1.8 | 1.2～2.3 | 1.3 | 0.6～2.1 | 2.2 | 1.4～2.9 |
| 30～39 | 3.1 | 2.5～3.8 | 3.1 | 2.2～4.0 | 3.2 | 2.4～4 |
| 40～49 | 4.5 | 3.8～5.3 | 4.2 | 3.0～5.3 | 4.9 | 3.9～6.0 |
| 50～59 | 6.4 | 5.3～7.6 | 6.5 | 5.0～8.0 | 6.4 | 4.7～8.0 |
| 60～69 | 6.3 | 5.3～7.3 | 5.6 | 4.4～6.7 | 7.0 | 5.5～8.6 |
| ≥70 | 7.3 | 5.9～8.6 | 6.8 | 4.8～8.9 | 7.8 | 6.0～9.6 |

## 二、2012 年中国四类地区成年人空腹血糖受损率

大城市、中小城市、普通农村和贫困农村成年人空腹血糖受损率分别为 5.2%、4.6%、5.1% 和 4.8%。空腹血糖受损率表现出普通农村接近大城市水平、贫困农村高于中小城市的局面。普通农村和贫困农村中、老年男性空腹血糖受损率均高于大城市和中小城市中、老年男性，普通农村和贫困农村老年女性空腹血糖受损率均高于大城市和中小城市老年女性。农村未来的糖尿病患病压力甚至会超过城市，农村人群将是糖尿病防治的重点人群（表 2-3-3、表 2-3-4、图 2-3-3）。

**表 2-3-3　2012 年中国四类地区成年人空腹血糖受损率**　　单位：%

| 年龄 / 岁 | 大城市 | | 中小城市 | | 普通农村 | | 贫困农村 | |
|---|---|---|---|---|---|---|---|---|
| | 受损率 | 95%CI | 受损率 | 95%CI | 受损率 | 95%CI | 受损率 | 95%CI |
| 合计 | 5.2 | 0.6～6.5 | 4.6 | 0.5～5.6 | 5.1 | 0.6～6.3 | 4.8 | 0.8～6.5 |
| 18～44 | 3.8 | 0.8～5.3 | 3.3 | 0.5～4.4 | 3.7 | 0.5～4.7 | 3.6 | 0.8～5.3 |
| 45～59 | 6.6 | 0.6～7.7 | 6.0 | 0.6～7.2 | 6.6 | 1.0～8.6 | 6.5 | 1.0～8.5 |
| ≥60 | 6.5 | 0.7～8.0 | 6.4 | 0.7～7.7 | 7.9 | 1.0～9.9 | 7.1 | 0.9～8.9 |
| 男性 | | | | | | | | |
| 小计 | 5.7 | 0.6～6.9 | 5.1 | 0.6～6.4 | 5.6 | 0.7～7.1 | 5.3 | 1.1～7.5 |
| 18～44 | 4.8 | 1.1～7.1 | 4.0 | 0.8～5.6 | 4.3 | 0.7～5.7 | 4.1 | 1.2～6.4 |
| 45～59 | 6.4 | 0.5～7.5 | 6.3 | 0.6～7.5 | 7.2 | 1.1～9.4 | 7.1 | 1.2～9.4 |
| ≥60 | 6.9 | 0.6～8.2 | 6.8 | 0.6～8.0 | 8.2 | 1.1～10.4 | 7.4 | 1.4～10.2 |
| 女性 | | | | | | | | |
| 小计 | 4.8 | 0.7～6.2 | 4.0 | 0.5～4.9 | 4.6 | 0.5～5.6 | 4.4 | 0.6～5.5 |
| 18～44 | 2.7 | 0.7～4.1 | 2.5 | 0.4～3.2 | 3.0 | 0.4～3.9 | 3.1 | 0.6～4.3 |
| 45～59 | 6.8 | 1.0～8.7 | 5.6 | 0.7～7.0 | 6.0 | 1.0～7.9 | 5.9 | 0.9～7.6 |
| ≥60 | 6.2 | 0.9～7.9 | 6.1 | 0.8～7.6 | 7.6 | 1.0～9.6 | 6.7 | 0.8～8.2 |

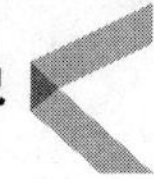

表 2-3-4　2012 年中国四类地区成年人空腹血糖受损率

单位：%

| 年龄 / 岁 | 大城市 | | 中小城市 | | 普通农村 | | 贫困农村 | |
|---|---|---|---|---|---|---|---|---|
| | 受损率 | 95%*CI* | 受损率 | 95%*CI* | 受损率 | 95%*CI* | 受损率 | 95%*CI* |
| 合计 | 5.2 | 4.0～6.5 | 4.6 | 3.5～5.6 | 5.1 | 3.9～6.3 | 4.8 | 3.2～6.5 |
| 18～29 | 3.5 | 0.9～6.1 | 2.6 | 1.4～3.9 | 2.5 | 1.5～3.4 | 3.3 | 0.9～5.6 |
| 30～39 | 3.6 | 2.3～5.0 | 3.3 | 2.2～4.4 | 4.0 | 2.7～5.4 | 3.6 | 2.1～50 |
| 40～49 | 5.3 | 3.7～6.9 | 4.9 | 3.7～6.2 | 5.9 | 4.6～7.3 | 5.5 | 3.9～7.0 |
| 50～59 | 7.0 | 5.6～8.3 | 6.3 | 4.8～7.8 | 6.9 | 4.8～8.9 | 6.5 | 4.3～8.6 |
| 60～69 | 6.4 | 5.1～7.7 | 6.2 | 4.8～7.5 | 7.7 | 5.9～9.6 | 7.1 | 5.1～9.0 |
| ≥70 | 6.7 | 4.9～8.5 | 6.8 | 5.4～8.3 | 8.2 | 5.6～10.8 | 7.1 | 5.3～8.8 |
| 男性 | | | | | | | | |
| 小计 | 5.7 | 4.5～6.9 | 5.1 | 3.8～6.4 | 5.6 | 4.2～7.1 | 5.3 | 3.0～7.5 |
| 18～29 | 4.9 | 0.3～9.5 | 3.9 | 1.8～6.0 | 2.9 | 1.6～4.1 | 3.9 | 0.4～7.5 |
| 30～39 | 4.8 | 2.5～7.1 | 3.4 | 1.8～4.9 | 5.0 | 2.8～7.2 | 3.6 | 1.8～5.3 |
| 40～49 | 5.3 | 3.5～7.1 | 5.8 | 4.3～7.3 | 6.9 | 5.3～8.4 | 6.2 | 4.3～8.0 |
| 50～59 | 6.7 | 5.3～8.0 | 6.3 | 4.9～7.8 | 7.1 | 4.9～9.3 | 7.1 | 4.3～9.9 |
| 60～69 | 6.6 | 5.2～8.1 | 6.9 | 5.2～8.6 | 8.1 | 5.8～10.3 | 7.9 | 4.7～11.1 |
| ≥70 | 7.3 | 5.4～9.3 | 6.7 | 5.7～7.7 | 8.5 | 5.3～11.8 | 6.6 | 4.1～9.2 |
| 女性 | | | | | | | | |
| 小计 | 4.8 | 3.4～6.2 | 4.0 | 3.0～4.9 | 4.6 | 3.6～5.6 | 4.4 | 3.2～5.5 |
| 18～29 | 1.9 | 0.4～3.5 | 1.2 | 0.4～2.0 | 2.0 | 1.1～2.9 | 2.4 | 1.0～3.9 |
| 30～39 | 2.4 | 1.5～3.2 | 3.2 | 2.2～4.2 | 3.1 | 2.1～4.0 | 3.6 | 2.0～5.1 |
| 40～49 | 5.3 | 3.7～7.0 | 4.0 | 2.7～5.3 | 5.0 | 3.7～6.3 | 4.7 | 3.1～6.4 |
| 50～59 | 7.3 | 5.0～9.6 | 6.3 | 4.6～8.1 | 6.6 | 4.4～8.8 | 5.8 | 4.1～7.5 |
| 60～69 | 6.3 | 4.6～8.0 | 5.4 | 4.1～6.7 | 7.4 | 5.4～9.4 | 6.2 | 4.1～8.3 |
| ≥70 | 6.1 | 4.1～8.2 | 7.0 | 4.6～9.4 | 7.9 | 5.5～10.3 | 7.4 | 5.9～9.0 |

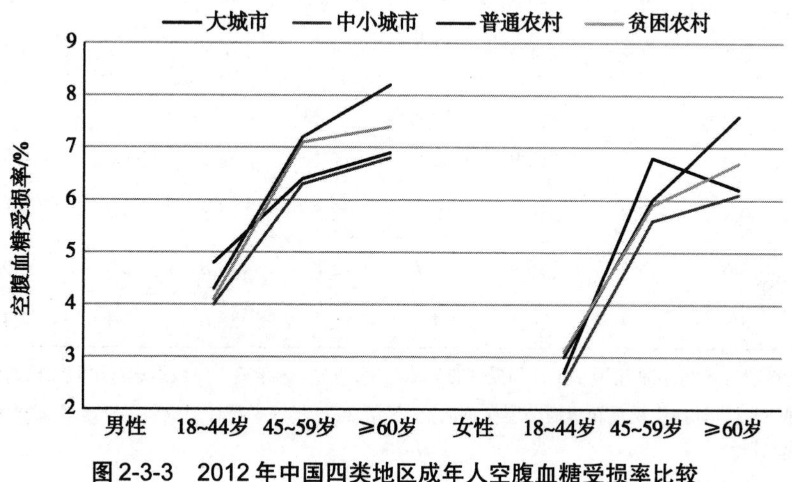


图 2-3-3　2012 年中国四类地区成年人空腹血糖受损率比较

## 三、十年变化趋势

2012年全国、城市、农村及各分类地区的成年人空腹血糖受损率均显著高于2002年中国居民营养与健康状况调查结果。过去10年间，中国成年人空腹血糖受损率明显上升，从2.1%上升到4.8 %，其中城市从2.4%上升到4.7%，农村从1.7%上升到5.0%，农村各年龄组空腹血糖受损率增长幅度均高于城市，2012年农村成年人空腹血糖受损率反超城市。10年间，男性空腹血糖受损率从2.3%上升到5.3%，女性从1.8%上升到4.3%，女性空腹血糖受损率增长幅度略高于男性，分别为138.9%和130.4%。老年男性空腹血糖受损率增长幅度高于老年女性，增长幅度分别为111.4%和76.3%。青年组（18～44岁）、中年组（45～59岁）及老年组（≥60岁）空腹血糖受损率增长幅度随年龄增长而降低，中、青年人群空腹血糖受损率上升势头严峻（表2-3-5、图2-3-4）。

**表2-3-5　2002年和2012年中国成年人空腹血糖受损率比较**　　单位：%

| 年龄/岁 | 全国 | | | 城市 | | | 农村 | | |
|---|---|---|---|---|---|---|---|---|---|
| | 2002年 | 2012年 | 增幅 | 2002年 | 2012年 | 增幅 | 2002年 | 2012年 | 增幅 |
| 合计 | 2.1 | 4.8 | 128.6 | 2.4 | 4.7 | 95.8 | 1.7 | 5.0 | 194.1 |
| 18～44 | 1.2 | 3.5 | 191.7 | 1.5 | 3.4 | 126.7 | 1.0 | 3.7 | 270.0 |
| 45～59 | 2.8 | 6.3 | 125.0 | 3.0 | 6.1 | 103.3 | 2.5 | 6.6 | 164.0 |
| ≥60 | 3.6 | 7.0 | 94.4 | 4.1 | 6.5 | 58.5 | 3.1 | 7.7 | 148.4 |
| 男性 | | | | | | | | | |
| 小计 | 2.3 | 5.3 | 130.4 | 2.7 | 5.2 | 92.6 | 1.9 | 5.5 | 189.5 |
| 18～44 | 1.6 | 4.2 | 162.5 | 2.0 | 4.1 | 105.0 | 1.2 | 4.2 | 250.0 |
| 45～59 | 3.0 | 6.7 | 123.3 | 3.3 | 6.3 | 90.9 | 2.6 | 7.2 | 176.9 |
| ≥60 | 3.5 | 7.4 | 111.4 | 3.8 | 6.8 | 78.9 | 3.2 | 8.0 | 150.0 |
| 女性 | | | | | | | | | |
| 小计 | 1.8 | 4.3 | 138.9 | 2.1 | 4.1 | 95.2 | 1.6 | 4.5 | 181.3 |
| 18～44 | 0.8 | 2.8 | 250.0 | 0.9 | 2.5 | 177.8 | 0.8 | 3.1 | 287.5 |
| 45～59 | 2.6 | 5.9 | 126.9 | 2.7 | 5.8 | 114.8 | 2.4 | 6.0 | 150.0 |
| ≥60 | 3.8 | 6.7 | 76.3 | 4.4 | 6.1 | 38.6 | 3.1 | 7.4 | 138.7 |

备注：2002年数据采用2009年国家统计局提供的分地区、分性别、分年龄人口数据进行事后加权调整。

2012年数据同时进行抽样权重和事后分层权重调整，采用2009年国家统计局提供的分地区、分性别、分年龄人口数据进行事后加权调整。

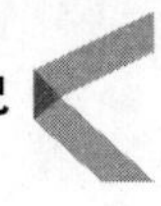

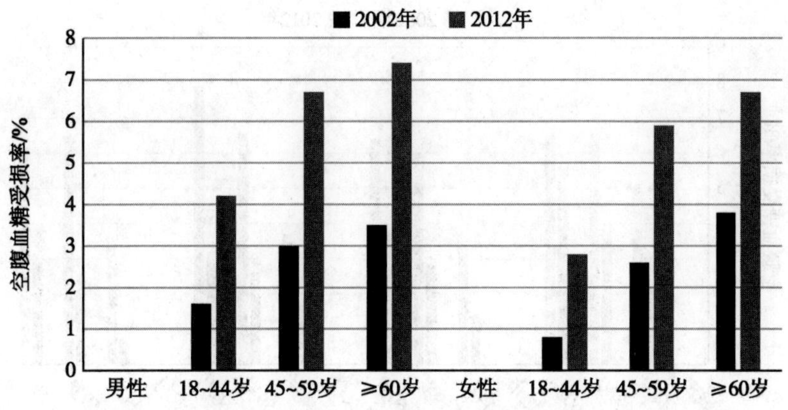


图2-3-4 2002年和2012年中国成年人空腹血糖受损率比较

大城市、中小城市、普通农村和贫困农村成年人空腹血糖增长幅度分别为48.6%、109.1%、168.4%和220.0%。四类地区间成年居民空腹血糖增长幅度，随着城市化级别降低而升高（表2-3-6、图2-3-5）。

表2-3-6 2002年和2012年中国四类地区成年人空腹血糖受损率比较 单位：%

| 年龄/岁 | 大城市 | | | 中小城市 | | | 普通农村 | | | 贫困农村 | | |
|---|---|---|---|---|---|---|---|---|---|---|---|---|
| | 2002年 | 2012年 | 增幅 | 2002年 | 2012年 | 增幅 | 2002年 | 2012年 | 增幅 | 2002年 | 2012年 | 增幅 |
| 合计 | 3.5 | 5.2 | 48.6 | 2.2 | 4.6 | 109.1 | 1.9 | 5.1 | 168.4 | 1.5 | 4.8 | 220.0 |
| 18～44 | 2.2 | 3.8 | 72.7 | 1.4 | 3.3 | 135.7 | 1.2 | 3.7 | 208.3 | 0.7 | 3.6 | 414.3 |
| 45～59 | 4.0 | 6.6 | 65.0 | 2.8 | 6.0 | 114.3 | 2.6 | 6.6 | 153.8 | 2.4 | 6.5 | 170.8 |
| ≥60 | 5.6 | 6.5 | 16.1 | 3.8 | 6.4 | 68.4 | 3.2 | 7.9 | 146.9 | 2.9 | 7.1 | 144.8 |
| 男性 | | | | | | | | | | | | |
| 小计 | 3.9 | 5.7 | 46.2 | 2.5 | 5.1 | 104.0 | 2.0 | 5.6 | 180.0 | 1.7 | 5.3 | 211.8 |
| 18～44 | 2.8 | 4.8 | 71.4 | 1.9 | 4.0 | 110.5 | 1.4 | 4.3 | 207.1 | 0.9 | 4.1 | 355.6 |
| 45～59 | 4.7 | 6.4 | 36.2 | 3.0 | 6.3 | 110.0 | 2.6 | 7.2 | 176.9 | 2.7 | 7.1 | 163.0 |
| ≥60 | 5.2 | 6.9 | 32.7 | 3.5 | 6.8 | 94.3 | 3.0 | 8.2 | 173.3 | 3.6 | 7.4 | 105.6 |
| 女性 | | | | | | | | | | | | |
| 小计 | 3.0 | 4.8 | 60.0 | 1.9 | 4.0 | 110.5 | 1.8 | 4.6 | 155.6 | 1.2 | 4.4 | 266.7 |
| 18～44 | 1.5 | 2.7 | 80.0 | 0.8 | 2.5 | 212.5 | 0.9 | 3.0 | 233.3 | 0.5 | 3.1 | 520.0 |
| 45～59 | 3.4 | 6.8 | 100.0 | 2.6 | 5.6 | 115.4 | 2.5 | 6.0 | 140.0 | 2.1 | 5.9 | 181.0 |
| ≥60 | 5.9 | 6.2 | 5.1 | 4.1 | 6.1 | 48.8 | 3.5 | 7.6 | 117.1 | 2.2 | 6.7 | 204.5 |

备注：2002年数据采用2009年国家统计局提供的分地区、分性别、分年龄人口数据进行事后加权调整。

2012年数据同时进行抽样权重和事后分层权重调整，采用2009年国家统计局提供的分地区、分性别、分年龄人口数据进行事后加权调整。

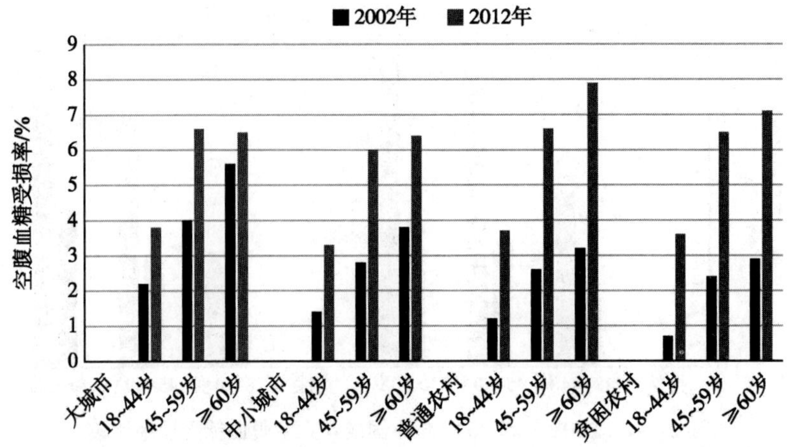


图 2-3-5　2002 年和 2012 年中国四类地区成年人空腹血糖受损率比较

## 第二节　2012 年中国成年人糖耐量异常状况

### 一、2012 年中国成年人糖耐量异常患病率

中国成年人糖耐量异常率为 4.8%，男性为 4.7%，女性为 4.8%。青年组（18～44 岁）、中年组（45～59 岁）及老年组（≥60 岁）糖耐量异常率分别为 3.1%、5.5% 和 9.6%，随年龄增长而升高。青年女性和中年女性的糖耐量异常率均低于男性，而老年女性糖耐量异常率反超男性。城市和农村成年人糖耐量异常率分别为 4.5% 和 5.1%。农村成年人糖耐量异常率高于城市居民，城市青年男性糖耐量异常率高于农村青年男性，而农村中老年男性糖耐量异常率高于城市中老年男性，女性城乡间差异较小（图 2-3-6、图 2-3-7、表 2-3-7、表 2-3-8）。

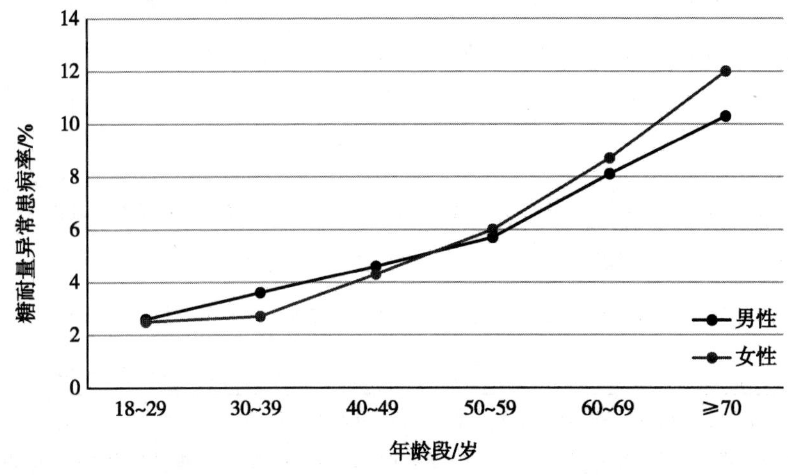


图 2-3-6　2012 年中国成年人糖耐量异常患病率

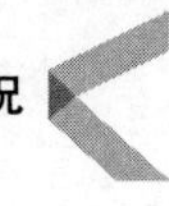

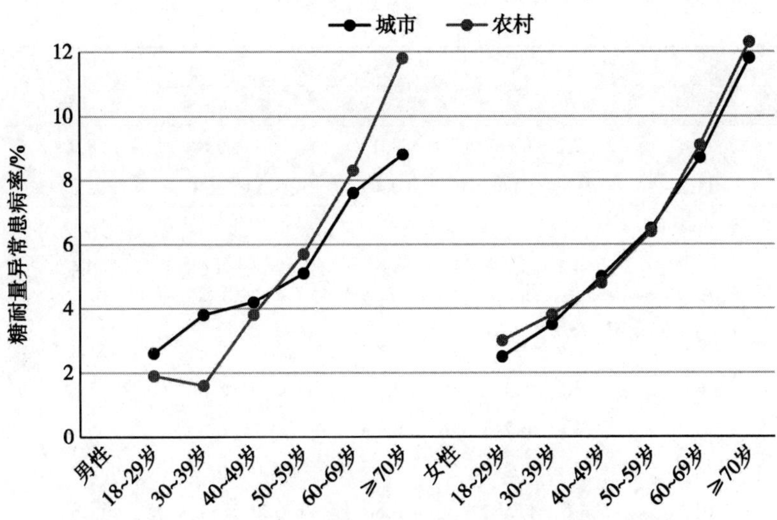


图 2-3-7　2012 年中国城乡成年人糖耐量异常患病率比较

表 2-3-7　2012 年中国成年人糖耐量异常患病率　　单位：%

| 年龄 / 岁 | 全国 | | 城市 | | 农村 | |
|---|---|---|---|---|---|---|
| | 患病率 | 95%*CI* | 患病率 | 95%*CI* | 患病率 | 95%*CI* |
| 合计 | 4.8 | 4.1～5.5 | 4.5 | 3.4～5.5 | 5.1 | 4.4～5.9 |
| 18～44 | 3.1 | 2.6～3.6 | 2.7 | 2.0～3.5 | 3.5 | 2.7～4.2 |
| 45～59 | 5.5 | 4.7～6.3 | 5.1 | 3.9～6.4 | 5.9 | 5.1～6.8 |
| ≥60 | 9.6 | 8.4～10.8 | 9.0 | 7.2～10.8 | 10.2 | 8.6～11.7 |
| 男性 | | | | | | |
| 小计 | 4.7 | 4.1～5.4 | 4.5 | 3.5～5.6 | 4.9 | 4.2～5.6 |
| 18～44 | 3.3 | 2.7～3.9 | 3.3 | 2.3～4.3 | 3.2 | 2.5～4.0 |
| 45～59 | 5.5 | 4.6～6.3 | 4.9 | 3.6～6.3 | 6.1 | 5.2～7.0 |
| ≥60 | 9.0 | 7.9～10.0 | 8.1 | 6.6～9.6 | 9.9 | 8.5～11.3 |
| 女性 | | | | | | |
| 小计 | 4.8 | 4.1～5.6 | 4.4 | 3.3～5.5 | 5.3 | 4.4～6.3 |
| 18～44 | 2.9 | 2.3～3.5 | 2.1 | 1.3～2.8 | 3.7 | 2.8～4.6 |
| 45～59 | 5.5 | 4.7～6.4 | 5.3 | 4.1～6.6 | 5.8 | 4.7～6.8 |
| ≥60 | 10.1 | 8.5～11.7 | 9.8 | 7.6～12.1 | 10.4 | 8.2～12.6 |

表 2-3-8　中国成年人糖耐量异常患病率　　单位：%

| 年龄 / 岁 | 合计 | | 城市 | | 农村 | |
|---|---|---|---|---|---|---|
| | 患病率 | 95%*CI* | 患病率 | 95%*CI* | 患病率 | 95%*CI* |
| 合计 | 4.8 | 4.1～5.5 | 4.5 | 3.4～5.5 | 5.1 | 4.4～5.9 |
| 18～29 | 2.5 | 1.9～3.1 | 2.3 | 1.4～3.2 | 2.8 | 2.0～3.5 |
| 30～39 | 3.2 | 2.5～3.9 | 2.7 | 1.8～3.7 | 3.6 | 2.6～4.6 |
| 40～49 | 4.5 | 3.8～5.1 | 4.0 | 3.0～5.1 | 4.9 | 4.1～5.7 |
| 50～59 | 5.9 | 4.9～6.8 | 5.4 | 4.0～6.9 | 6.4 | 5.5～7.4 |

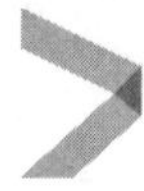


续表

| 年龄/岁 | 合计 | | 城市 | | 农村 | |
|---|---|---|---|---|---|---|
| | 患病率 | 95%*CI* | 患病率 | 95%*CI* | 患病率 | 95%*CI* |
| 60～69 | 8.4 | 7.2～9.6 | 8.0 | 6.1～9.8 | 8.9 | 7.4～10.3 |
| ≥70 | 11.2 | 9.8～12.6 | 10.4 | 8.5～12.4 | 12.0 | 10.2～13.9 |
| 男性 | | | | | | |
| 小计 | 4.7 | 4.1～5.4 | 4.5 | 3.5～5.6 | 4.4 | 3.3～5.5 |
| 18～29 | 2.6 | 1.9～3.2 | 2.6 | 1.5～3.7 | 1.9 | 0.8～2.9 |
| 30～39 | 3.6 | 2.6～4.7 | 3.8 | 2.0～5.6 | 1.6 | 1.0～2.3 |
| 40～49 | 4.6 | 3.8～5.4 | 4.2 | 3.0～5.5 | 3.8 | 2.8～4.8 |
| 50～59 | 5.7 | 4.8～6.7 | 5.1 | 3.7～6.5 | 5.7 | 4.1～7.3 |
| 60～69 | 8.1 | 7.1～9.2 | 7.6 | 6.0～9.2 | 8.3 | 6.0～10.7 |
| ≥70 | 10.3 | 8.6～11.9 | 8.8 | 6.5～11.2 | 11.8 | 9.4～14.2 |
| 女性 | | | | | | |
| 小计 | 4.8 | 4.1～5.6 | 4.9 | 4.2～5.6 | 5.3 | 4.4～6.3 |
| 18～29 | 2.5 | 1.7～3.3 | 2.5 | 1.7～3.4 | 3.0 | 1.9～4.2 |
| 30～39 | 2.7 | 2.0～3.4 | 3.5 | 2.2～4.7 | 3.8 | 2.7～4.8 |
| 40～49 | 4.3 | 3.6～5.0 | 5.0 | 4.2～5.8 | 4.8 | 3.8～5.7 |
| 50～59 | 6.0 | 5.0～7.0 | 6.5 | 5.4～7.5 | 6.4 | 5.4～7.5 |
| 60～69 | 8.7 | 7.0～10.3 | 8.7 | 7.4～10.0 | 9.1 | 6.7～11.4 |
| ≥70 | 12.0 | 10.3～13.7 | 11.8 | 10.0～13.6 | 12.3 | 9.7～14.8 |

## 二、2012年中国四类地区成年人糖耐量异常患病率

大城市、中小城市、普通农村和贫困农村成年人糖耐量异常率分别为5.0%、4.4%、5.3%和4.7%。糖耐量异常患病率表现出普通农村高于大城市、贫困农村高于中小城市的局面，今后农村面临着糖尿病防控的巨大压力（图2-3-8、表2-3-9、表2-3-10）。

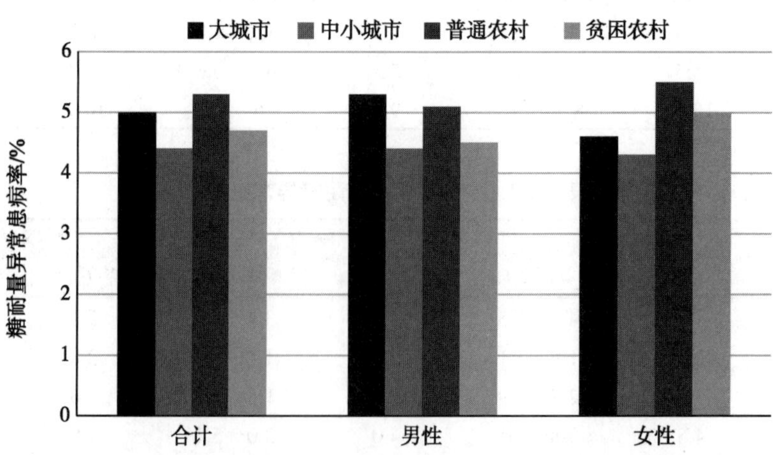


图2-3-8　2012年中国四类地区成年人糖耐量异常患病率

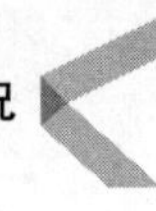

表 2-3-9 2012 年中国四类地区成年人糖耐量异常患病率 单位：%

| 年龄/岁 | 大城市 | | 中小城市 | | 普通农村 | | 贫困农村 | |
|---|---|---|---|---|---|---|---|---|
| | 患病率 | 95%*CI* | 患病率 | 95%*CI* | 患病率 | 95%*CI* | 患病率 | 95%*CI* |
| 合计 | 5.0 | 0.4～5.8 | 4.4 | 0.6～5.5 | 5.3 | 0.4～6.2 | 4.7 | 0.8～6.2 |
| 18～44 | 2.9 | 0.3～3.5 | 2.7 | 0.4～3.5 | 3.6 | 0.4～4.3 | 3.2 | 0.8～4.9 |
| 45～59 | 5.9 | 0.5～6.9 | 5.0 | 0.7～6.4 | 6.0 | 0.6～7.1 | 5.8 | 0.7～7.2 |
| ≥60 | 8.6 | 0.8～10.2 | 9.1 | 1.1～11.2 | 10.6 | 1～12.7 | 9.1 | 1.1～11.4 |
| 男性 | | | | | | | | |
| 小计 | 5.3 | 0.6～6.4 | 4.4 | 0.6～5.6 | 5.1 | 0.4～5.9 | 4.5 | 0.7～5.8 |
| 18～44 | 3.4 | 0.5～4.5 | 3.3 | 0.6～4.4 | 3.3 | 0.4～4.1 | 3.0 | 0.8～4.7 |
| 45～59 | 6.5 | 0.6～7.6 | 4.6 | 0.8～6.2 | 6.2 | 0.6～7.3 | 5.8 | 0.8～7.4 |
| ≥60 | 8.3 | 1.0～10.2 | 8.1 | 0.9～9.7 | 10.5 | 0.9～12.2 | 8.5 | 1.3～11.0 |
| 女性 | | | | | | | | |
| 小计 | 4.6 | 0.5～5.5 | 4.3 | 0.6～5.6 | 5.5 | 0.6～6.6 | 5.0 | 0.9～6.8 |
| 18～44 | 2.4 | 0.3～3.0 | 2.0 | 0.4～2.9 | 3.8 | 0.5～4.7 | 3.4 | 1.0～5.3 |
| 45～59 | 5.3 | 0.6～6.6 | 5.3 | 0.8～6.8 | 5.8 | 0.7～7.1 | 5.7 | 0.7～7.2 |
| ≥60 | 8.9 | 0.9～10.6 | 10.0 | 1.4～12.7 | 10.8 | 1.5～13.8 | 9.7 | 1.1～11.9 |

表 2-3-10 2012 年中国四类地区成年人糖耐量异常患病率 单位：%

| 年龄/岁 | 大城市 | | 中小城市 | | 普通农村 | | 贫困农村 | |
|---|---|---|---|---|---|---|---|---|
| | 患病率 | 95%*CI* | 患病率 | 95%*CI* | 患病率 | 95%*CI* | 患病率 | 95%*CI* |
| 合计 | 5.0 | 4.1～5.8 | 4.4 | 3.2～5.5 | 5.3 | 4.4～6.2 | 4.7 | 3.2～6.2 |
| 18～29 | 2.3 | 1.6～2.9 | 2.3 | 1.2～3.3 | 2.8 | 2.1～3.6 | 2.6 | 0.8～4.4 |
| 30～39 | 2.8 | 2.2～3.3 | 2.7 | 1.6～3.9 | 3.7 | 2.7～4.7 | 3.4 | 1.3～5.4 |
| 40～49 | 5.0 | 4.3～5.8 | 3.9 | 2.7～5.0 | 5.1 | 4.1～6.0 | 4.5 | 3.0～5.9 |
| 50～59 | 6.1 | 4.7～7.5 | 5.3 | 3.5～7.0 | 6.5 | 5.3～7.7 | 6.3 | 4.7～8.0 |
| 60～69 | 7.4 | 6.1～8.6 | 8.1 | 5.9～10.3 | 9.2 | 7.4～11.1 | 8.0 | 5.9～10.0 |
| ≥70 | 10.2 | 7.8～12.7 | 10.5 | 8.2～12.7 | 12.5 | 10.1～15 | 10.8 | 8.4～13.2 |
| 男性 | | | | | | | | |
| 小计 | 5.3 | 4.1～6.4 | 4.4 | 3.2～5.6 | 5.1 | 4.3～5.9 | 4.5 | 3.1～5.8 |
| 18～29 | 2.4 | 1.4～3.4 | 2.6 | 1.4～3.9 | 2.6 | 1.6～3.5 | 2.4 | 0.8～4.1 |
| 30～39 | 3.4 | 2.5～4.3 | 3.9 | 1.8～6.0 | 3.6 | 2.2～4.9 | 3.2 | 0.7～5.8 |
| 40～49 | 5.9 | 4.5～7.4 | 4.0 | 2.6～5.3 | 5.2 | 4.2～6.1 | 4.4 | 3.1～5.8 |
| 50～59 | 6.6 | 4.9～8.2 | 4.8 | 3.2～6.5 | 6.4 | 5.2～7.7 | 6.5 | 4.4～8.6 |

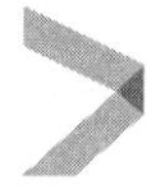



续表

| 年龄 / 岁 | 大城市 | | 中小城市 | | 普通农村 | | 贫困农村 | |
|---|---|---|---|---|---|---|---|---|
| | 患病率 | 95%*CI* | 患病率 | 95%*CI* | 患病率 | 95%*CI* | 患病率 | 95%*CI* |
| 60～69 | 6.8 | 5.2～8.4 | 7.8 | 5.9～9.6 | 9.5 | 7.8～11.1 | 6.9 | 4.9～9.0 |
| ≥70 | 10.3 | 7.3～13.2 | 8.5 | 5.8～11.3 | 12.1 | 9.9～14.3 | 11.2 | 8.0～14.4 |
| 女性 | | | | | | | | |
| 小计 | 4.6 | 3.8～5.5 | 4.3 | 3.1～5.6 | 5.5 | 4.4～6.6 | 5.0 | 3.1～6.8 |
| 18～29 | 2.1 | 1.2～3.0 | 1.8 | 0.6～3.0 | 3.1 | 2.0～4.3 | 2.8 | 0.2～5.5 |
| 30～39 | 2.0 | 1.2～2.9 | 1.6 | 0.9～2.3 | 3.9 | 2.6～5.1 | 3.5 | 1.8～5.3 |
| 40～49 | 4.0 | 3.1～5.0 | 3.8 | 2.7～4.9 | 4.9 | 3.8～6.0 | 4.5 | 2.8～6.3 |
| 50～59 | 5.6 | 4.1～7.1 | 5.7 | 3.8～7.6 | 6.5 | 5.3～7.8 | 6.2 | 4.6～7.8 |
| 60～69 | 7.9 | 6.1～9.7 | 8.4 | 5.6～11.2 | 9.0 | 5.8～12.2 | 9.1 | 6.7～11.5 |
| ≥70 | 10.2 | 7.3～13.1 | 12.1 | 9.3～14.9 | 13.0 | 9.5～16.4 | 10.5 | 8.1～12.9 |

# 第三节　2012 年中国成年人糖尿病患病状况

## 一、2012 年中国成年人糖尿病患病率

中国成年人糖尿病患病率为 6.8%，男性为 6.9%，女性为 6.7%。青年、中年、老年人群糖尿病患病率分别为 3.1%、9.8% 和 14.7%，随年龄增长明显升高。女性从 40 岁开始糖尿病患病率呈直线上升趋势，55 岁开始陡然上升，女性糖尿病患病率超过男性，60 岁以后缓慢上升；而男性，从 30 岁开始糖尿病患病率呈现直线上升趋势，到 55 岁后进入平台期，70 岁后再次呈现显著上升（图 2-3-9，表 2-3-11）。

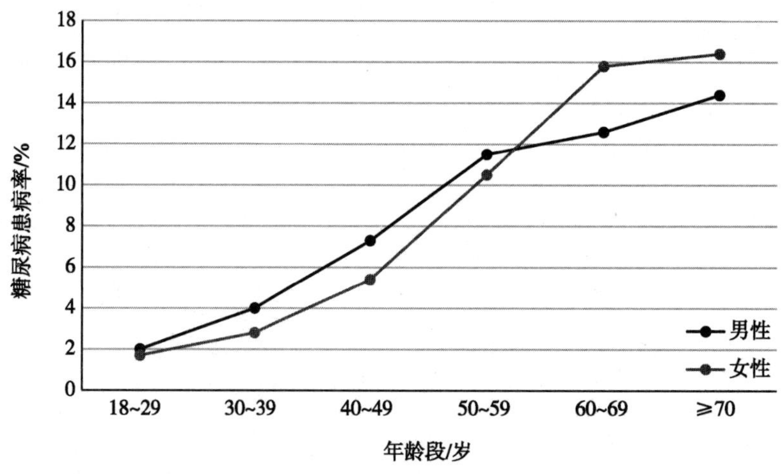


图 2-3-9　2012 年中国成年人糖尿病患病率

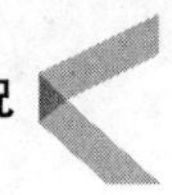

表 2-3-11　2012 年中国成年人糖尿病患病率

单位：%

| 年龄 / 岁 | 全国 | | 城市 | | 农村 | |
|---|---|---|---|---|---|---|
| | 患病率 | 95%*CI* | 患病率 | 95%*CI* | 患病率 | 95%*CI* |
| 合计 | 6.8 | 6.2～7.5 | 7.6 | 6.7～8.6 | 6.0 | 5.0～6.9 |
| 18～44 | 3.1 | 2.7～3.6 | 3.0 | 2.5～3.5 | 3.2 | 2.5～4.0 |
| 45～59 | 9.8 | 9.0～10.6 | 10.7 | 9.6～11.8 | 8.8 | 7.5～10.0 |
| ≥60 | 14.7 | 13.5～16 | 17.3 | 15.3～19.3 | 11.9 | 10.5～13.4 |
| 男性 | | | | | | |
| 小计 | 6.9 | 6.2～7.6 | 7.9 | 6.7～9.0 | 6.0 | 5.1～6.9 |
| 18～44 | 3.6 | 3.1～4.2 | 3.6 | 2.9～4.3 | 3.7 | 2.9～4.5 |
| 45～59 | 10.4 | 9.5～11.3 | 11.7 | 10.2～13.3 | 8.8 | 7.7～9.9 |
| ≥60 | 13.3 | 11.8～14.8 | 15.8 | 13.3～18.4 | 10.6 | 9.0～12.3 |
| 女性 | | | | | | |
| 小计 | 6.7 | 6.0～7.4 | 7.4 | 6.5～8.3 | 6.0 | 4.9～7.1 |
| 18～44 | 2.6 | 2.1～3.1 | 2.5 | 2.0～3.0 | 2.7 | 1.9～3.6 |
| 45～59 | 9.3 | 8.4～10.2 | 9.7 | 8.7～10.6 | 8.8 | 7.1～10.4 |
| ≥60 | 16.0 | 14.8～17.3 | 18.7 | 17.0～20.4 | 13.2 | 11.6～14.8 |

城市成年人糖尿病患病率高于农村居民。城市成年人糖尿病患病率为 7.6%，男性为 7.9%，女性为 7.4%。糖尿病患病率随年龄增长而明显升高，青年、中年、老年人群糖尿病患病率分别为 3.0%、10.7% 和 17.3%。从青年组到中年组的糖尿病患病率增长速度最快，增长了 2.6 倍（表 2-3-12）。

表 2-3-12　2012 年中国成年人糖尿病患病率

单位：%

| 年龄 / 岁 | 合计 | | 城市 | | 农村 | |
|---|---|---|---|---|---|---|
| | 患病率 | 95%*CI* | 患病率 | 95%*CI* | 患病率 | 95%*CI* |
| 合计 | 6.8 | 6.2～7.5 | 7.6 | 6.7～8.6 | 6.0 | 5.0～6.9 |
| 18～29 | 1.9 | 1.3～2.4 | 1.7 | 1.0～2.4 | 2.0 | 1.2～2.8 |
| 30～39 | 3.4 | 2.8～4.1 | 3.0 | 2.5～3.6 | 3.8 | 2.6～5.0 |
| 40～49 | 6.4 | 5.8～7.0 | 6.9 | 6.1～7.8 | 5.8 | 4.9～6.7 |
| 50～59 | 11.0 | 10.1～11.9 | 12.0 | 10.8～13.2 | 9.8 | 8.3～11.3 |
| 60～69 | 14.1 | 12.9～15.4 | 16.1 | 13.9～18.2 | 12.1 | 10.7～13.6 |
| ≥70 | 15.5 | 14.0～17.0 | 19.1 | 17.1～21.1 | 11.6 | 9.8～13.5 |
| 男性 | | | | | | |
| 小计 | 6.9 | 6.2～7.6 | 7.9 | 6.7～9.0 | 6.0 | 5.1～6.9 |
| 18～29 | 2.0 | 1.4～2.7 | 1.6 | 0.8～2.4 | 2.4 | 1.5～3.4 |
| 30～39 | 4.0 | 3.1～4.9 | 3.7 | 2.8～4.6 | 4.4 | 2.9～5.9 |
| 40～49 | 7.3 | 6.5～8.2 | 8.3 | 6.9～9.8 | 6.3 | 5.3～7.3 |
| 50～59 | 11.5 | 10.4～12.6 | 13.0 | 11.3～14.7 | 9.6 | 8.2～11.1 |
| 60～69 | 12.6 | 11.2～13.9 | 14.5 | 12.0～17.0 | 10.5 | 9.0～12.0 |
| ≥70 | 14.4 | 12.3～16.6 | 17.8 | 14.7～20.9 | 10.8 | 8.3～13.4 |

续表

| 年龄 / 岁 | 合计 | | 城市 | | 农村 | |
|---|---|---|---|---|---|---|
| | 患病率 | 95%*CI* | 患病率 | 95%*CI* | 患病率 | 95%*CI* |
| 女性 | | | | | | |
| 小计 | 6.7 | 6.0～7.4 | 7.4 | 6.5～8.3 | 6.0 | 4.9～7.1 |
| 18～29 | 1.7 | 1.1～2.3 | 1.8 | 1.0～2.6 | 1.6 | 0.6～2.6 |
| 30～39 | 2.8 | 2.1～3.5 | 2.3 | 1.6～3.1 | 3.3 | 2.1～4.5 |
| 40～49 | 5.4 | 4.8～6.1 | 5.5 | 4.7～6.3 | 5.3 | 4.3～6.3 |
| 50～59 | 10.5 | 9.5～11.5 | 11.0 | 9.9～12.0 | 9.9 | 8.1～11.7 |
| 60～69 | 15.8 | 14.5～17.1 | 17.6 | 15.5～19.7 | 13.8 | 12.2～15.4 |
| ≥70 | 16.4 | 14.8～18.0 | 20.2 | 18.2～22.1 | 12.3 | 10.0～14.6 |

农村成年人糖尿病患病率为 6.0%，男、女性相同。青年、中年、老年人群糖尿病患病率分别为 3.2%、8.8% 和 11.9%，随年龄增长而明显升高，从青年组到中年组的糖尿病患病率增长速度最快，增长了 1.8 倍。

## 二、2012 年中国四类地区成年人糖尿病患病率

大城市成年人糖尿病患病率为 10.8%，男性为 12.0%，女性为 9.6%。中小城市成年人糖尿病患病率为 7.1%，男、女性别间无显著差异。普通农村成年人糖尿病患病率为 6.0%，男性为 6.1%，女性为 5.9%。贫困农村成年人糖尿病患病率为 5.9%，男性为 5.7%，女性为 6.1%。

大城市成年人糖尿病患病率明显高于中小城市，中小城市高于普通农村，但普通农村的糖尿病患病率与贫困农村接近。各地区成年人糖尿病患病率均呈现随年龄增加而升高的趋势（图 2-3-10、表 2-3-13、表 2-3-14）。

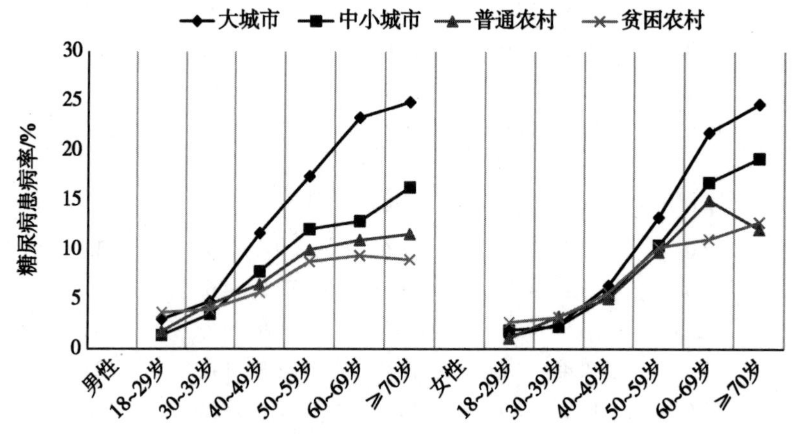


图 2-3-10　中国四类地区成年人糖尿病患病率比较

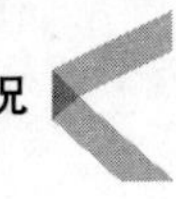

**表 2-3-13　2012年中国四类地区成年人糖尿病患病率**　单位：%

| 年龄/岁 | 大城市 | | 中小城市 | | 普通农村 | | 贫困农村 | |
|---|---|---|---|---|---|---|---|---|
| | 患病率 | 95%*CI* | 患病率 | 95%*CI* | 患病率 | 95%*CI* | 患病率 | 95%*CI* |
| 合计 | 10.8 | 1.1～12.9 | 7.1 | 0.5～8.1 | 6.0 | 0.4～6.8 | 5.9 | 1.3～8.4 |
| 18～44 | 3.6 | 0.5～4.5 | 3.0 | 0.3～3.5 | 3.0 | 0.3～3.7 | 3.7 | 1.0～5.5 |
| 45～59 | 14.2 | 0.8～15.8 | 10.0 | 0.6～11.2 | 8.8 | 0.6～9.9 | 8.6 | 1.7～12.1 |
| ≥60 | 23.5 | 0.9～25.3 | 16.1 | 1.1～18.4 | 12.5 | 0.7～13.9 | 10.5 | 1.8～14.1 |
| 男性 | | | | | | | | |
| 小计 | 12.0 | 1.2～14.4 | 7.2 | 0.6～8.4 | 6.1 | 0.5～7.0 | 5.7 | 1.0～7.8 |
| 18～44 | 4.8 | 0.8～6.3 | 3.4 | 0.4～4.1 | 3.5 | 0.5～4.5 | 4.1 | 0.8～5.7 |
| 45～59 | 16.4 | 0.9～18.2 | 10.8 | 0.9～12.5 | 9.1 | 0.5～10.1 | 7.9 | 1.5～10.8 |
| ≥60 | 24.0 | 1.5～27.0 | 14.2 | 1.4～17.0 | 11.3 | 0.9～13.1 | 9.2 | 1.8～12.8 |
| 女性 | | | | | | | | |
| 小计 | 9.6 | 1.0～11.5 | 7.0 | 0.5～8.0 | 5.9 | 0.4～6.8 | 6.1 | 1.5～9.1 |
| 18～44 | 2.2 | 0.2～2.7 | 2.6 | 0.3～3.1 | 2.5 | 0.3～3.1 | 3.2 | 1.2～5.5 |
| 45～59 | 11.9 | 1.0～13.9 | 9.2 | 0.5～10.3 | 8.6 | 0.8～10.1 | 9.3 | 2.1～13.4 |
| ≥60 | 23.1 | 1.0～25.1 | 17.8 | 1.0～19.8 | 13.7 | 0.8～15.3 | 11.8 | 2.0～15.7 |

**表 2-3-14　2012年中国四类地区成年人糖尿病患病率**　单位：%

| 年龄/岁 | 大城市 | | 中小城市 | | 普通农村 | | 贫困农村 | |
|---|---|---|---|---|---|---|---|---|
| | 患病率 | 95%*CI* | 患病率 | 95%*CI* | 患病率 | 95%*CI* | 患病率 | 95%*CI* |
| 合计 | 10.8 | 8.6～12.9 | 7.1 | 6.1～8.1 | 6.0 | 5.2～6.8 | 5.9 | 3.4～8.4 |
| 18～29 | 2.2 | 1.1～3.3 | 1.6 | 0.8～2.4 | 1.5 | 0.8～2.2 | 3.2 | 1.4～5.1 |
| 30～39 | 3.7 | 3.0～4.3 | 2.9 | 2.3～3.6 | 3.9 | 2.5～5.3 | 3.6 | 1.3～5.9 |
| 40～49 | 9.1 | 7.4～10.8 | 6.6 | 5.7～7.5 | 5.8 | 4.9～6.7 | 5.7 | 3.6～7.9 |
| 50～59 | 15.3 | 13.3～17.4 | 11.3 | 10～12.6 | 9.9 | 8.6～11.1 | 9.6 | 5.4～13.7 |
| 60～69 | 22.5 | 20.0～25.1 | 14.8 | 12.5～17.2 | 13.0 | 11.6～14.4 | 10.2 | 7.0～13.4 |
| ≥70 | 24.8 | 22.2～27.4 | 17.9 | 15.5～20.2 | 11.9 | 10.0～13.8 | 11.0 | 6.8～15.2 |
| 男性 | | | | | | | | |
| 小计 | 12.0 | 9.6～14.4 | 7.2 | 5.9～8.4 | 6.1 | 5.2～7.0 | 5.7 | 3.7～7.8 |
| 18～29 | 3.0 | 1.4～4.5 | 1.4 | 0.5～2.3 | 1.8 | 0.8～2.9 | 3.7 | 1.9～5.4 |
| 30～39 | 4.8 | 3.5～6.0 | 3.5 | 2.5～4.6 | 4.5 | 2.6～6.5 | 4.0 | 1.9～6.0 |
| 40～49 | 11.7 | 9.1～14.2 | 7.8 | 6.2～9.3 | 6.5 | 5.4～7.6 | 5.7 | 3.5～8.0 |
| 50～59 | 17.4 | 14.9～19.9 | 12.1 | 10.1～14.0 | 10.0 | 8.6～11.3 | 8.8 | 5.2～12.5 |
| 60～69 | 23.3 | 19.4～27.3 | 12.9 | 10.3～15.5 | 11.0 | 9.6～12.5 | 9.4 | 5.8～13.0 |
| ≥70 | 24.9 | 21.7～28.2 | 16.3 | 12.7～19.9 | 11.6 | 8.5～14.7 | 9.0 | 5.0～13.0 |
| 女性 | | | | | | | | |
| 小计 | 9.6 | 7.6～11.5 | 7.0 | 6.1～8.0 | 5.9 | 5.1～6.8 | 6.1 | 3.1～9.1 |
| 18～29 | 1.3 | 0.3～2.3 | 1.9 | 1.0～2.8 | 1.1 | 0.5～1.7 | 2.7 | 0.1～5.3 |
| 30～39 | 2.5 | 1.7～3.2 | 2.3 | 1.5～3.1 | 3.3 | 2.1～4.5 | 3.2 | 0.5～5.9 |
| 40～49 | 6.4 | 4.8～7.9 | 5.4 | 4.5～6.2 | 5.1 | 4.1～6.2 | 5.7 | 3.3～8.1 |
| 50～59 | 13.3 | 11.1～15.5 | 10.5 | 9.3～11.6 | 9.8 | 8.2～11.4 | 10.3 | 5.5～15.2 |
| 60～69 | 21.8 | 19.8～23.8 | 16.8 | 14.4～19.2 | 15.0 | 13.3～16.7 | 11.1 | 8.0～14.2 |
| ≥70 | 24.7 | 20.9～28.4 | 19.2 | 17.0～21.4 | 12.1 | 9.7～14.5 | 12.8 | 7.7～17.9 |

## 三、2012 年糖尿病已确诊率和新诊断率

在本次调查前就已经诊断的糖尿病患病率为 2.7%，为糖尿病总患病率的 39.7%，男性和女性已确诊率分别为 2.6% 和 2.8%，占糖尿病总患病率的比例分别为 37.7% 和 41.8%。经本次调查新诊断的糖尿病患病率为 4.1%，其中 0.8% 为通过 OGTT 检出。城市成年人已确诊率和新诊断率分别为 3.6% 和 4.0%，农村已确诊率和新诊断率分别为 1.7% 和 4.2%。大城市、中小城市、普通农村和贫困农村四类地区已确诊率分别为 5.9%、3.3%、2.0% 和 1.1%，新诊断率分别为 4.9%、3.8%、4.0% 和 4.7%。已确诊率占糖尿病总患病率的比例随城市化级别的升高而升高，随年龄增加已确诊率占糖尿病总患病率的比例升高（图 2-3-11、图 2-3-12、表 2-3-15、表 2-3-16）。

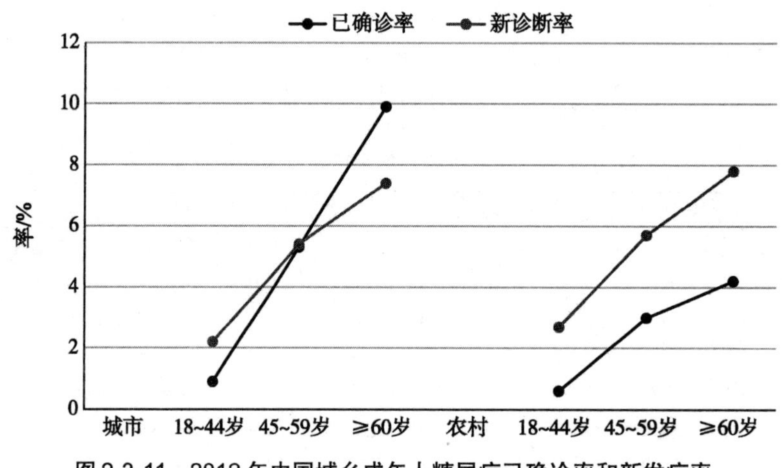

图 2-3-11　2012 年中国城乡成年人糖尿病已确诊率和新发病率

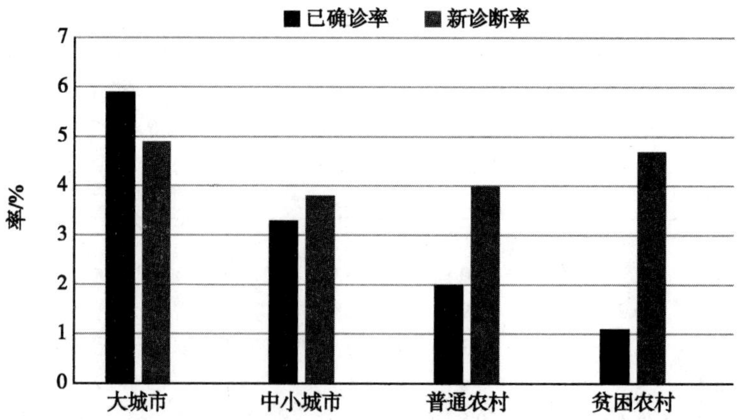

图 2-3-12　2012 年中国四类地区成年人糖尿病已确诊率和新发病率比较

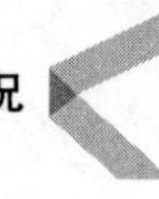

表2-3-15 2012年中国成年人糖尿病已确诊率和新发病率 单位：%

| 年龄/岁 | 全国 | | | | 城市 | | | | 农村 | | | |
|---|---|---|---|---|---|---|---|---|---|---|---|---|
| | 已确诊率 | | 新诊断率 | | 已确诊率 | | 新诊断率 | | 已确诊率 | | 新诊断率 | |
| | 率 | 95%*CI* | 率 | 95%*CI* | 率 | 95%*CI* | 率 | 95%*CI* | 率 | 95%*CI* | 率 | 95%*CI* |
| 合计 | 2.7 | 2.4～3.0 | 4.1 | 3.6～4.7 | 3.6 | 3.2～4.1 | 4.0 | 3.3～4.7 | 1.7 | 1.4～2.1 | 4.2 | 3.3～5.1 |
| 18～44 | 0.7 | 0.6～0.9 | 2.4 | 2.0～2.9 | 0.9 | 0.6～1.1 | 2.2 | 1.8～2.6 | 0.6 | 0.4～0.7 | 2.7 | 2.0～3.4 |
| 45～59 | 4.3 | 3.8～4.8 | 5.6 | 4.9～6.2 | 5.3 | 4.5～6.0 | 5.4 | 4.6～6.2 | 3.0 | 2.5～3.6 | 5.7 | 4.6～6.9 |
| ≥60 | 7.1 | 6.2～8.0 | 7.6 | 6.6～8.6 | 9.9 | 8.6～11.1 | 7.4 | 6.1～8.8 | 4.2 | 3.3～5.0 | 7.8 | 6.2～9.3 |
| 男性 | | | | | | | | | | | | |
| 小计 | 2.6 | 2.3～2.9 | 4.3 | 3.7～4.9 | 3.6 | 3.0～4.1 | 4.3 | 3.5～5.1 | 1.7 | 1.4～2.0 | 4.3 | 3.5～5.1 |
| 18～44 | 0.9 | 0.6～1.1 | 2.8 | 2.3～3.3 | 1.0 | 0.7～1.4 | 2.5 | 2.0～3.1 | 0.7 | 0.4～1.0 | 3.0 | 2.2～3.7 |
| 45～59 | 4.4 | 3.8～5.0 | 6.0 | 5.2～6.7 | 5.6 | 4.6～6.6 | 6.1 | 5.0～7.3 | 3.0 | 2.4～3.5 | 5.8 | 4.8～6.7 |
| ≥60 | 6.1 | 5.4～6.9 | 7.2 | 6.0～8.3 | 8.8 | 7.4～10.1 | 7.1 | 5.4～8.7 | 3.4 | 2.8～4.0 | 7.2 | 5.6～8.9 |
| 女性 | | | | | | | | | | | | |
| 小计 | 2.8 | 2.5～3.1 | 3.9 | 3.3～4.6 | 3.7 | 3.3～4.2 | 3.7 | 3.0～4.3 | 1.8 | 1.4～2.2 | 4.2 | 3.1～5.2 |
| 18～44 | 0.5 | 0.4～0.7 | 2.1 | 1.6～2.6 | 0.7 | 0.5～0.9 | 1.8 | 1.4～2.2 | 0.4 | 0.2～0.6 | 2.3 | 1.5～3.2 |
| 45～59 | 4.1 | 3.6～4.6 | 5.1 | 4.3～5.9 | 5.0 | 4.3～5.7 | 4.7 | 3.9～5.5 | 3.1 | 2.4～3.7 | 5.7 | 4.2～7.1 |
| ≥60 | 8.0 | 6.9～9.1 | 8.0 | 6.9～9.2 | 10.9 | 9.5～12.3 | 7.8 | 6.4～9.2 | 4.9 | 3.5～6.2 | 8.3 | 6.5～10.1 |

表2-3-16 2012年中国四类地区成年人糖尿病已确诊率和新发病率 单位：%

| 年龄/岁 | 大城市 | | | | 中小城市 | | | | 普通农村 | | | | 贫困农村 | | | |
|---|---|---|---|---|---|---|---|---|---|---|---|---|---|---|---|---|
| | 已确诊率 | 95%*CI* | 新诊断率 | 95%*CI* | 已确诊率 | 95%*CI* | 新诊断率 | 95%*CI* | 已确诊率 | 95%*CI* | 新诊断率 | 95%*CI* | 已确诊率 | 95%*CI* | 新诊断率 | 95%*CI* |
| 合计 | 5.9 | 4.5～7.2 | 4.9 | 3.9～6.0 | 3.3 | 2.8～3.8 | 3.8 | 3.1～4.6 | 2.0 | 1.5～2.5 | 4.0 | 3.4～4.6 | 1.1 | 0.8～1.5 | 4.7 | 2.2～7.3 |
| 18～44 | 0.8 | 0.5～1.0 | 2.8 | 1.9～3.6 | 0.9 | 0.6～1.1 | 2.1 | 1.6～2.6 | 0.6 | 0.3～0.9 | 2.5 | 1.9～3.0 | 0.5 | 0.3～0.7 | 3.2 | 1.3～5.1 |
| 45～59 | 7.8 | 6.5～9.2 | 6.4 | 5.5～7.3 | 4.8 | 3.9～5.6 | 5.2 | 4.3～6.2 | 3.4 | 2.7～4.1 | 5.4 | 4.7～6.1 | 2.1 | 1.4～2.8 | 6.5 | 3.2～9.8 |
| ≥60 | 15.6 | 13.8～17.3 | 8.0 | 6.5～9.4 | 8.7 | 7.3～10.1 | 7.3 | 5.8～8.9 | 5.0 | 3.9～6.1 | 7.6 | 6.1～9.0 | 2.3 | 1.5～3.1 | 8.3 | 4.4～12.1 |
| 男性 | | | | | | | | | | | | | | | | |
| 小计 | 5.9 | 4.5～7.4 | 6.0 | 4.5～7.5 | 3.2 | 2.6～3.8 | 4.0 | 3.1～4.9 | 1.9 | 1.5～2.3 | 4.2 | 3.5～4.9 | 1.1 | 0.7～1.6 | 4.6 | 2.5～6.7 |
| 18～44 | 0.9 | 0.5～1.4 | 3.8 | 2.6～5.1 | 1.0 | 0.6～1.4 | 2.3 | 1.7～2.9 | 0.7 | 0.4～1.1 | 2.8 | 2.1～3.6 | 0.7 | 0.3～1.1 | 3.4 | 1.7～5.0 |
| 45～59 | 8.4 | 7.3～9.6 | 8.0 | 6.1～9.9 | 5.0 | 3.9～6.2 | 5.8 | 4.5～7.0 | 3.4 | 2.7～4.1 | 5.7 | 5.0～6.4 | 1.9 | 1.2～2.7 | 6.0 | 3.4～8.6 |
| ≥60 | 15.4 | 13.4～17.5 | 8.6 | 6.1～11.0 | 7.5 | 6.0～8.9 | 6.8 | 4.9～8.6 | 4.1 | 3.4～4.9 | 7.1 | 5.4～8.8 | 1.7 | 1.0～2.4 | 7.5 | 3.6～11.4 |
| 女性 | | | | | | | | | | | | | | | | |
| 小计 | 5.8 | 4.3～7.3 | 3.8 | 2.8～4.8 | 3.4 | 2.9～3.8 | 3.7 | 2.9～4.4 | 2.1 | 1.5～2.7 | 3.8 | 3.1～4.5 | 1.1 | 0.7～1.5 | 4.9 | 1.9～8.0 |
| 18～44 | 0.6 | 0.4～0.9 | 1.6 | 1.0～2.2 | 0.7 | 0.5～1.0 | 1.8 | 1.3～2.3 | 0.5 | 0.2～0.7 | 2.1 | 1.5～2.6 | 0.2 | 0～0.4 | 3.0 | 0.6～5.3 |
| 45～59 | 7.2 | 4.8～9.5 | 4.7 | 3.6～5.8 | 4.6 | 3.9～5.2 | 4.7 | 3.7～5.6 | 3.4 | 2.5～4.3 | 5.1 | 4.1～6.2 | 2.3 | 1.5～3.0 | 7.1 | 3.0～11.1 |
| ≥60 | 15.7 | 13.6～17.7 | 7.4 | 5.9～8.9 | 9.9 | 8.4～11.5 | 7.9 | 6.3～9.5 | 5.7 | 3.8～7.6 | 8.0 | 6.1～9.9 | 2.9 | 1.8～3.9 | 9.0 | 4.8～13.1 |

新发糖尿病空腹血糖检出率和 OGTT 检出率分别为 3.3% 和 0.8%。其中，青年、中年和老年人群空腹血糖检出率分别为 2.0%、4.6% 和 5.5%，OGTT 检出率分别为 0.4%、0.9% 和 2.1%（表 2-3-17）。

表 2-3-17　2012 年中国成年人新发糖尿病空腹血糖检出率和 OGTT 检出率　　单位：%

| 年龄/岁 | 全国 | | | | 城市 | | | | 农村 | | | |
|---|---|---|---|---|---|---|---|---|---|---|---|---|
| | 空腹血糖检出率 | 95%*CI* | OGTT检出率 | 95%*CI* | 空腹血糖检出率 | 95%*CI* | OGTT检出率 | 95%*CI* | 空腹血糖检出率 | 95%*CI* | OGTT检出率 | 95%*CI* |
| 合计 | 3.3 | 2.8～3.8 | 0.8 | 0.7～1.0 | 3.2 | 2.7～3.8 | 0.8 | 0.5～1.0 | 3.4 | 2.6～4.1 | 0.9 | 0.6～1.1 |
| 18～44 | 2.0 | 1.7～2.4 | 0.4 | 0.3～0.5 | 1.8 | 1.4～2.2 | 0.3 | 0.2～0.5 | 2.2 | 1.7～2.8 | 0.5 | 0.3～0.7 |
| 45～59 | 4.6 | 4.0～5.3 | 0.9 | 0.7～1.1 | 4.6 | 3.8～5.3 | 0.9 | 0.6～1.1 | 4.8 | 3.8～5.7 | 1.0 | 0.7～1.3 |
| ≥60 | 5.5 | 4.7～6.4 | 2.1 | 1.7～2.4 | 5.6 | 4.5～6.6 | 1.9 | 1.4～2.4 | 5.5 | 4.2～6.8 | 2.3 | 1.7～2.8 |
| 男性 | | | | | | | | | | | | |
| 小计 | 3.4 | 2.9～3.9 | 0.9 | 0.7～1.0 | 3.5 | 2.8～4.2 | 0.8 | 0.6～1.0 | 3.4 | 2.7～4.1 | 0.9 | 0.7～1.1 |
| 18～44 | 2.3 | 1.9～2.8 | 0.4 | 0.3～0.6 | 2.2 | 1.6～2.7 | 0.4 | 0.2～0.5 | 2.5 | 1.8～3.1 | 0.5 | 0.3～0.7 |
| 45～59 | 4.9 | 4.2～5.6 | 1.1 | 0.9～1.3 | 5.0 | 4.0～6.1 | 1.1 | 0.8～1.4 | 4.7 | 3.8～5.6 | 1.1 | 0.8～1.5 |
| ≥60 | 5.0 | 4.1～6.0 | 2.1 | 1.7～2.5 | 5.1 | 3.8～6.5 | 1.9 | 1.3～2.5 | 4.9 | 3.6～6.3 | 2.3 | 1.7～2.9 |
| 女性 | | | | | | | | | | | | |
| 小计 | 3.2 | 2.7～3.7 | 0.7 | 0.6～0.9 | 3.0 | 2.5～3.5 | 0.7 | 0.4～0.9 | 3.3 | 2.5～4.2 | 0.8 | 0.5～1.1 |
| 18～44 | 1.7 | 1.3～2.1 | 0.4 | 0.2～0.6 | 1.5 | 1.1～1.9 | 0.3 | 0.1～0.6 | 1.9 | 1.3～2.6 | 0.4 | 0.1～0.7 |
| 45～59 | 4.4 | 3.7～5.1 | 0.7 | 0.5～0.9 | 4.1 | 3.4～4.8 | 0.6 | 0.3～0.9 | 4.8 | 3.6～6.1 | 0.9 | 0.5～1.2 |
| ≥60 | 6.0 | 5.1～7.0 | 2.0 | 1.6～2.5 | 6.0 | 4.9～7.0 | 1.8 | 1.3～2.4 | 6.1 | 4.5～7.6 | 2.2 | 1.5～3.0 |

## 四、2012 年糖尿病知晓率

中国成年人糖尿病知晓率为 39.6%，男性 37.8%，女性 41.5%，女性糖尿病知晓率高于男性。青年组（18～44 岁）、中年组（45～59 岁）及老年组（≥60 岁）糖尿病知晓率分别为 22.5%、43.4% 和 48.3 %，糖尿病知晓率随年龄增长而升高。城市、农村成年人糖尿病知晓率分别为 47.7% 和 29.1%，城市高于农村（图 2-3-13、表 2-3-18）。

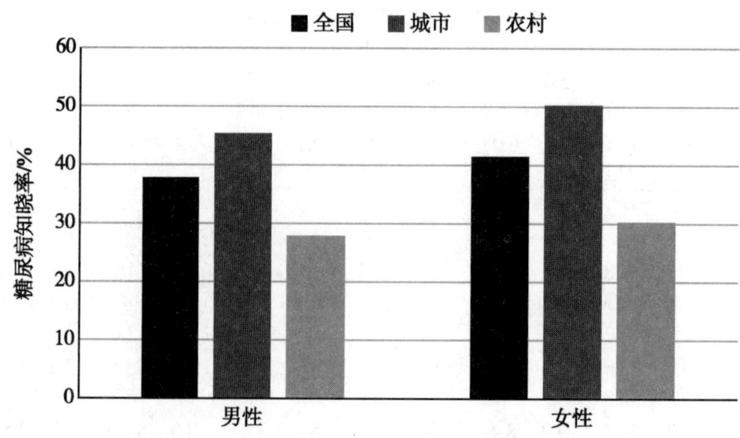


图 2-3-13　2012 年中国城乡成年人糖尿病知晓率

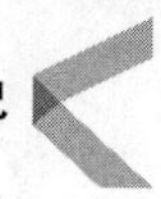

表 2-3-18 2012年中国成年人糖尿病知晓率

单位：%

| 年龄/岁 | 全国 | | 城市 | | 农村 | |
|---|---|---|---|---|---|---|
| | 知晓率 | 95%*CI* | 知晓率 | 95%*CI* | 知晓率 | 95%*CI* |
| 合计 | 39.6 | 35.5～43.7 | 47.7 | 43.8～51.7 | 29.1 | 23.0～35.1 |
| 18～44 | 22.5 | 17.7～27.2 | 28.4 | 22.0～34.8 | 17.3 | 11.3～23.3 |
| 45～59 | 43.4 | 39.2～47.6 | 49.4 | 44.4～54.5 | 34.5 | 28.8～40.2 |
| ≥60 | 48.3 | 43.4～53.2 | 57.0 | 52.1～61.9 | 34.8 | 27.3～42.4 |
| 男性 | | | | | | |
| 小计 | 37.8 | 33.9～41.8 | 45.4 | 40.7～50.0 | 27.9 | 22.9～32.9 |
| 18～44 | 23.7 | 18.4～28.9 | 28.7 | 20.7～36.8 | 19.3 | 13.0～25.5 |
| 45～59 | 42.4 | 37.7～47.0 | 47.6 | 41.3～53.8 | 34.0 | 28.5～39.5 |
| ≥60 | 46.2 | 41.4～51.0 | 55.4 | 50.1～60.6 | 32.0 | 25.0～39.0 |
| 女性 | | | | | | |
| 小计 | 41.5 | 36.5～46.6 | 50.3 | 45.7～55.0 | 30.3 | 22.4～38.1 |
| 18～44 | 20.7 | 14.7～26.7 | 28.0 | 19.8～36.2 | 14.3 | 7.2～21.3 |
| 45～59 | 44.6 | 39.4～49.8 | 51.7 | 45.8～57.7 | 35.1 | 27.8～42.4 |
| ≥60 | 49.9 | 43.9～55.9 | 58.3 | 52.4～64.2 | 37.1 | 26.9～47.2 |

糖尿病知晓率随着城市化级别升高而升高，大城市、中小城市、普通农村和贫困农村居民糖尿病知晓率分别为54.3%、46.0%、33.3%和19.3%（图2-3-14、表2-3-19）。

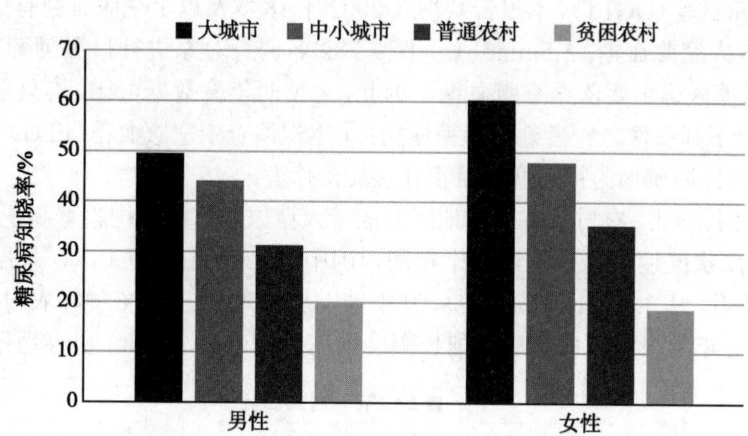


图 2-3-14 2012年中国四类地区成年人糖尿病知晓率

表 2-3-19 2012年中国四类地区成年人糖尿病知晓率

单位：%

| 年龄/岁 | 大城市 | | 中小城市 | | 普通农村 | | 贫困农村 | |
|---|---|---|---|---|---|---|---|---|
| | 知晓率 | 95%*CI* | 知晓率 | 95%*CI* | 知晓率 | 95%*CI* | 知晓率 | 95%*CI* |
| 合计 | 54.3 | 49.3～59.3 | 46.0 | 41.1～50.9 | 33.3 | 27.4～39.1 | 19.3 | 8.8～29.8 |
| 18～44 | 22.2 | 14.9～29.4 | 29.6 | 22.2～37.0 | 19.6 | 12.7～26.6 | 13.0 | 3.6～22.4 |
| 45～59 | 55.1 | 49.6～60.6 | 47.8 | 41.4～54.2 | 38.6 | 33.4～43.8 | 24.3 | 14.0～34.6 |
| ≥60 | 66.1 | 60.6～71.6 | 54.3 | 48.3～60.4 | 39.6 | 31.1～48.0 | 21.7 | 9.3～34.1 |

续表

| 年龄/岁 | 大城市 | | 中小城市 | | 普通农村 | | 贫困农村 | |
|---|---|---|---|---|---|---|---|---|
| | 知晓率 | 95%*CI* | 知晓率 | 95%*CI* | 知晓率 | 95%*CI* | 知晓率 | 95%*CI* |
| 男性 | | | | | | | | |
| 小计 | 49.6 | 42.6～56.6 | 44.1 | 38.4～49.9 | 31.3 | 26.4～36.2 | 19.8 | 9.5～30.1 |
| 18～44 | 19.8 | 12.9～26.6 | 30.7 | 21.1～40.2 | 20.4 | 13.1～27.7 | 17.2 | 6.1～28.3 |
| 45～59 | 51.4 | 43.3～59.6 | 46.4 | 38.6～54.2 | 37.4 | 31.5～43.2 | 24.4 | 15.2～33.7 |
| ≥60 | 64.3 | 56.6～72.0 | 52.5 | 46.1～58.8 | 36.8 | 29.5～44.0 | 18.4 | 5.8～30.9 |
| 女性 | | | | | | | | |
| 小计 | 60.4 | 52.7～68.0 | 48.0 | 42.6～53.3 | 35.4 | 27.3～43.5 | 18.7 | 7.3～30.2 |
| 18～44 | 27.7 | 13.4～42.0 | 28.0 | 19.0～37.1 | 18.5 | 10.2～26.8 | 6.9 | 0～14.7 |
| 45～59 | 60.4 | 48.8～71.9 | 49.5 | 42.8～56.2 | 39.9 | 33.1～46.8 | 24.2 | 12.2～36.1 |
| ≥60 | 67.8 | 61.7～73.9 | 55.8 | 48.7～62.8 | 41.7 | 29.2～54.3 | 24.3 | 11.4～37.1 |

## 五、十年变化趋势

### （一）糖尿病患病率十年变化趋势

2002 年中国居民营养与健康状况调查中，对空腹血糖≥5.5mmol/L 的调查对象再进行口服葡萄糖耐量试验（OGTT），本报告共纳入 2002 年 18 岁及以上空腹血糖有效数据 51 907 人，其中 6 435 人空腹血糖≥5.5mmol/L ，仅 1 782 名调查对象进行口服葡萄糖耐量试验，2002 年新诊断糖尿病主要依据空腹血糖。因此，为使两年度数据可比，均只采用空腹血糖水平判断，符合下列条件之一者判定为糖尿病：①本次调查中空腹血糖（FPG）≥7.0mmol/L；②已被县级以上医院确诊为糖尿病者且正在接受治疗者。

2012 年全国、城市、农村及各分类地区的成年人糖尿病患病率均显著高于 2002 年中国居民营养与健康状况调查结果。过去十年间，中国成年人糖尿病患病率（采用空腹血糖水平判断）明显上升，从 3.5% 上升到 6.0 %，其中城市从 5.0% 上升到 6.9%，农村从 2.0% 上升到 5.1%，农村各年龄组糖尿病患病率增长幅度均高于城市。十年间，男性糖尿病患病率从

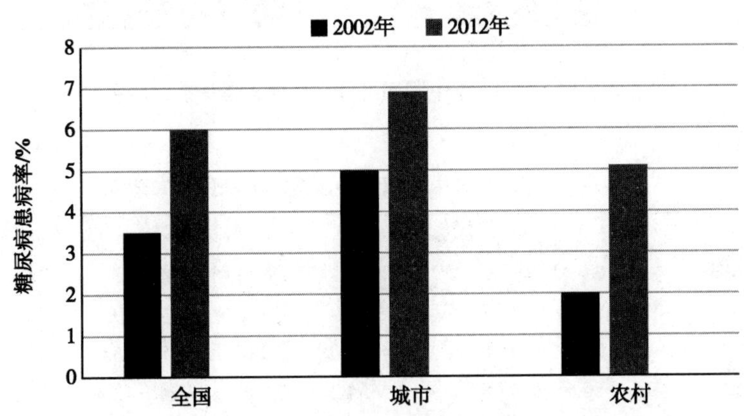


图 2-3-15　2002 年和 2012 年中国成年人糖尿病患病率比较

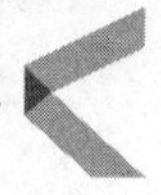

3.6% 上升到 6.0%，女性从 3.5% 上升到 6.0%。在不同年龄组及性别人群中，都存在一致的增长趋势，除农村女性为 60 岁及以上组增长速度最快外，城市男性和女性、农村男性均以青年组（18～44 岁）增长速度最快。

大城市、中小城市、普通农村和贫困农村成年人糖尿病患病率增长幅度分别为 26.6%、42.2%、147.6% 和 172.2%。四类地区间成年居民糖尿病患病率增长幅度，随着城市化级别降低而升高。

**表 2-3-20　2002 年和 2012 年中国成年人糖尿病患病率比较**　　单位：%

| 年龄 / 岁 | 全国 | | | 城市 | | | 农村 | | |
|---|---|---|---|---|---|---|---|---|---|
| | 2002 年 | 2012 年 | 增幅 | 2002 年 | 2012 年 | 增幅 | 2002 年 | 2012 年 | 增幅 |
| 合计 | 3.5 | 6.0 | 71.4 | 5.0 | 6.9 | 38.0 | 2.0 | 5.1 | 155.0 |
| 18～44 | 1.2 | 2.7 | 125.0 | 1.5 | 2.7 | 80.0 | 1.0 | 2.8 | 180.0 |
| 45～59 | 5.5 | 8.9 | 61.8 | 7.6 | 9.9 | 30.3 | 3.1 | 7.8 | 151.6 |
| ≥60 | 7.9 | 12.6 | 59.5 | 11.5 | 15.4 | 33.9 | 4.1 | 9.7 | 136.6 |
| 男性 | | | | | | | | | |
| 小计 | 3.6 | 6.0 | 66.7 | 5.3 | 7.0 | 32.1 | 1.9 | 5.0 | 163.2 |
| 18～44 | 1.3 | 3.2 | 146.2 | 1.7 | 3.2 | 88.2 | 1.0 | 3.2 | 220.0 |
| 45～59 | 5.6 | 9.3 | 66.1 | 8.2 | 10.6 | 29.3 | 2.6 | 7.6 | 192.3 |
| ≥60 | 7.9 | 11.2 | 41.8 | 11.7 | 13.9 | 18.8 | 3.9 | 8.3 | 112.8 |
| 女性 | | | | | | | | | |
| 小计 | 3.5 | 6.0 | 71.4 | 4.7 | 6.7 | 42.6 | 2.2 | 5.2 | 136.4 |
| 18～44 | 1.1 | 2.3 | 109.1 | 1.2 | 2.2 | 83.3 | 1.0 | 2.3 | 130.0 |
| 45～59 | 5.4 | 8.5 | 57.4 | 6.9 | 9.1 | 31.9 | 3.6 | 7.9 | 119.4 |
| ≥60 | 7.9 | 14.0 | 77.2 | 11.3 | 16.9 | 49.6 | 4.2 | 10.9 | 159.5 |

备注：2002 年数据采用 2009 年国家统计局提供的分地区、分性别、分年龄人口数据进行事后加权调整。

2012 年数据同时进行抽样权重和事后分层权重调整，采用 2009 年国家统计局提供的分地区、分性别、分年龄人口数据进行事后加权调整。

**表 2-3-21　2002 年和 2012 年中国四类地区成年人糖尿病患病率比较**　　单位：%

| 年龄 / 岁 | 大城市 | | | 中小城市 | | | 普通农村 | | | 贫困农村 | | |
|---|---|---|---|---|---|---|---|---|---|---|---|---|
| | 2002 年 | 2012 年 | 增幅 | 2002 年 | 2012 年 | 增幅 | 2002 年 | 2012 年 | 增幅 | 2002 年 | 2012 年 | 增幅 |
| 合计 | 7.9 | 10.0 | 26.6 | 4.5 | 6.4 | 42.2 | 2.1 | 5.2 | 147.6 | 1.8 | 4.9 | 172.2 |
| 18～44 | 2.9 | 3.1 | 6.9 | 1.3 | 2.6 | 100.0 | 1.0 | 2.6 | 160.0 | 1.0 | 3.1 | 210.0 |
| 45～59 | 10.0 | 13.4 | 34.0 | 7.1 | 9.1 | 28.2 | 3.2 | 8.0 | 150.0 | 2.8 | 7.4 | 164.3 |
| ≥60 | 16.6 | 21.8 | 31.3 | 10.5 | 14.2 | 35.2 | 4.3 | 10.2 | 137.2 | 3.5 | 8.3 | 137.1 |
| 男性 | | | | | | | | | | | | |
| 小计 | 7.7 | 11.1 | 44.2 | 4.9 | 6.3 | 28.6 | 1.9 | 5.2 | 173.7 | 1.8 | 4.8 | 166.7 |
| 18～44 | 3.3 | 4.2 | 27.3 | 1.4 | 3.0 | 114.3 | 0.9 | 3.0 | 233.3 | 1.1 | 3.5 | 218.2 |
| 45～59 | 9.7 | 15.6 | 60.8 | 7.9 | 9.6 | 21.5 | 2.8 | 7.9 | 182.1 | 2.3 | 6.9 | 200.0 |
| ≥60 | 15.5 | 22.4 | 44.5 | 11.0 | 12.2 | 10.9 | 3.8 | 9.0 | 136.8 | 3.9 | 6.7 | 71.8 |

续表

| 年龄/岁 | 大城市 | | | 中小城市 | | | 普通农村 | | | 贫困农村 | | |
|---|---|---|---|---|---|---|---|---|---|---|---|---|
| | 2002 年 | 2012 年 | 增幅 | 2002 年 | 2012 年 | 增幅 | 2002 年 | 2012 年 | 增幅 | 2002 年 | 2012 年 | 增幅 |
| 女性 | | | | | | | | | | | | |
| 小计 | 8.2 | 8.8 | 7.3 | 4.1 | 6.4 | 56.1 | 2.4 | 5.2 | 116.7 | 1.9 | 5.0 | 163.2 |
| 18～44 | 2.4 | 1.9 | −20.8 | 1.1 | 2.2 | 100.0 | 1.0 | 2.2 | 120.0 | 0.9 | 2.6 | 188.9 |
| 45～59 | 10.3 | 11.2 | 8.7 | 6.3 | 8.6 | 36.5 | 3.7 | 8.0 | 116.2 | 3.3 | 7.8 | 136.4 |
| ≥60 | 17.7 | 21.3 | 20.3 | 10.0 | 16.0 | 60.0 | 4.7 | 11.4 | 142.6 | 3.1 | 9.9 | 219.4 |

备注：2002 年数据采用 2009 年国家统计局提供的分地区、分性别、分年龄人口数据进行事后加权调整。

2012 年数据同时进行抽样权重和事后分层权重调整，采用 2009 年国家统计局提供的分地区、分性别、分年龄人口数据进行事后加权调整。

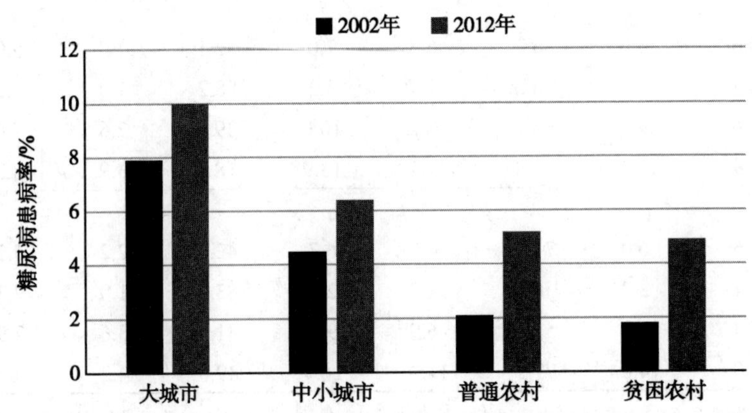


图 2-3-16　2002 年和 2012 年中国四类地区成年人糖尿病患病率比较

## （二）糖尿病知晓率十年变化趋势

2002 年中国居民营养与健康状况调查，对空腹血糖≥5.5mmol/L 的调查对象再进行口服葡萄糖耐量试验（OGTT），本报告共纳入 2002 年 18 岁及以上空腹血糖有效数据 51 907 人，其中 6 435 人空腹血糖≥5.5mmol/L，仅 1 782 名调查对象进行口服葡萄糖耐量试验。因此，2002 年新诊断糖尿病主要依据空腹血糖。2012 年，城市居民和农村居民的糖尿病知晓率均低于 2002 年，其原因，一是近十年来糖尿病患病率急剧上升；二是 2012 年新诊断的糖尿病患病率为 4.1%，0.8% 为通过 OGTT 检出，而 2002 年 OGTT 测定人数少，有部分患者未筛查出罹患糖尿病。

此结果表明，十年来，中国成年人糖尿病知晓率一直处于较低水平，不足四成，仅为 39.6%。大城市、中小城市及普通农村≥60 岁老年人糖尿病知晓率较 2002 年有较大提升，其他人群糖尿病知晓率未见提升。

表 2-3-22　2002 年和 2012 年中国成年人糖尿病知晓率比较　　单位：%

| 年龄 / 岁 | 全国 | | 城市 | | 农村 | |
|---|---|---|---|---|---|---|
| | 2002 年 | 2012 年 | 2002 年 | 2012 年 | 2002 年 | 2012 年 |
| 合计 | 44.9 | 39.6 | 50.1 | 47.7 | 32.3 | 29.1 |
| 18～44 | 28.0 | 22.5 | 32.2 | 28.4 | 22.5 | 17.3 |
| 45～59 | 48.5 | 43.4 | 53.3 | 49.4 | 35.1 | 34.5 |
| ≥60 | 49.1 | 48.3 | 53.3 | 57.0 | 37.0 | 34.8 |
| 男性 | | | | | | |
| 小计 | 44.3 | 37.8 | 49.6 | 45.4 | 29.8 | 27.9 |
| 18～44 | 26.4 | 23.7 | 31.0 | 28.7 | 19.8 | 19.3 |
| 45～59 | 49.2 | 42.4 | 53.3 | 47.6 | 34.2 | 34.0 |
| ≥60 | 48.7 | 46.2 | 53.3 | 55.4 | 34.7 | 32.0 |
| 女性 | | | | | | |
| 小计 | 45.5 | 41.5 | 50.7 | 50.3 | 34.4 | 30.3 |
| 18～44 | 30.0 | 20.7 | 33.7 | 28.0 | 25.6 | 14.3 |
| 45～59 | 47.8 | 44.6 | 53.4 | 51.7 | 35.8 | 35.1 |
| ≥60 | 49.4 | 49.9 | 53.3 | 58.3 | 39.0 | 37.1 |

表 2-3-23　2002 年和 2012 年中国四类地区成年人糖尿病知晓率比较　　单位：%

| 年龄 / 岁 | 大城市 | | 中小城市 | | 普通农村 | | 贫困农村 | |
|---|---|---|---|---|---|---|---|---|
| | 2002 | 2012 | 2002 | 2012 | 2002 | 2012 | 2002 | 2012 |
| 合计 | 52.6 | 54.3 | 49.4 | 46.0 | 30.8 | 33.3 | 36.5 | 19.3 |
| 18～44 | 24.8 | 22.2 | 34.7 | 29.6 | 19.7 | 19.6 | 28.9 | 13.0 |
| 45～59 | 54.6 | 55.1 | 53.0 | 47.8 | 33.6 | 38.6 | 39.3 | 24.3 |
| ≥60 | 62.0 | 66.1 | 50.6 | 54.3 | 35.9 | 39.6 | 40.6 | 21.7 |
| 男性 | | | | | | | | |
| 小计 | 51.9 | 49.6 | 48.9 | 44.1 | 26.9 | 31.3 | 37.1 | 19.8 |
| 18～44 | 28.7 | 19.8 | 31.9 | 30.7 | 17.7 | 20.4 | 24.4 | 17.2 |
| 45～59 | 52.6 | 51.4 | 53.4 | 46.4 | 30.3 | 37.4 | 46.1 | 24.4 |
| ≥60 | 64.4 | 64.3 | 50.3 | 52.5 | 31.7 | 36.8 | 41.8 | 18.4 |
| 女性 | | | | | | | | |
| 小计 | 53.2 | 60.4 | 49.9 | 48.0 | 33.9 | 35.4 | 35.9 | 18.7 |
| 18～44 | 19.1 | 27.7 | 38.4 | 28.0 | 21.9 | 18.5 | 34.6 | 6.9 |
| 45～59 | 56.6 | 60.4 | 52.4 | 49.5 | 36.1 | 39.9 | 34.8 | 24.2 |
| ≥60 | 60.1 | 67.8 | 50.9 | 55.8 | 39.0 | 41.7 | 39.1 | 24.3 |

备注：2002 年数据采用 2009 年国家统计局提供的分地区、分性别、分年龄人口数据进行事后加权调整。

2012 年数据同时进行抽样权重和事后分层权重调整，采用 2009 年国家统计局提供的分地区、分性别、分年龄人口数据进行事后加权调整。

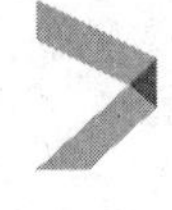


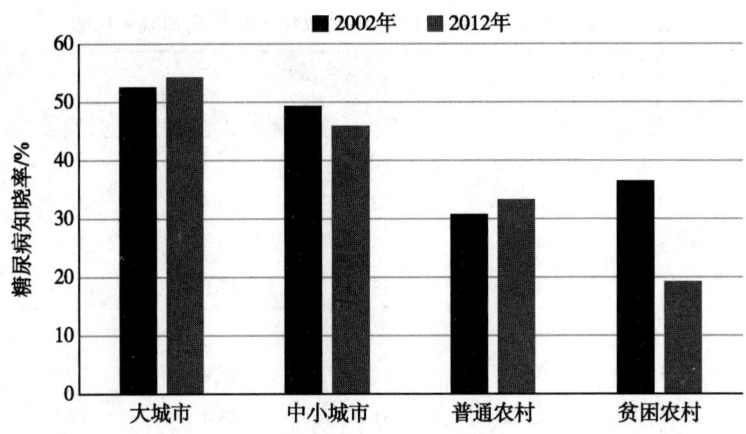


图 2-3-17　2002 年和 2012 年中国四类地区成年人糖尿病知晓率比较

# 第四节　2012 年中国成年人低血糖发生状况

## 一、2012 年中国成年人低血糖发生率

中国成年人低血糖发生率为 1.8‰，男性为 1.9‰，女性为 1.8‰。青年、中年、老年人群低血糖发生率分别为 2.2‰、1.6‰和 1.0‰，随年龄增长降低。农村成年人低血糖发生率高于城市居民。城市成年人低血糖发生率为 1.0‰，男性为 1.2‰，女性为 0.7‰。农村成年人低血糖发生率为 2.7‰，男性为 2.6‰，女性为 2.8‰。

表 2-3-24　中国成年人低血糖发生率　　单位：‰

| 年龄/岁 | 全国 | | 城市 | | 农村 | |
|---|---|---|---|---|---|---|
| | 发生率 | 95%*CI* | 发生率 | 95%*CI* | 发生率 | 95%*CI* |
| 合计 | 1.8 | 0.6～3.0 | 1.0 | 0～1.9 | 2.7 | 0.5～5.0 |
| 18～44 | 2.2 | 0.6～3.7 | 1.3 | 0～2.7 | 3.0 | 0.3～5.7 |
| 45～59 | 1.6 | 0.6～2.5 | 0.5 | 0.1～1 | 2.8 | 0.8～4.8 |
| ≥60 | 1.0 | 0.3～1.8 | 0.5 | 0～1.0 | 1.6 | 0.2～3.0 |
| 男性 | | | | | | |
| 小计 | 1.9 | 0.4～3.4 | 1.2 | 0～2.4 | 2.6 | 0～5.4 |
| 18～44 | 2.0 | 0.1～3.9 | 1.6 | 0～3.5 | 2.4 | 0～5.5 |
| 45～59 | 2.0 | 0.5～3.6 | 0.6 | 0～1.2 | 3.8 | 0.6～7.0 |
| ≥60 | 1.3 | 0.3～2.2 | 0.9 | 0～1.9 | 1.7 | 0～3.4 |
| 女性 | | | | | | |
| 小计 | 1.8 | 0.7～2.8 | 0.7 | 0～1.4 | 2.8 | 0.9～4.7 |
| 18～44 | 2.4 | 0.9～3.9 | 1.0 | 0～2.1 | 3.7 | 1.0～6.3 |
| 45～59 | 1.1 | 0.5～1.6 | 0.5 | 0.1～1 | 1.7 | 0.7～2.8 |
| ≥60 | 0.8 | 0.2～1.4 | 0.1 | 0～0.3 | 1.5 | 0.2～2.8 |

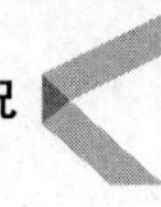

表 2-3-25　中国成年人低血糖发生率　　单位：‰

| 年龄/岁 | 合计 | | 城市 | | 农村 | |
|---|---|---|---|---|---|---|
| | 发生率 | 95%*CI* | 发生率 | 95%*CI* | 发生率 | 95%*CI* |
| 合计 | 1.8 | 0.6～3.0 | 1.0 | 0～1.9 | 2.7 | 0.5～5.0 |
| 18～29 | 2.3 | 0.4～4.3 | 0.7 | 0～1.7 | 3.8 | 0.3～7.3 |
| 30～39 | 2.0 | 0.3～3.7 | 1.4 | 0～2.9 | 2.6 | 0～5.6 |
| 40～49 | 1.7 | 0.7～2.6 | 1.4 | 0.1～2.8 | 2.0 | 0.6～3.3 |
| 50～59 | 1.9 | 0.7～3 | 0.7 | 0.1～1.4 | 3.3 | 0.9～5.7 |
| 60～69 | 0.7 | 0.1～1.3 | 0.3 | 0～0.5 | 1.2 | 0～2.3 |
| ≥70 | 1.5 | 0.4～2.6 | 0.9 | 0～1.9 | 2.2 | 0.2～4.2 |
| 男性 | | | | | | |
| 小计 | 1.9 | 0.4～3.4 | 1.2 | 0～2.4 | 2.6 | 0～5.4 |
| 18～29 | 1.7 | 0～3.6 | 0.8 | 0～2.3 | 2.4 | 0～5.8 |
| 30～39 | 2.2 | 0～4.5 | 1.6 | 0～3.7 | 2.7 | 0～6.7 |
| 40～49 | 2.0 | 0.6～3.4 | 1.7 | 0～3.7 | 2.2 | 0.3～4.2 |
| 50～59 | 2.4 | 0.5～4.3 | 0.9 | 0～1.8 | 4.4 | 0.4～8.3 |
| 60～69 | 0.9 | 0.1～1.8 | 0.4 | 0～0.9 | 1.5 | 0～3.1 |
| ≥70 | 1.8 | 0.4～3.3 | 1.7 | 0～3.7 | 2.0 | 0～4.1 |
| 女性 | | | | | | |
| 小计 | 1.8 | 0.7～2.8 | 0.7 | 0～1.4 | 2.8 | 0.9～4.7 |
| 18～29 | 3.1 | 0.8～5.4 | 0.5 | 0～1.3 | 5.4 | 1.2～9.7 |
| 30～39 | 1.8 | 0.5～3.1 | 1.1 | 0～2.4 | 2.5 | 0.3～4.7 |
| 40～49 | 1.4 | 0.4～2.4 | 1.1 | 0～2.3 | 1.7 | 0.2～3.2 |
| 50～59 | 1.3 | 0.6～2.0 | 0.6 | 0.1～1.2 | 2.1 | 0.8～3.5 |
| 60～69 | 0.4 | 0～0.9 | 0.1 | 0～0.3 | 0.8 | 0～1.7 |
| ≥70 | 1.2 | 0.2～2.3 | 0.2 | 0～0.4 | 2.4 | 0.2～4.5 |

## 二、四类地区成年人低血糖发生率

大城市、普通农村和贫困农村成年人低血糖发生率接近，均高于中小城市。大城市成年人低血糖发生率为 2.4‰，男性为 2.8‰，女性为 2.1‰。中小城市成年人低血糖发生率为 0.7‰，男性为 0.9‰，女性为 0.5‰。普通农村成年人低血糖发生率为 2.9‰，男性为 2.9‰，女性为 2.9‰。贫困农村成年人糖尿病患病率为 2.4‰，男性为 2.0‰，女性为 2.7‰。

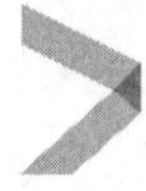



表 2-3-26　中国四类地区成年人低血糖发生率

单位：‰

| 年龄 / 岁 | 大城市 | | 中小城市 | | 普通农村 | | 贫困农村 | |
|---|---|---|---|---|---|---|---|---|
| | 发生率 | 95%*CI* | 发生率 | 95%*CI* | 发生率 | 95%*CI* | 发生率 | 95%*CI* |
| 合计 | 2.4 | 1.3～4.9 | 0.7 | 0.5～1.7 | 2.9 | 1.6～6.0 | 2.4 | 1.0～4.3 |
| 18～44 | 3.7 | 1.9～7.6 | 0.9 | 0.7～2.4 | 3.2 | 1.9～7.0 | 2.5 | 1.0～4.5 |
| 45～59 | 1.1 | 0.6～2.2 | 0.4 | 0.2～0.9 | 2.9 | 1.3～5.5 | 2.6 | 1.2～4.9 |
| ≥60 | 1.5 | 1.1～3.6 | 0.3 | 0.2～0.7 | 1.6 | 0.9～3.5 | 1.5 | 0.8～3.1 |
| 男性 | | | | | | | | |
| 小计 | 2.8 | 1.3～5.3 | 0.9 | 0.7～2.2 | 2.9 | 2.0～6.8 | 2.0 | 0.9～3.9 |
| 18～44 | 4.0 | 2.1～8.2 | 1.2 | 1.0～3.3 | 2.6 | 2.3～7.1 | 2.0 | 0.9～3.8 |
| 45～59 | 1.0 | 0.5～1.8 | 0.5 | 0.3～1.2 | 4.2 | 2.2～8.5 | 2.9 | 1.6～6.0 |
| ≥60 | 2.8 | 2.0～6.6 | 0.5 | 0.4～1.4 | 2.1 | 1.2～4.4 | 0.8 | 0.6～2.0 |
| 女性 | | | | | | | | |
| 小计 | 2.1 | 1.6～5.2 | 0.5 | 0.3～1.1 | 2.9 | 1.2～5.3 | 2.7 | 1.3～5.3 |
| 18～44 | 3.4 | 2.8～8.9 | 0.7 | 0.5～1.6 | 3.9 | 1.8～7.5 | 3.1 | 1.6～6.2 |
| 45～59 | 1.2 | 0.8～2.7 | 0.4 | 0.2～0.8 | 1.5 | 0.6～2.7 | 2.2 | 1.2～4.5 |
| ≥60 | 0.3 | 0.3～0.8 | 0.1 | 0.1～0.3 | 1.2 | 0.8～2.8 | 2.2 | 1.1～4.4 |

表 2-3-27　中国四类地区成年人低血糖发生率

单位：‰

| 年龄 / 岁 | 大城市 | | 中小城市 | | 普通农村 | | 贫困农村 | |
|---|---|---|---|---|---|---|---|---|
| | 发生率 | 95%*CI* | 发生率 | 95%*CI* | 发生率 | 95%*CI* | 发生率 | 95%*CI* |
| 合计 | 2.4 | 0～4.9 | 0.7 | 0～1.7 | 2.9 | 0～6.0 | 2.4 | 0.4～4.3 |
| 18～29 | 1.0 | 0～2.9 | 0.6 | 0～1.8 | 4.4 | 0～9.4 | 2.4 | 0.2～4.7 |
| 30～39 | 5.8 | 0～11.9 | 0.7 | 0～2.1 | 2.7 | 0～6.9 | 2.4 | 0.4～4.3 |
| 40～49 | 3.0 | 0～6.9 | 1.2 | 0～2.6 | 1.6 | 0～3.3 | 2.7 | 0.4～5.1 |
| 50～59 | 1.4 | 0～2.8 | 0.6 | 0～1.3 | 3.5 | 0.4～6.7 | 2.6 | 0～5.5 |
| 60～69 | 1.3 | 0～2.7 | 0.1 | 0～0.2 | 1.0 | 0～2.4 | 1.4 | 0～3.5 |
| ≥70 | 1.8 | 0～4.8 | 0.7 | 0～1.7 | 2.4 | 0～5.1 | 1.7 | 0～3.8 |
| 男性 | | | | | | | | |
| 小计 | 7.1 | 0～17.9 | 0.9 | 0～2.2 | 2.9 | 0～6.8 | 2.0 | 0.2～3.9 |
| 18～29 | 7.1 | 0～17.9 | 0.9 | 0～2.6 | 2.8 | 0～7.7 | 1.5 | 0～4.1 |
| 30～39 | 3.4 | 0～7.4 | 0.8 | 0～2.3 | 3.3 | 0～9.2 | 1.4 | 0～3.1 |
| 40～49 | 1.4 | 0.1～2.7 | 1.5 | 0～3.6 | 1.5 | 0～3.8 | 4.0 | 0.3～7.6 |
| 50～59 | 2.5 | 0～5.5 | 0.7 | 0～1.8 | 5.2 | 0～10.4 | 2.4 | 0～6.0 |
| 60～69 | 3.1 | 0～8.3 | - | - | 1.6 | 0～3.8 | 1.3 | 0～3.2 |
| ≥70 | 2.8 | 0.3～5.3 | 1.4 | 0～3.6 | 2.8 | 0～5.8 | - | - |

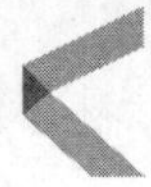

续表

| 年龄 / 岁 | 大城市 | | 中小城市 | | 普通农村 | | 贫困农村 | |
|---|---|---|---|---|---|---|---|---|
| | 发生率 | 95%*CI* | 发生率 | 95%*CI* | 发生率 | 95%*CI* | 发生率 | 95%*CI* |
| 女性 | | | | | | | | |
| 小计 | 2.1 | 0～5.2 | 0.5 | 0～1.1 | 2.9 | 0.4～5.3 | 2.7 | 0.2～5.3 |
| 18～29 | 2.1 | 0～6.1 | 0.3 | 0～0.9 | 6.3 | 0.4～12.2 | 3.5 | 0～7.4 |
| 30～39 | 4.2 | 0～10.5 | 0.6 | 0～1.9 | 2.1 | 0～4.8 | 3.4 | 0～7.1 |
| 40～49 | 2.6 | 0～6.8 | 0.8 | 0～2.1 | 1.8 | 0～3.7 | 1.4 | 0～3.2 |
| 50～59 | 1.5 | 0～3.1 | 0.5 | 0～1.1 | 1.9 | 0.4～3.3 | 2.8 | 0～5.9 |
| 60～69 | 0.1 | 0～0.2 | 0.1 | 0～0.4 | 0.5 | 0～1.3 | 1.6 | 0～3.9 |
| ≥70 | 0.6 | 0～1.7 | 0.1 | 0～0.2 | 2.1 | 0～4.7 | 3.1 | 0～7.1 |

## 三、十年变化趋势

2012 年全国、城市和农村成年人低血糖发生率均高于 2002 年中国居民营养与健康状况调查结果。十年来，城乡成年人低血糖发生率均有所上升，且农村成年人低血糖发生率一直高于城市。

**表 2-3-28　2002 年和 2012 年中国成年人低血糖发生率比较**　　单位：‰

| 年龄 / 岁 | 全国 | | 城市 | | 农村 | |
|---|---|---|---|---|---|---|
| | 2002 年 | 2012 年 | 2002 年 | 2012 年 | 2002 年 | 2012 年 |
| 合计 | 0.2 | 1.8 | 0 | 1.0 | 0.3 | 2.7 |
| 18～44 | 0.3 | 2.2 | 0 | 1.3 | 0.5 | 3.0 |
| 45～59 | 0 | 1.6 | 0 | 0.5 | 0 | 2.8 |
| ≥60 | 0.1 | 1.0 | 0 | 0.5 | 0.3 | 1.6 |
| 男性 | | | | | | |
| 小计 | 0.2 | 1.9 | 0 | 1.2 | 0.3 | 2.6 |
| 18～44 | 0.2 | 2.0 | 0 | 1.6 | 0.4 | 2.4 |
| 45～59 | 0 | 2.0 | 0 | 0.6 | 0 | 3.8 |
| ≥60 | 0.3 | 1.3 | 0 | 0.9 | 0.6 | 1.7 |
| 女性 | | | | | | |
| 小计 | 0.2 | 1.8 | 0 | 0.7 | 0.3 | 2.8 |
| 18～44 | 0.3 | 2.4 | 0 | 1.0 | 0.6 | 3.7 |
| 45～59 | 0 | 1.1 | 0 | 0.5 | 0 | 1.7 |
| ≥60 | 0 | 0.8 | 0 | 0.1 | 0 | 1.5 |

备注：2002 年数据采用 2009 年国家统计局提供的分地区、分性别、分年龄人口数据进行事后加权调整。

2012 年数据同时进行抽样权重和事后分层权重调整，采用 2009 年国家统计局提供的分地区、分性别、分年龄人口数据进行事后加权调整。

表 2-3-29　2002 年和 2012 年中国四类地区成年人低血糖发生率比较　单位：‰

| 年龄 / 岁 | 大城市 | | 中小城市 | | 普通农村 | | 贫困农村 | |
|---|---|---|---|---|---|---|---|---|
| | 2002 年 | 2012 年 | 2002 年 | 2012 年 | 2002 年 | 2012 年 | 2002 年 | 2012 年 |
| 合计 | 0 | 2.4 | 0 | 0.7 | 0.1 | 2.9 | 0.9 | 2.4 |
| 18～44 | 0 | 3.7 | 0 | 0.9 | 0 | 3.2 | 1.5 | 2.5 |
| 45～59 | 0 | 1.1 | 0 | 0.4 | 0 | 2.9 | 0 | 2.6 |
| ≥60 | 0 | 1.5 | 0 | 0.3 | 0.4 | 1.6 | 0 | 1.5 |
| 男性 | | | | | | | | |
| 小计 | 0 | 2.8 | 0 | 0.9 | 0.1 | 2.9 | 0.8 | 2.0 |
| 18～44 | 0 | 4.0 | 0 | 1.2 | 0 | 2.6 | 1.3 | 2.0 |
| 45～59 | 0 | 1.0 | 0 | 0.5 | 0 | 4.2 | 0 | 2.9 |
| ≥60 | 0 | 2.8 | 0 | 0.5 | 0.9 | 2.1 | 0 | 0.8 |
| 女性 | | | | | | | | |
| 小计 | 0 | 2.1 | 0 | 0.5 | 0.1 | 2.9 | 1.0 | 2.7 |
| 18～44 | 0 | 3.4 | 0 | 0.7 | 0.1 | 3.9 | 1.7 | 3.1 |
| 45～59 | 0 | 1.2 | 0 | 0.4 | 0 | 1.5 | 0 | 2.2 |
| ≥60 | 0 | 0.3 | 0 | 0.1 | 0 | 1.2 | 0 | 2.2 |

备注：2002 年数据采用 2009 年国家统计局提供的分地区、分性别、分年龄人口数据进行事后加权调整。

2012 年数据同时进行抽样权重和事后分层权重调整，采用 2009 年国家统计局提供的分地区、分性别、分年龄人口数据进行事后加权调整。

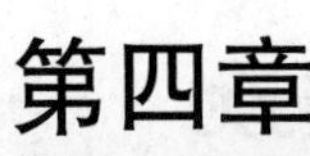

# 第四章 2012年中国成年人血糖测量及糖尿病控制状况

## 第一节　2012年中国成年人血糖测量行为样本特征

完成血糖测量行为调查的成年人（不含孕妇）样本共计113 600人，其中，男性49 382人（占43.5%），女性64 218人（占56.5%）。从年龄构成看，18～44岁青年36 262人（占31.9%），45～59岁中年42 701人（占37.6%），60岁及以上的老年34 637人（占30.5%）。城市56 227人，其中男性23 640人（占42.0%），女性32 587人（占58.0%）；农村57 373人，其中男性25 742人（占44.9%），女性31 631人（占55.1%）。

表2-4-1　2012年中国成年人血糖测量行为样本特征　　单位：人

| 年龄/岁 | 全国 | 城市 | 农村 | 大城市 | 中小城市 | 普通农村 | 贫困农村 |
|---|---|---|---|---|---|---|---|
| 合计 | 113 600 | 56 227 | 57 373 | 24 682 | 31 545 | 35 822 | 21 551 |
| 18～44 | 36 262 | 16 571 | 19 691 | 6 819 | 9 752 | 11 379 | 8 312 |
| 45～59 | 42 701 | 21 056 | 21 645 | 9 060 | 11 996 | 13 975 | 7 670 |
| ≥60 | 34 637 | 18 600 | 16 037 | 8 803 | 9 797 | 10 468 | 5 569 |
| 男性 | | | | | | | |
| 小计 | 49 382 | 23 640 | 25 742 | 10 043 | 13 597 | 16 005 | 9 737 |
| 18～44 | 14 930 | 6 608 | 8 322 | 2 657 | 3 951 | 4 742 | 3 580 |
| 45～59 | 18 019 | 8 467 | 9 552 | 3 520 | 4 947 | 6 134 | 3 418 |
| ≥60 | 16 433 | 8 565 | 7 868 | 3 866 | 4 699 | 5 129 | 2 739 |
| 女性 | | | | | | | |
| 小计 | 64 218 | 32 587 | 31 631 | 14 639 | 17 948 | 19 817 | 11 814 |
| 18～44 | 21 332 | 9 963 | 11 369 | 4 162 | 5 801 | 6 637 | 4 732 |
| 45～59 | 24 682 | 12 589 | 12 093 | 5 540 | 7 049 | 7 841 | 4 252 |
| ≥60 | 18 204 | 10 035 | 8 169 | 4 937 | 5 098 | 5 339 | 2 830 |

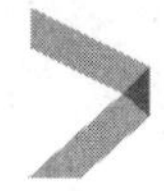



# 第二节 2012 年中国成年人血糖测量行为

## 一、总测量行为

中国成年人中有 5.6% 的人每半年至少测量一次血糖，城市居民血糖测量频次高于农村，城市 7.6% 的成年人每半年至少测量一次血糖，农村仅 3.6%。5.3% 的成年男性每半年至少测量一次血糖，女性为 6.0%。青年、中年、老年人群每半年至少测量一次血糖的比例分别为 3.2%、7.5% 和 11.1%，随年龄增长明显升高。16.9% 的成年人每年至少测量一次血糖，城乡分别为 23.0% 和 10.7%。其中男性为 16.9%，女性为 17.1%。青年、中年、老年人群每年至少测量一次血糖的比例分别为 12.6%、20.2% 和 27.0%，随年龄增长明显升高。

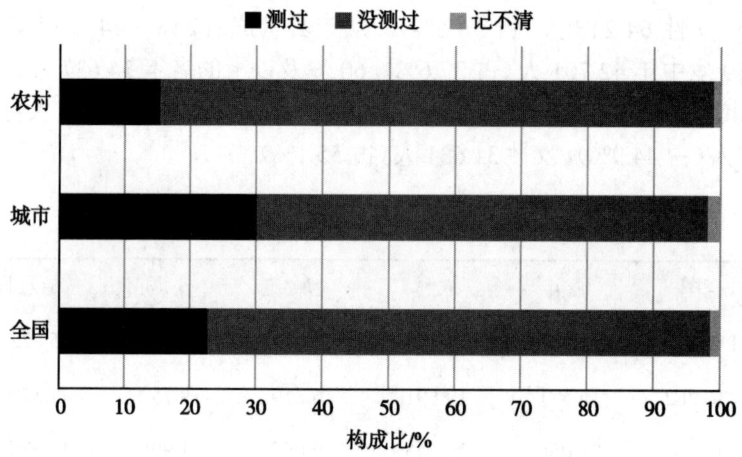


图 2-4-1 2012 年中国成年人血糖测量行为构成

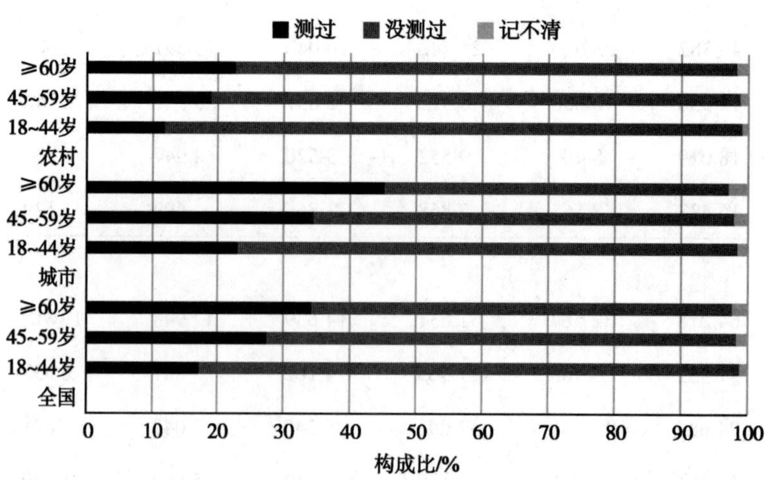


图 2-4-2 2012 年中国不同年龄成年人血糖测量行为构成

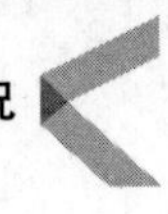

中国成年人中有 75.7% 的人没有测量过血糖，城乡分别为 68.0% 和 83.6%，农村高于城市。76.5% 的成年男性没有测量过血糖，女性为 75.0%。青年、中年、老年人群没有测量过血糖的比例分别为 81.6%、70.8% 和 63.4%，随年龄增长明显降低。

大城市、中小城市、普通农村、贫困农村成年人血糖测量行为逐渐降低，没有测量过血糖的比例分别为 48.5%、71.3%、80.5% 和 90.6%，随城市化水平降低明显升高。

**表 2-4-2　2012 年中国成年人血糖测量行为构成**　　单位：%

| 性别 | 测量行为 | 全国 | | 城市 | | 农村 | |
|---|---|---|---|---|---|---|---|
| | | 构成比 | 95%*CI* | 构成比 | 95%*CI* | 构成比 | 95%*CI* |
| 合计 | | | | | | | |
| | 测过 | 22.7 | 19.9～25.6 | 30.1 | 25.1～35.2 | 15.3 | 12.6～18 |
| | 半年一次 | 5.6 | 5.0～6.3 | 7.6 | 6.5～8.8 | 3.6 | 3.1～4.1 |
| | 1 年一次 | 11.3 | 9.7～13.0 | 15.4 | 12.6～18.3 | 7.1 | 5.7～8.6 |
| | 2 年一次 | 2.9 | 1.9～3.9 | 3.9 | 2.1～5.7 | 1.8 | 0.9～2.8 |
| | 3～5 年一次 | 1.5 | 1.3～1.7 | 1.9 | 1.5～2.3 | 1.1 | 0.9～1.3 |
| | 6 年及以上一次 | 1.4 | 1.0～1.8 | 1.2 | 0.8～1.6 | 1.6 | 0.9～2.3 |
| | 没测过 | 75.7 | 72.8～78.7 | 68.0 | 62.8～73.2 | 83.6 | 80.8～86.5 |
| | 记不清 | 1.5 | 1.3～1.7 | 1.9 | 1.6～2.2 | 1.1 | 0.9～1.3 |
| | 18～44 岁 | | | | | | |
| | 测过 | 17.2 | 14.5～19.9 | 23.1 | 18.3～28.0 | 11.8 | 9.1～14.5 |
| | 半年一次 | 3.2 | 2.7～3.7 | 4.1 | 3.2～5.0 | 2.4 | 1.9～2.9 |
| | 1 年一次 | 9.4 | 7.7～11.0 | 13.4 | 10.4～16.4 | 5.6 | 4.2～7.0 |
| | 2 年一次 | 2.3 | 1.4～3.1 | 3.0 | 1.6～4.4 | 1.6 | 0.7～2.5 |
| | 3～5 年一次 | 1.2 | 1.0～1.5 | 1.6 | 1.2～2.1 | 0.8 | 0.6～1.1 |
| | 6 年及以上一次 | 1.2 | 0.8～1.6 | 1.0 | 0.6～1.4 | 1.3 | 0.7～1.9 |
| | 没测过 | 81.6 | 78.8～84.4 | 75.4 | 70.4～80.4 | 87.3 | 84.5～90.2 |
| | 记不清 | 1.2 | 0.9～1.4 | 1.5 | 1.1～1.9 | 0.9 | 0.6～1.2 |
| | 45～59 岁 | | | | | | |
| | 测过 | 27.5 | 24.2～30.9 | 34.6 | 29.0～40.2 | 19.0 | 15.7～22.3 |
| | 半年一次 | 7.5 | 6.6～8.3 | 9.7 | 8.3～11.2 | 4.8 | 4.1～5.5 |
| | 1 年一次 | 12.7 | 11.1～14.4 | 16.1 | 13.4～18.8 | 8.7 | 6.9～10.4 |
| | 2 年一次 | 3.9 | 2.4～5.4 | 5.1 | 2.6～7.6 | 2.4 | 1.0～3.8 |
| | 3～5 年一次 | 1.9 | 1.6～2.2 | 2.2 | 1.7～2.7 | 1.5 | 1.1～1.9 |
| | 6 年及以上一次 | 1.6 | 1.2～2.0 | 1.5 | 1.0～2.0 | 1.6 | 1.0～2.3 |
| | 没测过 | 70.8 | 67.4～74.2 | 63.3 | 57.6～69.0 | 79.8 | 76.4～83.2 |
| | 记不清 | 1.7 | 1.4～2.0 | 2.1 | 1.7～2.5 | 1.2 | 0.9～1.5 |
| | ≥60 岁 | | | | | | |
| | 测过 | 34.3 | 29.8～38.7 | 45.2 | 38.4～51.9 | 22.7 | 18.3～27 |
| | 半年一次 | 11.1 | 9.5～12.8 | 15.7 | 13.1～18.3 | 6.3 | 5.0～7.5 |
| | 1 年一次 | 15.9 | 13.4～18.5 | 21.0 | 17.3～24.6 | 10.6 | 8.1～13.1 |
| | 2 年一次 | 3.6 | 2.4～4.7 | 5.0 | 2.9～7.2 | 2.0 | 1.2～2.7 |
| | 3～5 年一次 | 1.7 | 1.4～2.0 | 2.0 | 1.6～2.4 | 1.4 | 1.0～1.9 |

续表

| 性别 | 测量行为 | 全国 | | 城市 | | 农村 | |
|---|---|---|---|---|---|---|---|
| | | 构成比 | 95%*CI* | 构成比 | 95%*CI* | 构成比 | 95%*CI* |
| | 6 年及以上一次 | 1.9 | 1.2～2.7 | 1.5 | 1.0～1.9 | 2.4 | 1.0～3.9 |
| | 没测过 | 63.4 | 58.7～68.1 | 52.0 | 45.0～58.9 | 75.6 | 70.8～80.4 |
| | 记不清 | 2.3 | 1.9～2.7 | 2.9 | 2.2～3.5 | 1.7 | 1.2～2.3 |
| 男性 | | | | | | | |
| | 测过 | 22.2 | 19.2～25.1 | 30.1 | 24.7～35.4 | 14.3 | 11.8～16.8 |
| | 半年一次 | 5.3 | 4.6～5.9 | 7.2 | 6.1～8.3 | 3.3 | 2.8～3.9 |
| | 1 年一次 | 11.6 | 9.8～13.4 | 16.2 | 12.9～19.5 | 7.0 | 5.7～8.3 |
| | 2 年一次 | 2.8 | 1.7～3.9 | 4.0 | 2.0～5.9 | 1.7 | 0.7～2.7 |
| | 3～5 年一次 | 1.3 | 1.1～1.5 | 1.6 | 1.2～2.0 | 0.9 | 0.7～1.2 |
| | 6 年及以上一次 | 1.2 | 0.8～1.6 | 1.1 | 0.7～1.5 | 1.3 | 0.7～1.9 |
| | 没测过 | 76.5 | 73.4～79.5 | 68.3 | 62.8～73.8 | 84.6 | 82～87.2 |
| | 记不清 | 1.4 | 1.1～1.6 | 1.6 | 1.2～2.1 | 1.1 | 0.8～1.4 |
| | 18～44 | | | | | | |
| | 测过 | 16.8 | 13.9～19.8 | 23.9 | 18.4～29.4 | 10.4 | 8.1～12.8 |
| | 半年一次 | 3.0 | 2.4～3.5 | 3.9 | 2.9～4.9 | 2.2 | 1.7～2.6 |
| | 1 年一次 | 9.8 | 7.8～11.9 | 14.7 | 10.9～18.6 | 5.3 | 4.0～6.6 |
| | 2 年一次 | 2.2 | 1.3～3.0 | 3.0 | 1.4～4.6 | 1.4 | 0.6～2.3 |
| | 3～5 年一次 | 0.9 | 0.7～1.2 | 1.3 | 0.9～1.8 | 0.6 | 0.4～0.8 |
| | 6 年及以上一次 | 1.0 | 0.6～1.3 | 1.0 | 0.4～1.6 | 0.9 | 0.5～1.4 |
| | 没测过 | 82.1 | 79.1～85.2 | 75.0 | 69.4～80.6 | 88.6 | 86.0～91.1 |
| | 记不清 | 1.0 | 0.7～1.4 | 1.1 | 0.6～1.5 | 1.0 | 0.5～1.5 |
| | 45～59 岁 | | | | | | |
| | 测过 | 27.2 | 23.9～30.5 | 33.9 | 28.3～39.5 | 19.1 | 15.8～22.5 |
| | 半年一次 | 7.2 | 6.4～8.0 | 9.4 | 8.0～10.7 | 4.7 | 3.9～5.4 |
| | 1 年一次 | 12.9 | 11.1～14.6 | 16.1 | 13.2～19.1 | 9.0 | 7.2～10.7 |
| | 2 年一次 | 3.9 | 2.3～5.5 | 5.2 | 2.6～7.9 | 2.4 | 0.8～4.0 |
| | 3～5 年一次 | 1.8 | 1.4～2.1 | 2.0 | 1.5～2.6 | 1.5 | 1.0～1.9 |
| | 6 年及以上一次 | 1.4 | 0.9～1.8 | 1.1 | 0.7～1.5 | 1.7 | 0.9～2.4 |
| | 没测过 | 71.2 | 67.8～74.6 | 64 | 58.3～69.7 | 79.7 | 76.3～83.2 |
| | 记不清 | 1.7 | 1.3～2.0 | 2.1 | 1.5～2.7 | 1.2 | 0.8～1.5 |
| | ≥60 岁 | | | | | | |
| | 测过 | 33.6 | 29.2～37.9 | 44.5 | 37.6～51.4 | 22.1 | 18.2～26.0 |
| | 半年一次 | 10.6 | 8.8～12.3 | 14.9 | 12.0～17.8 | 6.0 | 4.9～7.1 |
| | 1 年一次 | 16 | 13.6～18.4 | 21.3 | 17.5～25.0 | 10.6 | 8.4～12.7 |
| | 2 年一次 | 3.5 | 2.2～4.8 | 5.1 | 2.8～7.4 | 1.8 | 0.9～2.7 |
| | 3～5 年一次 | 1.7 | 1.3～2.0 | 1.8 | 1.3～2.3 | 1.5 | 1.0～2.0 |
| | 6 年及以上一次 | 1.8 | 1.1～2.5 | 1.4 | 1.0～1.9 | 2.3 | 0.9～3.6 |
| | 没测过 | 64.2 | 59.6～68.8 | 52.6 | 45.5～59.7 | 76.4 | 72.1～80.6 |
| | 记不清 | 2.2 | 1.7～2.7 | 2.9 | 2.1～3.7 | 1.5 | 1.0～2.0 |

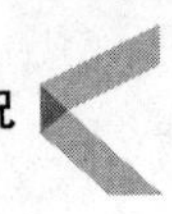

续表

| 性别 | 测量行为 | 全国 | | 城市 | | 农村 | |
|---|---|---|---|---|---|---|---|
| | | 构成比 | 95%*CI* | 构成比 | 95%*CI* | 构成比 | 95%*CI* |
| 女性 | | | | | | | |
| | 测过 | 23.4 | 20.5～26.2 | 30.2 | 25.4～35 | 16.3 | 13.2～19.4 |
| | 半年一次 | 6.0 | 5.3～6.7 | 8.1 | 6.8～9.4 | 3.9 | 3.1～4.6 |
| | 1 年一次 | 11.1 | 9.5～12.6 | 14.7 | 12.1～17.2 | 7.3 | 5.7～8.9 |
| | 2 年一次 | 3.0 | 2.0～3.9 | 3.9 | 2.2～5.6 | 2.0 | 1.0～3.0 |
| | 3～5 年一次 | 1.7 | 1.4～2.0 | 2.1 | 1.6～2.6 | 1.3 | 0.9～1.6 |
| | 6 年及以上一次 | 1.6 | 1.2～2.1 | 1.4 | 1.0～1.8 | 1.9 | 1.1～2.7 |
| | 没测过 | 75.0 | 72.0～78.0 | 67.6 | 62.6～72.7 | 82.6 | 79.2～85.9 |
| | 记不清 | 1.6 | 1.4～1.9 | 2.2 | 1.8～2.6 | 1.1 | 0.8～1.4 |
| | 18～44 岁 | | | | | | |
| | 测过 | 17.7 | 15～20.3 | 22.3 | 18～26.6 | 13.3 | 9.9～16.7 |
| | 半年一次 | 3.5 | 2.8～4.1 | 4.3 | 3.3～5.3 | 2.7 | 1.9～3.4 |
| | 1 年一次 | 8.9 | 7.4～10.4 | 12.0 | 9.5～14.5 | 5.9 | 4.2～7.7 |
| | 2 年一次 | 2.4 | 1.6～3.1 | 3.0 | 1.8～4.2 | 1.8 | 0.8～2.7 |
| | 3～5 年一次 | 1.5 | 1.1～2.0 | 2.0 | 1.3～2.7 | 1.1 | 0.7～1.6 |
| | 6 年及以上一次 | 1.4 | 1.0～1.9 | 1.0 | 0.7～1.4 | 1.8 | 1.0～2.6 |
| | 没测过 | 81 | 78.1～83.8 | 75.7 | 71.2～80.3 | 85.9 | 82.2～89.6 |
| | 记不清 | 1.4 | 1.0～1.7 | 2.0 | 1.4～2.5 | 0.8 | 0.4～1.2 |
| | 45～59 岁 | | | | | | |
| | 测过 | 27.9 | 24.3～31.4 | 35.3 | 29.5～41.1 | 18.9 | 15.5～22.3 |
| | 半年一次 | 7.7 | 6.7～8.7 | 10.1 | 8.4～11.8 | 4.9 | 4.0～5.8 |
| | 1 年一次 | 12.6 | 10.9～14.3 | 16 | 13.4～18.6 | 8.4 | 6.5～10.2 |
| | 2 年一次 | 3.8 | 2.4～5.2 | 4.9 | 2.5～7.4 | 2.5 | 1.3～3.7 |
| | 3～5 年一次 | 2.0 | 1.6～2.4 | 2.3 | 1.7～3.0 | 1.6 | 1.1～2.0 |
| | 6 年及以上一次 | 1.8 | 1.3～2.2 | 1.9 | 1.3～2.6 | 1.6 | 1.0～2.2 |
| | 没测过 | 70.4 | 66.8～74.0 | 62.5 | 56.7～68.3 | 80.0 | 76.4～83.5 |
| | 记不清 | 1.7 | 1.4～2.0 | 2.2 | 1.8～2.5 | 1.2 | 0.8～1.5 |
| | ≥60 岁 | | | | | | |
| | 测过 | 34.9 | 30.2～39.6 | 45.8 | 39.1～52.4 | 23.2 | 18.2～28.2 |
| | 半年一次 | 11.7 | 10.0～13.4 | 16.4 | 13.8～19.1 | 6.5 | 5.0～8.1 |
| | 1 年一次 | 15.8 | 13.0～18.6 | 20.7 | 16.8～24.5 | 10.6 | 7.5～13.6 |
| | 2 年一次 | 3.6 | 2.5～4.7 | 5.0 | 3.0～7.0 | 2.1 | 1.4～2.9 |
| | 3～5 年一次 | 1.8 | 1.5～2.1 | 2.2 | 1.8～2.6 | 1.4 | 0.9～1.9 |
| | 6 年及以上一次 | 2.0 | 1.2～2.8 | 1.5 | 1.0～2.0 | 2.6 | 1.1～4.2 |
| | 没测过 | 62.6 | 57.7～67.6 | 51.4 | 44.5～58.3 | 74.8 | 69.3～80.3 |
| | 记不清 | 2.4 | 2.0～2.9 | 2.9 | 2.2～3.5 | 2.0 | 1.4～2.6 |

备注：由于修约，部分构成比之和不等于 100%。

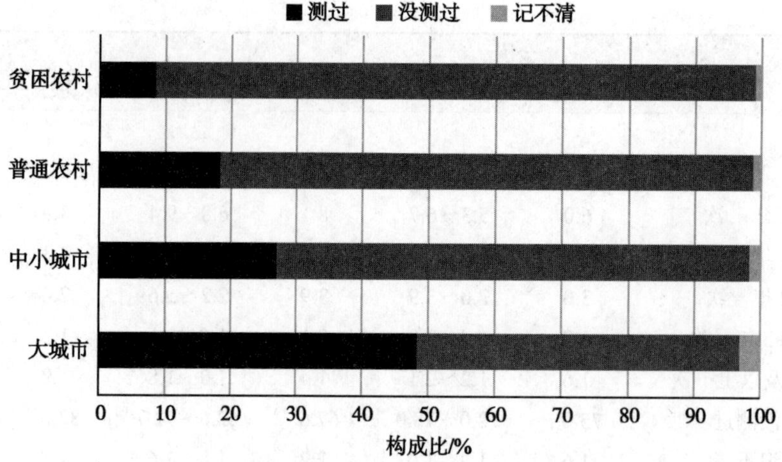


图2-4-3　2012年中国四类地区成年人血糖测量行为构成

表2-4-3　2012年中国四类地区成年人血糖测量行为构成

单位：%

| 性别 | 测量行为 | 大城市 | | 中小城市 | | 普通农村 | | 贫困农村 | |
|---|---|---|---|---|---|---|---|---|---|
| | | 构成比 | 95%*CI* | 构成比 | 95%*CI* | 构成比 | 95%*CI* | 构成比 | 95%*CI* |
| 合计 | | | | | | | | | |
| | 测过 | 48.3 | 41.5～55.2 | 27.0 | 21.5～32.6 | 18.3 | 14.6～22.0 | 8.5 | 5.5～11.5 |
| | 半年一次 | 13.2 | 11.0～15.4 | 6.7 | 5.4～8.0 | 4.3 | 3.6～5.0 | 2.1 | 1.3～2.8 |
| | 1年一次 | 24.6 | 20.4～28.9 | 13.9 | 10.7～17.0 | 8.8 | 6.9～10.7 | 3.5 | 2.4～4.5 |
| | 2年一次 | 5.5 | 4.2～6.9 | 3.7 | 1.6～5.7 | 2.4 | 1.0～3.8 | 0.6 | 0.3～0.9 |
| | 3～5年一次 | 3.1 | 2.3～4.0 | 1.6 | 1.2～2.1 | 1.3 | 1.0～1.6 | 0.6 | 0.3～0.9 |
| | 6年及以上一次 | 1.9 | 1.4～2.3 | 1.1 | 0.7～1.6 | 1.5 | 1.0～2.0 | 1.8 | 0～3.8 |
| | 没测过 | 48.5 | 41.8～55.3 | 71.3 | 65.6～77.0 | 80.5 | 76.6～84.4 | 90.6 | 87.2～94.0 |
| | 记不清 | 3.1 | 2.3～4.0 | 1.7 | 1.3～2.1 | 1.2 | 0.9～1.5 | 0.9 | 0.4～1.3 |
| | 18～44岁 | | | | | | | | |
| | 测过 | 37.2 | 31.1～43.3 | 21.1 | 15.8～26.4 | 14.2 | 10.5～18 | 6.4 | 4.0～8.9 |
| | 半年一次 | 6.5 | 5.6～7.4 | 3.7 | 2.7～4.7 | 2.9 | 2.2～3.5 | 1.4 | 0.8～1.9 |
| | 1年一次 | 22.0 | 17.2～26.7 | 12.1 | 8.9～15.4 | 6.9 | 4.9～8.8 | 2.9 | 1.9～4.0 |
| | 2年一次 | 4.5 | 3.1～5.8 | 2.8 | 1.2～4.3 | 2.2 | 0.9～3.4 | 0.3 | 0.1～0.6 |
| | 3～5年一次 | 2.8 | 1.7～3.9 | 1.5 | 1.0～1.9 | 1.0 | 0.7～1.4 | 0.4 | 0.2～0.7 |
| | 6年及以上一次 | 1.4 | 1.0～1.8 | 1.0 | 0.5～1.4 | 1.3 | 0.8～1.8 | 1.4 | 0～2.9 |
| | 没测过 | 60.3 | 54.4～66.2 | 77.6 | 72.1～83.1 | 84.8 | 80.9～88.8 | 92.7 | 89.6～95.7 |
| | 记不清 | 2.5 | 1.8～3.3 | 1.3 | 0.9～1.8 | 0.9 | 0.6～1.3 | 0.9 | 0.2～1.6 |
| | 45～59岁 | | | | | | | | |
| | 测过 | 53.0 | 46.8～59.1 | 30.9 | 24.7～37.2 | 22.4 | 17.9～26.9 | 10.8 | 7.7～13.9 |
| | 半年一次 | 16.0 | 14.0～18.0 | 8.5 | 6.9～10.1 | 5.5 | 4.6～6.4 | 3.1 | 2.1～4.1 |
| | 1年一次 | 25.1 | 21.2～29.1 | 14.3 | 11.3～17.3 | 10.5 | 8.2～12.9 | 4.1 | 2.9～5.3 |

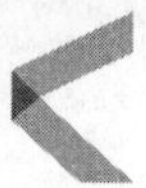

续表

| 性别 | 测量行为 | 大城市 | | 中小城市 | | 普通农村 | | 贫困农村 | |
|---|---|---|---|---|---|---|---|---|---|
| | | 构成比 | 95%*CI* | 构成比 | 95%*CI* | 构成比 | 95%*CI* | 构成比 | 95%*CI* |
| | 2年一次 | 6.2 | 5.1～7.3 | 4.9 | 1.9～7.8 | 3.0 | 1.1～5.0 | 0.9 | 0.4～1.4 |
| | 3～5年一次 | 3.3 | 2.5～4.2 | 2.0 | 1.4～2.5 | 1.8 | 1.3～2.3 | 0.8 | 0.4～1.1 |
| | 6年及以上一次 | 2.3 | 1.4～3.3 | 1.3 | 0.8～1.9 | 1.5 | 1.0～2.0 | 1.9 | 0.1～3.7 |
| | 没测过 | 43.7 | 37.8～49.5 | 67.2 | 60.8～73.5 | 76.3 | 71.7～80.9 | 88.5 | 85.3～91.7 |
| | 记不清 | 3.4 | 2.3～4.4 | 1.9 | 1.4～2.3 | 1.3 | 1.0～1.7 | 0.8 | 0.4～1.2 |
| | ≥60岁 | | | | | | | | |
| | 测过 | 68.8 | 62.9～74.7 | 40.5 | 32.9～48.1 | 26.7 | 20.3～33.1 | 13.3 | 8.2～18.4 |
| | 半年一次 | 25.3 | 22.8～27.8 | 13.8 | 10.8～16.8 | 7.6 | 5.8～9.3 | 3.3 | 2.1～4.4 |
| | 1年一次 | 30.6 | 26.6～34.5 | 19.1 | 14.8～23.3 | 13.1 | 9.7～16.6 | 4.6 | 2.8～6.3 |
| | 2年一次 | 7.1 | 5.1～9.2 | 4.6 | 2.1～7.1 | 2.3 | 1.3～3.4 | 1.1 | 0.5～1.7 |
| | 3～5年一次 | 3.6 | 2.8～4.4 | 1.7 | 1.3～2.1 | 1.6 | 1.0～2.3 | 0.9 | 0.6～1.2 |
| | 6年及以上一次 | 2.2 | 1.5～3.0 | 1.3 | 0.8～1.8 | 2.0 | 1.2～2.8 | 3.4 | 0～7.3 |
| | 没测过 | 26.8 | 21.3～32.3 | 56.9 | 49.1～64.7 | 71.2 | 64.2～78.2 | 85.7 | 80.2～91.3 |
| | 记不清 | 4.4 | 3.0～5.7 | 2.6 | 1.9～3.3 | 2.1 | 1.3～2.8 | 1.0 | 0.5～1.4 |
| 男性 | | | | | | | | | |
| | 测过 | 47.3 | 39.9～54.6 | 27.1 | 21.2～33.1 | 17 | 13.5～20.5 | 8.2 | 5.3～11.1 |
| | 半年一次 | 12.5 | 10.2～14.7 | 6.3 | 5.1～7.5 | 3.9 | 3.2～4.6 | 2.1 | 1.4～2.9 |
| | 1年一次 | 25.5 | 20.8～30.2 | 14.6 | 11.0～18.2 | 8.6 | 6.8～10.4 | 3.4 | 2.4～4.4 |
| | 2年一次 | 5.1 | 3.8～6.5 | 3.8 | 1.5～6.0 | 2.2 | 0.8～3.7 | 0.5 | 0.2～0.8 |
| | 3～5年一次 | 2.6 | 1.9～3.4 | 1.4 | 1.0～1.8 | 1.2 | 0.9～1.5 | 0.4 | 0.2～0.6 |
| | 6年及以上一次 | 1.5 | 1.1～1.9 | 1.0 | 0.5～1.5 | 1.1 | 0.7～1.6 | 1.7 | 0～3.4 |
| | 没测过 | 49.8 | 42.5～57.2 | 71.4 | 65.4～77.5 | 81.9 | 78.2～85.5 | 90.6 | 87.0～94.2 |
| | 记不清 | 2.9 | 1.9～3.9 | 1.4 | 1.0～1.9 | 1.1 | 0.8～1.4 | 1.2 | 0.4～2.0 |
| | 18～44岁 | | | | | | | | |
| | 测过 | 37.1 | 29.7～44.6 | 21.9 | 15.8～28 | 12.5 | 9.1～15.8 | 6.1 | 3.8～8.4 |
| | 半年一次 | 5.6 | 4.4～6.8 | 3.6 | 2.5～4.7 | 2.4 | 1.8～3.1 | 1.5 | 0.9～2.2 |
| | 1年一次 | 24.2 | 18.5～29.9 | 13.3 | 9.1～17.6 | 6.5 | 4.7～8.3 | 2.8 | 1.8～3.9 |
| | 2年一次 | 3.9 | 2.5～5.3 | 2.9 | 1.1～4.6 | 1.9 | 0.7～3.2 | 0.3 | 0.1～0.6 |
| | 3～5年一次 | 2.3 | 1.2～3.5 | 1.2 | 0.7～1.6 | 0.8 | 0.5～1.1 | 0.1 | 0～0.3 |
| | 6年及以上一次 | 1.1 | 0.6～1.6 | 1.0 | 0.3～1.6 | 0.8 | 0.4～1.2 | 1.2 | 0.1～2.3 |
| | 没测过 | 60.6 | 53.3～67.9 | 77.2 | 71.0～83.4 | 86.7 | 83.2～90.2 | 92.6 | 89.2～95.9 |
| | 记不清 | 2.3 | 1.3～3.3 | 0.9 | 0.4～1.4 | 0.8 | 0.5～1.1 | 1.4 | 0.1～2.7 |
| | 45～59岁 | | | | | | | | |
| | 测过 | 50.8 | 44.3～57.2 | 30.6 | 24.3～36.8 | 22.5 | 18.0～27.0 | 10.9 | 7.4～14.5 |
| | 半年一次 | 15.7 | 13.6～17.7 | 8.1 | 6.7～9.6 | 5.3 | 4.4～6.3 | 3.1 | 1.9～4.3 |

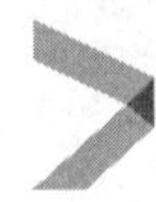



续表

| 性别 | 测量行为 | 大城市 | | 中小城市 | | 普通农村 | | 贫困农村 | |
|---|---|---|---|---|---|---|---|---|---|
| | | 构成比 | 95%*CI* | 构成比 | 95%*CI* | 构成比 | 95%*CI* | 构成比 | 95%*CI* |
| | 1年一次 | 24.4 | 20.1～28.8 | 14.5 | 11.2～17.8 | 10.9 | 8.6～13.3 | 4.2 | 3.1～5.3 |
| | 2年一次 | 6.0 | 4.7～7.2 | 5.1 | 2.0～8.2 | 3.0 | 0.8～5.3 | 0.8 | 0.3～1.2 |
| | 3～5年一次 | 2.8 | 2.0～3.5 | 1.9 | 1.3～2.5 | 1.8 | 1.3～2.3 | 0.7 | 0.2～1.2 |
| | 6年及以上一次 | 2.0 | 1.0～2.9 | 0.9 | 0.5～1.3 | 1.5 | 0.9～2.1 | 2.2 | 0.1～4.2 |
| | 没测过 | 46.2 | 40.0～52.5 | 67.6 | 61.1～74.0 | 76.2 | 71.6～80.8 | 88.3 | 84.7～91.8 |
| | 记不清 | 3.0 | 2.0～4.0 | 1.9 | 1.2～2.6 | 1.3 | 0.9～1.7 | 0.8 | 0.3～1.3 |
| | ≥60岁 | | | | | | | | |
| | 测过 | 69.2 | 62.8～75.6 | 39.8 | 32.1～47.5 | 26 | 20.3～31.8 | 13.1 | 8.2～18 |
| | 半年一次 | 25.7 | 23～28.5 | 12.8 | 9.6～16.1 | 7.3 | 5.6～8.9 | 3.1 | 2.2～4.1 |
| | 1年一次 | 31.4 | 27.2～35.7 | 19.3 | 15.1～23.5 | 13.1 | 10.3～16 | 4.6 | 2.9～6.3 |
| | 2年一次 | 7.0 | 4.6～9.4 | 4.7 | 2.1～7.4 | 2.1 | 0.9～3.3 | 1.1 | 0.4～1.8 |
| | 3～5年一次 | 3.2 | 2.3～4.2 | 1.5 | 1.0～2.1 | 1.6 | 0.9～2.4 | 1.2 | 0.8～1.5 |
| | 6年及以上一次 | 1.8 | 1.1～2.5 | 1.4 | 0.9～1.8 | 1.9 | 1.0～2.7 | 3.1 | 0～6.8 |
| | 没测过 | 26.3 | 20.4～32.2 | 57.6 | 49.7～65.6 | 72.2 | 66.0～78.4 | 86.0 | 80.9～91.1 |
| | 记不清 | 4.5 | 2.9～6.1 | 2.6 | 1.7～3.5 | 1.8 | 1.1～2.5 | 0.9 | 0.5～1.2 |
| 女性 | | | | | | | | | |
| | 测过 | 49.4 | 43.0～55.9 | 26.9 | 21.6～32.1 | 19.6 | 15.3～23.9 | 8.8 | 5.7～12.0 |
| | 半年一次 | 13.9 | 11.6～16.2 | 7.1 | 5.7～8.5 | 4.7 | 3.7～5.6 | 2.0 | 1.3～2.7 |
| | 1年一次 | 23.7 | 19.8～27.6 | 13.1 | 10.3～15.9 | 9.0 | 6.8～11.2 | 3.5 | 2.2～4.8 |
| | 2年一次 | 6.0 | 4.6～7.3 | 3.5 | 1.7～5.4 | 2.6 | 1.2～3.9 | 0.6 | 0.3～1.0 |
| | 3～5年一次 | 3.7 | 2.4～4.9 | 1.9 | 1.3～2.4 | 1.5 | 1.1～1.9 | 0.8 | 0.4～1.2 |
| | 6年及以上一次 | 2.2 | 1.5～2.8 | 1.2 | 0.8～1.7 | 1.9 | 1.2～2.5 | 1.9 | 0～4.2 |
| | 没测过 | 47.2 | 41.0～53.4 | 71.1 | 65.7～76.6 | 79.1 | 74.4～83.7 | 90.6 | 87.3～94.0 |
| | 记不清 | 3.4 | 2.5～4.2 | 2.0 | 1.5～2.4 | 1.3 | 0.9～1.8 | 0.5 | 0.3～0.7 |
| | 18～44岁 | | | | | | | | |
| | 测过 | 37.2 | 32.3～42.1 | 20.1 | 15.5～24.7 | 16.2 | 11.5～20.9 | 6.9 | 4.0～9.8 |
| | 半年一次 | 7.5 | 6.5～8.6 | 3.8 | 2.7～5.0 | 3.4 | 2.4～4.4 | 1.2 | 0.6～1.7 |
| | 1年一次 | 19.6 | 15.5～23.8 | 10.9 | 8.2～13.5 | 7.3 | 4.9～9.6 | 3.0 | 1.7～4.3 |
| | 2年一次 | 5.1 | 3.5～6.6 | 2.7 | 1.3～4.0 | 2.4 | 1.0～3.8 | 0.3 | 0～0.6 |
| | 3～5年一次 | 3.4 | 1.8～5.0 | 1.8 | 1.0～2.5 | 1.3 | 0.6～1.9 | 0.8 | 0.3～1.3 |
| | 6年及以上一次 | 1.6 | 1.1～2.2 | 1.0 | 0.6～1.4 | 1.9 | 1.1～2.6 | 1.6 | 0～3.5 |
| | 没测过 | 60.0 | 55.3～64.8 | 78.0 | 73.1～82.9 | 82.8 | 77.6～87.9 | 92.8 | 89.9～95.8 |
| | 记不清 | 2.8 | 2.0～3.5 | 1.8 | 1.2～2.4 | 1.1 | 0.5～1.6 | 0.3 | 0.1～0.5 |
| | 45～59岁 | | | | | | | | |
| | 测过 | 55.2 | 48.8～61.6 | 31.3 | 24.9～37.7 | 22.2 | 17.5～27 | 10.6 | 7.6～13.5 |
| | 半年一次 | 16.3 | 13.7～18.9 | 8.8 | 7.0～10.7 | 5.6 | 4.5～6.7 | 3.0 | 2.0～4.1 |

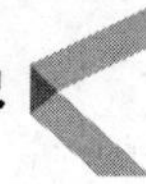

续表

| 性别 | 测量行为 | 大城市 | | 中小城市 | | 普通农村 | | 贫困农村 | |
|---|---|---|---|---|---|---|---|---|---|
| | | 构成比 | 95%*CI* | 构成比 | 95%*CI* | 构成比 | 95%*CI* | 构成比 | 95%*CI* |
| | 1年一次 | 25.9 | 22.1～29.7 | 14.1 | 11.3～16.9 | 10.2 | 7.6～12.7 | 4.0 | 2.5～5.5 |
| | 2年一次 | 6.5 | 5.3～7.6 | 4.6 | 1.8～7.5 | 3.0 | 1.4～4.7 | 1.1 | 0.4～1.7 |
| | 3～5年一次 | 3.9 | 2.3～5.4 | 2.0 | 1.4～2.7 | 1.9 | 1.3～2.4 | 0.8 | 0.5～1.2 |
| | 6年及以上一次 | 2.7 | 1.5～3.9 | 1.8 | 1.0～2.5 | 1.6 | 1.1～2.1 | 1.6 | 0～3.2 |
| | 没测过 | 41.1 | 35.1～47 | 66.8 | 60.4～73.2 | 76.4 | 71.5～81.4 | 88.7 | 85.6～91.8 |
| | 记不清 | 3.7 | 2.4～5.0 | 1.8 | 1.5～2.2 | 1.3 | 0.9～1.8 | 0.7 | 0.3～1.2 |
| | ≥60岁 | | | | | | | | |
| | 测过 | 68.5 | 62.8～74.1 | 41.2 | 33.6～48.8 | 27.4 | 20.1～34.7 | 13.5 | 8.0～19.0 |
| | 半年一次 | 24.9 | 21.7～28.1 | 14.7 | 11.8～17.7 | 7.9 | 5.7～10.0 | 3.4 | 1.9～4.9 |
| | 1年一次 | 29.8 | 25.9～33.8 | 18.8 | 14.4～23.3 | 13.1 | 8.8～17.4 | 4.6 | 2.7～6.5 |
| | 2年一次 | 7.2 | 5.2～9.3 | 4.5 | 2.2～6.9 | 2.5 | 1.6～3.5 | 1.2 | 0.6～1.8 |
| | 3～5年一次 | 3.9 | 2.9～4.9 | 1.8 | 1.4～2.2 | 1.7 | 1.0～2.4 | 0.7 | 0.2～1.1 |
| | 6年及以上一次 | 2.6 | 1.4～3.8 | 1.2 | 0.7～1.8 | 2.2 | 1.3～3.1 | 3.6 | 0～7.8 |
| | 没测过 | 27.3 | 22.0～32.6 | 56.2 | 48.4～64.1 | 70.3 | 62.2～78.3 | 85.4 | 79.3～91.5 |
| | 记不清 | 4.2 | 3.0～5.5 | 2.6 | 1.9～3.3 | 2.4 | 1.5～3.3 | 1.1 | 0.4～1.7 |

备注：由于修约，部分构成比之和不等于100%。

## 二、已知糖尿病患者血糖测量行为

中国已知糖尿病患者中，有63.3%的人每半年至少测量一次血糖，城乡分别为64.9%和59.8%。有86.4%的人每年至少测量一次血糖，城乡分别为87.4%和84.1%。青年、中年、老年糖尿病患者每半年至少测量一次血糖的比例分别为55.7%、63.2%和65.9%，随年龄增长比例上升。青年、中年、老年糖尿病患者每年至少测量一次血糖的比例分别为84.3%、86.2%和87.2%。不论城乡，八成以上的糖尿病患者都能每年至少测量一次血糖。

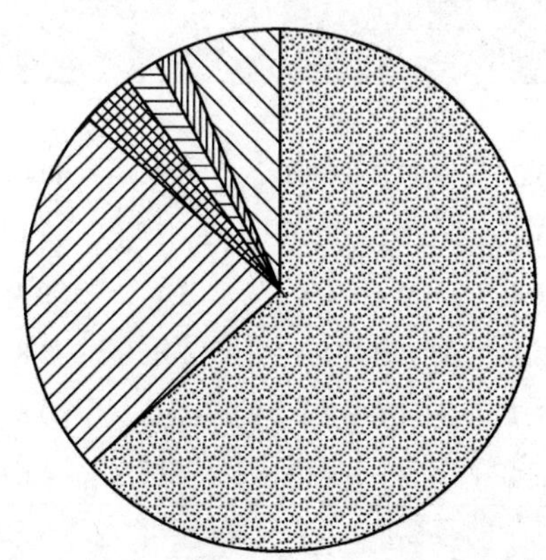


图2-4-4　2012年中国已知糖尿病患者血糖测量行为构成

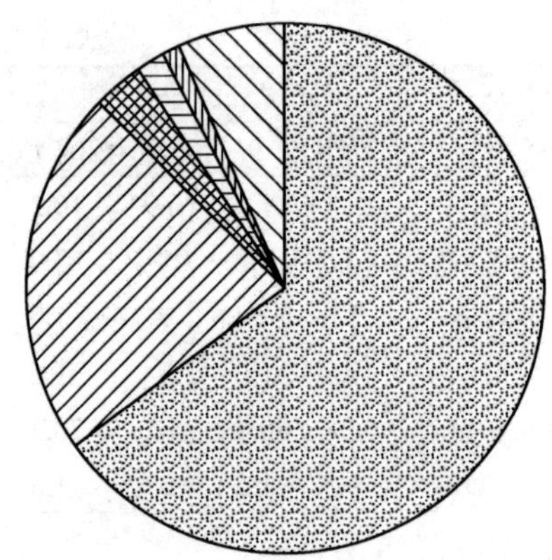


图 2-4-5　2012 年中国城市已知糖尿病患者血糖测量行为构成

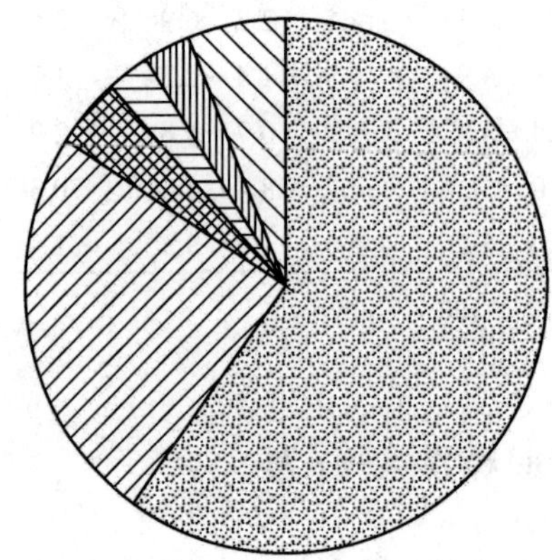


图 2-4-6　2012 年中国农村已知糖尿病患者血糖测量行为构成

表 2-4-4　2012 年中国成年人已知糖尿病患者血糖测量行为　　单位：%

| 性别 | 测量行为 | 全国 | | 城市 | | 农村 | |
|---|---|---|---|---|---|---|---|
| | | 构成比 | 95%*CI* | 构成比 | 95%*CI* | 构成比 | 95%*CI* |
| 合计 | | | | | | | |
| | 半年一次 | 63.3 | 60.2～66.3 | 64.9 | 60.8～69.0 | 59.8 | 55.9～63.8 |
| | 1 年一次 | 23.1 | 20.6～25.6 | 22.5 | 19.1～25.9 | 24.3 | 21.0～27.6 |
| | 2 年一次 | 3.4 | 2.4～4.4 | 3.1 | 1.7～4.5 | 4.2 | 3.1～5.2 |
| | 3～5 年一次 | 2.1 | 1.3～2.9 | 1.8 | 0.8～2.9 | 2.7 | 1.5～3.9 |
| | 6 年及以上一次 | 1.7 | 1.0～2.3 | 1.1 | 0.6～1.6 | 2.9 | 1.3～4.5 |
| | 记不清 | 6.4 | 4.9～8.0 | 6.6 | 4.6～8.6 | 6.0 | 4.0～8.1 |
| | 18～44 岁 | | | | | | |
| | 半年一次 | 55.7 | 47.5～64.0 | 50.4 | 40.3～60.5 | 63.4 | 51.8～75.0 |
| | 1 年一次 | 28.6 | 20.4～36.8 | 33.9 | 21.5～46.2 | 21.0 | 12.3～29.7 |

续表

| 性别 | 测量行为 | 全国 | | 城市 | | 农村 | |
|---|---|---|---|---|---|---|---|
| | | 构成比 | 95%*CI* | 构成比 | 95%*CI* | 构成比 | 95%*CI* |
| | 2年一次 | 5.4 | 1.1～9.8 | 6.2 | 0～13.1 | 4.4 | 1.0～7.7 |
| | 3～5年一次 | 2.4 | 0.1～4.7 | 2.5 | 0～6.1 | 2.3 | 0～4.6 |
| | 6年及以上一次 | 2.3 | 0.3～4.3 | 1.1 | 0～2.8 | 4.0 | 0～8.3 |
| | 记不清 | 5.5 | 0.8～10.2 | 5.9 | 0～13.1 | 4.9 | 0.6～9.3 |
| | 45～59岁 | | | | | | |
| | 半年一次 | 63.2 | 59.2～67.3 | 64.7 | 59.7～69.8 | 60.1 | 53.9～66.3 |
| | 1年一次 | 23.0 | 19.3～26.6 | 22.4 | 17.5～27.3 | 24.2 | 19.5～28.9 |
| | 2年一次 | 3.2 | 2.2～4.2 | 2.9 | 1.6～4.2 | 3.8 | 2.5～5.1 |
| | 3～5年一次 | 2.6 | 1.4～3.9 | 2.4 | 0.8～4.0 | 3.1 | 1.4～4.9 |
| | 6年及以上一次 | 2.0 | 0.8～3.3 | 1.6 | 0.6～2.5 | 3.0 | 0～6.1 |
| | 记不清 | 5.9 | 4.2～7.7 | 6.0 | 3.8～8.1 | 5.8 | 2.9～8.7 |
| | ≥60岁 | | | | | | |
| | 半年一次 | 65.9 | 62.2～69.6 | 69.2 | 64.5～73.8 | 57.7 | 53.3～62.1 |
| | 1年一次 | 21.3 | 18.4～24.2 | 19.4 | 16.1～22.6 | 26.1 | 20.5～31.8 |
| | 2年一次 | 3.0 | 2.1～3.9 | 2.4 | 1.5～3.2 | 4.5 | 2.3～6.7 |
| | 3～5年一次 | 1.4 | 0.9～2.0 | 1.0 | 0.5～1.6 | 2.4 | 1.0～3.8 |
| | 6年及以上一次 | 1.1 | 0.6～1.6 | 0.6 | 0.1～1.1 | 2.3 | 1.0～3.7 |
| | 记不清 | 7.3 | 5.7～8.9 | 7.4 | 5.4～9.5 | 6.9 | 4.7～9.1 |
| 男性 | | | | | | | |
| | 半年一次 | 63.0 | 58.6～67.3 | 64.7 | 58.9～70.6 | 59.1 | 53.5～64.7 |
| | 1年一次 | 23.4 | 19.6～27.2 | 22.2 | 17.3～27.1 | 25.9 | 20.2～31.6 |
| | 2年一次 | 3.8 | 2.2～5.5 | 4.1 | 1.8～6.3 | 3.3 | 1.3～5.3 |
| | 3～5年一次 | 1.8 | 1.1～2.6 | 1.2 | 0.5～1.9 | 3.2 | 1.4～5.0 |
| | 6年及以上一次 | 1.5 | 0.7～2.4 | 1.1 | 0.3～1.8 | 2.5 | 0.5～4.6 |
| | 记不清 | 6.5 | 4.5～8.5 | 6.7 | 4.1～9.3 | 6.0 | 3.3～8.6 |
| | 18～44岁 | | | | | | |
| | 半年一次 | 54.9 | 43.4～66.4 | 51.4 | 35.0～67.7 | 59.5 | 45.2～73.8 |
| | 1年一次 | 28.3 | 18.0～38.7 | 31.7 | 16.0～47.4 | 24.0 | 12.4～35.5 |
| | 2年一次 | 7.6 | 1.1～14.1 | 10.1 | 0～20.7 | 4.3 | 0～9.2 |
| | 3～5年一次 | 1.4 | 0～2.8 | 0.0 | 0～0.1 | 3.1 | 0～6.5 |
| | 6年及以上一次 | 2.4 | 0～4.8 | 1.9 | 0～4.6 | 3.1 | 0～7.4 |
| | 记不清 | 5.4 | 1.0～9.7 | 4.9 | 0～11.2 | 6.0 | 0.1～11.9 |
| | 45～59岁 | | | | | | |
| | 半年一次 | 64.1 | 58.7～69.6 | 65.8 | 59.0～72.6 | 60.4 | 52.2～68.5 |
| | 1年一次 | 22.7 | 18.0～27.3 | 22.3 | 16.5～28.1 | 23.5 | 15.7～31.3 |
| | 2年一次 | 3.1 | 1.6～4.6 | 3.2 | 1.2～5.1 | 2.8 | 0.6～5.0 |
| | 3～5年一次 | 2.4 | 1.0～3.8 | 1.7 | 0.2～3.2 | 4.0 | 1.1～6.8 |

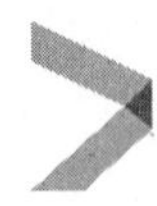



续表

| 性别 | 测量行为 | 全国 | | 城市 | | 农村 | |
|---|---|---|---|---|---|---|---|
| | | 构成比 | 95%*CI* | 构成比 | 95%*CI* | 构成比 | 95%*CI* |
| | 6 年及以上一次 | 1.4 | 0～2.8 | 1.1 | 0.1～2.0 | 2.2 | 0～6.2 |
| | 记不清 | 6.3 | 3.8～8.9 | 6.0 | 2.9～9.1 | 7.1 | 3.0～11.2 |
| | ≥60 岁 | | | | | | |
| | 半年一次 | 65.7 | 60.6～70.9 | 69.0 | 63.5～74.5 | 57.0 | 47.0～67.0 |
| | 1 年一次 | 21.7 | 16.5～26.8 | 18.3 | 13.6～23.0 | 30.8 | 18.5～43.1 |
| | 2 年一次 | 2.8 | 1.3～4.3 | 2.6 | 0.8～4.5 | 3.2 | 0.6～5.7 |
| | 3～5 年一次 | 1.3 | 0.6～2.1 | 1.0 | 0.2～1.8 | 2.1 | 0.5～3.8 |
| | 6 年及以上一次 | 1.2 | 0.5～2.0 | 0.7 | 0.1～1.4 | 2.5 | 0.4～4.7 |
| | 记不清 | 7.3 | 4.8～9.8 | 8.4 | 5.0～11.7 | 4.4 | 1.9～6.9 |
| 女性 | | | | | | | |
| | 半年一次 | 63.6 | 60.4～66.8 | 65.0 | 61.0～69.0 | 60.6 | 55.2～65.9 |
| | 1 年一次 | 22.8 | 20.5～25.1 | 22.8 | 20.0～25.6 | 22.8 | 19.1～26.5 |
| | 2 年一次 | 3.1 | 2.1～4.0 | 2.1 | 1.1～3.2 | 5.0 | 3.2～6.9 |
| | 3～5 年一次 | 2.4 | 1.0～3.8 | 2.4 | 0.5～4.4 | 2.2 | 1.1～3.3 |
| | 6 年及以上一次 | 1.8 | 1.1～2.5 | 1.1 | 0.5～1.8 | 3.3 | 1.6～5.0 |
| | 记不清 | 6.4 | 4.8～8.0 | 6.5 | 4.4～8.6 | 6.1 | 3.7～8.5 |
| | 18～44 岁 | | | | | | |
| | 半年一次 | 57.2 | 44.8～69.6 | 48.9 | 34.3～63.6 | 71.3 | 54.5～88.2 |
| | 1 年一次 | 29.0 | 16.8～41.2 | 37.2 | 19.9～54.6 | 15.1 | 4.9～25.2 |
| | 2 年一次 | 1.7 | 0～3.4 | 0.1 | 0～0.4 | 4.4 | 0～8.9 |
| | 3～5 年一次 | 4.2 | 0～10.0 | 6.3 | 0～15.3 | 0.7 | 0～2.0 |
| | 6 年及以上一次 | 2.1 | 0～5.5 | 0 | - | 5.8 | 0～15.0 |
| | 记不清 | 5.7 | 0～12.0 | 7.4 | 0～16.9 | 2.8 | 0～7.2 |
| | 45～59 岁 | | | | | | |
| | 半年一次 | 62.3 | 57.9～66.6 | 63.5 | 57.9～69.1 | 59.8 | 53.0～66.6 |
| | 1 年一次 | 23.3 | 19.0～27.6 | 22.5 | 16.6～28.5 | 24.9 | 19.5～30.2 |
| | 2 年一次 | 3.4 | 1.9～4.8 | 2.6 | 0.8～4.4 | 4.9 | 2.3～7.4 |
| | 3～5 年一次 | 2.9 | 1.0～4.9 | 3.3 | 0.5～6.0 | 2.3 | 0.4～4.2 |
| | 6 年及以上一次 | 2.7 | 1.3～4.1 | 2.2 | 0.7～3.7 | 3.7 | 0.7～6.7 |
| | 记不清 | 5.4 | 3.4～7.5 | 5.9 | 3.0～8.8 | 4.5 | 2.1～6.9 |
| | ≥60 岁 | | | | | | |
| | 半年一次 | 66.1 | 61.9～70.3 | 69.3 | 64.0～74.7 | 58.2 | 53.3～63.1 |
| | 1 年一次 | 21.0 | 18.0～24.0 | 20.2 | 16.4～24.0 | 23.0 | 18.6～27.4 |
| | 2 年一次 | 3.1 | 1.8～4.4 | 2.2 | 0.9～3.4 | 5.4 | 2.6～8.2 |
| | 3～5 年一次 | 1.5 | 0.8～2.2 | 1.1 | 0.4～1.7 | 2.6 | 1.0～4.2 |
| | 6 年及以上一次 | 1.0 | 0.4～1.7 | 0.5 | 0～1.3 | 2.2 | 0.8～3.6 |
| | 记不清 | 7.3 | 5.3～9.3 | 6.8 | 4.4～9.2 | 8.6 | 5.4～11.8 |

备注：由于修约，部分构成比之和不等于 100%。

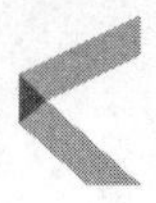

表 2-4-5　2012 年中国成年人四类地区已知糖尿病患者血糖测量行为　　单位：%

| 性别 | 测量行为 | 大城市 | | 中小城市 | | 普通农村 | | 贫困农村 | |
|---|---|---|---|---|---|---|---|---|---|
| | | 构成比 | 95%*CI* | 构成比 | 95%*CI* | 构成比 | 95%*CI* | 构成比 | 95%*CI* |
| 合计 | | | | | | | | | |
| | 半年一次 | 72.2 | 68.4～76.0 | 62.6 | 57.4～67.9 | 59.4 | 54.8～64.1 | 61.5 | 54.8～68.2 |
| | 1 年一次 | 16.4 | 13.4～19.3 | 24.4 | 20.1～28.7 | 24.5 | 20.7～28.4 | 23.4 | 18.3～28.6 |
| | 2 年一次 | 2.4 | 1.5～3.3 | 3.3 | 1.6～5.1 | 4.4 | 3.3～5.6 | 3.2 | 1.2～5.2 |
| | 3～5 年一次 | 1.3 | 0.5～2.1 | 2.0 | 0.6～3.3 | 3.1 | 1.6～4.5 | 1.2 | 0～2.3 |
| | 6 年及以上一次 | 1.1 | 0.4～1.8 | 1.1 | 0.5～1.7 | 2.5 | 1.1～3.8 | 4.8 | 0～9.8 |
| | 记不清 | 6.6 | 3.4～9.9 | 6.6 | 4.2～9.0 | 6.1 | 3.8～8.3 | 6.0 | 1.6～10.3 |
| | 18～44 岁 | | | | | | | | |
| | 半年一次 | 60.2 | 46.3～74.2 | 49.1 | 37.9～60.2 | 63.9 | 49.7～78.0 | 62.2 | 42.9～81.4 |
| | 1 年一次 | 19.1 | 10.6～27.6 | 35.9 | 22.0～49.8 | 19.1 | 8.8～29.5 | 26.3 | 9.8～42.7 |
| | 2 年一次 | 3.1 | 0～6.8 | 6.6 | 0～14.4 | 5.8 | 1.7～9.9 | 0.5 | 0～1.4 |
| | 3～5 年一次 | 6.6 | 0～16.3 | 1.9 | 0～5.7 | 2.8 | 0～5.9 | 1.0 | 0～3.1 |
| | 6 年及以上一次 | 2.8 | 0～7.1 | 0.9 | 0～2.7 | 5.4 | 0～11.4 | 0 | - |
| | 记不清 | 8.1 | 0.2～16.0 | 5.6 | 0～13.7 | 3.1 | 0～6.5 | 10.1 | 0～22.8 |
| | 45～59 岁 | | | | | | | | |
| | 半年一次 | 72.4 | 68.2～76.7 | 62.2 | 55.5～68.9 | 59.5 | 52.3～66.8 | 62.4 | 51.5～73.4 |
| | 1 年一次 | 16.7 | 11.4～22.0 | 24.2 | 17.9～30.6 | 25.5 | 20.1～30.9 | 18.8 | 11.5～26.2 |
| | 2 年一次 | 3.2 | 1.4～4.9 | 2.8 | 1.2～4.5 | 4.3 | 2.9～5.7 | 1.9 | 0～4.1 |
| | 3～5 年一次 | 0.6 | 0.1～1.1 | 3.0 | 1.0～5.1 | 3.5 | 1.4～5.6 | 1.7 | 0～3.6 |
| | 6 年及以上一次 | 1.3 | 0.3～2.3 | 1.7 | 0.5～2.9 | 1.2 | 0～2.4 | 10.0 | 0～22.5 |
| | 记不清 | 5.9 | 1.9～9.9 | 6.0 | 3.4～8.5 | 5.9 | 2.4～9.4 | 5.2 | 1.6～8.8 |
| | ≥60 岁 | | | | | | | | |
| | 半年一次 | 73.6 | 68.7～78.4 | 67.6 | 61.6～73.6 | 57.3 | 52.3～62.4 | 59.7 | 52.5～66.8 |
| | 1 年一次 | 15.7 | 12.4～18.9 | 20.7 | 16.4～24.9 | 25.9 | 19.3～32.4 | 27.4 | 19.3～35.5 |
| | 2 年一次 | 1.6 | 0.8～2.4 | 2.6 | 1.5～3.8 | 4.0 | 1.6～6.3 | 7.1 | 2.3～11.9 |
| | 3～5 年一次 | 1.3 | 0.6～2.0 | 1.0 | 0.3～1.6 | 2.8 | 1.1～4.5 | 0.6 | 0～1.5 |
| | 6 年及以上一次 | 0.8 | 0.1～1.4 | 0.6 | 0～1.2 | 2.5 | 0.9～4.0 | 1.5 | 0～3.6 |
| | 记不清 | 7.1 | 4.1～10.1 | 7.6 | 5.1～10.1 | 7.5 | 5.0～10.0 | 3.7 | 0.7～6.6 |
| 男性 | | | | | | | | | |
| | 半年一次 | 72.1 | 66.7～77.6 | 62.3 | 54.9～69.8 | 57.7 | 51.3～64.0 | 64.7 | 54.2～75.2 |
| | 1 年一次 | 16.0 | 12.5～19.4 | 24.2 | 17.9～30.6 | 27.4 | 20.6～34.1 | 20.2 | 13.0～27.5 |
| | 2 年一次 | 3.0 | 1.5～4.5 | 4.4 | 1.5～7.3 | 3.9 | 1.5～6.2 | 1.1 | 0～3.0 |
| | 3～5 年一次 | 0.5 | 0～1.0 | 1.4 | 0.5～2.3 | 3.6 | 1.4～5.8 | 1.7 | 0～3.7 |
| | 6 年及以上一次 | 1.1 | 0～2.1 | 1.1 | 0.1～2.0 | 2.0 | 0.3～3.7 | 4.6 | 0～10.8 |
| | 记不清 | 7.4 | 3.2～11.5 | 6.5 | 3.4～9.7 | 5.5 | 2.9～8.2 | 7.6 | 0～15.7 |

续表

| 性别 | 测量行为 | 大城市 | | 中小城市 | | 普通农村 | | 贫困农村 | |
|---|---|---|---|---|---|---|---|---|---|
| | | 构成比 | 95%CI | 构成比 | 95%CI | 构成比 | 95%CI | 构成比 | 95%CI |
| | 18～44 岁 | | | | | | | | |
| | 半年一次 | 57.7 | 36.6～78.8 | 50.5 | 32.4～68.5 | 58.3 | 40.1～76.5 | 62.1 | 41.8～82.5 |
| | 1 年一次 | 23.3 | 5.4～41.1 | 32.9 | 15.4～50.4 | 24.2 | 9.8～38.7 | 23.3 | 5.2～41.4 |
| | 2 年一次 | 4.4 | 0～9.3 | 10.9 | 0～22.8 | 6.1 | 0～12.6 | 0.3 | 0～1.1 |
| | 3～5 年一次 | 0.3 | 0～1.0 | 0 | - | 3.9 | 0～8.7 | 1.3 | 0～4.0 |
| | 6 年及以上一次 | 4.5 | 0～11.1 | 1.5 | 0～4.5 | 4.5 | 0～10.7 | 0 | - |
| | 记不清 | 9.9 | 0～20.5 | 4.2 | 0～11.2 | 2.9 | 0～7.3 | 12.9 | 0～29.3 |
| | 45～59 岁 | | | | | | | | |
| | 半年一次 | 73.1 | 65.8～80.3 | 63.3 | 54.4～72.3 | 58.9 | 49.5～68.3 | 66.6 | 52.5～80.7 |
| | 1 年一次 | 16.7 | 12～21.4 | 24.2 | 16.5～31.8 | 26.5 | 17.5～35.5 | 10.9 | 2.1～19.6 |
| | 2 年一次 | 3.7 | 0.8～6.7 | 3.0 | 0.6～5.4 | 3.2 | 0.6～5.8 | 1.0 | 0～2.7 |
| | 3～5 年一次 | 0.4 | 0～1.1 | 2.1 | 0.1～4.1 | 4.2 | 0.8～7.6 | 3.1 | 0～6.9 |
| | 6 年及以上一次 | 0.5 | 0～1.3 | 1.2 | 0～2.5 | 0 | - | 11.7 | 0～28.5 |
| | 记不清 | 5.5 | 1.1～10.0 | 6.2 | 2.2～10.1 | 7.2 | 2.4～11.9 | 6.8 | 0.4～13.1 |
| | ≥60 岁 | | | | | | | | |
| | 半年一次 | 73.7 | 68.2～79.2 | 67.1 | 59.7～74.4 | 55.5 | 44.2～66.8 | 65.6 | 53.2～78.1 |
| | 1 年一次 | 13.9 | 10.3～17.6 | 20.0 | 13.6～26.5 | 30.6 | 16.4～44.8 | 31.7 | 18.5～44.9 |
| | 2 年一次 | 2.0 | 0.6～3.4 | 2.9 | 0.4～5.3 | 3.2 | 0.4～6.1 | 2.7 | 0～7.8 |
| | 3～5 年一次 | 0.5 | 0～1.1 | 1.2 | 0.1～2.3 | 2.5 | 0.5～4.5 | 0 | - |
| | 6 年及以上一次 | 1.0 | 0.1～1.9 | 0.6 | 0～1.5 | 3.0 | 0.4～5.5 | 0 | - |
| | 记不清 | 8.8 | 4.4～13.2 | 8.2 | 3.9～12.5 | 5.2 | 2.3～8.0 | 0 | - |
| 女性 | | | | | | | | | |
| | 半年一次 | 72.2 | 68.6～75.9 | 62.9 | 57.8～67.9 | 61.1 | 54.8～67.4 | 58.1 | 51.5～64.7 |
| | 1 年一次 | 16.8 | 13.3～20.3 | 24.6 | 21～28.1 | 21.8 | 17.5～26.2 | 26.9 | 21.1～32.7 |
| | 2 年一次 | 1.8 | 0.9～2.6 | 2.2 | 0.9～3.6 | 5.0 | 2.9～7.1 | 5.4 | 1.6～9.1 |
| | 3～5 年一次 | 2.2 | 0.5～3.9 | 2.5 | 0～5.0 | 2.6 | 1.2～4.0 | 0.6 | 0～1.6 |
| | 6 年及以上一次 | 1.2 | 0.2～2.1 | 1.1 | 0.4～1.9 | 2.9 | 1.1～4.6 | 4.9 | 0.5～9.3 |
| | 记不清 | 5.9 | 2.8～8.9 | 6.7 | 4.2～9.2 | 6.6 | 3.7～9.5 | 4.1 | 1.2～7.0 |
| | 18～44 岁 | | | | | | | | |
| | 半年一次 | 64.5 | 50.1～78.9 | 46.9 | 30.7～63.1 | 73.3 | 54.6～91.9 | 62.3 | 25.4～99.3 |
| | 1 年一次 | 12.1 | 0～27.0 | 40.4 | 21.3～59.6 | 10.4 | 1.0～19.8 | 36.8 | 0.1～73.5 |
| | 2 年一次 | 1.1 | 0～3.3 | 0 | - | 5.1 | 0～10.5 | 0.9 | 0～2.7 |
| | 3～5 年一次 | 17.2 | 0～38.1 | 4.9 | 0～14.3 | 0.8 | 0～2.4 | 0 | - |
| | 6 年及以上一次 | 0 | - | 0 | - | 7.0 | 0～18.2 | 0 | - |
| | 记不清 | 5.2 | 0～12.5 | 7.7 | 0～18.2 | 3.4 | 0～8.8 | 0 | - |

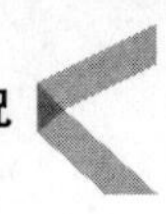

续表

| 性别 | 测量行为 | 大城市 | | 中小城市 | | 普通农村 | | 贫困农村 | |
|---|---|---|---|---|---|---|---|---|---|
| | | 构成比 | 95%*CI* | 构成比 | 95%*CI* | 构成比 | 95%*CI* | 构成比 | 95%*CI* |
| | 45～59岁 | | | | | | | | |
| | 半年一次 | 71.6 | 65.8～77.4 | 60.9 | 53.8～68.1 | 60.1 | 52.1～68.2 | 58.7 | 47.6～69.8 |
| | 1年一次 | 16.8 | 8.1～25.4 | 24.3 | 16.8～31.9 | 24.5 | 18.4～30.7 | 26.1 | 16.3～35.9 |
| | 2年一次 | 2.4 | 0.3～4.6 | 2.7 | 0.4～4.9 | 5.4 | 2.5～8.4 | 2.6 | 0～6.5 |
| | 3～5年一次 | 0.7 | 0～1.6 | 4.1 | 0.5～7.6 | 2.7 | 0.4～5.1 | 0.4 | 0～1.4 |
| | 6年及以上一次 | 2.2 | 0～4.4 | 2.2 | 0.4～4.0 | 2.5 | 0～5.0 | 8.4 | 0～17.7 |
| | 记不清 | 6.3 | 1.5～11.1 | 5.8 | 2.3～9.3 | 4.7 | 1.9～7.5 | 3.7 | 0.1～7.4 |
| | ≥60岁 | | | | | | | | |
| | 半年一次 | 73.4 | 68.5～78.3 | 68.0 | 61.1～74.9 | 58.6 | 53.1～64.2 | 56.2 | 47.1～65.3 |
| | 1年一次 | 17.2 | 13.7～20.7 | 21.1 | 16.3～25.9 | 22.6 | 17.6～27.6 | 25.0 | 15.8～34.2 |
| | 2年一次 | 1.3 | 0.4～2.2 | 2.4 | 0.8～4.1 | 4.5 | 1.7～7.4 | 9.7 | 2.2～17.1 |
| | 3～5年一次 | 2.0 | 0.7～3.2 | 0.8 | 0～1.5 | 3.0 | 1.0～4.9 | 0.9 | 0～2.4 |
| | 6年及以上一次 | 0.5 | 0～1.2 | 0.5 | 0～1.5 | 2.1 | 0.6～3.7 | 2.4 | 0～5.7 |
| | 记不清 | 5.6 | 3.1～8.1 | 7.1 | 4.1～10.2 | 9.2 | 5.5～12.9 | 5.8 | 1.2～10.3 |

备注：由于修约，部分构成比之和不等于100%。

## 三、十年变化趋势

中国成年人在调查前曾经测定过血糖的比例，从2002年的10.6%上升为2012年的22.7%，其中城市从17.5%上升为30.1%，农村从3.6%上升至15.3%。2002年青年、中年和老年人群在调查前曾经测定过血糖的比例分别为6.2%、14.5%和18.4%，到2020—2012年则分别为17.2%、27.5%和34.3%。

2002年大城市、中小城市、普通农村和贫困农村成年人在调查前曾经测定过血糖的比例分别为31.0%、15.1%、4.1%和2.5%，到2020—2012年则分别为48.3%、27.0%、18.3%和8.5%。

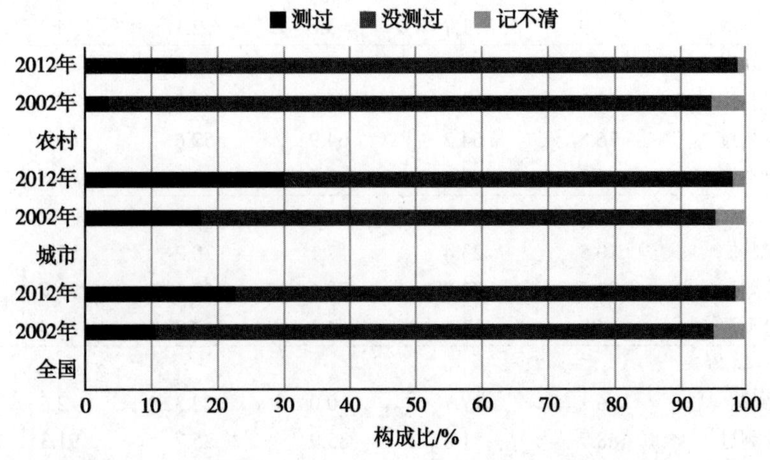


图2-4-7　2002年和2012年中国城乡成年人曾经测定过血糖的比例

表2-4-6 2002年和2012年中国城乡成年人曾经测定过血糖的比例 单位：%

| 性别 | 血糖监测行为 | 全国 |  | 城市 |  | 农村 |  |
|---|---|---|---|---|---|---|---|
|  |  | 2002年 | 2012年 | 2002年 | 2012年 | 2002年 | 2012年 |
| 合计 |  |  |  |  |  |  |  |
|  | 测过 | 10.6 | 22.7 | 17.5 | 30.1 | 3.6 | 15.3 |
|  | 没测过 | 84.5 | 75.7 | 77.9 | 68.0 | 91.2 | 83.6 |
|  | 记不清 | 4.9 | 1.5 | 4.6 | 1.9 | 5.2 | 1.1 |
|  | 18～44岁 |  |  |  |  |  |  |
|  | 测过 | 6.2 | 17.2 | 10.5 | 23.1 | 2.3 | 11.8 |
|  | 没测过 | 88.4 | 81.6 | 84.5 | 75.4 | 91.9 | 87.3 |
|  | 记不清 | 5.4 | 1.2 | 5.1 | 1.5 | 5.7 | 0.9 |
|  | 45～59岁 |  |  |  |  |  |  |
|  | 测过 | 14.5 | 27.5 | 22.4 | 34.6 | 5.2 | 19.0 |
|  | 没测过 | 81.6 | 70.8 | 73.8 | 63.3 | 90.7 | 79.8 |
|  | 记不清 | 3.9 | 1.7 | 3.8 | 2.1 | 4.1 | 1.2 |
|  | ≥60岁 |  |  |  |  |  |  |
|  | 测过 | 18.4 | 34.3 | 30.5 | 45.2 | 5.5 | 22.7 |
|  | 没测过 | 76.7 | 63.4 | 64.9 | 52.0 | 89.4 | 75.6 |
|  | 记不清 | 4.9 | 2.3 | 4.6 | 2.9 | 5.1 | 1.7 |
| 男性 |  |  |  |  |  |  |  |
|  | 测过 | 10.6 | 22.2 | 17.8 | 30.1 | 3.4 | 14.3 |
|  | 没测过 | 84.5 | 76.5 | 77.3 | 68.3 | 91.7 | 84.6 |
|  | 记不清 | 4.9 | 1.4 | 4.9 | 1.6 | 4.9 | 1.1 |
|  | 18～44岁 |  |  |  |  |  |  |
|  | 测过 | 6.4 | 16.8 | 10.9 | 23.9 | 2.2 | 10.4 |
|  | 没测过 | 88.0 | 82.1 | 83.1 | 75.0 | 92.6 | 88.6 |
|  | 记不清 | 5.6 | 1.0 | 6.0 | 1.1 | 5.2 | 1.0 |
|  | 45～59岁 |  |  |  |  |  |  |
|  | 测过 | 14.4 | 27.2 | 22.9 | 33.9 | 4.6 | 19.1 |
|  | 没测过 | 81.7 | 71.2 | 73.6 | 64.0 | 91.0 | 79.7 |
|  | 记不清 | 3.9 | 1.7 | 3.6 | 2.1 | 4.3 | 1.2 |
|  | ≥60岁 |  |  |  |  |  |  |
|  | 测过 | 19.0 | 33.6 | 31.5 | 44.5 | 5.8 | 22.1 |
|  | 没测过 | 76.8 | 64.2 | 64.9 | 52.6 | 89.3 | 76.4 |
|  | 记不清 | 4.2 | 2.2 | 3.7 | 2.9 | 4.8 | 1.5 |
| 女性 |  |  |  |  |  |  |  |
|  | 测过 | 10.5 | 23.4 | 17.1 | 30.2 | 3.8 | 16.3 |
|  | 没测过 | 84.6 | 75.0 | 78.6 | 67.6 | 90.7 | 82.6 |
|  | 记不清 | 4.9 | 1.6 | 4.3 | 2.2 | 5.5 | 1.1 |
|  | 18～44岁 |  |  |  |  |  |  |
|  | 测过 | 6.1 | 17.7 | 10.0 | 22.3 | 2.5 | 13.3 |
|  | 没测过 | 88.7 | 81.0 | 85.9 | 75.7 | 91.3 | 85.9 |
|  | 记不清 | 5.2 | 1.4 | 4.1 | 2.0 | 6.2 | 0.8 |

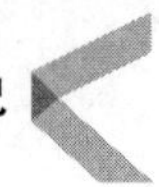

续表

| 性别 | 血糖监测行为 | 全国 | | 城市 | | 农村 | |
|---|---|---|---|---|---|---|---|
| | | 2002 年 | 2012 年 | 2002 年 | 2012 年 | 2002 年 | 2012 年 |
| | 45～59 岁 | | | | | | |
| | 测过 | 14.6 | 27.9 | 22.0 | 35.3 | 5.8 | 18.9 |
| | 没测过 | 81.5 | 70.4 | 74.0 | 62.5 | 90.4 | 80.0 |
| | 记不清 | 3.9 | 1.7 | 4.0 | 2.2 | 3.9 | 1.2 |
| | ≥60 岁 | | | | | | |
| | 测过 | 17.8 | 34.9 | 29.5 | 45.8 | 5.2 | 23.2 |
| | 没测过 | 76.7 | 62.6 | 65.0 | 51.4 | 89.4 | 74.8 |
| | 记不清 | 5.5 | 2.4 | 5.5 | 2.9 | 5.4 | 2.0 |

备注：2002 年数据采用 2009 年国家统计局提供的分地区、分性别、分年龄人口数据进行事后加权调整。

2012 年数据同时进行抽样权重和事后分层权重调整，采用 2009 年国家统计局提供的分地区、分性别、分年龄人口数据进行事后加权调整。

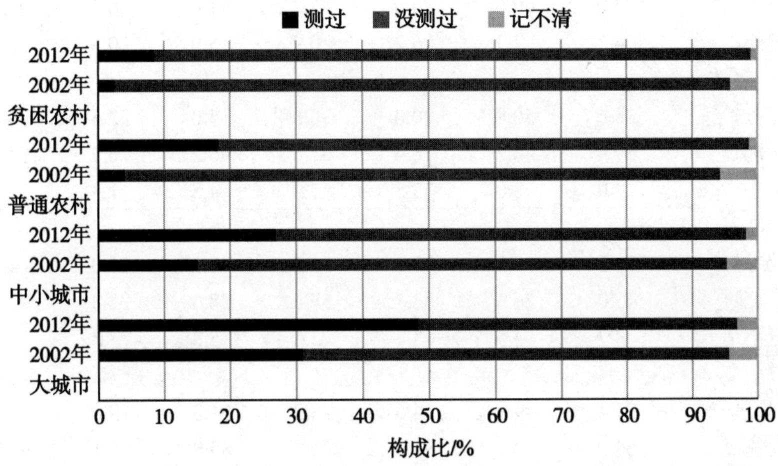


图 2-4-8　2002 年和 2012 年中国四类地区成年人曾经测定过血糖的比例

表 2-4-7　2002 年和 2012 年中国四类地区成年人曾经测定过血糖的比例　　单位：%

| 性别 | 血糖监测行为 | 大城市 | | 中小城市 | | 普通农村 | | 贫困农村 | |
|---|---|---|---|---|---|---|---|---|---|
| | | 2002 年 | 2012 年 | 2002 年 | 2012 年 | 2002 年 | 2012 年 | 2002 年 | 2012 年 |
| 合计 | | | | | | | | | |
| | 测过 | 31.0 | 48.3 | 15.1 | 27.0 | 4.1 | 18.3 | 2.5 | 8.5 |
| | 没测过 | 64.7 | 48.5 | 80.2 | 71.3 | 90.3 | 80.5 | 93.4 | 90.6 |
| | 记不清 | 4.3 | 3.1 | 4.7 | 1.7 | 5.7 | 1.2 | 4.1 | 0.9 |
| | 18～44 岁 | | | | | | | | |
| | 测过 | 18.6 | 37.2 | 9.3 | 21.1 | 2.7 | 14.2 | 1.5 | 6.4 |
| | 没测过 | 76.6 | 60.3 | 85.6 | 77.6 | 91.0 | 84.8 | 94.0 | 92.7 |
| | 记不清 | 4.8 | 2.5 | 5.1 | 1.3 | 6.3 | 0.9 | 4.5 | 0.9 |
| | 45～59 岁 | | | | | | | | |
| | 测过 | 37.1 | 53.0 | 19.5 | 30.9 | 5.6 | 22.4 | 4.2 | 10.8 |

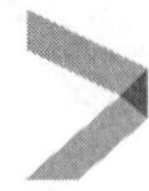



续表

| 性别 | 血糖监测行为 | 大城市 | | 中小城市 | | 普通农村 | | 贫困农村 | |
|---|---|---|---|---|---|---|---|---|---|
| | | 2002年 | 2012年 | 2002年 | 2012年 | 2002年 | 2012年 | 2002年 | 2012年 |
| | 没测过 | 58.7 | 43.7 | 76.8 | 67.2 | 89.9 | 76.3 | 92.8 | 88.5 |
| | 记不清 | 4.2 | 3.4 | 3.7 | 1.9 | 4.5 | 1.3 | 3.0 | 0.8 |
| | ≥60岁 | | | | | | | | |
| | 测过 | 49.9 | 68.8 | 26.6 | 40.5 | 6.3 | 26.7 | 3.6 | 13.3 |
| | 没测过 | 46.6 | 26.8 | 68.5 | 56.9 | 88.2 | 71.2 | 92.2 | 85.7 |
| | 记不清 | 3.5 | 4.4 | 4.9 | 2.6 | 5.5 | 2.1 | 4.3 | 1.0 |
| 男性 | | | | | | | | | |
| | 测过 | 30.5 | 47.3 | 15.6 | 27.1 | 3.8 | 17.0 | 2.4 | 8.2 |
| | 没测过 | 65.3 | 49.8 | 79.4 | 71.4 | 90.7 | 81.9 | 93.9 | 90.6 |
| | 记不清 | 4.3 | 2.9 | 5.0 | 1.4 | 5.5 | 1.1 | 3.7 | 1.2 |
| | 18～44岁 | | | | | | | | |
| | 测过 | 18.3 | 37.1 | 9.8 | 21.9 | 2.6 | 12.5 | 1.4 | 6.1 |
| | 没测过 | 77.0 | 60.6 | 84.0 | 77.2 | 91.6 | 86.7 | 94.7 | 92.6 |
| | 记不清 | 4.7 | 2.3 | 6.2 | 0.9 | 5.9 | 0.8 | 3.9 | 1.4 |
| | 45～59岁 | | | | | | | | |
| | 测过 | 36.6 | 50.8 | 20.0 | 30.6 | 5.0 | 22.5 | 3.8 | 10.9 |
| | 没测过 | 59.4 | 46.2 | 76.4 | 67.6 | 90.2 | 76.2 | 93.0 | 88.3 |
| | 记不清 | 4.0 | 3.0 | 3.5 | 1.9 | 4.8 | 1.3 | 3.2 | 0.8 |
| | ≥60岁 | | | | | | | | |
| | 测过 | 51.2 | 69.2 | 27.7 | 39.8 | 6.5 | 26.0 | 4.3 | 13.1 |
| | 没测过 | 45.0 | 26.3 | 68.7 | 57.6 | 88.3 | 72.2 | 91.8 | 86.0 |
| | 记不清 | 3.7 | 4.5 | 3.7 | 2.6 | 5.3 | 1.8 | 3.8 | 0.9 |
| 女性 | | | | | | | | | |
| | 测过 | 31.4 | 49.4 | 14.6 | 26.9 | 4.3 | 19.6 | 2.6 | 8.8 |
| | 没测过 | 64.1 | 47.2 | 81.1 | 71.1 | 89.8 | 79.1 | 92.9 | 90.6 |
| | 记不清 | 4.4 | 3.4 | 4.3 | 2.0 | 5.9 | 1.3 | 4.4 | 0.5 |
| | 18～44岁 | | | | | | | | |
| | 测过 | 19.0 | 37.2 | 8.7 | 20.1 | 2.9 | 16.2 | 1.7 | 6.9 |
| | 没测过 | 76.1 | 60.0 | 87.3 | 78.0 | 90.4 | 82.8 | 93.2 | 92.8 |
| | 记不清 | 5.0 | 2.8 | 4.0 | 1.8 | 6.7 | 1.1 | 5.1 | 0.3 |
| | 45～59岁 | | | | | | | | |
| | 测过 | 37.7 | 55.2 | 18.9 | 31.3 | 6.2 | 22.2 | 4.7 | 10.6 |
| | 没测过 | 57.9 | 41.1 | 77.1 | 66.8 | 89.5 | 76.4 | 92.5 | 88.7 |
| | 记不清 | 4.3 | 3.7 | 3.9 | 1.8 | 4.3 | 1.3 | 2.8 | 0.7 |
| | ≥60岁 | | | | | | | | |
| | 测过 | 48.8 | 68.5 | 25.6 | 41.2 | 6.2 | 27.4 | 2.8 | 13.5 |
| | 没测过 | 48.0 | 27.3 | 68.4 | 56.2 | 88.1 | 70.3 | 92.5 | 85.4 |
| | 记不清 | 3.2 | 4.2 | 6.0 | 2.6 | 5.7 | 2.4 | 4.7 | 1.1 |

备注：2002年数据采用2009年国家统计局提供的分地区、分性别、分年龄人口数据进行事后加权调整。

2012年数据同时进行抽样权重和事后分层权重调整，采用2009年国家统计局提供的分地区、分性别、分年龄人口数据进行事后加权调整。

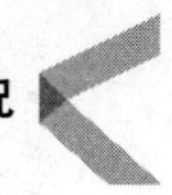

# 第三节　2012 年中国成年人已知糖尿病患者血糖控制措施

2012 年，中国已知糖尿病患者中，采取控制饮食、增加身体活动和药物治疗的比例分别为 75.1%、47.1% 和 80.9%。城市糖尿病患者采取控制饮食、增加身体活动和药物治疗的比例分别为 75.8%、51.0% 和 80.1%，而农村分别为 73.6%、38.9% 和 82.5%。城市糖尿病患者采取控制饮食或增加身体活动的比例高于农村患者，农村糖尿病患者采取药物治疗的比例高于城市患者。

男性糖尿病患者采取控制饮食、增加身体活动和药物治疗的比例分别为 72.7%、46.1% 和 78.2%，女性分别为 77.5%、48.2% 和 83.5%。女性患者采取控制饮食、增加身体活动、药物治疗的比例均高于男性。随着年龄增加，糖尿病患者采取控制饮食、增加身体活动、药物治疗的比例均上升。

结果表明，城市患者较农村患者更多地采用非药物治疗措施控制血糖，女性患者较男性患者更好的采用血糖控制措施，老年患者较年轻患者更重视血糖控制。

表 2-4-8　2012 年中国成年人已知糖尿病患者血糖控制措施　　单位：%

| 性别 | 血糖控制措施 | 全国 | | 城市 | | 农村 | |
|---|---|---|---|---|---|---|---|
| | | 比例 | 95%*CI* | 比例 | 95%*CI* | 比例 | 95%*CI* |
| 合计 | | | | | | | |
| | 控制饮食 | 75.1 | 72.7～77.5 | 75.8 | 72.9～78.7 | 73.6 | 69.3～77.9 |
| | 增加身体活动 | 47.1 | 43.6～50.7 | 51.0 | 46.2～55.7 | 38.9 | 34.1～43.7 |
| | 药物治疗 | 80.9 | 78.3～83.5 | 80.1 | 76.5～83.6 | 82.5 | 79.7～85.2 |
| | 其他 | 1.8 | 1.1～2.5 | 1.5 | 1.0～2.0 | 2.5 | 0.7～4.3 |
| | 18～44 岁 | | | | | | |
| | 控制饮食 | 69.0 | 62.2～75.8 | 64.3 | 55.3～73.3 | 75.7 | 66.2～85.3 |
| | 增加身体活动 | 39.8 | 32.4～47.3 | 41.9 | 30.6～53.1 | 36.9 | 28.8～45.1 |
| | 药物治疗 | 69.4 | 60.9～77.9 | 60.7 | 48.8～72.5 | 81.9 | 74.2～89.7 |
| | 其他 | 1.3 | 0.1～2.6 | 1.2 | 0～2.6 | 1.6 | 0～3.8 |
| | 45～59 岁 | | | | | | |
| | 控制饮食 | 72.9 | 69.2～76.7 | 72.7 | 68.0～77.4 | 73.4 | 67.5～79.2 |
| | 增加身体活动 | 46.5 | 41.7～51.2 | 48.9 | 42.4～55.4 | 41.4 | 35.4～47.4 |
| | 药物治疗 | 80.6 | 77.8～83.4 | 79.9 | 76.0～83.7 | 82.1 | 79.0～85.2 |
| | 其他 | 1.7 | 1.0～2.3 | 1.7 | 0.9～2.4 | 1.6 | 0.4～2.8 |
| | ≥60 岁 | | | | | | |
| | 控制饮食 | 79.4 | 77.0～81.7 | 81.9 | 79.6～84.2 | 72.8 | 67.6～78.0 |
| | 增加身体活动 | 50.3 | 46.9～53.7 | 55.6 | 51.5～59.6 | 37.0 | 32.2～41.8 |
| | 药物治疗 | 85.1 | 83.2～87.0 | 85.9 | 83.6～88.2 | 83.3 | 80.0～86.6 |
| | 其他 | 2.1 | 0.9～3.3 | 1.4 | 0.7～2.1 | 3.9 | 0～7.7 |
| 男性 | | | | | | | |
| | 控制饮食 | 72.7 | 69.2～76.1 | 73.3 | 69.4～77.1 | 71.4 | 64.2～78.6 |
| | 增加身体活动 | 46.1 | 42.1～50.0 | 49.6 | 44.5～54.8 | 38.4 | 31.9～44.9 |

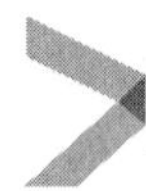


续表

| 性别 | 血糖控制措施 | 全国 | | 城市 | | 农村 | |
|---|---|---|---|---|---|---|---|
| | | 比例 | 95%*CI* | 比例 | 95%*CI* | 比例 | 95%*CI* |
| | 药物治疗 | 78.2 | 74.1～82.2 | 76.8 | 71.2～82.3 | 81.2 | 77.4～85.0 |
| | 其他 | 1.7 | 0.9～2.5 | 1.0 | 0.5～1.6 | 3.1 | 0.8～5.5 |
| | 18～44 岁 | | | | | | |
| | 控制饮食 | 68.4 | 58.2～78.6 | 61.5 | 49.3～73.6 | 77.5 | 63.4～91.5 |
| | 增加身体活动 | 37.2 | 27.9～46.6 | 37.9 | 25.0～50.9 | 36.3 | 22.9～49.8 |
| | 药物治疗 | 65.9 | 53.6～78.2 | 53.8 | 36.6～71.1 | 81.6 | 72.5～90.8 |
| | 其他 | 1.2 | 0～2.6 | 0.7 | 0～1.6 | 1.8 | 0～4.8 |
| | 45～59 岁 | | | | | | |
| | 控制饮食 | 70.5 | 65.6～75.3 | 71.2 | 65.3～77.1 | 68.9 | 60.4～77.3 |
| | 增加身体活动 | 44.9 | 40.0～49.9 | 46.9 | 40.5～53.2 | 40.6 | 32.8～48.3 |
| | 药物治疗 | 79.2 | 75.3～83.1 | 78.9 | 73.7～84.0 | 80.1 | 75.1～85.1 |
| | 其他 | 1.4 | 0.7～2.2 | 1.2 | 0.4～2.1 | 1.9 | 0.2～3.6 |
| | ≥60 岁 | | | | | | |
| | 控制饮食 | 77.6 | 73.8～81.5 | 80.5 | 76.7～84.3 | 69.8 | 61.1～78.5 |
| | 增加身体活动 | 52.1 | 47.4～56.8 | 57.6 | 52.0～63.3 | 37.2 | 28.4～46.0 |
| | 药物治疗 | 83.3 | 80.1～86.6 | 83.7 | 79.8～87.5 | 82.5 | 76.6～88.4 |
| | 其他 | 2.3 | 0.7～4.0 | 1.0 | 0.2～1.7 | 6.0 | 0.9～11.1 |
| 女性 | | | | | | | |
| | 控制饮食 | 77.5 | 74.3～80.6 | 78.2 | 74.4～82.1 | 75.8 | 70.3～81.2 |
| | 增加身体活动 | 48.2 | 44.2～52.1 | 52.3 | 47.0～57.6 | 39.3 | 34.2～44.4 |
| | 药物治疗 | 83.5 | 81.1～85.9 | 83.4 | 80.3～86.5 | 83.7 | 80.2～87.3 |
| | 其他 | 1.9 | 1.1～2.6 | 1.9 | 1.1～2.7 | 1.8 | 0.2～3.5 |
| | 18～44 岁 | | | | | | |
| | 控制饮食 | 69.9 | 55.7～84.1 | 68.6 | 50.6～86.6 | 72.1 | 48.8～95.5 |
| | 增加身体活动 | 44.4 | 31.2～57.6 | 48.0 | 30.4～65.6 | 38.2 | 19.8～56.5 |
| | 药物治疗 | 75.5 | 64.9～86.0 | 71.3 | 56.6～86.1 | 82.5 | 70.0～95.0 |
| | 其他 | 1.7 | 0～3.8 | 1.9 | 0～5.1 | 1.2 | 0～3.6 |
| | 45～59 岁 | | | | | | |
| | 控制饮食 | 75.7 | 71.4～79.9 | 74.5 | 68.8～80.2 | 77.9 | 72.3～83.4 |
| | 增加身体活动 | 48.2 | 41.7～54.7 | 51.2 | 42.3～60.2 | 42.3 | 33.8～50.8 |
| | 药物治疗 | 82.1 | 78.7～85.4 | 81 | 76.5～85.6 | 84.1 | 79.9～88.2 |
| | 其他 | 1.9 | 1.0～2.8 | 2.2 | 1.0～3.4 | 1.3 | 0～2.8 |
| | ≥60 岁 | | | | | | |
| | 控制饮食 | 80.6 | 77.6～83.6 | 83.0 | 79.8～86.2 | 74.8 | 68.9～80.7 |
| | 增加身体活动 | 49.0 | 45.2～52.7 | 54.0 | 49.4～58.6 | 36.8 | 31.0～42.7 |
| | 药物治疗 | 86.4 | 84.4～88.5 | 87.5 | 85.3～89.8 | 83.8 | 79.6～88.0 |
| | 其他 | 2.0 | 0.9～3.0 | 1.8 | 0.8～2.7 | 2.4 | 0～5.4 |

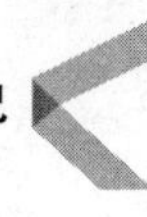

表 2-4-9　2012 年中国四类地区成年人已知糖尿病患者血糖控制措施　单位：%

| 性别 | 血糖控制措施 | 大城市 | | 中小城市 | | 普通农村 | | 贫困农村 | |
|---|---|---|---|---|---|---|---|---|---|
| | | 比例 | 95%*CI* | 比例 | 95%*CI* | 比例 | 95%*CI* | 比例 | 95%*CI* |
| 合计 | | | | | | | | | |
| | 控制饮食 | 82.8 | 79.0～86.5 | 73.6 | 70.3～77.0 | 72.4 | 67.7～77.1 | 78.5 | 70.3～86.7 |
| | 增加身体活动 | 60.8 | 55.9～65.7 | 47.9 | 42.0～53.9 | 38.8 | 33.4～44.2 | 39.2 | 29.7～48.7 |
| | 药物治疗 | 83.6 | 81.3～85.9 | 79.0 | 74.5～83.6 | 81.4 | 78.0～84.8 | 86.9 | 83.6～90.1 |
| | 其他 | 2.4 | 1.4～3.4 | 1.2 | 0.6～1.8 | 2.9 | 0.7～5.2 | 0.7 | 0～1.7 |
| | 18～44 岁 | | | | | | | | |
| | 控制饮食 | 71.4 | 60.3～82.5 | 63.3 | 53.4～73.3 | 74.8 | 65.0～84.5 | 78.3 | 55.7～100.0 |
| | 增加身体活动 | 48.5 | 28.6～68.4 | 41.0 | 28.6～53.4 | 36.6 | 27.6～45.5 | 38.0 | 20.2～55.7 |
| | 药物治疗 | 57.9 | 41.5～74.3 | 61.0 | 47.8～74.3 | 78.0 | 68.6～87.4 | 92.8 | 82.6～100.0 |
| | 其他 | 3.3 | 0～7.8 | 0.9 | 0～2.3 | 2.2 | 0～5.2 | 0 | - |
| | 45～59 岁 | | | | | | | | |
| | 控制饮食 | 81.5 | 76.4～86.6 | 69.9 | 64.2～75.6 | 70.7 | 63.9～77.5 | 84.2 | 77.8～90.6 |
| | 增加身体活动 | 58.6 | 53.9～63.3 | 45.7 | 37.5～53.9 | 40.5 | 33.4～47.6 | 45.1 | 36.0～54.1 |
| | 药物治疗 | 84.0 | 80.8～87.2 | 78.5 | 73.6～83.4 | 80.9 | 77.3～84.6 | 86.7 | 82.2～91.2 |
| | 其他 | 2.7 | 1.0～4.4 | 1.3 | 0.5～2.2 | 1.9 | 0.4～3.4 | 0.6 | 0～1.6 |
| | ≥60 岁 | | | | | | | | |
| | 控制饮食 | 85.4 | 82.1～88.7 | 80.8 | 78.0～83.5 | 73.2 | 67.1～79.3 | 70.9 | 63.0～78.8 |
| | 增加身体活动 | 64.4 | 59.2～69.6 | 52.5 | 47.1～57.8 | 37.9 | 32.6～43.3 | 32.2 | 23.2～41.3 |
| | 药物治疗 | 86.6 | 84.1～89.1 | 85.6 | 82.7～88.6 | 83.5 | 80.1～86.9 | 82.2 | 73.0～91.5 |
| | 其他 | 2.1 | 1.3～2.9 | 1.2 | 0.3～2.1 | 4.4 | 0～8.9 | 1.3 | 0～4.1 |
| 男性 | | | | | | | | | |
| | 控制饮食 | 80.3 | 76.0～84.6 | 71.0 | 66.3～75.7 | 68.5 | 60.9～76.1 | 82.4 | 68.8～96.0 |
| | 增加身体活动 | 59.7 | 54.1～65.3 | 46.4 | 40.0～52.8 | 37.3 | 29.6～45.0 | 42.7 | 32.2～53.2 |
| | 药物治疗 | 81.0 | 77.7～84.3 | 75.4 | 68.2～82.5 | 79.8 | 75.1～84.4 | 86.8 | 82.9～90.6 |
| | 其他 | 2.7 | 1.1～4.3 | 0.5 | 0.1～0.9 | 3.6 | 0.7～6.6 | 1.3 | 0～3.2 |
| | 18～44 岁 | | | | | | | | |
| | 控制饮食 | 65.5 | 47.4～83.6 | 60.9 | 47.5～74.3 | 74.3 | 56.3～92.3 | 84.5 | 64.5～100.0 |
| | 增加身体活动 | 41.7 | 24.5～58.9 | 37.4 | 22.9～51.9 | 33.6 | 15.7～51.5 | 42.4 | 24.7～60.0 |
| | 药物治疗 | 56.2 | 38.6～73.9 | 53.5 | 34.2～72.9 | 77.5 | 66.3～88.8 | 90.7 | 77.7～100.0 |
| | 其他 | 2.7 | 0～7.9 | 0.4 | 0～1.1 | 2.6 | 0～7.0 | 0 | - |
| | 45～59 岁 | | | | | | | | |
| | 控制饮食 | 79.9 | 73.8～86.0 | 68.2 | 60.7～75.8 | 64.8 | 55.7～73.9 | 86.5 | 73.6～99.4 |
| | 增加身体活动 | 57.7 | 51.1～64.3 | 43.2 | 35.2～51.2 | 37.5 | 29.0～46.0 | 53.6 | 38.8～68.4 |
| | 药物治疗 | 82.7 | 77.8～87.6 | 77.6 | 70.9～84.2 | 78.8 | 72.8～84.8 | 85.4 | 78.3～92.6 |
| | 其他 | 3.4 | 0.8～6.1 | 0.5 | 0～1.0 | 2.1 | 0.1～4.1 | 1.2 | 0～3.4 |
| | ≥60 岁 | | | | | | | | |
| | 控制饮食 | 83.3 | 79.2～87.4 | 79.4 | 74.4～84.4 | 69.5 | 60.3～78.8 | 71.4 | 48.9～94.0 |
| | 增加身体活动 | 64.9 | 58.8～71.1 | 54.7 | 47.3～62.2 | 39.6 | 30.0～49.2 | 23.8 | 11.8～35.7 |

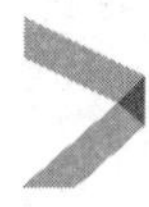



续表

| 性别 | 血糖控制措施 | 大城市 | | 中小城市 | | 普通农村 | | 贫困农村 | |
|---|---|---|---|---|---|---|---|---|---|
| | | 比例 | 95%*CI* | 比例 | 95%*CI* | 比例 | 95%*CI* | 比例 | 95%*CI* |
| | 药物治疗 | 83.5 | 78.6～88.4 | 83.7 | 78.7～88.7 | 82.6 | 75.8～89.3 | 82.2 | 75.9～88.6 |
| | 其他 | 1.9 | 0.7～3.1 | 0.6 | 0～1.6 | 6.4 | 0.7～12.2 | 3.7 | 0～11.2 |
| 女性 | | | | | | | | | |
| | 控制饮食 | 85.4 | 80.8～90.0 | 76.2 | 71.7～80.7 | 76.1 | 69.8～82.5 | 74.3 | 64.7～83.9 |
| | 增加身体活动 | 61.9 | 55.8～68.1 | 49.4 | 42.9～56.0 | 40.3 | 34.7～45.9 | 35.4 | 24.7～46.2 |
| | 药物治疗 | 86.4 | 84.1～88.7 | 82.5 | 78.6～86.4 | 83.0 | 79.0～87.0 | 86.9 | 80.1～93.8 |
| | 其他 | 2.2 | 1.2～3.1 | 1.9 | 0.9～2.8 | 2.2 | 0.2～4.3 | 0 | - |
| | 18～44 岁 | | | | | | | | |
| | 控制饮食 | 81.2 | 69.1～93.2 | 67.0 | 46.8～87.2 | 75.5 | 49.5～100.0 | 56.4 | 12.7～100.0 |
| | 增加身体活动 | 59.6 | 27.8～91.5 | 46.5 | 27.3～65.7 | 41.6 | 20.9～62.3 | 22.2 | 0～50.8 |
| | 药物治疗 | 60.6 | 40.4～80.8 | 72.7 | 56.4～88.9 | 78.7 | 64.0～93.5 | 100.0 | 100.0～100.0 |
| | 其他 | 4.2 | 0～12.9 | 1.6 | 0～5.0 | 1.5 | 0～4.3 | 0 | - |
| | 45～59 岁 | | | | | | | | |
| | 控制饮食 | 83.5 | 76.1～90.8 | 71.7 | 65.2～78.2 | 76.8 | 70.1～83.5 | 82.0 | 73.9～90.2 |
| | 增加身体活动 | 59.6 | 53.3～65.9 | 48.5 | 37.1～59.9 | 43.7 | 33.4～53.9 | 37.2 | 28.1～46.4 |
| | 药物治疗 | 85.6 | 81.6～89.6 | 79.6 | 73.8～85.5 | 83.1 | 78.2～88.0 | 87.8 | 81.0～94.6 |
| | 其他 | 1.7 | 0.2～3.3 | 2.3 | 0.8～3.8 | 1.7 | 0～3.5 | 0 | - |
| | ≥60 岁 | | | | | | | | |
| | 控制饮食 | 87.2 | 83.5～90.9 | 81.7 | 77.9～85.5 | 75.7 | 69.1～82.3 | 70.6 | 57.1～84.1 |
| | 增加身体活动 | 63.9 | 57.5～70.4 | 50.9 | 45.0～56.7 | 36.8 | 30.4～43.2 | 37.1 | 22.6～51.6 |
| | 药物治疗 | 89.3 | 86.6～92.1 | 87.0 | 84.2～89.8 | 84.1 | 80.0～88.3 | 82.3 | 69.4～95.1 |
| | 其他 | 2.3 | 1.3～3.2 | 1.6 | 0.4～2.8 | 2.9 | 0～6.6 | 0 | - |

## 第四节　2012 年中国成年人糖尿病治疗率

### 一、已知糖尿病患者治疗率

本次调查前已被诊断糖尿病者中，有 95.1% 的人采取血糖控制措施，其中城市和农村分别为 95.3% 和 94.8%，城乡无差别。男性和女性已知糖尿病患者治疗率分别为 93.9% 和 96.3%，女性高于男性。60 岁及以上男性已知糖尿病患者治疗率高于其他年龄组男性，为 96.9%；而女性各年龄组治疗率接近，均处于较高水平，青年、中年、老年女性分别为 96.0%、95.8% 和 96.8%。

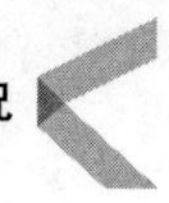

表 2-4-10　2012 年中国成年人已知糖尿病患者治疗率　　单位：%

| 年龄 / 岁 | 全国 | | 城市 | | 农村 | |
|---|---|---|---|---|---|---|
| | 治疗率 | 95%*CI* | 治疗率 | 95%*CI* | 治疗率 | 95%*CI* |
| 合计 | 95.1 | 93.9～96.4 | 95.3 | 93.7～96.9 | 94.8 | 93.2～96.4 |
| 18～44 | 91.8 | 86.4～97.2 | 90.3 | 82.2～98.4 | 93.9 | 88.4～99.5 |
| 45～59 | 94.6 | 93.2～96.0 | 94.7 | 92.9～96.5 | 94.3 | 92.3～96.4 |
| ≥60 | 96.8 | 95.9～97.8 | 97.3 | 96.3～98.3 | 95.7 | 93.7～97.7 |
| 男性 | | | | | | |
| 小计 | 93.9 | 91.8～96.0 | 93.7 | 91.0～96.3 | 94.4 | 91.6～97.3 |
| 18～44 | 89.4 | 81.1～97.7 | 85.6 | 73.2～98.0 | 94.3 | 87.1～100.0 |
| 45～59 | 93.4 | 91.3～95.6 | 93.6 | 90.9～96.2 | 93.2 | 89.5～96.9 |
| ≥60 | 96.9 | 95.6～98.2 | 97.1 | 95.5～98.6 | 96.3 | 93.7～98.9 |
| 女性 | | | | | | |
| 小计 | 96.3 | 94.9～97.8 | 96.9 | 95.2～98.6 | 95.1 | 92.6～97.6 |
| 18～44 | 96.0 | 90.8～100.0 | 97.7 | 93.7～100.0 | 93.2 | 81.4～100.0 |
| 45～59 | 95.8 | 94.0～97.7 | 96.0 | 93.8～98.3 | 95.5 | 92.3～98.7 |
| ≥60 | 96.8 | 95.3～98.3 | 97.5 | 95.8～99.1 | 95.2 | 92.1～98.3 |

表 2-4-11　2012 年中国四类地区成年人已知糖尿病患者治疗率　　单位：%

| 年龄 / 岁 | 大城市 | | 中小城市 | | 普通农村 | | 贫困农村 | |
|---|---|---|---|---|---|---|---|---|
| | 治疗率 | 95%*CI* | 治疗率 | 95%*CI* | 治疗率 | 95%*CI* | 治疗率 | 95%*CI* |
| 合计 | 96.4 | 95.0～97.9 | 94.9 | 92.9～97.0 | 94.3 | 92.4～96.3 | 96.5 | 95.2～97.9 |
| 18～44 | 90.1 | 81.4～98.8 | 90.3 | 81.2～99.4 | 92.5 | 85.3～99.7 | 97.9 | 94.8～100.0 |
| 45～59 | 96.2 | 94.0～98.4 | 94.2 | 91.9～96.5 | 93.6 | 91.0～96.1 | 97.5 | 95.4～99.5 |
| ≥60 | 97.5 | 96.5～98.5 | 97.2 | 95.9～98.5 | 96.0 | 93.6～98.3 | 94.2 | 91.6～96.9 |
| 男性 | | | | | | | | |
| 小计 | 95.0 | 92.7～97.2 | 93.2 | 89.8～96.7 | 93.9 | 90.4～97.4 | 96.5 | 93.4～99.7 |
| 18～44 | 86.6 | 74.9～98.3 | 85.4 | 71.5～99.4 | 93.0 | 82.7～100.0 | 97.3 | 93.2～100.0 |
| 45～59 | 94.4 | 90.8～98.0 | 93.3 | 90.0～96.6 | 92.4 | 88.0～96.8 | 96.4 | 92.4～100.0 |
| ≥60 | 97.0 | 95.6～98.5 | 97.1 | 95.1～99.1 | 96.5 | 93.6～99.4 | 95.4 | 90.9～99.8 |
| 女性 | | | | | | | | |
| 小计 | 98.0 | 97.0～99.0 | 96.6 | 94.4～98.7 | 94.7 | 91.7～97.7 | 96.6 | 94.7～98.5 |
| 18～44 | 95.9 | 87.4～100.0 | 97.9 | 93.6～100.0 | 91.7 | 77.7～100.0 | 100.0 | 100.0～100.0 |
| 45～59 | 98.4 | 97.0～99.8 | 95.3 | 92.3～98.2 | 94.7 | 90.7～98.7 | 98.4 | 95.9～100.0 |
| ≥60 | 98.0 | 96.9～99.1 | 97.3 | 95.2～99.4 | 95.6 | 92.0～99.2 | 93.6 | 89.2～98.0 |

表 2-4-12 2002年和2012年中国成年人已知糖尿病患者治疗率比较 单位：%

| 年龄/岁 | 全国 | | 城市 | | 农村 | |
|---|---|---|---|---|---|---|
| | 2002年 | 2012年 | 2002年 | 2012年 | 2002年 | 2012年 |
| 合计 | 97.0 | 95.1 | 97.1 | 95.3 | 96.7 | 94.8 |
| 18～44 | 97.8 | 91.8 | 97.6 | 90.3 | 98.3 | 93.9 |
| 45～59 | 96.4 | 94.6 | 97.0 | 94.7 | 93.8 | 94.3 |
| ≥60 | 97.4 | 96.8 | 97.0 | 97.3 | 99.2 | 95.7 |
| 男性 | | | | | | |
| 小计 | 96.1 | 93.9 | 95.8 | 93.7 | 97.6 | 94.4 |
| 18～44 | 99.3 | 89.4 | 99.0 | 85.6 | 100.0 | 94.3 |
| 45～59 | 95.1 | 93.4 | 95.3 | 93.6 | 94.2 | 93.2 |
| ≥60 | 96.3 | 96.9 | 95.5 | 97.1 | 100.0 | 96.3 |
| 女性 | | | | | | |
| 小计 | 97.9 | 96.3 | 98.5 | 96.9 | 96.0 | 95.1 |
| 18～44 | 96.1 | 96.0 | 95.7 | 97.7 | 96.8 | 93.2 |
| 45～59 | 97.8 | 95.8 | 99.2 | 96.0 | 93.5 | 95.5 |
| ≥60 | 98.5 | 96.8 | 98.4 | 97.5 | 98.6 | 95.2 |

备注：2002年数据采用2009年国家统计局提供的分地区、分性别、分年龄人口数据进行事后加权调整。

2012年数据同时进行抽样权重和事后分层权重调整，采用2009年国家统计局提供的分地区、分性别、分年龄人口数据进行事后加权调整。

表 2-4-13 2002年和2012中国四类地区成年人已知糖尿病患者治疗率比较 单位：%

| 年龄/岁 | 大城市 | | 中小城市 | | 普通农村 | | 贫困农村 | |
|---|---|---|---|---|---|---|---|---|
| | 2002年 | 2012年 | 2002年 | 2012年 | 2002年 | 2012年 | 2002年 | 2012年 |
| 合计 | 95.8 | 96.4 | 97.5 | 94.9 | 95.8 | 94.3 | 98.6 | 96.5 |
| 18～44 | 87.6 | 90.1 | 100.0 | 90.3 | 97.2 | 92.5 | 100.0 | 97.9 |
| 45～59 | 95.4 | 96.2 | 97.5 | 94.2 | 92.6 | 93.6 | 96.6 | 97.5 |
| ≥60 | 97.6 | 97.5 | 96.8 | 97.2 | 98.9 | 96.0 | 100.0 | 94.2 |
| 男性 | | | | | | | | |
| 小计 | 95.2 | 95.0 | 95.9 | 93.2 | 96.2 | 93.9 | 100.0 | 96.5 |
| 18～44 | 95.9 | 86.6 | 100.0 | 85.4 | 100.0 | 93.0 | 100.0 | 97.3 |
| 45～59 | 94.0 | 94.4 | 95.6 | 93.3 | 91.3 | 92.4 | 100.0 | 96.4 |
| ≥60 | 96.3 | 97.0 | 95.2 | 97.1 | 100.0 | 96.5 | 100.0 | 95.4 |
| 女性 | | | | | | | | |
| 小计 | 96.4 | 98.0 | 99.3 | 96.6 | 95.5 | 94.7 | 97.2 | 96.6 |
| 18～44 | 69.1 | 95.9 | 100.0 | 97.9 | 94.7 | 91.7 | 100.0 | 100.0 |
| 45～59 | 96.8 | 98.4 | 100.0 | 95.3 | 93.5 | 94.7 | 93.7 | 98.4 |
| ≥60 | 98.6 | 98.0 | 98.4 | 97.3 | 98.2 | 95.6 | 100.0 | 93.6 |

备注：2002年数据采用2009年国家统计局提供的分地区、分性别、分年龄人口数据进行事后加权调整。

2012年数据同时进行抽样权重和事后分层权重调整，采用2009年国家统计局提供的分地区、分性别、分年龄人口数据进行事后加权调整。

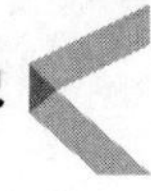

## 二、糖尿病治疗率

中国成年人糖尿病治疗率为 37.7%，男性 35.5%，女性 40.0%，女性高于男性。青年、中年、老年人群糖尿病治疗率分别为 20.6%、41.0% 和 46.8%，随年龄增长而升高。城市、农村糖尿病治疗率分别为 45.5% 和 27.5%，城市高于农村，其可能原因在于，城市成年人糖尿病知晓率高于农村。大城市、中小城市、普通农村和贫困农村成年人糖尿病治疗率分别为 52.4%、43.7%、31.4% 和 18.6%。2012 年城市、农村居民糖尿病治疗率均高于 2002 年。

**表 2-4-14　2012 年中国成年人糖尿病治疗率**　　单位：%

| 年龄/岁 | 全国 | | 城市 | | 农村 | |
|---|---|---|---|---|---|---|
| | 治疗率 | 95%*CI* | 治疗率 | 95%*CI* | 治疗率 | 95%*CI* |
| 合计 | 37.7 | 33.8～41.6 | 45.5 | 41.8～49.2 | 27.5 | 21.9～33.2 |
| 18～44 | 20.6 | 16.5～24.8 | 25.7 | 20.6～30.7 | 16.2 | 10.6～21.8 |
| 45～59 | 41.0 | 37.0～45.1 | 46.8 | 41.8～51.9 | 32.6 | 27.3～37.9 |
| ≥60 | 46.8 | 42.0～51.5 | 55.4 | 50.7～60.2 | 33.3 | 26.2～40.4 |
| 男性 | | | | | | |
| 小计 | 35.5 | 31.9～39.1 | 42.5 | 38.3～46.6 | 26.3 | 21.4～31.3 |
| 18～44 | 21.2 | 16.8～25.5 | 24.6 | 18.8～30.4 | 18.2 | 12.0～24.3 |
| 45～59 | 39.6 | 35.1～44.1 | 44.5 | 38.4～50.6 | 31.6 | 26.3～36.9 |
| ≥60 | 44.8 | 40.1～49.4 | 53.7 | 48.7～58.8 | 30.8 | 24.0～37.6 |
| 女性 | | | | | | |
| 小计 | 40.0 | 35.1～44.9 | 48.8 | 43.9～53.6 | 28.8 | 21.6～36.0 |
| 18～44 | 19.8 | 14.0～25.7 | 27.3 | 19.1～35.6 | 13.3 | 6.9～19.8 |
| 45～59 | 42.8 | 37.6～47.9 | 49.7 | 43.5～55.9 | 33.6 | 26.5～40.6 |
| ≥60 | 48.3 | 42.5～54.1 | 56.8 | 50.9～62.7 | 35.3 | 25.8～44.8 |

**表 2-4-15　2012 年中国四类地区成年人糖尿病治疗率**　　单位：%

| 年龄/岁 | 大城市 | | 中小城市 | | 普通农村 | | 贫困农村 | |
|---|---|---|---|---|---|---|---|---|
| | 治疗率 | 95%*CI* | 治疗率 | 95%*CI* | 治疗率 | 95%*CI* | 治疗率 | 95%*CI* |
| 合计 | 52.4 | 47.3～57.4 | 43.7 | 39.2～48.2 | 31.4 | 25.9～36.8 | 18.6 | 8.6～28.6 |
| 18～44 | 20.0 | 12.8～27.1 | 26.7 | 20.9～32.5 | 18.2 | 11.8～24.6 | 12.7 | 3.5～21.9 |
| 45～59 | 53.0 | 47.3～58.8 | 45.0 | 38.7～51.4 | 36.1 | 31.2～41.0 | 23.7 | 13.9～33.4 |
| ≥60 | 64.4 | 59.0～69.9 | 52.8 | 47.0～58.6 | 38.0 | 30.1～45.8 | 20.5 | 9.0～32.0 |
| 男性 | | | | | | | | |
| 小计 | 47.1 | 40.2～54.0 | 41.1 | 36.1～46.2 | 29.4 | 24.5～34.2 | 19.1 | 9.1～29.1 |
| 18～44 | 17.1 | 10.9～23.4 | 26.2 | 19.3～33.1 | 18.9 | 11.7～26.2 | 16.7 | 5.8～27.7 |
| 45～59 | 48.5 | 40.9～56.2 | 43.3 | 35.6～51.0 | 34.5 | 28.7～40.4 | 23.6 | 14.9～32.2 |
| ≥60 | 62.3 | 54.7～70.0 | 50.9 | 44.8～57.1 | 35.5 | 28.4～42.6 | 17.5 | 5.5～29.5 |
| 女性 | | | | | | | | |
| 小计 | 59.2 | 51.4～67.0 | 46.3 | 40.8～51.9 | 33.5 | 26.3～40.8 | 18.1 | 7.2～29.0 |
| 18～44 | 26.6 | 12.1～41.0 | 27.4 | 18.4～36.5 | 17.0 | 9.5～24.4 | 6.9 | 0～14.7 |
| 45～59 | 59.4 | 47.6～71.2 | 47.2 | 40.2～54.1 | 37.8 | 31.0～44.6 | 23.8 | 12.2～35.4 |
| ≥60 | 66.4 | 60.4～72.5 | 54.3 | 47.3～61.3 | 39.9 | 28.3～51.5 | 22.7 | 10.8～34.6 |

表2-4-16　2002年和2012中国成年人糖尿病治疗率比较　单位：%

| 年龄/岁 | 全国 | | 城市 | | 农村 | |
|---|---|---|---|---|---|---|
| | 2002年 | 2012年 | 2002年 | 2012年 | 2002年 | 2012年 |
| 合计 | 43.5 | 37.7 | 48.6 | 45.5 | 31.2 | 27.5 |
| 18～44 | 27.4 | 20.6 | 31.4 | 25.7 | 22.1 | 16.2 |
| 45～59 | 46.8 | 41.0 | 51.7 | 46.8 | 32.9 | 32.6 |
| ≥60 | 47.8 | 46.8 | 51.7 | 55.4 | 36.7 | 33.3 |
| 男性 | | | | | | |
| 小计 | 42.6 | 35.5 | 47.5 | 42.5 | 29.1 | 26.3 |
| 18～44 | 26.3 | 21.2 | 30.7 | 24.6 | 19.8 | 18.2 |
| 45～59 | 46.8 | 39.6 | 50.7 | 44.5 | 32.2 | 31.6 |
| ≥60 | 46.9 | 44.8 | 50.9 | 53.7 | 34.7 | 30.8 |
| 女性 | | | | | | |
| 小计 | 44.5 | 40.0 | 50.0 | 48.8 | 33.0 | 28.8 |
| 18～44 | 28.9 | 19.8 | 32.3 | 27.3 | 24.8 | 13.3 |
| 45～59 | 46.8 | 42.8 | 52.9 | 49.7 | 33.4 | 33.6 |
| ≥60 | 48.7 | 48.3 | 52.4 | 56.8 | 38.4 | 35.3 |

备注：2002年数据采用2009年国家统计局提供的分地区、分性别、分年龄人口数据进行事后加权调整。

2012年数据同时进行抽样权重和事后分层权重调整，采用2009年国家统计局提供的分地区、分性别、分年龄人口数据进行事后加权调整。

表2-4-17　2002年和2012中国四类地区成年人糖尿病治疗率比较　单位：%

| 年龄/岁 | 大城市 | | 中小城市 | | 普通农村 | | 贫困农村 | |
|---|---|---|---|---|---|---|---|---|
| | 2002年 | 2012年 | 2002年 | 2012年 | 2002年 | 2012年 | 2002年 | 2012年 |
| 合计 | 50.3 | 52.4 | 48.1 | 43.7 | 29.5 | 31.4 | 36.0 | 18.6 |
| 18～44 | 21.8 | 20.0 | 34.7 | 26.7 | 19.2 | 18.2 | 28.9 | 12.7 |
| 45～59 | 52.1 | 53.0 | 51.6 | 45.0 | 31.2 | 36.1 | 38.0 | 23.7 |
| ≥60 | 60.5 | 64.4 | 49.0 | 52.8 | 35.5 | 38.0 | 40.6 | 20.5 |
| 男性 | | | | | | | | |
| 小计 | 49.4 | 47.1 | 46.9 | 41.1 | 25.9 | 29.4 | 37.1 | 19.1 |
| 18～44 | 27.5 | 17.1 | 31.9 | 26.2 | 17.7 | 18.9 | 24.4 | 16.7 |
| 45～59 | 49.4 | 48.5 | 51.1 | 43.3 | 27.7 | 34.5 | 46.1 | 23.6 |
| ≥60 | 62.0 | 62.3 | 47.8 | 50.9 | 31.7 | 35.5 | 41.8 | 17.5 |
| 女性 | | | | | | | | |
| 小计 | 51.3 | 59.2 | 49.5 | 46.3 | 32.4 | 33.5 | 34.9 | 18.1 |
| 18～44 | 13.2 | 26.6 | 38.4 | 27.4 | 20.8 | 17.0 | 34.6 | 6.9 |
| 45～59 | 54.8 | 59.4 | 52.4 | 47.2 | 33.8 | 37.8 | 32.6 | 23.8 |
| ≥≥60 | 59.3 | 66.4 | 50.1 | 54.3 | 38.3 | 39.9 | 39.1 | 22.7 |

备注：2002年数据采用2009年国家统计局提供的分地区、分性别、分年龄人口数据进行事后加权调整。

2012年数据同时进行抽样权重和事后分层权重调整，采用2009年国家统计局提供的分地区、分性别、分年龄人口数据进行事后加权调整。

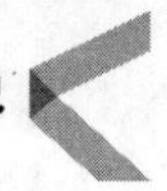

# 第五节　2012 年中国成年人糖尿病控制率

## 一、糖尿病治疗控制率

本次调查前已被诊断糖尿病并采取血糖控制措施者中，其控制率为 47.0%，其中城市和农村分别为 47.2% 和 46.8%，城乡无差别。男性和女性已知糖尿病患者治疗控制率分别为 48.3% 和 45.8%，男性高于女性。尽管已被诊断糖尿病患者中采取控制措施的比例为女性高于男性，但控制有效的比例为男性高于女性。女性糖尿病治疗控制率有随年龄增加而升高的趋势，青年、中年、老年女性分别为 42.0%、44.1% 和 48.1%；而男性并未见此规律。其原因可能是，女性患者对血糖控制措施的依从性随年龄增加而提高。

表 2-4-18　2012 年中国成年人糖尿病治疗控制率　　单位：%

| 年龄 / 岁 | 全国 | | 城市 | | 农村 | |
|---|---|---|---|---|---|---|
| | 治疗控制率 | 95%*CI* | 治疗控制率 | 95%*CI* | 治疗控制率 | 95%*CI* |
| 合计 | 47.0 | 43.9～50.2 | 47.2 | 43.3～51.0 | 46.8 | 41.1～52.4 |
| 18～44 | 47.5 | 39.0～56.1 | 46.9 | 34.1～59.8 | 48.4 | 38.3～58.6 |
| 45～59 | 45.7 | 40.6～50.7 | 45.8 | 39.2～52.4 | 45.4 | 38.1～52.7 |
| ≥60 | 48.2 | 45.3～51.2 | 48.5 | 45.1～52.0 | 47.4 | 41.6～53.2 |
| 男性 | | | | | | |
| 小计 | 48.3 | 44.2～52.4 | 47.7 | 42.7～52.7 | 49.6 | 42.4～56.7 |
| 18～44 | 51.0 | 40.7～61.4 | 52.6 | 36.6～68.6 | 49.1 | 37.0～61.3 |
| 45～59 | 47.2 | 41.7～52.6 | 46.8 | 40.0～53.6 | 47.9 | 38.8～56.9 |
| ≥60 | 48.3 | 44.1～52.6 | 46.9 | 42.3～51.5 | 52.2 | 42.3～62.1 |
| 女性 | | | | | | |
| 小计 | 45.8 | 42.2～49.4 | 46.7 | 42.2～51.2 | 44.0 | 38.3～49.8 |
| 18～44 | 42.0 | 26.7～57.2 | 39.2 | 17.2～61.1 | 46.9 | 29.0～64.9 |
| 45～59 | 44.1 | 37.1～51.0 | 44.6 | 35.0～54.2 | 43.0 | 34.5～51.5 |
| ≥60 | 48.1 | 44.4～51.9 | 49.7 | 45.6～53.9 | 44.2 | 37.0～51.3 |

表 2-4-19　2012 年中国四类地区成年人糖尿病治疗控制率　　单位：%

| 年龄 / 岁 | 大城市 | | 中小城市 | | 普通农村 | | 贫困农村 | |
|---|---|---|---|---|---|---|---|---|
| | 控制率 | 95%*CI* | 控制率 | 95%*CI* | 控制率 | 95%*CI* | 控制率 | 95%*CI* |
| 合计 | 50.5 | 44.0～56.9 | 46.1 | 41.6～50.7 | 44.9 | 39.3～50.6 | 53.9 | 41.8～65.9 |
| 18～44 | 54.6 | 38.1～71.0 | 45.9 | 31.5～60.3 | 43.7 | 33.8～53.7 | 60.6 | 42.1～79.2 |
| 45～59 | 51.2 | 43.2～59.2 | 44.0 | 35.6～52.3 | 45.0 | 37.4～52.6 | 47.0 | 28.1～65.9 |
| ≥60 | 49.3 | 42.3～56.4 | 48.2 | 44.4～52.1 | 45.4 | 39.1～51.7 | 57.9 | 51.5～64.2 |
| 男性 | | | | | | | | |
| 小计 | 49.1 | 43.7～54.5 | 47.2 | 40.8～53.7 | 47.8 | 40.8～54.8 | 56.0 | 38.0～73.9 |
| 18～44 | 54.2 | 33.0～75.5 | 52.4 | 34.5～70.3 | 45.6 | 34.2～57.1 | 56.6 | 32.8～80.3 |

续表

| 年龄 / 岁 | 大城市 | | 中小城市 | | 普通农村 | | 贫困农村 | |
|---|---|---|---|---|---|---|---|---|
| | 控制率 | 95%*CI* | 控制率 | 95%*CI* | 控制率 | 95%*CI* | 控制率 | 95%*CI* |
| 45～59 | 49.1 | 40.6～57.7 | 46.0 | 37.4～54.7 | 48.1 | 38.1～58.1 | 46.9 | 25.6～68.1 |
| ≥60 | 48.3 | 40.7～55.8 | 46.4 | 40.7～52.0 | 48.9 | 38.5～59.3 | 71.3 | 58.0～84.6 |
| 女性 | | | | | | | | |
| 小计 | 51.9 | 43.1～60.7 | 45.1 | 40.1～50.1 | 42.2 | 35.7～48.7 | 51.6 | 44.3～58.9 |
| 18～44 | 55.1 | 36.9～73.3 | 37.2 | 12.5～61.8 | 40.4 | 21.9～58.9 | 74.8 | 48.6～100.0 |
| 45～59 | 53.7 | 41.7～65.6 | 41.6 | 30.0～53.3 | 41.9 | 32.6～51.2 | 47.1 | 28.8～65.5 |
| ≥60 | 50.3 | 42.2～58.3 | 49.6 | 44.7～54.4 | 43.0 | 34.7～51.2 | 50.0 | 42.4～57.6 |

**表 2-4-20　2002 年和 2012 中国成年人糖尿病治疗控制率比较**　　单位：%

| 年龄 / 岁 | 全国 | | 城市 | | 农村 | |
|---|---|---|---|---|---|---|
| | 2002 年 | 2012 年 | 2002 年 | 2012 年 | 2002 年 | 2012 年 |
| 合计 | 40.3 | 47.0 | 41.5 | 47.2 | 35.6 | 46.8 |
| 18～44 | 39.5 | 47.5 | 44.3 | 46.9 | 30.5 | 48.4 |
| 45～59 | 40.1 | 45.7 | 40.6 | 45.8 | 38.0 | 45.4 |
| ≥60 | 40.7 | 48.2 | 41.9 | 48.5 | 35.7 | 47.4 |
| 男性 | | | | | | |
| 小计 | 42.7 | 48.3 | 44.9 | 47.7 | 32.7 | 49.6 |
| 18～44 | 44.5 | 51.0 | 49.2 | 52.6 | 34.1 | 49.1 |
| 45～59 | 42.9 | 47.2 | 43.3 | 46.8 | 40.8 | 47.9 |
| ≥60 | 41.7 | 48.3 | 45.9 | 46.9 | 23.2 | 52.2 |
| 女性 | | | | | | |
| 小计 | 37.9 | 45.8 | 37.9 | 46.7 | 37.9 | 44.0 |
| 18～44 | 33.7 | 42.0 | 37.9 | 39.2 | 27.1 | 46.9 |
| 45～59 | 37.1 | 44.1 | 37.4 | 44.6 | 36.0 | 43.0 |
| ≥60 | 39.8 | 48.1 | 38.4 | 49.7 | 45.1 | 44.2 |

备注：2002 年数据采用 2009 年国家统计局提供的分地区、分性别、分年龄人口数据进行事后加权调整。

2012 年数据同时进行抽样权重和事后分层权重调整，采用 2009 年国家统计局提供的分地区、分性别、分年龄人口数据进行事后加权调整。

**表 2-4-21　2002 年和 2012 中国四类地区成年人糖尿病治疗控制率比较**　　单位：%

| 年龄 / 岁 | 大城市 | | 中小城市 | | 普通农村 | | 贫困农村 | |
|---|---|---|---|---|---|---|---|---|
| | 2002 年 | 2012 年 | 2002 年 | 2012 年 | 2002 年 | 2012 年 | 2002 年 | 2012 年 |
| 合计 | 44.6 | 50.5 | 40.5 | 46.1 | 40.1 | 44.9 | 25.5 | 53.9 |
| 18～44 | 37.0 | 54.6 | 45.9 | 45.9 | 28.8 | 43.7 | 33.1 | 60.6 |
| 45～59 | 43.5 | 51.2 | 39.7 | 44.0 | 41.4 | 45.0 | 29.9 | 47.0 |
| ≥60 | 46.8 | 49.3 | 40.1 | 48.2 | 43.6 | 45.4 | 14.6 | 57.9 |
| 男性 | | | | | | | | |
| 小计 | 46.0 | 49.1 | 44.6 | 47.2 | 37.9 | 47.8 | 23.5 | 56.0 |

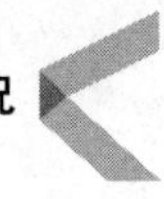

续表

| 年龄/岁 | 大城市 | | 中小城市 | | 普通农村 | | 贫困农村 | |
|---|---|---|---|---|---|---|---|---|
| | 2002 年 | 2012 年 | 2002 年 | 2012 年 | 2002 年 | 2012 年 | 2002 年 | 2012 年 |
| 18～44 | 39.7 | 54.2 | 52.0 | 52.4 | 33.5 | 45.6 | 35.1 | 56.6 |
| 45～59 | 45.7 | 49.1 | 42.7 | 46.0 | 46.1 | 48.1 | 31.0 | 46.9 |
| ≥60 | 47.9 | 48.3 | 45.1 | 46.4 | 31.5 | 48.9 | 8.9 | 71.3 |
| 女性 | | | | | | | | |
| 小计 | 43.2 | 51.9 | 36.1 | 45.1 | 41.6 | 42.2 | 27.6 | 51.6 |
| 18～44 | 28.8 | 55.1 | 39.0 | 37.2 | 24.3 | 40.4 | 31.3 | 74.8 |
| 45～59 | 41.5 | 53.7 | 36.0 | 41.6 | 38.5 | 41.9 | 28.9 | 47.1 |
| ≥60 | 45.8 | 50.3 | 35.4 | 49.6 | 51.0 | 43.0 | 22.5 | 50.0 |

备注：2002 年数据采用 2009 年国家统计局提供的分地区、分性别、分年龄人口数据进行事后加权调整。

2012 年数据同时进行抽样权重和事后分层权重调整，采用 2009 年国家统计局提供的分地区、分性别、分年龄人口数据进行事后加权调整。

## 二、糖尿病控制率

中国成年人糖尿病控制率为 30.9%，男性 31.5%，女性 30.3%。青年、中年、老年人群糖尿病控制率分别为 23.9%、29.7% 和 37.5%，随年龄增长而升高。城市、农村糖尿病控制率分别为 32.8% 和 28.5%，城市高于农村。城乡糖尿病治疗控制率无差别，而城市糖尿病控制率高于农村的原因在于城市成年人糖尿病知晓率高于农村。大城市、中小城市、普通农村和贫困农村成年人糖尿病控制率逐渐降低，分别为 35.3%、32.1%、29.0% 和 27.4%。2010—2012 年城市、农村居民糖尿病控制率均明显高于 2002 年。

**表 2-4-22　2012 年中国成年人糖尿病控制率 /%**

| 年龄/岁 | 全国 | | 城市 | | 农村 | |
|---|---|---|---|---|---|---|
| | 控制率 | 95%*CI* | 控制率 | 95%*CI* | 控制率 | 95%*CI* |
| 合计 | 30.9 | 28.7～33.1 | 32.8 | 30.2～35.4 | 28.5 | 25.1～31.9 |
| 18～44 | 23.9 | 19.9～28.0 | 25.5 | 18.2～32.8 | 22.5 | 18.4～26.6 |
| 45～59 | 29.7 | 26.6～32.8 | 31.1 | 26.9～35.3 | 27.6 | 23.1～32.1 |
| ≥60 | 37.5 | 35.1～39.9 | 38.7 | 36.6～40.8 | 35.7 | 30.8～40.6 |
| 男性 | | | | | | |
| 小计 | 31.5 | 28.9～34.0 | 32.8 | 29.5～36.1 | 29.7 | 25.8～33.6 |
| 18～44 | 24.9 | 20.5～29.2 | 26.6 | 18.6～34.6 | 23.3 | 19.1～27.6 |
| 45～59 | 31.3 | 27.6～35.0 | 32.2 | 27.3～37.0 | 29.9 | 24.4～35.4 |
| ≥60 | 38.5 | 35.6～41.5 | 38.6 | 35.5～41.6 | 38.5 | 32.6～44.4 |
| 女性 | | | | | | |
| 小计 | 30.3 | 27.7～32.9 | 32.7 | 29.1～36.3 | 27.2 | 23.6～30.9 |
| 18～44 | 22.5 | 16.1～28.9 | 23.9 | 12.5～35.3 | 21.3 | 14.5～28.2 |
| 45～59 | 27.9 | 23.7～32.1 | 29.9 | 23.5～36.2 | 25.3 | 20.4～30.2 |
| ≥60 | 36.7 | 33.6～39.8 | 38.8 | 35.5～42.1 | 33.5 | 27.9～39.0 |

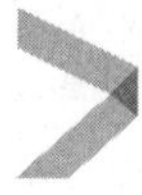



表 2-4-23　2012 年中国四类地区成年人糖尿病控制率

单位：%

| 年龄/岁 | 大城市 | | 中小城市 | | 普通农村 | | 贫困农村 | |
|---|---|---|---|---|---|---|---|---|
| | 糖尿病控制率 | 95%*CI* | 糖尿病控制率 | 95%*CI* | 糖尿病控制率 | 95%*CI* | 糖尿病控制率 | 95%*CI* |
| 合计 | 35.3 | 32.3～38.3 | 32.1 | 28.9～35.3 | 29.0 | 25.2～32.9 | 27.4 | 20.7～34.0 |
| 18～44 | 26.5 | 17.5～35.4 | 25.3 | 16.9～33.8 | 22.1 | 16.7～27.4 | 23.4 | 17.4～29.3 |
| 45～59 | 34.1 | 29.4～38.7 | 30.3 | 25.1～35.5 | 28.2 | 23.9～32.5 | 26.3 | 15.0～37.5 |
| ≥60 | 40.1 | 36.4～43.7 | 38.3 | 35.9～40.7 | 36.2 | 30.1～42.4 | 34.1 | 26.9～41.4 |
| 男性 | | | | | | | | |
| 小计 | 32.1 | 27.8～36.5 | 33.0 | 29.0～37.0 | 30.7 | 26.8～34.6 | 27.4 | 18.2～36.6 |
| 18～44 | 24.7 | 15.6～33.7 | 27.0 | 17.5～36.4 | 23.8 | 18.9～28.6 | 22.6 | 14.6～30.6 |
| 45～59 | 31.0 | 24.5～37.5 | 32.5 | 26.5～38.5 | 31.9 | 26.2～37.5 | 24.4 | 12.1～36.6 |
| ≥60 | 37.9 | 32.6～43.2 | 38.8 | 35.1～42.4 | 37.8 | 31.2～44.3 | 40.4 | 27.9～52.9 |
| 女性 | | | | | | | | |
| 小计 | 39.4 | 32.8～45.9 | 31.1 | 27.2～35.1 | 27.2 | 22.5～31.9 | 27.3 | 22.1～32.6 |
| 18～44 | 30.7 | 17.7～43.6 | 23.0 | 10.3～35.6 | 19.5 | 10.1～28.9 | 24.5 | 17.2～31.8 |
| 45～59 | 38.5 | 27.9～49.1 | 27.6 | 20.4～34.8 | 24.1 | 19.1～29.1 | 28.0 | 16.7～39.3 |
| ≥60 | 42.1 | 36.9～47.3 | 37.9 | 34.1～41.8 | 35.0 | 27.6～42.4 | 29.4 | 24.4～34.3 |

表 2-4-24　2002 年和 2012 中国成年人糖尿病控制率比较

单位：%

| 年龄/岁 | 全国 | | 城市 | | 农村 | |
|---|---|---|---|---|---|---|
| | 2002 年 | 2012 年 | 2002 年 | 2012 年 | 2002 年 | 2012 年 |
| 合计 | 22.7 | 30.9 | 24.3 | 32.8 | 19.0 | 28.5 |
| 18～44 | 14.6 | 23.9 | 15.7 | 25.5 | 13.1 | 22.5 |
| 45～59 | 23.0 | 29.7 | 24.2 | 31.1 | 19.6 | 27.6 |
| ≥60 | 26.6 | 37.5 | 27.9 | 38.7 | 23.1 | 35.7 |
| 男性 | | | | | | |
| 小计 | 22.5 | 31.5 | 24.8 | 32.8 | 16.3 | 29.7 |
| 18～44 | 15.8 | 24.9 | 15.7 | 26.6 | 15.8 | 23.3 |
| 45～59 | 23.8 | 31.3 | 25.7 | 32.2 | 17.1 | 29.9 |
| ≥60 | 24.9 | 38.5 | 28.0 | 38.6 | 15.8 | 38.5 |
| 女性 | | | | | | |
| 小计 | 22.9 | 30.3 | 23.7 | 32.7 | 21.3 | 27.2 |
| 18～44 | 13.1 | 22.5 | 15.7 | 23.9 | 10.0 | 21.3 |
| 45～59 | 22.0 | 27.9 | 22.3 | 29.9 | 21.4 | 25.3 |
| ≥60 | 28.2 | 36.7 | 27.8 | 38.8 | 29.3 | 33.5 |

备注：2002 年数据采用 2009 年国家统计局提供的分地区、分性别、分年龄人口数据进行事后加权调整。

2012 年数据同时进行抽样权重和事后分层权重调整，采用 2009 年国家统计局提供的分地区、分性别、分年龄人口数据进行事后加权调整。

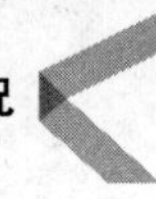

表 2-4-25　2002 年和 2012 中国四类地区成年人糖尿病控制率比较　　单位：%

| 年龄 / 岁 | 大城市 | | 中小城市 | | 普通农村 | | 贫困农村 | |
|---|---|---|---|---|---|---|---|---|
| | 2002 年 | 2012 年 | 2002 年 | 2012 年 | 2002 年 | 2012 年 | 2002 年 | 2012 年 |
| 合计 | 26.3 | 35.3 | 23.7 | 32.1 | 21.2 | 29.0 | 12.9 | 27.4 |
| 18～44 | 11.3 | 26.5 | 17.2 | 25.3 | 14.7 | 22.1 | 9.6 | 23.4 |
| 45～59 | 26.6 | 34.1 | 23.5 | 30.3 | 20.7 | 28.2 | 16.7 | 26.3 |
| ≥60 | 32.4 | 40.1 | 26.5 | 38.3 | 27.0 | 36.2 | 11.4 | 34.1 |
| 男性 | | | | | | | | |
| 小计 | 26.8 | 32.1 | 24.3 | 33.0 | 18.4 | 30.7 | 11.0 | 27.4 |
| 18～44 | 13.3 | 24.7 | 16.6 | 27.0 | 19.2 | 23.8 | 8.5 | 22.6 |
| 45～59 | 27.6 | 31.0 | 25.2 | 32.5 | 18.0 | 31.9 | 14.3 | 24.4 |
| ≥60 | 33.7 | 37.9 | 26.4 | 38.8 | 18.1 | 37.8 | 10.3 | 40.4 |
| 女性 | | | | | | | | |
| 小计 | 25.8 | 39.4 | 23.0 | 31.1 | 23.5 | 27.2 | 14.8 | 27.3 |
| 18～44 | 8.4 | 30.7 | 18.1 | 23.0 | 9.7 | 19.5 | 10.8 | 24.5 |
| 45～59 | 25.5 | 38.5 | 21.3 | 27.6 | 22.6 | 24.1 | 18.3 | 28.0 |
| ≥60 | 31.3 | 42.1 | 26.6 | 37.9 | 33.5 | 35.0 | 12.8 | 29.4 |

备注：2002 年数据采用 2009 年国家统计局提供的分地区、分性别、分年龄人口数据进行事后加权调整。

2012 年数据同时进行抽样权重和事后分层权重调整，采用 2009 年国家统计局提供的分地区、分性别、分年龄人口数据进行事后加权调整。

# 第五章
# 2012 年中国 6～17 岁儿童青少年血糖状况

## 第一节 2012 年 6～17 岁儿童青少年调查人群基本特征

2012 年 6～17 岁儿童青少年有效分析样本量为 26 766 人。其中，男生 13 595 人(50.8%)，女生 13 171 人(49.2%)。从年龄构成看，6～8 岁儿童 6 321 人(23.6%)，9～11 岁儿童 7 125 人(26.6%)，12～14 岁少年 7 172 人(26.8%)，15～17 岁青少年 6 148 人(23.0%)。城市有 10 422 名儿童青少年完成了空腹血糖测定，占 38.9%，其中男生 5 263 名(50.5%)，女生 5 159 名(49.5%)；农村有 16 344 名儿童青少年完成了空腹血糖测定，占 61.1%，其中男生 8 332 名(51.0%)，女生 8 012 名(49.0%)。大城市、中小城市、普通农村和贫困农村分别有 1 146 名(4.3%)、9 276 名(34.7%)、10 444 名(39.0%)和 5 900 名(22.0%)儿童青少年完成空腹血糖测定(表 2-5-1、表 2-5-2)。

表 2-5-1 2012 年空腹血糖测定人群性别、年龄及城乡分布 单位：人

| 年龄/岁 | 全国 | | | 城市 | | | 农村 | | |
|---|---|---|---|---|---|---|---|---|---|
| | 合计 | 男生 | 女生 | 合计 | 男生 | 女生 | 合计 | 男生 | 女生 |
| 合计 | 26 766 | 13 595 | 13 171 | 10 422 | 5 263 | 5 159 | 16 344 | 8 332 | 8 012 |
| 6～8 | 6 321 | 3 218 | 3 103 | 2 413 | 1 211 | 1 202 | 3 908 | 2 007 | 1 901 |
| 9～11 | 7 125 | 3 627 | 3 498 | 2 894 | 1 427 | 1 467 | 4 231 | 2 200 | 2 031 |
| 12～14 | 7 172 | 3 637 | 3 535 | 2 738 | 1 412 | 1 326 | 4 434 | 2 225 | 2 209 |
| 15～17 | 6 148 | 3 113 | 3 035 | 2 377 | 1 213 | 1 164 | 3 771 | 1 900 | 1 871 |

表 2-5-2 2012 年空腹血糖测定人群性别、年龄和四类地区分布 单位：人

| 年龄/岁 | 大城市 | | | 中小城市 | | | 普通农村 | | | 贫困农村 | | |
|---|---|---|---|---|---|---|---|---|---|---|---|---|
| | 小计 | 男生 | 女生 | 小计 | 男生 | 女生 | 小计 | 男生 | 女生 | 小计 | 男生 | 女生 |
| 合计 | 1 146 | 584 | 562 | 9 276 | 4 679 | 4 597 | 10 444 | 5 333 | 5 111 | 5 900 | 2 999 | 2 901 |
| 6～8 | 294 | 155 | 139 | 2 119 | 1 056 | 1 063 | 2 578 | 1 313 | 1 265 | 1 330 | 694 | 636 |
| 9～11 | 341 | 171 | 170 | 2 553 | 1 256 | 1 297 | 2 732 | 1 419 | 1 313 | 1 499 | 781 | 718 |
| 12～14 | 258 | 137 | 121 | 2 480 | 1 275 | 1 205 | 2 782 | 1 417 | 1 365 | 1 652 | 808 | 844 |
| 15～17 | 253 | 121 | 132 | 2 124 | 1 092 | 1 032 | 2 352 | 1 184 | 1 168 | 1 419 | 716 | 703 |

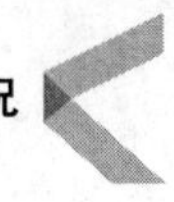

# 第二节　2012 年中国 6～17 岁儿童青少年空腹血糖水平

## 一、2012 年中国 6～17 岁儿童青少年空腹血糖百分位数分布

2012 年，中国 6～17 岁儿童青少年空腹血糖中位数为 4.90mmol/L，6～8 岁、9～11 岁、12～14 岁和 15～17 岁分别为 4.81mmol/L、4.89mmol/L、4.97mmol/L 和 4.90mmol/L。男生空腹血糖中位数为 4.94mmol/L，6～8 岁、9～11 岁、12～14 岁和 15～17 岁男生分别为 4.86mmol/L、4.94mmol/L、5.01mmol/L 和 4.94mmol/L。女生空腹血糖中位数为 4.85mmol/L，6～8 岁、9～11 岁、12～14 岁和 15～17 岁女生分别为 4.76mmol/L、4.86mmol/L、4.92mmol/L 和 4.86mmol/L。男女生空腹血糖均随年龄增长先上升后下降，12～14 岁组最高。中位数和相应各年龄组平均值基本一致。城乡空腹血糖的中位数分别为 4.97mmol/L 和 4.84mmol/L，其中城市男生和女生空腹血糖的中位数分别为 5.03mmol/L 和 4.92mmol/L，农村男生和女生空腹血糖的中位数分别为 4.88mmol/L 和 4.80mmol/L，城市男女生空腹血糖中位数均高于农村（图 2-5-1、图 2-5-2、表 2-5-3、表 2-5-4）。

表 2-5-3　2012 年中国 6～17 岁儿童青少年空腹血糖百分位数分布　　单位：mmol/L

| 性别 | 年龄 / 岁 | *n* | $\bar{x}$ | *SD* | *P*2.5 | *P*5 | *P*10 | *P*25 | *P*50 | *P*75 | *P*90 | *P*95 | *P*97.5 |
|---|---|---|---|---|---|---|---|---|---|---|---|---|---|
| 合计 | 合计 | 26 766 | 4.89 | 0.66 | 3.64 | 3.88 | 4.15 | 4.52 | 4.90 | 5.26 | 5.61 | 5.84 | 6.04 |
| | 6～8 | 6 321 | 4.8 | 0.68 | 3.51 | 3.76 | 4.04 | 4.43 | 4.81 | 5.18 | 5.52 | 5.75 | 5.98 |
| | 9～11 | 7 125 | 4.91 | 0.68 | 3.70 | 3.94 | 4.20 | 4.53 | 4.89 | 5.27 | 5.62 | 5.85 | 6.06 |
| | 12～14 | 7 172 | 4.96 | 0.66 | 3.68 | 3.92 | 4.19 | 4.58 | 4.97 | 5.32 | 5.68 | 5.88 | 6.07 |
| | 15～17 | 6 148 | 4.89 | 0.64 | 3.64 | 3.89 | 4.16 | 4.53 | 4.90 | 5.25 | 5.60 | 5.84 | 6.02 |
| 男生 | 小计 | 13 595 | 4.94 | 0.65 | 3.67 | 3.91 | 4.18 | 4.56 | 4.94 | 5.31 | 5.66 | 5.88 | 6.06 |
| | 6～8 | 3 218 | 4.84 | 0.63 | 3.53 | 3.79 | 4.09 | 4.46 | 4.86 | 5.24 | 5.58 | 5.80 | 6.00 |
| | 9～11 | 3 627 | 4.95 | 0.69 | 3.75 | 3.98 | 4.23 | 4.56 | 4.94 | 5.32 | 5.69 | 5.91 | 6.10 |
| | 12～14 | 3 637 | 5.00 | 0.65 | 3.69 | 3.93 | 4.22 | 4.63 | 5.01 | 5.37 | 5.72 | 5.92 | 6.10 |
| | 15～17 | 3 113 | 4.94 | 0.61 | 3.70 | 3.95 | 4.21 | 4.58 | 4.94 | 5.30 | 5.65 | 5.87 | 6.05 |
| 女生 | 小计 | 13 171 | 4.85 | 0.67 | 3.61 | 3.84 | 4.11 | 4.48 | 4.85 | 5.21 | 5.55 | 5.78 | 6.00 |
| | 6～8 | 3 103 | 4.76 | 0.72 | 3.48 | 3.74 | 4.01 | 4.38 | 4.76 | 5.11 | 5.45 | 5.72 | 5.94 |
| | 9～11 | 3 498 | 4.86 | 0.66 | 3.66 | 3.89 | 4.15 | 4.50 | 4.86 | 5.21 | 5.55 | 5.79 | 6.01 |
| | 12～14 | 3 535 | 4.91 | 0.66 | 3.68 | 3.90 | 4.17 | 4.53 | 4.92 | 5.28 | 5.62 | 5.84 | 6.04 |
| | 15～17 | 3 035 | 4.85 | 0.66 | 3.60 | 3.82 | 4.11 | 4.49 | 4.86 | 5.20 | 5.55 | 5.76 | 5.95 |

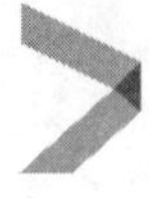



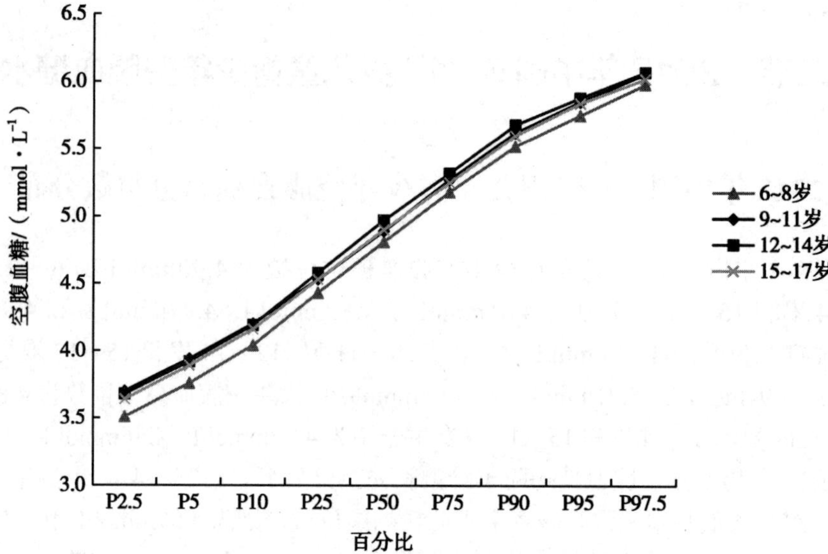


图 2-5-1 2012 年中国城乡 6～17 岁儿童青少年平均空腹血糖百分位数分布

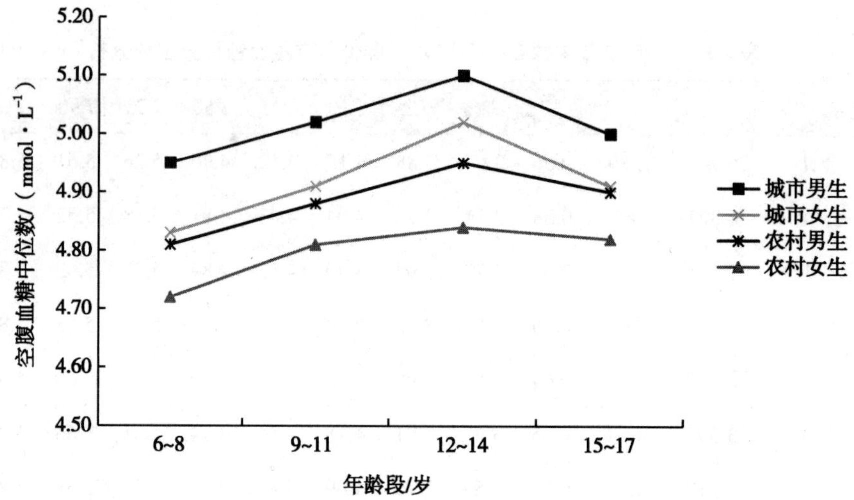


图 2-5-2 2012 年中国城乡 6～17 岁儿童青少年平均空腹血糖中位数

表 2-5-4 2012 年中国四类地区 6～17 岁儿童青少年空腹血糖百分位数分布　　单位：mmol/L

| 城乡 | 性别 | 年龄/岁 | $n$ | $\bar{x}$ | $SD$ | $P2.5$ | $P5$ | $P10$ | $P25$ | $P50$ | $P75$ | $P90$ | $P95$ | $P97.5$ |
|---|---|---|---|---|---|---|---|---|---|---|---|---|---|---|
| 城市 | | | 10 422 | 4.97 | 0.62 | 3.78 | 4.02 | 4.26 | 4.61 | 4.97 | 5.33 | 5.65 | 5.87 | 6.05 |
| | 男生 | 小计 | 5 263 | 5.02 | 0.60 | 3.83 | 4.07 | 4.30 | 4.66 | 5.03 | 5.37 | 5.70 | 5.91 | 6.06 |
| | | 6～8 | 1 211 | 4.92 | 0.62 | 3.62 | 3.89 | 4.16 | 4.56 | 4.95 | 5.31 | 5.64 | 5.85 | 6.02 |
| | | 9～11 | 1 427 | 5.03 | 0.61 | 3.90 | 4.13 | 4.31 | 4.66 | 5.02 | 5.37 | 5.70 | 5.93 | 6.10 |
| | | 12～14 | 1 412 | 5.11 | 0.60 | 3.97 | 4.20 | 4.41 | 4.76 | 5.10 | 5.45 | 5.78 | 5.97 | 6.13 |
| | | 15～17 | 1 213 | 4.99 | 0.57 | 3.83 | 4.02 | 4.29 | 4.64 | 5.00 | 5.34 | 5.64 | 5.87 | 6.02 |

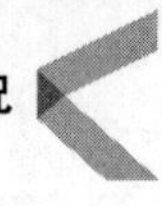

续表

| 城乡 | 性别 | 年龄/岁 | n | $\bar{x}$ | SD | P2.5 | P5 | P10 | P25 | P50 | P75 | P90 | P95 | P97.5 |
|---|---|---|---|---|---|---|---|---|---|---|---|---|---|---|
| | 女生 | 小计 | 5 159 | 4.93 | 0.63 | 3.72 | 3.99 | 4.22 | 4.57 | 4.92 | 5.28 | 5.60 | 5.81 | 6.03 |
| | | 6～8 | 1 202 | 4.83 | 0.65 | 3.55 | 3.81 | 4.08 | 4.46 | 4.83 | 5.18 | 5.54 | 5.76 | 6.00 |
| | | 9～11 | 1 467 | 4.92 | 0.56 | 3.81 | 4.05 | 4.25 | 4.59 | 4.91 | 5.26 | 5.57 | 5.80 | 6.04 |
| | | 12～14 | 1 326 | 5.04 | 0.64 | 3.98 | 4.15 | 4.35 | 4.67 | 5.02 | 5.42 | 5.69 | 5.89 | 6.10 |
| | | 15～17 | 1 164 | 4.91 | 0.69 | 3.63 | 3.92 | 4.22 | 4.54 | 4.91 | 5.25 | 5.58 | 5.76 | 5.89 |
| 农村 | | | 16 344 | 4.84 | 0.69 | 3.58 | 3.81 | 4.08 | 4.47 | 4.84 | 5.21 | 5.58 | 5.82 | 6.03 |
| | 男生 | 小计 | 8 332 | 4.88 | 0.67 | 3.60 | 3.83 | 4.12 | 4.50 | 4.88 | 5.26 | 5.63 | 5.86 | 6.06 |
| | | 6～8 | 2 007 | 4.79 | 0.63 | 3.47 | 3.76 | 4.04 | 4.42 | 4.81 | 5.19 | 5.53 | 5.74 | 5.95 |
| | | 9～11 | 2 200 | 4.91 | 0.73 | 3.65 | 3.91 | 4.17 | 4.51 | 4.88 | 5.28 | 5.68 | 5.90 | 6.09 |
| | | 12～14 | 2 225 | 4.93 | 0.67 | 3.59 | 3.83 | 4.10 | 4.55 | 4.95 | 5.31 | 5.66 | 5.87 | 6.09 |
| | | 15～17 | 1 900 | 4.90 | 0.63 | 3.64 | 3.91 | 4.16 | 4.53 | 4.90 | 5.26 | 5.66 | 5.88 | 6.10 |
| | 女生 | 小计 | 8 012 | 4.80 | 0.70 | 3.57 | 3.78 | 4.04 | 4.43 | 4.80 | 5.15 | 5.51 | 5.75 | 5.98 |
| | | 6～8 | 1 901 | 4.72 | 0.76 | 3.46 | 3.69 | 3.96 | 4.35 | 4.72 | 5.06 | 5.39 | 5.65 | 5.87 |
| | | 9～11 | 2 031 | 4.82 | 0.72 | 3.55 | 3.84 | 4.07 | 4.46 | 4.81 | 5.17 | 5.55 | 5.77 | 6.01 |
| | | 12～14 | 2 209 | 4.84 | 0.66 | 3.61 | 3.79 | 4.07 | 4.47 | 4.84 | 5.21 | 5.55 | 5.82 | 6.00 |
| | | 15～17 | 1 871 | 4.81 | 0.64 | 3.59 | 3.79 | 4.06 | 4.47 | 4.82 | 5.16 | 5.52 | 5.76 | 5.98 |

大城市、中小城市、普通农村和贫困农村空腹血糖的中位数分别为 5.00mmol/L、4.97mmol/L、4.86mmol/L 和 4.82mmol/L。其中大城市男生和女生空腹血糖的中位数分别为 5.04mmol/L 和 4.96mmol/L，中小城市男生和女生空腹血糖的中位数分别为 5.03mmol/L 和 4.92mmol/L，普通农村男生和女生空腹血糖的中位数分别为 4.90mmol/L 和 4.81mmol/L，贫困农村男生和女生空腹血糖的中位数分别为 4.85mmol/L 和 4.78mmol/L（表 2-5-5）。

**表 2-5-5　2012 年中国四类地区 6～17 岁儿童青少年空腹血糖百分位数分布**　单位：mmol/L

| 城乡 | 性别 | 年龄/岁 | n | $\bar{x}$ | SD | P2.5 | P5 | P10 | P25 | P50 | P75 | P90 | P95 | P97.5 |
|---|---|---|---|---|---|---|---|---|---|---|---|---|---|---|
| 大城市 | | | 1 146 | 4.99 | 0.64 | 3.89 | 4.08 | 4.26 | 4.60 | 5.00 | 5.33 | 5.63 | 5.86 | 6.10 |
| | 男生 | 小计 | 584 | 5.03 | 0.64 | 3.91 | 4.07 | 4.30 | 4.66 | 5.04 | 5.40 | 5.70 | 5.95 | 6.20 |
| | | 6～8 | 155 | 4.85 | 0.54 | 3.83 | 4.00 | 4.15 | 4.50 | 4.90 | 5.23 | 5.43 | 5.60 | 5.75 |
| | | 9～11 | 171 | 5.09 | 0.72 | 3.90 | 4.02 | 4.28 | 4.70 | 5.08 | 5.45 | 5.83 | 6.07 | 6.10 |
| | | 12～14 | 137 | 5.13 | 0.64 | 4.08 | 4.20 | 4.36 | 4.80 | 5.11 | 5.51 | 5.85 | 6.23 | 6.30 |
| | | 15～17 | 121 | 5.05 | 0.60 | 4.00 | 4.21 | 4.38 | 4.71 | 5.03 | 5.37 | 5.62 | 5.93 | 6.19 |
| | 女生 | 小计 | 562 | 4.95 | 0.64 | 3.85 | 4.08 | 4.24 | 4.59 | 4.96 | 5.28 | 5.55 | 5.80 | 6.00 |
| | | 6～8 | 139 | 4.86 | 0.68 | 3.91 | 4.00 | 4.13 | 4.53 | 4.86 | 5.13 | 5.40 | 5.58 | 5.70 |
| | | 9～11 | 170 | 4.94 | 0.53 | 3.85 | 4.15 | 4.25 | 4.60 | 4.94 | 5.28 | 5.60 | 5.83 | 6.08 |
| | | 12～14 | 121 | 5.11 | 0.80 | 3.90 | 4.13 | 4.29 | 4.72 | 5.10 | 5.43 | 5.70 | 5.83 | 6.20 |
| | | 15～17 | 132 | 4.90 | 0.52 | 3.83 | 4.02 | 4.30 | 4.50 | 4.94 | 5.29 | 5.50 | 5.72 | 5.80 |

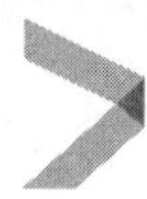


续表

| 城乡 | 性别 | 年龄/岁 | *n* | $\bar{x}$ | *SD* | *P*2.5 | *P*5 | *P*10 | *P*25 | *P*50 | *P*75 | *P*90 | *P*95 | *P*97.5 |
|---|---|---|---|---|---|---|---|---|---|---|---|---|---|---|
| 中小城市 | | | 9 276 | 4.97 | 0.62 | 3.76 | 4.01 | 4.26 | 4.61 | 4.97 | 5.33 | 5.66 | 5.87 | 6.04 |
| | 男生 | 小计 | 4 679 | 5.02 | 0.60 | 3.81 | 4.06 | 4.30 | 4.66 | 5.03 | 5.37 | 5.70 | 5.91 | 6.05 |
| | | 6～8 | 1 056 | 4.93 | 0.63 | 3.62 | 3.85 | 4.16 | 4.57 | 4.96 | 5.33 | 5.66 | 5.89 | 6.05 |
| | | 9～11 | 1 256 | 5.02 | 0.59 | 3.94 | 4.15 | 4.34 | 4.66 | 5.01 | 5.35 | 5.68 | 5.88 | 6.10 |
| | | 12～14 | 1 275 | 5.10 | 0.60 | 3.97 | 4.16 | 4.41 | 4.76 | 5.10 | 5.45 | 5.78 | 5.96 | 6.09 |
| | | 15～17 | 1 092 | 4.98 | 0.56 | 3.82 | 4.01 | 4.28 | 4.63 | 5.00 | 5.34 | 5.65 | 5.86 | 6.02 |
| | 女生 | 小计 | 4 597 | 4.92 | 0.63 | 3.69 | 3.98 | 4.22 | 4.57 | 4.92 | 5.28 | 5.60 | 5.82 | 6.03 |
| | | 6～8 | 1 063 | 4.82 | 0.65 | 3.48 | 3.79 | 4.05 | 4.45 | 4.83 | 5.19 | 5.55 | 5.78 | 6.01 |
| | | 9～11 | 1 297 | 4.92 | 0.56 | 3.81 | 4.02 | 4.25 | 4.59 | 4.90 | 5.26 | 5.57 | 5.80 | 6.03 |
| | | 12～14 | 1 205 | 5.03 | 0.62 | 3.98 | 4.15 | 4.35 | 4.67 | 5.01 | 5.41 | 5.69 | 5.89 | 6.09 |
| | | 15～17 | 1 032 | 4.91 | 0.70 | 3.61 | 3.90 | 4.21 | 4.55 | 4.91 | 5.24 | 5.58 | 5.77 | 5.93 |
| 普通农村 | | | 10 444 | 4.85 | 0.68 | 3.59 | 3.80 | 4.08 | 4.48 | 4.86 | 5.21 | 5.58 | 5.81 | 6.01 |
| | 男生 | 小计 | 5 333 | 4.89 | 0.67 | 3.60 | 3.82 | 4.13 | 4.53 | 4.90 | 5.26 | 5.63 | 5.85 | 6.03 |
| | | 6～8 | 1 313 | 4.83 | 0.62 | 3.53 | 3.76 | 4.09 | 4.47 | 4.85 | 5.21 | 5.55 | 5.78 | 6.01 |
| | | 9～11 | 1 419 | 4.93 | 0.76 | 3.66 | 3.94 | 4.20 | 4.55 | 4.90 | 5.29 | 5.69 | 5.89 | 6.03 |
| | | 12～14 | 1 417 | 4.93 | 0.65 | 3.62 | 3.81 | 4.10 | 4.56 | 4.96 | 5.30 | 5.66 | 5.86 | 6.10 |
| | | 15～17 | 1 184 | 4.88 | 0.62 | 3.55 | 3.81 | 4.14 | 4.53 | 4.90 | 5.24 | 5.62 | 5.86 | 6.03 |
| | 女生 | 小计 | 5 111 | 4.80 | 0.69 | 3.58 | 3.77 | 4.04 | 4.43 | 4.81 | 5.15 | 5.51 | 5.73 | 5.96 |
| | | 6～8 | 1 265 | 4.74 | 0.77 | 3.46 | 3.70 | 3.99 | 4.37 | 4.74 | 5.09 | 5.41 | 5.68 | 5.88 |
| | | 9～11 | 1 313 | 4.82 | 0.65 | 3.51 | 3.80 | 4.07 | 4.46 | 4.84 | 5.18 | 5.56 | 5.75 | 5.99 |
| | | 12～14 | 1 365 | 4.84 | 0.69 | 3.63 | 3.78 | 4.05 | 4.45 | 4.85 | 5.21 | 5.54 | 5.77 | 5.95 |
| | | 15～17 | 1 168 | 4.80 | 0.63 | 3.63 | 3.78 | 4.06 | 4.47 | 4.81 | 5.13 | 5.49 | 5.73 | 5.98 |
| 贫困农村 | | | 5 900 | 4.83 | 0.70 | 3.57 | 3.83 | 4.07 | 4.45 | 4.82 | 5.21 | 5.58 | 5.84 | 6.05 |
| | 男生 | 小计 | 2 999 | 4.87 | 0.68 | 3.57 | 3.85 | 4.10 | 4.46 | 4.85 | 5.26 | 5.64 | 5.87 | 6.14 |
| | | 6～8 | 694 | 4.72 | 0.64 | 3.35 | 3.69 | 3.96 | 4.35 | 4.70 | 5.12 | 5.51 | 5.70 | 5.87 |
| | | 9～11 | 781 | 4.87 | 0.69 | 3.62 | 3.84 | 4.11 | 4.45 | 4.83 | 5.24 | 5.65 | 5.92 | 6.22 |
| | | 12～14 | 808 | 4.93 | 0.71 | 3.57 | 3.85 | 4.10 | 4.55 | 4.93 | 5.32 | 5.67 | 5.90 | 6.09 |
| | | 15～17 | 716 | 4.95 | 0.66 | 3.83 | 4.00 | 4.19 | 4.53 | 4.91 | 5.32 | 5.72 | 5.90 | 6.21 |
| | 女生 | 小计 | 2 901 | 4.80 | 0.71 | 3.57 | 3.79 | 4.04 | 4.44 | 4.78 | 5.16 | 5.53 | 5.82 | 6.01 |
| | | 6～8 | 636 | 4.68 | 0.74 | 3.45 | 3.66 | 3.91 | 4.30 | 4.71 | 5.01 | 5.38 | 5.63 | 5.86 |
| | | 9～11 | 718 | 4.81 | 0.83 | 3.60 | 3.88 | 4.08 | 4.46 | 4.77 | 5.13 | 5.54 | 5.85 | 6.05 |
| | | 12～14 | 844 | 4.84 | 0.60 | 3.60 | 3.83 | 4.09 | 4.48 | 4.84 | 5.21 | 5.59 | 5.86 | 6.05 |
| | | 15～17 | 703 | 4.83 | 0.66 | 3.50 | 3.81 | 4.07 | 4.47 | 4.84 | 5.20 | 5.55 | 5.82 | 5.98 |

## 二、2012 年中国 6～17 岁儿童青少年空腹血糖水平

2012 年中国 6～17 岁儿童青少年空腹血糖均值为 4.90mmol/L，男生为 4.94mmol/L，女生为 4.86mmol/L。6～8 岁、9～11 岁、12～14 岁和 15～17 岁组空腹血糖平均水平分别为

4.81mmol/L、4.92mmol/L、4.97mmol/L 和 4.91mmol/L。随着年龄的增加，全国合计及城乡男生和女生空腹血糖均表现为先上升后下降的趋势，12～14 岁组最高。男生空腹血糖水平均高于同地区同年龄组女生（图 2-5-3、表 2-5-6）。

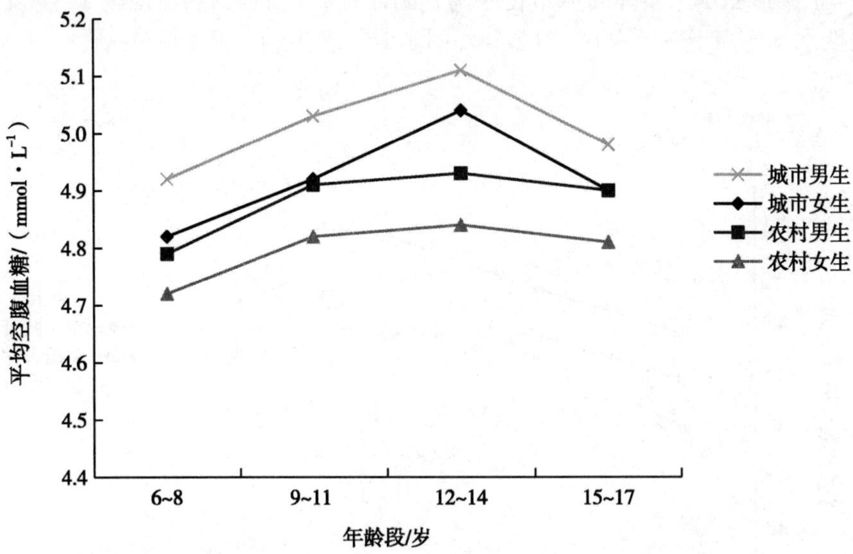


图 2-5-3　2012 年中国不同性别 6～17 岁儿童青少年平均空腹血糖水平

表 2-5-6　2012 年中国 6～17 岁儿童青少年平均空腹血糖水平　　单位：mmol/L

| 年龄/岁 | 合计 | | 城市 | | 农村 | |
|---|---|---|---|---|---|---|
| | $\bar{x}$ | *SE* | $\bar{x}$ | *SE* | $\bar{x}$ | *SE* |
| 合计 | 4.90 | 0.03 | 4.97 | 0.04 | 4.84 | 0.03 |
| 6～8 | 4.81 | 0.03 | 4.88 | 0.05 | 4.76 | 0.04 |
| 9～11 | 4.92 | 0.03 | 4.98 | 0.04 | 4.87 | 0.04 |
| 12～14 | 4.97 | 0.03 | 5.07 | 0.04 | 4.89 | 0.04 |
| 15～17 | 4.91 | 0.03 | 4.94 | 0.05 | 4.86 | 0.04 |
| 男性 | | | | | | |
| 小计 | 4.94 | 0.03 | 5.01 | 0.04 | 4.88 | 0.04 |
| 6～8 | 4.85 | 0.03 | 4.92 | 0.05 | 4.79 | 0.04 |
| 9～11 | 4.96 | 0.03 | 5.03 | 0.04 | 4.91 | 0.04 |
| 12～14 | 5.01 | 0.03 | 5.11 | 0.04 | 4.93 | 0.04 |
| 15～17 | 4.95 | 0.03 | 4.98 | 0.05 | 4.90 | 0.04 |
| 女性 | | | | | | |
| 小计 | 4.86 | 0.03 | 4.92 | 0.04 | 4.80 | 0.03 |
| 6～8 | 4.77 | 0.03 | 4.82 | 0.05 | 4.72 | 0.04 |
| 9～11 | 4.86 | 0.03 | 4.92 | 0.04 | 4.82 | 0.03 |
| 12～14 | 4.93 | 0.03 | 5.04 | 0.04 | 4.84 | 0.04 |
| 15～17 | 4.86 | 0.03 | 4.90 | 0.05 | 4.81 | 0.04 |

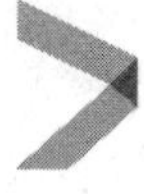



城市合计、农村合计、大城市、中小城市、普通农村和贫困农村 6～17 岁儿童青少年空腹血糖水平分别为 4.97mmol/L、4.84mmol/L、4.98mmol/L、4.97mmol/L、4.85mmol/L 和 4.84mmol/L。城市儿童青少年空腹血糖水平均高于同年龄组、同性别农村儿童青少年；四类地区中，空腹血糖水平整体随城市化级别升高而升高，但贫困农村地区 12 岁及以上男女生空腹血糖水平均高于普通农村（图 2-5-4、图 2-5-5、表 2-5-6、表 2-5-7）。

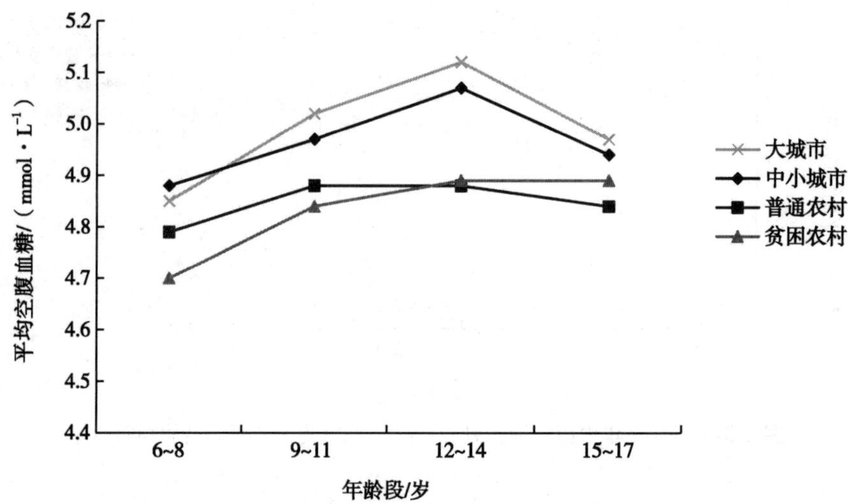


图 2-5-4　2012 年中国四类地区 6～17 岁儿童青少年平均空腹血糖水平

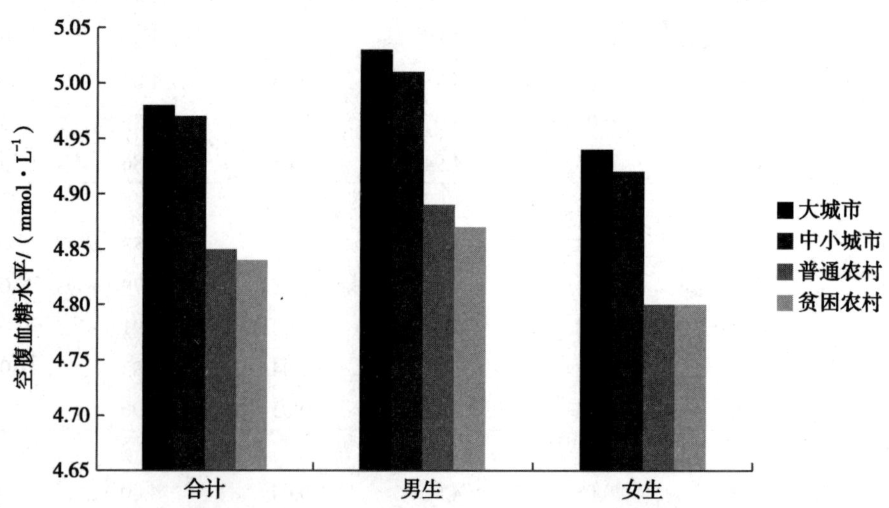


图 2-5-5　2012 年中国四类地区不同性别 6～17 岁儿童青少年平均空腹血糖水平

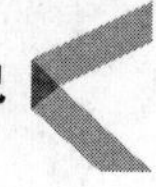

表 2-5-7　2012 年中国四类地区 6～17 岁儿童青少年平均空腹血糖　　单位：mmol/L

| 年龄/岁 | 大城市 | | 中小城市 | | 普通农村 | | 贫困农村 | |
|---|---|---|---|---|---|---|---|---|
| | $\bar{x}$ | *SE* | $\bar{x}$ | *SE* | $\bar{x}$ | *SE* | $\bar{x}$ | *SE* |
| 合计 | 4.98 | 0.13 | 4.97 | 0.04 | 4.85 | 0.05 | 4.84 | 0.05 |
| 6～8 | 4.85 | 0.13 | 4.88 | 0.06 | 4.79 | 0.05 | 4.70 | 0.06 |
| 9～11 | 5.02 | 0.14 | 4.97 | 0.04 | 4.88 | 0.05 | 4.84 | 0.05 |
| 12～14 | 5.12 | 0.14 | 5.07 | 0.04 | 4.88 | 0.05 | 4.89 | 0.06 |
| 15～17 | 4.97 | 0.14 | 4.94 | 0.05 | 4.84 | 0.05 | 4.89 | 0.06 |
| 男性 | | | | | | | | |
| 小计 | 5.03 | 0.13 | 5.01 | 0.04 | 4.89 | 0.05 | 4.87 | 0.05 |
| 6～8 | 4.85 | 0.15 | 4.93 | 0.06 | 4.83 | 0.06 | 4.71 | 0.06 |
| 9～11 | 5.09 | 0.16 | 5.02 | 0.04 | 4.93 | 0.06 | 4.87 | 0.05 |
| 12～14 | 5.13 | 0.13 | 5.10 | 0.04 | 4.93 | 0.05 | 4.93 | 0.06 |
| 15～17 | 5.04 | 0.13 | 4.98 | 0.05 | 4.88 | 0.05 | 4.95 | 0.07 |
| 女性 | | | | | | | | |
| 小计 | 4.94 | 0.14 | 4.92 | 0.04 | 4.80 | 0.04 | 4.80 | 0.05 |
| 6～8 | 4.85 | 0.12 | 4.82 | 0.06 | 4.75 | 0.06 | 4.68 | 0.06 |
| 9～11 | 4.94 | 0.12 | 4.92 | 0.05 | 4.82 | 0.05 | 4.81 | 0.05 |
| 12～14 | 5.11 | 0.15 | 5.03 | 0.04 | 4.83 | 0.05 | 4.84 | 0.06 |
| 15～17 | 4.89 | 0.17 | 4.90 | 0.05 | 4.80 | 0.05 | 4.84 | 0.06 |

## 三、十年变化趋势

与 2002 年中国居民营养与健康状况调查结果比，中国城乡 6～17 岁儿童青少年空腹血糖水平明显上升，从 4.60mmol/L 上升到 4.90mmol/L，涨幅为 6.5%。男生和女生空腹血糖均增长 0.30mmol/L。城市 9～11 岁男生和 12～14 岁组男生和女生的增长幅度同其他组相比较高，分别为 7.9%、7.4% 和 7.2%。除 15～17 岁组男生外，城市地区各性别年龄组儿童青少年空腹血糖增长幅度均高于农村地区同性别同年龄组（图 2-5-6、表 2-5-8）。

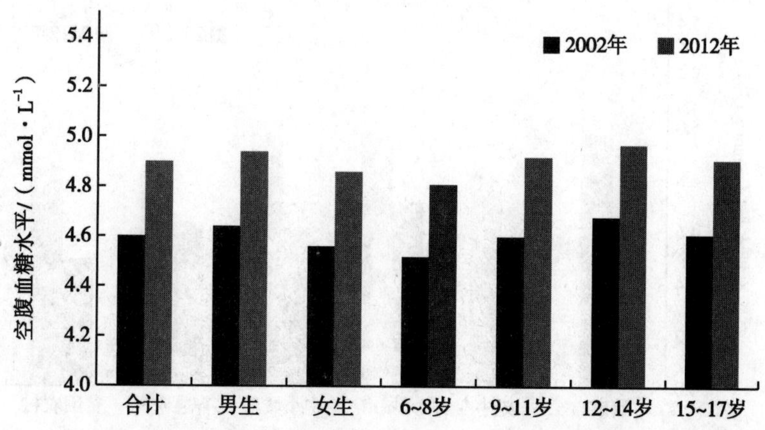


图 2-5-6　2002 年和 2012 年中国儿童青少年平均空腹血糖水平比较

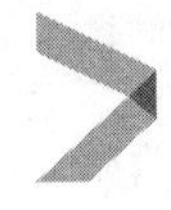


表 2-5-8　2002 年和 2012 年中国 6～17 岁儿童青少年平均空腹血糖比较　单位：mmol/L

| 年龄 / 岁 | 合计 | | 城市小计 | | 农村小计 | |
|---|---|---|---|---|---|---|
| | 2002 年 | 2012 年 | 2002 年 | 2012 年 | 2002 年 | 2012 年 |
| 合计 | 4.60 | 4.90 | 4.62 | 4.97 | 4.58 | 4.84 |
| 6～8 | 4.52 | 4.81 | 4.53 | 4.88 | 4.52 | 4.76 |
| 9～11 | 4.60 | 4.92 | 4.60 | 4.98 | 4.60 | 4.87 |
| 12～14 | 4.68 | 4.97 | 4.71 | 5.07 | 4.64 | 4.89 |
| 15～17 | 4.61 | 4.91 | 4.64 | 4.94 | 4.58 | 4.86 |
| 男性 | | | | | | |
| 小计 | 4.64 | 4.94 | 4.66 | 5.01 | 4.61 | 4.88 |
| 6～8 | 4.58 | 4.85 | 4.58 | 4.92 | 4.58 | 4.79 |
| 9～11 | 4.63 | 4.96 | 4.63 | 5.03 | 4.63 | 4.91 |
| 12～14 | 4.70 | 5.01 | 4.73 | 5.11 | 4.67 | 4.93 |
| 15～17 | 4.64 | 4.95 | 4.70 | 4.98 | 4.59 | 4.90 |
| 女性 | | | | | | |
| 小计 | 4.56 | 4.86 | 4.58 | 4.92 | 4.55 | 4.80 |
| 6～8 | 4.47 | 4.77 | 4.48 | 4.82 | 4.45 | 4.72 |
| 9～11 | 4.56 | 4.86 | 4.56 | 4.92 | 4.56 | 4.82 |
| 12～14 | 4.65 | 4.93 | 4.69 | 5.04 | 4.61 | 4.84 |
| 15～17 | 4.57 | 4.86 | 4.58 | 4.90 | 4.57 | 4.81 |

备注：2002 年数据采用 2009 年国家统计局提供的分地区、分性别、分年龄人口数据进行事后加权调整。

2012 年数据同时进行抽样权重和事后分层权重调整，采用 2009 年国家统计局提供的分地区、分性别、分年龄人口数据进行事后加权调整。

十年间城市从 4.62mmol/L 上升到 4.97mmol/L，农村从 4.58mmol/L 上升到 4.84mmol/L，城市地区各年龄组空腹血糖增长幅度均高于农村。大城市、中小城市、普通农村和贫困农村儿童青少年空腹血糖增长幅度分别为 5.7%、7.8%、4.7% 和 7.9 %。大城市和普通农村涨幅接近，中小城市和贫困农村涨幅接近（图 2-5-7、表 2-5-9）。

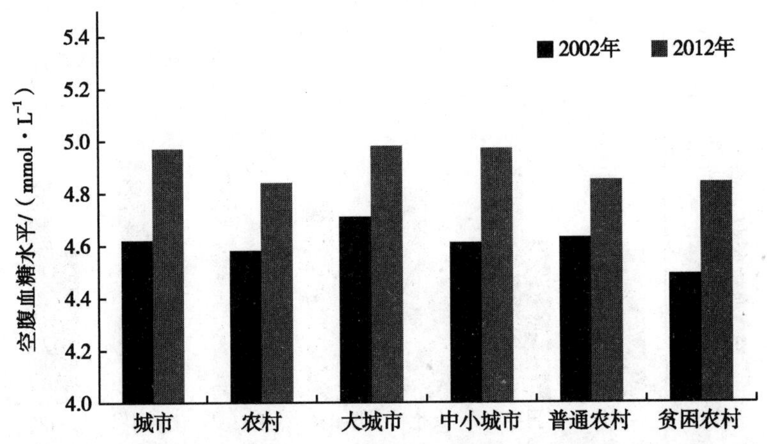


图 2-5-7　2002 年和 2012 年中国不同地区儿童青少年平均空腹血糖水平比较

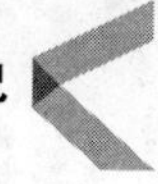

**表 2-5-9　2002 年和 2012 年中国四类地区 6 ~ 17 岁儿童青少年平均空腹血糖比较**　　单位: mmol/L

| 年龄/岁 | 大城市 | | 中小城市 | | 普通农村 | | 贫困农村 | |
|---|---|---|---|---|---|---|---|---|
| | 2002 年 | 2012 年 | 2002 年 | 2012 年 | 2002 年 | 2012 年 | 2002 年 | 2012 年 |
| 合计 | 4.71 | 4.98 | 4.61 | 4.97 | 4.63 | 4.85 | 4.49 | 4.84 |
| 6～8 | 4.63 | 4.85 | 4.52 | 4.88 | 4.57 | 4.79 | 4.41 | 4.70 |
| 9～11 | 4.69 | 5.02 | 4.58 | 4.97 | 4.66 | 4.88 | 4.49 | 4.84 |
| 12～14 | 4.78 | 5.12 | 4.70 | 5.07 | 4.69 | 4.88 | 4.55 | 4.89 |
| 15～17 | 4.72 | 4.97 | 4.63 | 4.94 | 4.62 | 4.84 | 4.49 | 4.89 |
| 男性 | | | | | | | | |
| 小计 | 4.74 | 5.03 | 4.65 | 5.01 | 4.66 | 4.89 | 4.52 | 4.87 |
| 6～8 | 4.69 | 4.85 | 4.56 | 4.93 | 4.63 | 4.83 | 4.48 | 4.71 |
| 9～11 | 4.71 | 5.09 | 4.62 | 5.02 | 4.69 | 4.93 | 4.52 | 4.87 |
| 12～14 | 4.83 | 5.13 | 4.71 | 5.10 | 4.72 | 4.93 | 4.57 | 4.93 |
| 15～17 | 4.71 | 5.04 | 4.70 | 4.98 | 4.62 | 4.88 | 4.52 | 4.95 |
| 女性 | | | | | | | | |
| 小计 | 4.68 | 4.94 | 4.56 | 4.92 | 4.60 | 4.80 | 4.44 | 4.80 |
| 6～8 | 4.57 | 4.85 | 4.47 | 4.82 | 4.51 | 4.75 | 4.33 | 4.68 |
| 9～11 | 4.66 | 4.94 | 4.54 | 4.92 | 4.61 | 4.82 | 4.46 | 4.81 |
| 12～14 | 4.72 | 5.11 | 4.68 | 5.03 | 4.66 | 4.83 | 4.53 | 4.84 |
| 15～17 | 4.73 | 4.89 | 4.55 | 4.90 | 4.63 | 4.80 | 4.45 | 4.84 |

备注: 2002 年数据采用 2009 年国家统计局提供的分地区、分性别、分年龄人口数据进行事后加权调整。

2012 年数据同时进行抽样权重和事后分层权重调整，采用 2009 年国家统计局提供的分地区、分性别、分年龄人口数据进行事后加权调整。

# 第六章 2012 年中国 6～17 岁儿童青少年糖代谢异常状况

## 第一节 2012 年中国 6～17 岁儿童青少年空腹血糖受损状况

### 一、2012 年中国 6～17 岁儿童青少年空腹血糖受损率

2012 年中国 6～17 岁儿童青少年空腹血糖受损率为 1.57%，男生为 1.76%，女生为 1.34%，男性略高于女性。6～8 岁、9～11 岁、12～14 岁和 15～17 岁组空腹血糖受损率分别为 1.37%、1.83%、1.86% 和 1.28%，空腹血糖受损率随年龄增长先升高后下降，12～14 岁最高。城市和农村儿童青少年空腹血糖受损率分别为 1.62% 和 1.52%，除 15～17 岁组外，其他年龄组男女生均为城市地区高于农村地区（图 2-6-1、图 2-6-2、表 2-6-1）。

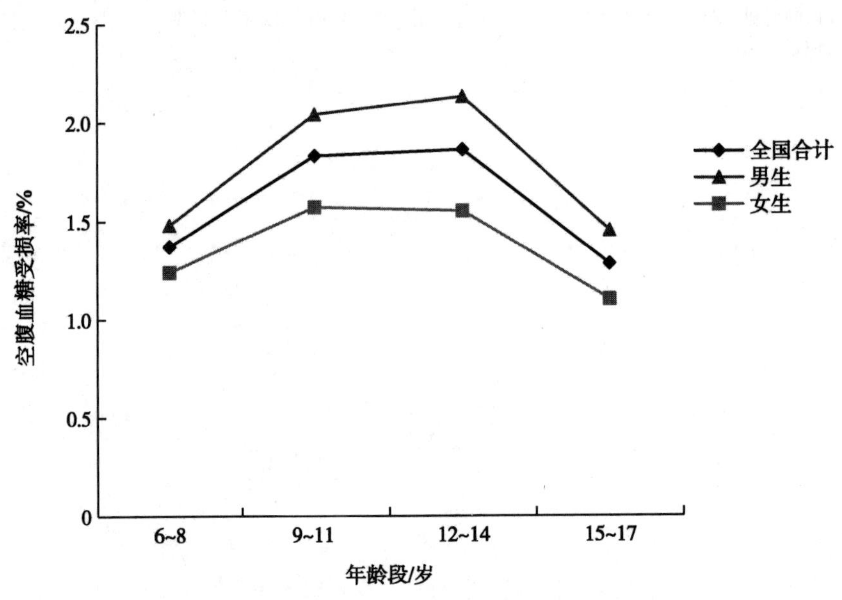


图 2-6-1 2012 年中国 6～17 岁儿童青少年空腹血糖受损率

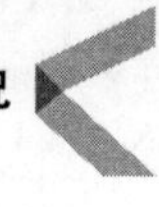

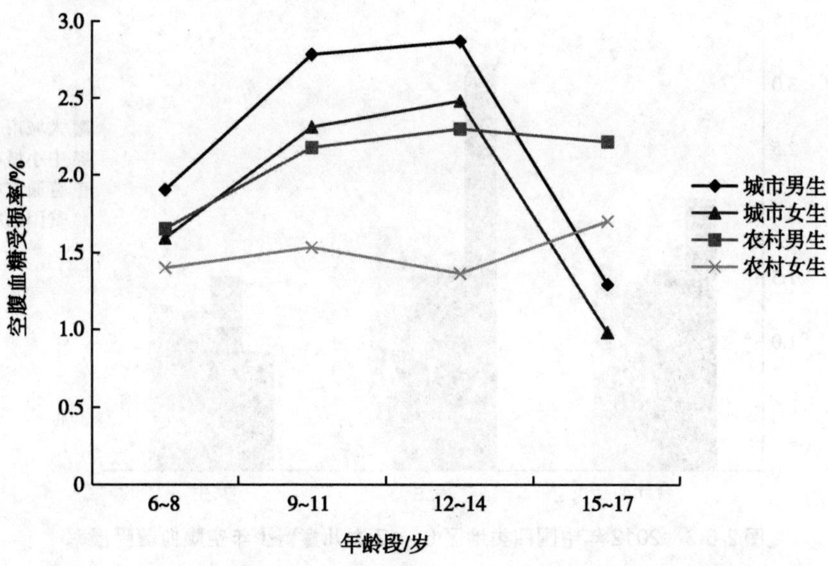


图 2-6-2　2012 年中国城乡不同性别 6～17 岁儿童青少年空腹血糖受损率

表 2-6-1　2012 年中国 6～17 岁儿童青少年空腹血糖受损率　　单位：%

| 年龄 / 岁 | 全国合计 | | 城市小计 | | 农村小计 | |
|---|---|---|---|---|---|---|
| | 受损率 | 95%*CI* | 受损率 | 95%*CI* | 受损率 | 95%*CI* |
| 合计 | 1.57 | 1.18～1.95 | 1.62 | 0.94～2.29 | 1.52 | 1.11～1.93 |
| 6～8 | 1.37 | 0.85～1.88 | 1.47 | 0.55～2.40 | 1.29 | 0.71～1.86 |
| 9～11 | 1.83 | 1.08～2.57 | 2.14 | 0.60～3.69 | 1.57 | 1.03～2.10 |
| 12～14 | 1.86 | 1.38～2.34 | 2.24 | 1.32～3.17 | 1.56 | 1.09～2.02 |
| 15～17 | 1.28 | 0.91～1.65 | 0.96 | 0.49～1.43 | 1.64 | 1.04～2.25 |
| 男性 | | | | | | |
| 小计 | 1.76 | 1.29～2.23 | 1.77 | 0.93～2.61 | 1.75 | 1.25～2.25 |
| 6～8 | 1.48 | 0.73～2.22 | 1.59 | 0.20～2.98 | 1.38 | 0.60～2.17 |
| 9～11 | 2.04 | 1.30～2.79 | 2.32 | 0.83～3.81 | 1.82 | 1.17～2.47 |
| 12～14 | 2.13 | 1.54～2.73 | 2.39 | 1.36～3.43 | 1.92 | 1.22～2.62 |
| 15～17 | 1.45 | 0.94～1.95 | 1.08 | 0.38～1.79 | 1.85 | 1.10～2.60 |
| 女性 | | | | | | |
| 小计 | 1.34 | 0.99～1.70 | 1.44 | 0.81～2.07 | 1.26 | 0.86～1.65 |
| 6～8 | 1.24 | 0.75～1.72 | 1.33 | 0.49～2.16 | 1.17 | 0.59～1.75 |
| 9～11 | 1.57 | 0.73～2.41 | 1.93 | 0.19～3.67 | 1.28 | 0.66～1.89 |
| 12～14 | 1.55 | 0.99～2.11 | 2.07 | 0.95～3.18 | 1.14 | 0.66～1.61 |
| 15～17 | 1.10 | 0.63～1.56 | 0.82 | 0.22～1.42 | 1.42 | 0.68～2.16 |

大城市、中小城市、普通农村和贫困农村 6～17 岁儿童青少年空腹血糖受损率分别为 2.11%、1.56%、1.47% 和 1.61%，大城市最高，中小城市、普通农村和贫困农村较为接近。四类地区男生空腹血糖受损率均普遍高于女生，其中大城市 12～14 岁、15～17 岁男生空腹血糖受损率相对较高，分别达到 5.09% 和 4.04%（图 2-6-3、表 2-6-2）。

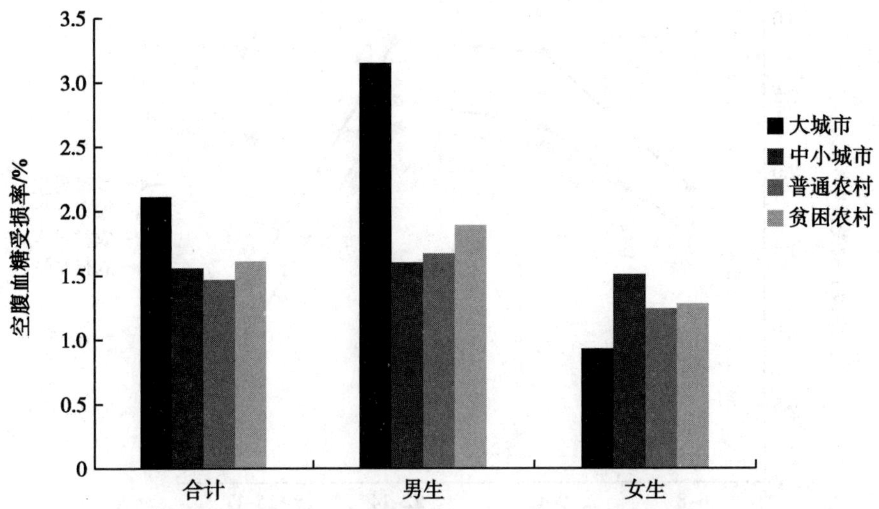


图 2-6-3　2012 年中国四类地区 6～17 岁儿童青少年空腹血糖受损率

表 2-6-2　2012 年中国四类地区 6～17 岁儿童青少年空腹血糖受损率　单位：%

| 年龄 / 岁 | 大城市 | | 中小城市 | | 普通农村 | | 贫困农村 | |
|---|---|---|---|---|---|---|---|---|
| | 受损率 | 95%*CI* | 受损率 | 95%*CI* | 受损率 | 95%*CI* | 受损率 | 95%*CI* |
| 合计 | 2.11 | 0.00～4.30 | 1.56 | 0.86～2.25 | 1.47 | 0.94～2.00 | 1.61 | 0.99～2.23 |
| 6～8 | 0.67 | 0.00～1.45 | 1.58 | 0.55～2.61 | 1.26 | 0.45～2.06 | 1.34 | 0.71～1.97 |
| 9～11 | 2.09 | 0.17～4.02 | 2.15 | 0.44～3.85 | 1.25 | 0.73～1.77 | 2.15 | 0.99～3.32 |
| 12～14 | 3.51 | 0.00～7.36 | 2.11 | 1.21～3.01 | 1.69 | 1.06～2.32 | 1.33 | 0.70～1.97 |
| 15～17 | 2.28 | 0.00～4.68 | 0.80 | 0.39～1.20 | 1.66 | 0.91～2.41 | 1.63 | 0.63～2.62 |
| 男性 | | | | | | | | |
| 小计 | 3.15 | 0.00～6.52 | 1.60 | 0.79～2.41 | 1.67 | 1.02～2.31 | 1.89 | 1.12～2.66 |
| 6～8 | 1.18 | 0.00～2.58 | 1.65 | 0.10～3.21 | 1.30 | 0.19～2.42 | 1.54 | 0.70～2.38 |
| 9～11 | 2.37 | 0.00～5.06 | 2.32 | 0.69～3.94 | 1.34 | 0.74～1.94 | 2.68 | 1.21～4.15 |
| 12～14 | 5.09 | 0.00～10.46 | 2.10 | 1.18～3.03 | 2.24 | 1.28～3.20 | 1.36 | 0.46～2.26 |
| 15～17 | 4.04 | 0.06～8.02 | 0.76 | 0.20～1.31 | 1.75 | 0.94～2.56 | 2.01 | 0.57～3.45 |
| 女性 | | | | | | | | |
| 小计 | 0.93 | 0.00～2.00 | 1.51 | 0.82～2.19 | 1.24 | 0.71～1.77 | 1.28 | 0.74～1.82 |
| 6～8 | 0 | - | 1.50 | 0.57～2.42 | 1.20 | 0.51～1.89 | 1.10 | 0.05～2.14 |
| 9～11 | 1.76 | 0.39～3.14 | 1.95 | 0.02～3.88 | 1.13 | 0.48～1.79 | 1.53 | 0.29～2.78 |
| 12～14 | 1.56 | 0.00～4.31 | 2.12 | 0.95～3.29 | 1.03 | 0.41～1.65 | 1.31 | 0.57～2.04 |
| 15～17 | 0.63 | 0.00～1.76 | 0.84 | 0.20～1.49 | 1.56 | 0.54～2.57 | 1.20 | 0.23～2.17 |

## 二、十年变化趋势

与 2002 年中国居民营养与健康状况调查结果相比，2012 年中国 6～17 岁儿童青少年

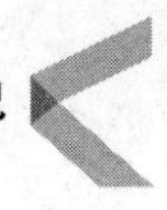

空腹血糖受损率明显升高，从0.30%上升到1.57%。男生空腹血糖受损率从0.36%上升到1.76%，女生空腹血糖受损率从0.24%上升到1.34%，女生增长幅度略高于男生。各年龄组中9～11岁和12～14岁组涨幅相对较大，城市地区尤为明显，其中城市男生9～11岁和12～14岁组分别上升1.99和2.28个百分点，城市女生9～11岁和12～14岁组分别上升1.83和1.86个百分点（图2-6-4、表2-6-3）。

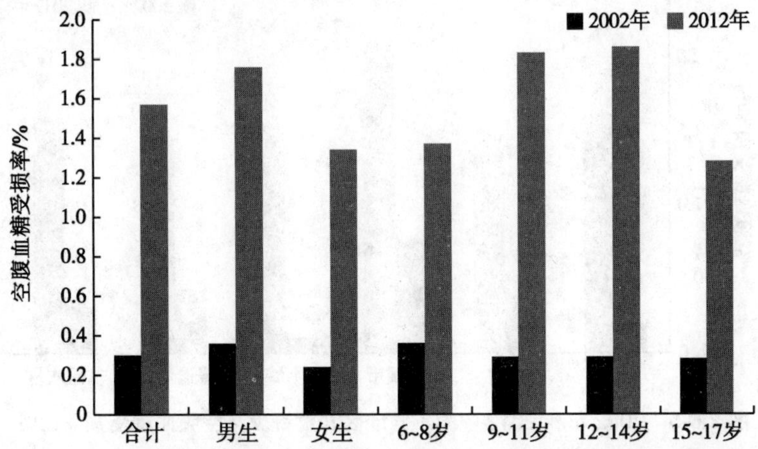


图2-6-4 2002年和2012中国儿童青少年空腹血糖受损率比较

表2-6-3 2002年和2012年中国6～17岁儿童青少年空腹血糖受损率比较 单位：%

| 年龄/岁 | 合计 | | 城市小计 | | 农村小计 | |
|---|---|---|---|---|---|---|
| | 2002年 | 2012年 | 2002年 | 2012年 | 2002年 | 2012年 |
| 合计 | 0.30 | 1.57 | 0.20 | 1.62 | 0.40 | 1.52 |
| 6～8 | 0.36 | 1.37 | 0.30 | 1.47 | 0.41 | 1.29 |
| 9～11 | 0.29 | 1.83 | 0.22 | 2.14 | 0.35 | 1.57 |
| 12～14 | 0.29 | 1.86 | 0.16 | 2.24 | 0.42 | 1.56 |
| 15～17 | 0.28 | 1.28 | 0.14 | 0.96 | 0.40 | 1.64 |
| 男性 | | | | | | |
| 小计 | 0.36 | 1.76 | 0.24 | 1.77 | 0.46 | 1.75 |
| 6～8 | 0.46 | 1.48 | 0.45 | 1.59 | 0.47 | 1.38 |
| 9～11 | 0.34 | 2.04 | 0.33 | 2.32 | 0.34 | 1.82 |
| 12～14 | 0.34 | 2.13 | 0.11 | 2.39 | 0.55 | 1.92 |
| 15～17 | 0.32 | 1.45 | 0.13 | 1.08 | 0.48 | 1.85 |
| 女性 | | | | | | |
| 小计 | 0.24 | 1.34 | 0.15 | 1.44 | 0.32 | 1.26 |
| 6～8 | 0.26 | 1.24 | 0.14 | 1.33 | 0.36 | 1.17 |
| 9～11 | 0.23 | 1.57 | 0.10 | 1.93 | 0.36 | 1.28 |
| 12～14 | 0.24 | 1.55 | 0.21 | 2.07 | 0.26 | 1.14 |
| 15～17 | 0.24 | 1.10 | 0.15 | 0.82 | 0.32 | 1.42 |

备注：2002年数据采用2009年国家统计局提供的分地区、分性别、分年龄人口数据进行事后加权调整。

2012年数据同时进行抽样权重和事后分层权重调整，采用2009年国家统计局提供的分地区、分性别、分年龄人口数据进行事后加权调整。

十年间，城市从0.20%上升到1.62%，农村从0.40%上升到1.52%，涨幅分别为710.0%和281.8%，城市各年龄段涨幅均高于农村。大城市、中小城市、普通农村和贫困农村儿童青少年空腹血糖分别上升1.34、1.45、1.03和1.29个百分点。中小城市的空腹血糖受损率增长幅度最为明显（图2-6-5、表2-6-4）。

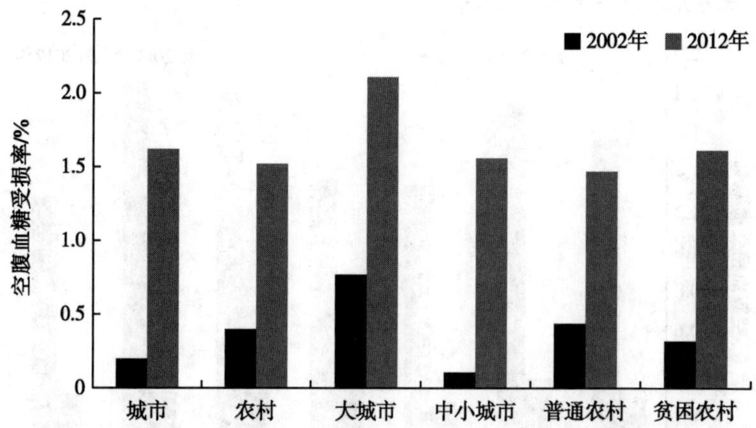


图2-6-5 2002年和2012中国不同地区儿童青少年空腹血糖受损率比较

表2-6-4 2002年和2012年中国四类地区6～17岁儿童青少年平均空腹血糖比较 单位：%

| 年龄/岁 | 大城市 | | 中小城市 | | 普通农村 | | 贫困农村 | |
|---|---|---|---|---|---|---|---|---|
| | 2002年 | 2012年 | 2002年 | 2012年 | 2002年 | 2012年 | 2002年 | 2012年 |
| 合计 | 0.77 | 2.11 | 0.11 | 1.56 | 0.44 | 1.47 | 0.32 | 1.61 |
| 6～8 | 0.30 | 0.67 | 0.30 | 1.58 | 0.41 | 1.26 | 0.42 | 1.34 |
| 9～11 | 0.79 | 2.09 | 0.12 | 2.15 | 0.33 | 1.25 | 0.39 | 2.15 |
| 12～14 | 0.73 | 3.51 | 0.06 | 2.11 | 0.44 | 1.69 | 0.38 | 1.33 |
| 15～17 | 1.12 | 2.28 | 0.00 | 0.80 | 0.52 | 1.66 | 0.17 | 1.63 |
| 男性 | | | | | | | | |
| 小计 | 0.71 | 3.15 | 0.18 | 1.60 | 0.49 | 1.67 | 0.41 | 1.89 |
| 6～8 | 0.28 | 1.18 | 0.47 | 1.65 | 0.47 | 1.30 | 0.46 | 1.54 |
| 9～11 | 0.93 | 2.37 | 0.23 | 2.32 | 0.33 | 1.34 | 0.36 | 2.68 |
| 12～14 | 0.44 | 5.09 | 0.06 | 2.10 | 0.57 | 2.24 | 0.52 | 1.36 |
| 15～17 | 1.03 | 4.04 | 0.00 | 0.76 | 0.55 | 1.75 | 0.32 | 2.01 |
| 女性 | | | | | | | | |
| 小计 | 0.84 | 0.93 | 0.04 | 1.51 | 0.37 | 1.24 | 0.23 | 1.28 |
| 6～8 | 0.31 | 0.00 | 0.12 | 1.50 | 0.35 | 1.20 | 0.37 | 1.10 |
| 9～11 | 0.64 | 1.76 | 0.00 | 1.95 | 0.32 | 1.13 | 0.42 | 1.53 |
| 12～14 | 1.04 | 1.56 | 0.06 | 2.12 | 0.29 | 1.03 | 0.21 | 1.31 |
| 15～17 | 1.23 | 0.63 | 0.00 | 0.84 | 0.48 | 1.56 | 0.00 | 1.20 |

备注：2002年数据采用2009年国家统计局提供的分地区、分性别、分年龄人口数据进行事后加权调整。

2012年数据同时进行抽样权重和事后分层权重调整，采用2009年国家统计局提供的分地区、分性别、分年龄人口数据进行事后加权调整。

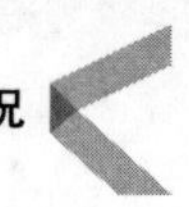

# 第二节 2012 年中国 6～17 岁儿童青少年糖尿病患病状况

## 一、2012 年中国 6～17 岁儿童青少年糖尿病患病率

中国 6～17 岁儿童青少年糖尿病患病率为 0.45%，男生为 0.44%，女生为 0.46%。6～8 岁、9～11 岁、12～14 岁和 15～17 岁组儿童青少年糖尿病患病率分别为 0.36%、0.48%、0.42% 和 0.51%。其中城市地区 6～8 岁、9～11 岁、12～14 岁和 15～17 岁 4 个年龄组患病率相对稳定，农村地区 9～11 岁和 15～17 岁组患病率较其他年龄组较高，分别为 0.59% 和 0.61%。除 6～8 岁组，其他 3 个年龄组农村儿童青少年糖尿病患病率均高于同年龄组城市儿童青少年（图 2-6-6、表 2-6-5）。

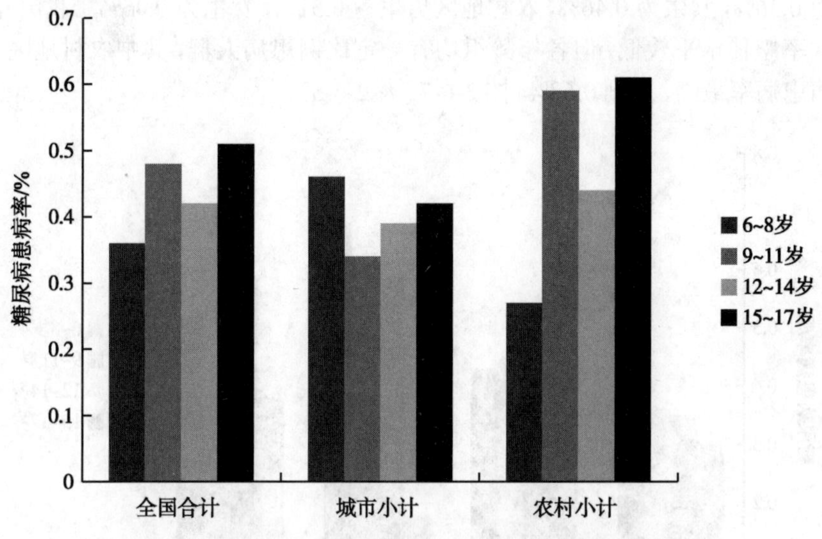


图 2-6-6 2012 年中国 6～17 岁儿童青少年糖尿病患病率

表 2-6-5 2012 年中国 6～17 岁儿童青少年糖尿病患病率 单位：%

| 年龄 / 岁 | 全国合计 | | 城市小计 | | 农村小计 | |
|---|---|---|---|---|---|---|
| | 患病率 | 95%*CI* | 患病率 | 95%*CI* | 患病率 | 95%*CI* |
| 合计 | 0.45 | 0.31～0.58 | 0.41 | 0.23～0.59 | 0.48 | 0.28～0.68 |
| 6～8 | 0.36 | 0.20～0.52 | 0.46 | 0.17～0.76 | 0.27 | 0.09～0.46 |
| 9～11 | 0.48 | 0.27～0.69 | 0.34 | 0.11～0.58 | 0.59 | 0.26～0.92 |
| 12～14 | 0.42 | 0.22～0.61 | 0.39 | 0.11～0.68 | 0.44 | 0.16～0.71 |
| 15～17 | 0.51 | 0.24～0.78 | 0.42 | 0.14～0.71 | 0.61 | 0.13～1.08 |
| 男性 | | | | | | |
| 小计 | 0.44 | 0.28～0.60 | 0.36 | 0.18～0.55 | 0.51 | 0.24～0.77 |
| 6～8 | 0.24 | 0.07～0.40 | 0.30 | 0.01～0.60 | 0.18 | 0.01～0.36 |
| 9～11 | 0.48 | 0.19～0.77 | 0.35 | 0.00～0.71 | 0.59 | 0.15～1.03 |

续表

| 年龄/岁 | 全国合计 | | 城市小计 | | 农村小计 | |
|---|---|---|---|---|---|---|
| | 患病率 | 95%*CI* | 患病率 | 95%*CI* | 患病率 | 95%*CI* |
| 12～14 | 0.46 | 0.16～0.75 | 0.35 | 0.04～0.66 | 0.54 | 0.06～1.02 |
| 15～17 | 0.54 | 0.19～0.90 | 0.42 | 0.05～0.78 | 0.68 | 0.04～1.33 |
| 女性 | | | | | | |
| 小计 | 0.46 | 0.29～0.63 | 0.46 | 0.19～0.73 | 0.45 | 0.24～0.67 |
| 6～8 | 0.50 | 0.20～0.80 | 0.65 | 0.10～1.21 | 0.38 | 0.06～0.71 |
| 9～11 | 0.48 | 0.24～0.72 | 0.34 | 0.05～0.63 | 0.59 | 0.22～0.96 |
| 12～14 | 0.37 | 0.15～0.59 | 0.45 | 0.04～0.86 | 0.31 | 0.09～0.54 |
| 15～17 | 0.47 | 0.14～0.81 | 0.43 | 0.00～0.89 | 0.52 | 0.02～1.02 |

城市地区儿童青少年糖尿病患病率为0.41%，农村为0.48%，农村高于城市。其中城市地区男生为0.36%，女生为0.46%，农村地区男生为0.51%，女生为0.45%。我国儿童青少年糖尿病患病率整体水平较低，但各年龄组均有一定比例患病人群，其中农村地区15～17岁男生糖尿病患病率最高，达到0.68%（图2-6-7、表2-6-5）。

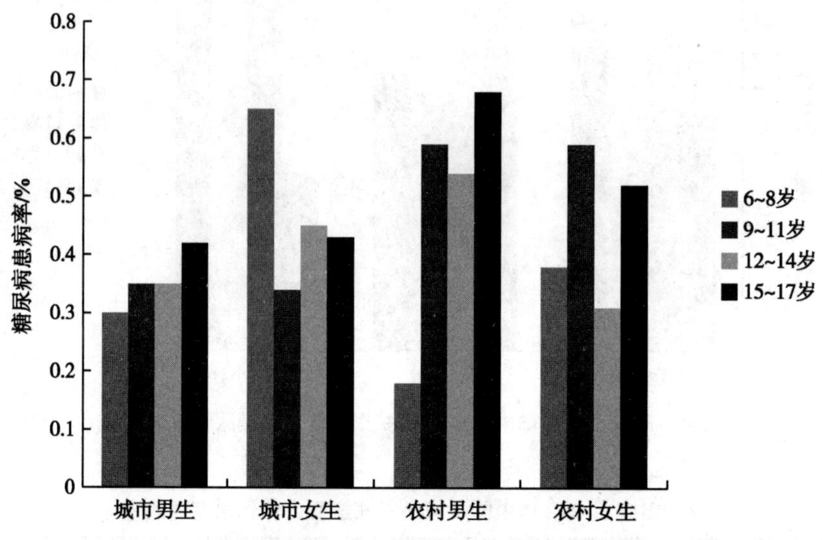


图2-6-7　2012年中国城乡不同性别儿童青少年糖尿病患病率

大城市6～17岁儿童青少年糖尿病患病率为0.61%，男生为0.63%，女生为0.60%。中小城市6～17岁儿童青少年糖尿病患病率为0.38%，男生为0.33%，女生为0.45%。普通农村6～17岁儿童青少年糖尿病患病率为0.43%，男生为0.36%，女生为0.50%。贫困农村6～17岁儿童青少年糖尿病患病率为0.58%，男生为0.76%，女生为0.37%。大城市和贫困农村儿童青少年糖尿病患病率相对偏高。其中贫困地区男生糖尿病患病率表现出随年龄增加上升的趋势，贫困地区女生中，15～17岁组女生糖尿病患病率也明显高于其他年龄组。大城市9～11岁组男生，6～8岁组和12～14岁组女生、贫困农村15～17岁组男生糖尿病患病率均超过1%，是全国儿童青少年合计患病率（0.45%）的2倍以上，其中大城市12～14岁组女生糖尿病患病率达到1.65%（图2-6-8、图2-6-9、表2-6-6）。

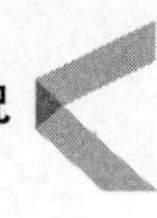

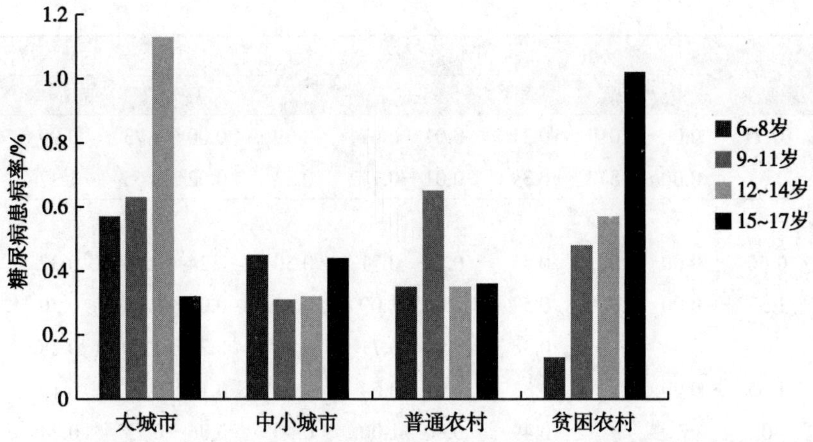


图 2-6-8　2012 年中国四类地区 6～17 岁儿童青少年糖尿病患病率

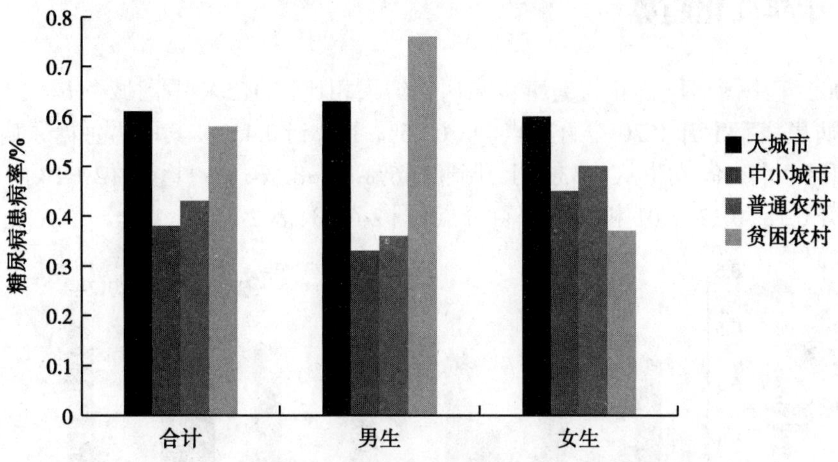


图 2-6-9　2012 年中国四类地区不同性别儿童青少年糖尿病患病率

表 2-6-6　2012 年中国四类地区 6～17 岁儿童青少年糖尿病患病率　　单位：%

| 年龄 / 岁 | 大城市 | | 中小城市 | | 普通农村 | | 贫困农村 | |
|---|---|---|---|---|---|---|---|---|
| | 患病率 | 95%*CI* | 患病率 | 95%*CI* | 患病率 | 95%*CI* | 患病率 | 95%*CI* |
| 合计 | 0.61 | 0.00～1.47 | 0.38 | 0.21～0.55 | 0.43 | 0.21～0.64 | 0.58 | 0.18～0.98 |
| 6～8 | 0.57 | 0.00～1.68 | 0.45 | 0.16～0.74 | 0.35 | 0.09～0.60 | 0.13 | 0.00～0.32 |
| 9～11 | 0.63 | 0.00～1.60 | 0.31 | 0.07～0.54 | 0.65 | 0.19～1.11 | 0.48 | 0.10～0.86 |
| 12～14 | 1.13 | 0.00～3.16 | 0.32 | 0.11～0.53 | 0.35 | 0.08～0.63 | 0.57 | 0.01～1.14 |
| 15～17 | 0.32 | 0.00～0.91 | 0.44 | 0.13～0.74 | 0.36 | 0.15～0.58 | 1.02 | 0.00～2.22 |
| 男性 | | | | | | | | |
| 小计 | 0.63 | 0.00～1.36 | 0.33 | 0.15～0.51 | 0.36 | 0.13～0.60 | 0.76 | 0.16～1.35 |
| 6～8 | 0 | - | 0.35 | 0.01～0.68 | 0.28 | 0.02～0.55 | 0 | - |
| 9～11 | 1.14 | 0.00～2.93 | 0.24 | 0.00～0.59 | 0.56 | 0.00～1.16 | 0.65 | 0.10～1.20 |

续表

| 年龄 / 岁 | 大城市 | | 中小城市 | | 普通农村 | | 贫困农村 | |
|---|---|---|---|---|---|---|---|---|
| | 患病率 | 95%*CI* | 患病率 | 95%*CI* | 患病率 | 95%*CI* | 患病率 | 95%*CI* |
| 12～14 | 0，71 | 0.00～2.01 | 0.31 | 0.01～0.61 | 0.29 | 0.00～0.73 | 0.99 | 0.00～2.06 |
| 15～17 | 0.67 | 0.00～1.87 | 0.39 | 0.01～0.77 | 0.33 | 0.02～0.65 | 1.27 | 0.00～2.87 |
| 女性 | | | | | | | | |
| 小计 | 0.60 | 0.00～1.69 | 0.45 | 0.18～0.71 | 0.50 | 0.24～0.76 | 0.37 | 0.00～0.74 |
| 6～8 | 1.33 | 0.00～3.85 | 0.57 | 0.06～1.09 | 0.43 | 0.00～0.86 | 0.30 | 0.00～0.72 |
| 9～11 | 0 | - | 0.38 | 0.06～0.71 | 0.76 | 0.24～1.28 | 0.28 | 0.00～0.66 |
| 12～14 | 1.65 | 0.00～4.54 | 0.33 | 0.02～0.64 | 0.43 | 0.10～0.77 | 0.12 | 0.00～0.35 |
| 15～17 | 0 | - | 0.49 | 0.00～1.00 | 0.40 | 0.06～0.73 | 0.74 | 0.00～1.94 |

## 二、十年变化趋势

与 2002 年中国居民营养与健康状况调查结果相比，2012 年中国城乡 6～17 岁儿童青少年糖尿病患病率上升 0.20 个百分点，从 0.25% 上升到 0.45%，其中男生糖尿病患病率从 0.18% 上升到 0.44%，女生从 0.33% 上升到 0.46%；6～8 岁、9～11 岁、12～14 岁和 15～17 岁分别上升 0.18、0.32、0.01 和 0.27 个百分点（图 2-6-10、表 2-6-7）。

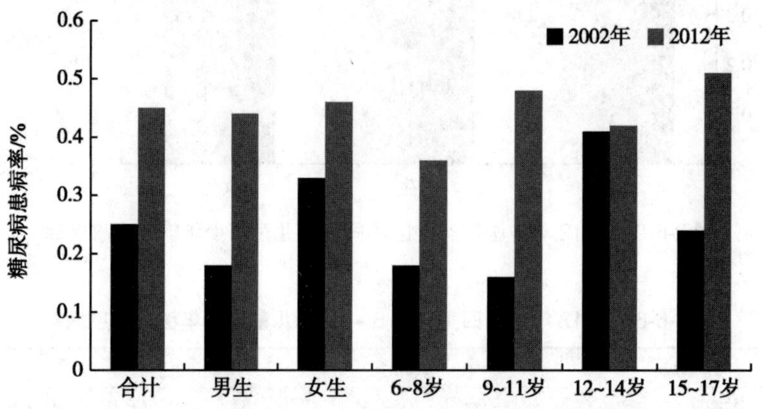


图 2-6-10　2002 年与 2012 年中国儿童青少年糖尿病患病率比较

表 2-6-7　2002 与 2012 年中国 6～17 岁儿童青少年糖尿病患病率比较　　单位：%

| 年龄 / 岁 | 合计 | | 城市小计 | | 农村小计 | |
|---|---|---|---|---|---|---|
| | 2002 年 | 2012 年 | 2002 年 | 2012 年 | 2002 年 | 2012 年 |
| 合计 | 0.25 | 0.45 | 0.27 | 0.41 | 0.23 | 0.48 |
| 6～8 | 0.18 | 0.36 | 0.15 | 0.46 | 0.21 | 0.27 |
| 9～11 | 0.16 | 0.48 | 0.17 | 0.34 | 0.15 | 0.59 |
| 12～14 | 0.41 | 0.42 | 0.62 | 0.39 | 0.20 | 0.44 |
| 15～17 | 0.24 | 0.51 | 0.14 | 0.42 | 0.31 | 0.61 |

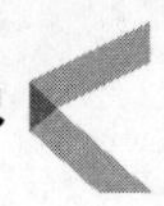

续表

| 年龄/岁 | 合计 | | 城市小计 | | 农村小计 | |
|---|---|---|---|---|---|---|
| | 2002年 | 2012年 | 2002年 | 2012年 | 2002年 | 2012年 |
| 男性 | | | | | | |
| 小计 | 0.18 | 0.44 | 0.14 | 0.36 | 0.21 | 0.51 |
| 6～8 | 0.21 | 0.24 | 0.18 | 0.30 | 0.24 | 0.18 |
| 9～11 | 0.19 | 0.48 | 0.22 | 0.35 | 0.15 | 0.59 |
| 12～14 | 0.19 | 0.46 | 0.13 | 0.35 | 0.25 | 0.54 |
| 15～17 | 0.13 | 0.54 | 0.06 | 0.42 | 0.19 | 0.68 |
| 女性 | | | | | | |
| 小计 | 0.33 | 0.46 | 0.41 | 0.46 | 0.25 | 0.45 |
| 6～8 | 0.15 | 0.50 | 0.12 | 0.65 | 0.18 | 0.38 |
| 9～11 | 0.13 | 0.48 | 0.11 | 0.34 | 0.14 | 0.59 |
| 12～14 | 0.67 | 0.37 | 1.19 | 0.45 | 0.14 | 0.31 |
| 15～17 | 0.36 | 0.47 | 0.24 | 0.43 | 0.45 | 0.52 |

备注：2002年数据采用2009年国家统计局提供的分地区、分性别、分年龄人口数据进行事后加权调整。

2012年数据同时进行抽样权重和事后分层权重调整，采用2009年国家统计局提供的分地区、分性别、分年龄人口数据进行事后加权调整。

十年间其中城市从0.27%上升到0.41%，农村从0.23%上升到0.48%。大城市儿童青少年糖尿病患病率基本持平，中小城市、普通农村和贫困农村儿童青少年糖尿病患病率分别上升0.17、0.16和0.43个百分点，贫困农村增长幅度最大（图2-6-11、表2-6-8）。

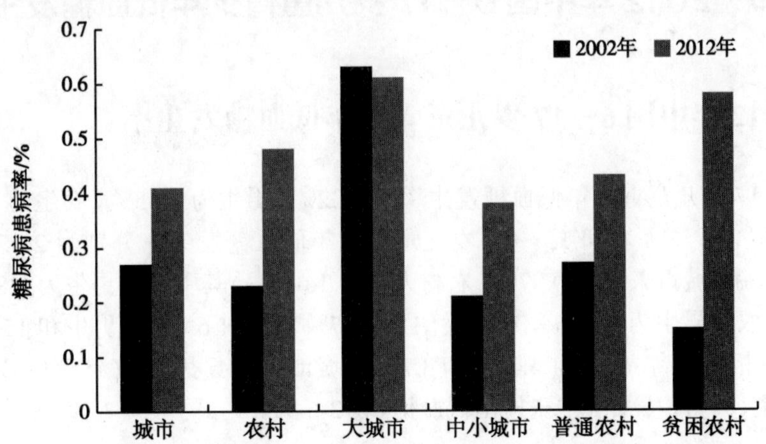


图2-6-11　2002年与2012年中国不同地区儿童青少年糖尿病患病率比较

表2-6-8　2002年与2012年中国四类地区6～17岁儿童青少年糖尿病患病率比较　单位：%

| 年龄/岁 | 大城市 | | 中小城市 | | 普通农村 | | 贫困农村 | |
|---|---|---|---|---|---|---|---|---|
| | 2002年 | 2012年 | 2002年 | 2012年 | 2002年 | 2012年 | 2002年 | 2012年 |
| 合计 | 0.63 | 0.61 | 0.21 | 0.38 | 0.27 | 0.43 | 0.15 | 0.58 |
| 6～8 | 0.15 | 0.57 | 0.15 | 0.45 | 0.17 | 0.35 | 0.29 | 0.13 |
| 9～11 | 0.10 | 0.63 | 0.18 | 0.31 | 0.23 | 0.65 | 0.00 | 0.48 |

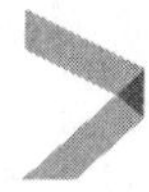



续表

| 年龄 / 岁 | 大城市 | | 中小城市 | | 普通农村 | | 贫困农村 | |
|---|---|---|---|---|---|---|---|---|
| | 2002 年 | 2012 年 | 2002 年 | 2012 年 | 2002 年 | 2012 年 | 2002 年 | 2012 年 |
| 12～14 | 0.93 | 1.13 | 0.57 | 0.32 | 0.11 | 0.35 | 0.36 | 0.57 |
| 15～17 | 1.16 | 0.32 | 0.00 | 0.44 | 0.47 | 0.36 | 0.00 | 1.02 |
| 男性 | | | | | | | | |
| 小计 | 0.44 | 0.63 | 0.10 | 0.33 | 0.23 | 0.36 | 0.16 | 0.76 |
| 6～8 | 0.18 | 0.00 | 0.18 | 0.35 | 0.25 | 0.28 | 0.21 | 0.00 |
| 9～11 | 0.14 | 1.14 | 0.23 | 0.24 | 0.24 | 0.56 | 0.00 | 0.65 |
| 12～14 | 0.90 | 0.71 | 0.00 | 0.31 | 0.14 | 0.29 | 0.46 | 0.99 |
| 15～17 | 0.46 | 0.67 | 0.00 | 0.39 | 0.29 | 0.33 | 0.00 | 1.27 |
| 女性 | | | | | | | | |
| 小计 | 0.83 | 0.60 | 0.35 | 0.45 | 0.30 | 0.50 | 0.14 | 0.37 |
| 6～8 | 0.13 | 1.33 | 0.12 | 0.57 | 0.09 | 0.43 | 0.37 | 0.30 |
| 9～11 | 0.06 | 0.00 | 0.12 | 0.38 | 0.22 | 0.76 | 0.00 | 0.28 |
| 12～14 | 0.96 | 1.65 | 1.23 | 0.33 | 0.08 | 0.43 | 0.25 | 0.12 |
| 15～17 | 1.95 | 0.00 | 0.00 | 0.49 | 0.67 | 0.40 | 0.00 | 0.74 |

备注：2002 年数据采用 2009 年国家统计局提供的分地区、分性别、分年龄人口数据进行事后加权调整。

2012 年数据同时进行抽样权重和事后分层权重调整，采用 2009 年国家统计局提供的分地区、分性别、分年龄人口数据进行事后加权调整。

# 第三节　2012 年中国 6～17 岁儿童青少年低血糖发生状况

## 一、2012 年中国 6～17 岁儿童青少年低血糖发生率

中国 6～17 岁儿童青少年低血糖发生率为 1.32‰，男生为 1.35‰，女生为 1.29‰。6～8 岁，9～11 岁、12～14 岁和 15～17 岁儿童青少年低血糖发生率分别为 2.37‰、0.81‰、0.98‰和 1.21‰。城市人群为 0.97‰，农村人群为 1.63‰。其中城市男生为 0.88‰，城市女生为 1.08‰，农村男生为 1.77‰，农村女生为 1.47‰。农村 6～8 岁男生和 15～17 岁女生低血糖发生率相对较高，分别为 4.08‰和 3.12‰，城市 9～11 岁男生、15～17 岁女生和农村 12～14 岁男生、9～11 岁女生中未检出低血糖（表 2-6-9）。

**表 2-6-9　2012 年中国城乡 6～17 岁儿童青少年低血糖发生率**　　单位：‰

| 年龄 / 岁 | 全国合计 | | 城市小计 | | 农村小计 | |
|---|---|---|---|---|---|---|
| | 发生率 | 95%*CI* | 发生率 | 95%*CI* | 发生率 | 95%*CI* |
| 合计 | 1.32 | 0.49～2.15 | 0.97 | 0.00～2.14 | 1.63 | 0.44～2.82 |
| 6～8 | 2.37 | 0.30～4.43 | 1.90 | 0.00～4.22 | 2.73 | 0.00～5.97 |
| 9～11 | 0.81 | 0.16～1.46 | 0.33 | 0.00～0.98 | 1.21 | 0.15～2.26 |
| 12～14 | 0.98 | 0.01～1.96 | 1.42 | 0.00～3.47 | 0.63 | 0.00～1.36 |
| 15～17 | 1.21 | 0.26～2.16 | 0.52 | 0.00～1.58 | 1.99 | 0.34～3.64 |

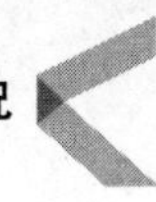

续表

| 年龄/岁 | 全国合计 | | 城市小计 | | 农村小计 | |
|---|---|---|---|---|---|---|
| | 发生率 | 95%CI | 发生率 | 95%CI | 发生率 | 95%CI |
| 男性 | | | | | | |
| 小计 | 1.35 | 0.29～2.41 | 0.88 | 0.00～2.28 | 1.77 | 0.18～3.36 |
| 6～8 | 3.07 | 0.25～5.90 | 1.78 | 0.00～4.34 | 4.08 | 0.00～8.74 |
| 9～11 | 1.23 | 0.16～2.30 | 0 | - | 2.23 | 0.27～4.19 |
| 12～14 | 0.31 | 0.00～0.92 | 0.69 | 0.00～2.10 | 0 | - |
| 15～17 | 0.99 | 0.00～2.23 | 1.01 | 0.00～3.06 | 0.98 | 0.00～2.34 |
| 女性 | | | | | | |
| 小计 | 1.29 | 0.38～2.19 | 1.08 | 0.00～2.67 | 1.47 | 0.48～2.47 |
| 6～8 | 1.52 | 0.00～3.51 | 2.04 | 0.00～6.17 | 1.12 | 0.00～2.73 |
| 9～11 | 0.32 | 0.00～0.95 | 0.71 | 0.00～2.14 | 0 | - |
| 12～14 | 1.77 | 0.05～3.48 | 2.26 | 0.00～5.65 | 1.37 | 0.00～2.93 |
| 15～17 | 1.44 | 0.14～2.75 | 0 | - | 3.12 | 0.30～5.95 |

大城市、中小城市、普通农村和贫困农村6～17岁儿童青少年低血糖发生率分别为3.99‰、0.60‰、1.17‰和2.44‰。大城市男生为6.02‰，女生为1.68‰，其中15～17岁男生达到10.10‰，明显高于其他各年龄组；中小城市男生和女生的低血糖发生率均为四类地区最低，其中男生为0.24‰，女生为1.01‰。普通农村男生为1.10‰，女生为1.26‰。贫困农村男生为2.96‰，女生为1.85‰，其中6～8岁组男生相对较高，为8.77‰（表2-6-10）。

**表2-6-10 2012年中国四类地区6～17岁儿童青少年低血糖发生率** 单位：‰

| 年龄/岁 | 大城市 | | 中小城市 | | 普通农村 | | 贫困农村 | |
|---|---|---|---|---|---|---|---|---|
| | 低血糖发生率 | 95%CI | 低血糖发生率 | 95%CI | 低血糖发生率 | 95%CI | 低血糖发生率 | 95%CI |
| 合计 | 3.99 | 0.00～12.44 | 0.60 | 0.00～1.43 | 1.17 | 0.00～2.44 | 2.44 | 0.01～4.83 |
| 6～8 | 3.38 | 0.00～10.38 | 1.69 | 0.00～4.12 | 1.21 | 0.00～3.61 | 5.67 | 0.00～13.97 |
| 9～11 | 0 | - | 0.37 | 0.00～1.10 | 1.12 | 0.00～2.39 | 1.35 | 0.00～3.22 |
| 12～14 | 7.86 | 0.00～24.26 | 0.75 | 0.00～2.24 | 0.68 | 0.00～1.62 | 0.55 | 0.00～1.65 |
| 15～17 | 4.90 | 0.00～15.48 | 0 | - | 1.65 | 0.00～3.59 | 2.56 | 0.00～5.47 |
| 男性 | | | | | | | | |
| 小计 | 6.02 | 0.00～18.64 | 0.24 | 0.00～0.72 | 1.10 | 0.00～2.67 | 2.96 | 0.00～6.35 |
| 6～8 | 5.93 | 0.00～18.09 | 1.17 | 0.00～3.48 | 1.61 | 0.00～4.80 | 8.77 | 0.00～20.75 |
| 9～11 | 0 | - | 0 | - | 2.08 | 0.00～4.42 | 2.50 | 0.00～5.96 |
| 12～14 | 7.14 | 0.00～21.93 | 0 | - | 0 | - | 0 | - |
| 15～17 | 10.10 | 0.00～31.44 | 0 | - | 0.78 | 0.00～2.33 | 1.30 | 0.00～3.81 |
| 女性 | | | | | | | | |
| 小计 | 1.68 | 0.00～5.27 | 1.01 | 0.00～2.71 | 1.26 | 0.14～2.38 | 1.85 | 0.00～3.73 |
| 6～8 | 0 | - | 2.30 | 0.00～6.88 | 0.74 | 0.00～2.22 | 1.87 | 0.00～5.65 |
| 9～11 | 0 | - | 0.80 | 0.00～2.40 | 0 | - | 0 | - |
| 12～14 | 8.74 | 0.00～27.18 | 1.61 | 0.00～4.82 | 1.50 | 0.00～3.57 | 1.16 | 0.00～3.47 |
| 15～17 | 0 | - | 0 | - | 2.61 | 0.00～5.54 | 3.98 | 0.00～9.63 |

## 二、十年变化趋势

2012年6～17岁儿童青少年低血糖发生率较2002年中国居民营养与健康状况调查结果上升1.20个千分点，从0.12‰上升到1.32‰。2002年城乡仅有个别年龄段儿童青少年有少量低血糖检出，而2012年城乡绝大多数年龄组均有一定比例的儿童青少年检出低血糖，且检出率较2002年同年龄组有较大幅度的升高（图2-6-12、表2-6-11、表2-6-12）。

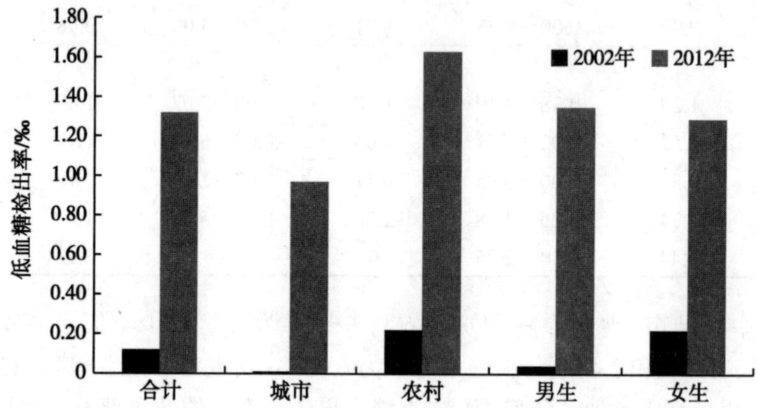


图2-6-12 2002年与2012年中国儿童青少年低血糖发生率比较

表2-6-11 2002年与2012年中国6～17岁儿童青少年低血糖发生率比较/‰

| 年龄/岁 | 合计 | | 城市小计 | | 农村小计 | |
|---|---|---|---|---|---|---|
| | 2002年 | 2012年 | 2002年 | 2012年 | 2002年 | 2012年 |
| 合计 | 0.12 | 1.32 | 0.01 | 0.97 | 0.22 | 1.63 |
| 6～8 | 0.28 | 2.37 | 0 | 1.90 | 0.53 | 2.73 |
| 9～11 | 0.16 | 0.81 | 0.05 | 0.33 | 0.27 | 1.21 |
| 12～14 | 0.08 | 0.98 | 0 | 1.42 | 0.16 | 0.63 |
| 15～17 | 0 | 1.21 | 0 | 0.52 | 0 | 1.99 |
| 男性 | | | | | | |
| 小计 | 0.04 | 1.35 | 0 | 0.88 | 0.07 | 1.77 |
| 6～8 | 0.16 | 3.07 | 0 | 1.78 | 0.30 | 4.08 |
| 9～11 | 0 | 1.23 | 0 | 0 | 0 | 2.23 |
| 12～14 | 0 | 0.31 | 0 | 0.69 | 0 | 0 |
| 15～17 | 0 | 0.99 | 0 | 1.01 | 0 | 0.98 |
| 女性 | | | | | | |
| 小计 | 0.22 | 1.29 | 0.02 | 1.08 | 0.40 | 1.47 |
| 6～8 | 0.42 | 1.52 | 0 | 2.04 | 0.79 | 1.12 |
| 9～11 | 0.35 | 0.32 | 0.10 | 0.71 | 0.60 | 0 |
| 12～14 | 0.18 | 1.77 | 0 | 2.26 | 0.36 | 1.37 |
| 15～17 | 0 | 1.44 | 0 | 0 | 0 | 3.12 |

备注：2002年数据采用2009年国家统计局提供的分地区、分性别、分年龄人口数据进行事后加权调整。

2012年数据同时进行抽样权重和事后分层权重调整，采用2009年国家统计局提供的分地区、分性别、分年龄人口数据进行事后加权调整。

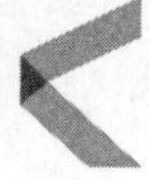

表2-6-12 2002年与2012年中国四类地区6～17岁儿童青少年低血糖发生率比较 单位：‰

| 年龄/岁 | 大城市 | | 中小城市 | | 普通农村 | | 贫困农村 | |
|---|---|---|---|---|---|---|---|---|
| | 2002年 | 2012年 | 2002年 | 2012年 | 2002年 | 2012年 | 2002年 | 2012年 |
| 合计 | 0.08 | 3.99 | 0 | 0.60 | 0.09 | 1.17 | 0.49 | 2.44 |
| 6～8 | 0 | 3.38 | 0 | 1.69 | 0.23 | 1.21 | 1.20 | 5.67 |
| 9～11 | 0.32 | 0 | 0 | 0.37 | 0.16 | 1.12 | 0.49 | 1.35 |
| 12～14 | 0 | 7.86 | 0 | 0.75 | 0 | 0.68 | 0.47 | 0.55 |
| 15～17 | 0 | 4.90 | 0 | 0 | 0 | 1.65 | 0 | 2.56 |
| 男性 | | | | | | | | |
| 小计 | 0 | 6.02 | 0 | 0.24 | 0.10 | 1.10 | 0 | 2.96 |
| 6～8 | 0 | 5.93 | 0 | 1.17 | 0.43 | 1.61 | 0 | 8.77 |
| 9～11 | 0 | 0 | 0 | 0 | 0 | 2.08 | 0 | 2.50 |
| 12～14 | 0 | 7.14 | 0 | 0 | 0 | 0 | 0 | 0 |
| 15～17 | 0 | 10.10 | 0 | 0 | 0 | 0.78 | 0 | 1.30 |
| 女性 | | | | | | | | |
| 小计 | 0.17 | 1.68 | 0 | 1.01 | 0.07 | 1.26 | 1.05 | 1.85 |
| 6～8 | 0 | 0 | 0 | 2.30 | 0 | 0.74 | 2.50 | 1.87 |
| 9～11 | 0.64 | 0 | 0 | 0.80 | 0.35 | 0 | 1.08 | 0 |
| 12～14 | 0 | 8.74 | 0 | 1.61 | 0 | 1.50 | 1.03 | 1.16 |
| 15～17 | 0 | 0 | 0 | 0 | 0 | 2.61 | 0 | 3.98 |

备注：2002年数据采用2009年国家统计局提供的分地区、分性别、分年龄人口数据进行事后加权调整。

2012年数据同时进行抽样权重和事后分层权重调整，采用2009年国家统计局提供的分地区、分性别、分年龄人口数据进行事后加权调整。

# 主要发现与建议

糖尿病是全球性的代谢性疾病，其并发症可引起全身各个脏器的损害，致残率高。糖尿病在世界范围内呈流行趋势。国际糖尿病联盟（IDF）在第六版 IDF 糖尿病地图中估测，2013 年全球糖尿病患者达到 3.82 亿，其中 80% 的患者来自低中收入国家。中国糖尿病患病率正迅速增长，尽管各次调查采用的糖尿病诊断标准略有不同，中国糖尿病患病率迅速增长已成为不争的事实。目前，中国糖尿病患者数量居世界第二位，还有相当数量的空腹血糖受损和糖耐量异常者，是糖尿病的后备军。因此，预防糖尿病的发生，减少糖尿病危害是刻不容缓的大问题。

1. 中国成年人血糖状况主要发现与建议

2002 年中国居民营养与健康状况调查和 2010—2013 年中国居民营养与健康状况监测结果均显示：中国城乡成年居民空腹血糖水平随年龄的增加而增加；60 岁以下的成年男性空腹血糖水平高于女性，但 60 岁及以上老年女性的空腹血糖水平反超老年男性；城市成年人空腹血糖水平高于农村，大城市高于中小城市，普通农村高与贫困农村。与 2002 年中国居民营养与健康状况调查结果相比，过去十年间中国成年人空腹血糖水平明显上升，从 4.92mmol/L 上升到 5.28mmol/L，其中城市从 5.04mmol/L 上升到 5.35mmol/L，农村从 4.80mmol/L 上升到 5.22mmol/L，农村各年龄组空腹血糖增长幅度均高于城市。四类地区间成年居民空腹血糖增长幅度，有随着城市化级别降低而升高的趋势。男性空腹血糖增长幅度高于女性，但 60 岁及以上老年女性的空腹血糖增长幅度高于老年男性。采用 1999 年国际糖尿病联盟（IDF）糖尿病诊断标准判断，2012 年中国成年人糖尿病患病率为 6.8%，城市成年人糖尿病患病率高于农村居民，分别为 7.6% 和 6.0%。与 2002 年相比，中国成年人糖尿病患病率明显上升，仅采用空腹血糖诊断，中国成年人糖尿病患病率从 2002 年的 3.5% 上升到 2012 年的 6.0%，其中城市从 5.0% 上升到 6.9%，农村从 2.0% 上升到 5.1%，农村各年龄组糖尿病患病率增长幅度均高于城市。2012 年中国成年人空腹血糖受损率和糖耐量异常率均为 4.8%，2012 年中国成年人空腹血糖受损率或糖耐量异常率为 9.6%。第六次人口普查结果表明，中国有 10.5 亿成年人，据此数据推测，中国在 2012 年可能有近 7 千多万成人糖尿病患者，有 1 亿多成年人空腹血糖受损或糖耐量异常，均表明糖尿病已成为中国重大的公共卫生问题。还有两点需要特别关注：一是糖尿病患病的年轻化，与 2002 年相比，除农村女性为 60 岁及以上组外，城市男性和女性、农村男性的糖尿病患病率均是 18～44 岁青壮年组增长速度最快；二是农村居民糖尿病患病的势头高于城市，与 2002 年相比，大城市、中小城市、普通农村和贫困农村成年人糖尿病患病率增长幅度分别为 26.6%、42.2%、147.6% 和 172.2%；2012 年农村成年人糖耐量异常率和空腹血糖受损率均已高于城市居民，

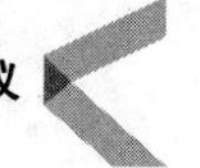

此结果表明中国农村未来的糖尿病患病压力甚至会超过城市，今后农村面临着糖尿病防控的巨大压力。因此，在糖尿病防治工作中更必须坚持预防为主的方针，将以倡导健康生活方式为主的关口前移，并进一步加强农村居民糖尿病的防治工作。

糖尿病知晓率、治疗率、控制率持续较低水平是全球糖尿病防控面临的共同问题。近年来，全球糖尿病的患病率和患病人数不断增长，但糖尿病的知晓率和治疗率均持续在较低水平，中国的糖尿病知晓现状亦面临同样问题。2012 年，糖尿病知晓率仅为 39.6%，即每 10 个糖尿病患者中仅有约 4 人知晓自己患有糖尿病。糖尿病治疗率指在本次调查所诊断的所有糖尿病患者中，采取过药物、饮食或运动等方式进行治疗者的比例，仅为 37.7%，随年龄增长而升高，女性高于男性，城市高于农村。2012 年糖尿病控制率，经调查诊断的所有糖尿病患者中，空腹血糖水平在 7.0 以下者所占比例仅为 30.9%。在此次调查前已被诊断糖尿病并采取血糖控制措施者中，其治疗控制率也仅为 47.0%。由此可见，糖尿病的广泛流行和控制不良已经成为中国重大公共卫生问题，必须引起高度警惕并尽早采取全国性的有效干预措施，以遏制糖尿病和相关代谢紊乱的进一步流行。

糖化血红蛋白（hemoglobin A1c，Hb A1c）是血液红细胞中的血红蛋白与葡萄糖结合的产物，可以反映 2～3 个月内平均血浆葡萄糖浓度，因此被长期用作评估糖尿病患者血糖控制的指标。2010 年，美国糖尿病学会（American diabetes assoCIation，ADA）正式确定将 HbA1c≥6.5% 作为诊断糖尿病的标准之一。2011 年，WHO 发布应用 HbA1c 诊断糖尿病的咨询报告，正式推荐使用 HbA1c≥6.5% 诊断糖尿病。大量研究表明，HbA1c≥6.5% 与糖尿病各种并发症的发生发展存在密切关联。以往在我国营养与健康调查（监测）中采用了空腹血糖或 OGTT 2 小时血糖的方法，从成本效益的角度和质量控制方面考虑，应将空腹血糖和糖化血红蛋白作为全国营养与健康调查（监测）中糖尿病的监测指标，这样既可以避免仅凭空腹血糖会低估患病率的情况，又减少在调查现场实施 OGTT 2 小时血糖的难题，并有利于保证全国调查的质量控制，使不同时间的全国营养与健康调查（监测）有更好的可比性。

2. 中国 6～17 岁儿童青少年血糖状况主要发现与建议

与 2002 年相比，2012 年中国 6～17 岁儿童青少年平均空腹血糖水平呈上升趋势，从 4.60mmol/L 上升到 4.90mmol/L，城乡、男女及各年龄均有不同程度上升，可能与十年间膳食结构和生活方式的变化有关。2002 年和 2012 年中国城乡儿童青少年平均空腹血糖水平均以 12～14 年龄段最高，这可能与该年龄段儿童青少年正处于青春发育期有关。应当关注 12～14 岁人群，深入分析影响该人群空腹血糖水平的因素，有针对性地制定改善措施。

2002—2012 年，中国儿童青少年空腹血糖受损率增长趋势较为明显，从 0.30% 上升到 1.57%。城市 6～17 岁儿童青少年空腹血糖受损率增长速度高于农村，其中城市地区中小城市增长速度高于大城市，农村地区贫困农村增长速度高于普通农村，四类地区中，中小城市增长幅度最大。

2002—2012，中国儿童青少年糖尿病患病率均处于较低水平，但整体呈上升趋势。中小城市、普通农村和贫困农村均高于 2002 年，涨幅随城市化级别降低而升高，贫困农村势头严峻，增长幅度高达 100.2%。大城市糖尿病患病率基本持平，但在四类地区中仍处于最高水平。儿童青少年血糖异常的防治应以大城市和贫困农村为重点，使中国儿童青少年空腹血糖水平保持稳定，控制空腹血糖受损率及糖尿病患病率的上升速度。

因此，建议制定中国儿童青少年的血糖异常判断标准，以期准确估计青少年糖尿病患病情况。同时，应加强向公众普及膳食及营养相关知识，引导儿童青少年合理选择正餐及零食，加强学龄儿童青少年身体活动，倡导平衡饮食和健康生活方式，提高自我保健意识和能力。

# 附　表

## 一、2002 年 6～17 岁儿童青少年分析结果附表

### （一）2002 年 6～17 岁儿童青少年调查人群基本特征描述

附表 1-1-1 2002 年 6 ~ 17 岁儿童青少年调查人群按性别、年龄及城乡分布

单位：%

| 年龄 / 岁 | 合计 | | | | | | 城市 | | | | | | 农村 | | | | | |
|---|---|---|---|---|---|---|---|---|---|---|---|---|---|---|---|---|---|---|
| | 合计 | | 男性 | | 女性 | | 城市小计 | | 男性 | | 女性 | | 农村小计 | | 男性 | | 女性 | |
| | *n* | 构成比 | *n* | 构成比 | *n* | 构成比 | *n* | 构成比 | *n* | 构成比 | *n* | 构成比 | *n* | 构成比 | *n* | 构成比 | *n* | 构成比 |
| 合计 | 36 195 | 100.00 | 18 746 | 100.00 | 17 449 | 100.00 | 15 955 | 100.00 | 8 039 | 100.00 | 7 916 | 100.00 | 20 240 | 100.00 | 10 707 | 100.00 | 9 533 | 100.00 |
| 6～ | 4 034 | 11.10 | 2 030 | 10.80 | 2 004 | 11.50 | 2 029 | 12.70 | 1 000 | 12.40 | 1 029 | 13.00 | 2 005 | 9.90 | 1 030 | 9.60 | 975 | 10.20 |
| 7～ | 4 435 | 12.30 | 2 323 | 12.40 | 2 112 | 12.10 | 2 195 | 13.80 | 1 124 | 14.00 | 1 071 | 13.50 | 2 240 | 11.10 | 1 199 | 11.20 | 1 041 | 10.90 |
| 8～ | 4 465 | 12.30 | 2 333 | 12.40 | 2 132 | 12.20 | 2 224 | 13.90 | 1 142 | 14.20 | 1 082 | 13.70 | 2 241 | 11.10 | 1 191 | 11.10 | 1 050 | 11.00 |
| 9～ | 4 607 | 12.70 | 2 379 | 12.70 | 2 228 | 12.80 | 2 148 | 13.50 | 1 066 | 13.30 | 1 082 | 13.70 | 2 459 | 12.10 | 1 313 | 12.30 | 1 146 | 12.00 |
| 10～ | 4 672 | 12.90 | 2 377 | 12.70 | 2 295 | 13.20 | 2 121 | 13.30 | 1 048 | 13.00 | 1 073 | 13.60 | 2 551 | 12.60 | 1 329 | 12.40 | 1 222 | 12.80 |
| 11～ | 4 928 | 13.60 | 2 525 | 13.50 | 2 403 | 13.80 | 2 189 | 13.70 | 1 096 | 13.60 | 1 093 | 13.80 | 2 739 | 13.50 | 1 429 | 13.30 | 1 310 | 13.70 |
| 12～ | 4 469 | 12.30 | 2 338 | 12.50 | 2 131 | 12.20 | 1 984 | 12.40 | 1 009 | 12.60 | 975 | 12.30 | 2 485 | 12.30 | 1 329 | 12.40 | 1 156 | 12.10 |
| 13～ | 1 339 | 3.70 | 700 | 3.70 | 639 | 3.70 | 222 | 1.40 | 117 | 1.50 | 105 | 1.30 | 1 117 | 5.50 | 583 | 5.40 | 534 | 5.60 |
| 14～ | 1 105 | 3.10 | 575 | 3.10 | 530 | 3.00 | 223 | 1.40 | 112 | 1.40 | 111 | 1.40 | 882 | 4.40 | 463 | 4.30 | 419 | 4.40 |
| 15～ | 966 | 2.70 | 534 | 2.80 | 432 | 2.50 | 247 | 1.50 | 129 | 1.60 | 118 | 1.50 | 719 | 3.60 | 405 | 3.80 | 314 | 3.30 |
| 16～ | 681 | 1.90 | 371 | 2.00 | 310 | 1.80 | 207 | 1.30 | 109 | 1.40 | 98 | 1.20 | 474 | 2.30 | 262 | 2.40 | 212 | 2.20 |
| 17～ | 494 | 1.40 | 261 | 1.40 | 233 | 1.30 | 166 | 1.00 | 87 | 1.10 | 79 | 1.00 | 328 | 1.60 | 174 | 1.60 | 154 | 1.60 |

附表 1-1-2　2002 年 6～17 岁儿童青少年调查人群按年龄及地区分布　单位：%

| 年龄 / 岁 | 大城市 | | 中小城市 | | 一类农村 | | 二类农村 | | 三类农村 | | 四类农村 | |
|---|---|---|---|---|---|---|---|---|---|---|---|---|
| | *n* | 构成比 | *n* | 构成比 | *n* | 构成比 | *n* | 构成比 | *n* | 构成比 | *n* | 构成比 |
| 合计 | 7 526 | 100.00 | 8 429 | 100.00 | 4 423 | 100.00 | 4 990 | 100.00 | 5 233 | 100.00 | 5 594 | 100.00 |
| 6～ | 930 | 12.36 | 1 099 | 13.04 | 463 | 10.47 | 478 | 9.58 | 452 | 8.64 | 612 | 10.94 |
| 7～ | 1 081 | 14.36 | 1 114 | 13.22 | 486 | 10.99 | 538 | 10.78 | 530 | 10.13 | 686 | 12.26 |
| 8～ | 1 050 | 13.95 | 1 174 | 13.93 | 523 | 11.82 | 502 | 10.06 | 561 | 10.72 | 655 | 11.71 |
| 9～ | 1 023 | 13.59 | 1 125 | 13.35 | 532 | 12.03 | 556 | 11.14 | 675 | 12.90 | 696 | 12.44 |
| 10～ | 974 | 12.94 | 1 147 | 13.61 | 538 | 12.16 | 627 | 12.57 | 686 | 13.11 | 700 | 12.51 |
| 11～ | 1 042 | 13.85 | 1 147 | 13.61 | 571 | 12.91 | 764 | 15.31 | 727 | 13.89 | 677 | 12.10 |
| 12～ | 904 | 12.01 | 1 080 | 12.81 | 513 | 11.60 | 664 | 13.31 | 679 | 12.98 | 629 | 11.24 |
| 13～ | 97 | 1.29 | 125 | 1.48 | 253 | 5.72 | 261 | 5.23 | 321 | 6.13 | 282 | 5.04 |
| 14～ | 85 | 1.13 | 138 | 1.64 | 189 | 4.27 | 225 | 4.51 | 253 | 4.83 | 215 | 3.84 |
| 15～ | 138 | 1.83 | 109 | 1.29 | 181 | 4.09 | 177 | 3.55 | 158 | 3.02 | 203 | 3.63 |
| 16～ | 110 | 1.46 | 97 | 1.15 | 109 | 2.46 | 117 | 2.34 | 108 | 2.06 | 140 | 2.50 |
| 17～ | 92 | 1.22 | 74 | 0.88 | 65 | 1.47 | 81 | 1.62 | 83 | 1.59 | 99 | 1.77 |

备注：由于修约，存在构成比之和不等于 100% 的情况。

附表 1-1-3　2002 年 6～17 岁男性儿童青少年调查人群按年龄及地区分布　单位：%

| 年龄 / 岁 | 大城市 | | 中小城市 | | 一类农村 | | 二类农村 | | 三类农村 | | 四类农村 | |
|---|---|---|---|---|---|---|---|---|---|---|---|---|
| | *n* | 构成比 | *n* | 构成比 | *n* | 构成比 | *n* | 构成比 | n | 构成比 | n | 构成比 |
| 合计 | 3 773 | 100.00 | 4 266 | 100.00 | 2 348 | 100.00 | 2 644 | 100.00 | 2 729 | 100.00 | 2 986 | 100.00 |
| 6～ | 451 | 11.95 | 549 | 12.87 | 237 | 10.09 | 249 | 9.42 | 235 | 8.61 | 309 | 10.35 |
| 7～ | 555 | 14.71 | 569 | 13.34 | 267 | 11.37 | 290 | 10.97 | 269 | 9.86 | 373 | 12.49 |
| 8～ | 546 | 14.47 | 596 | 13.97 | 272 | 11.58 | 270 | 10.21 | 303 | 11.10 | 346 | 11.59 |
| 9～ | 508 | 13.46 | 558 | 13.08 | 280 | 11.93 | 298 | 11.27 | 346 | 12.68 | 389 | 13.03 |
| 10～ | 477 | 12.64 | 571 | 13.38 | 301 | 12.82 | 329 | 12.44 | 344 | 12.61 | 355 | 11.89 |
| 11～ | 511 | 13.54 | 585 | 13.71 | 285 | 12.14 | 395 | 14.94 | 389 | 14.25 | 360 | 12.06 |
| 12～ | 458 | 12.14 | 551 | 12.92 | 268 | 11.41 | 366 | 13.84 | 354 | 12.97 | 341 | 11.42 |
| 13～ | 46 | 1.22 | 71 | 1.66 | 126 | 5.37 | 138 | 5.22 | 178 | 6.52 | 141 | 4.72 |
| 14～ | 44 | 1.17 | 68 | 1.59 | 100 | 4.26 | 110 | 4.16 | 134 | 4.91 | 119 | 3.99 |
| 15～ | 72 | 1.91 | 57 | 1.34 | 108 | 4.60 | 98 | 3.71 | 75 | 2.75 | 124 | 4.15 |
| 16～ | 59 | 1.56 | 50 | 1.17 | 68 | 2.90 | 55 | 2.08 | 57 | 2.09 | 82 | 2.75 |
| 17～ | 46 | 1.22 | 41 | 0.96 | 36 | 1.53 | 46 | 1.74 | 45 | 1.65 | 47 | 1.57 |

备注：由于修约，存在构成比之和不等于 100% 的情况。

附表 1-1-4 2002 年 6 ~ 17 岁女性儿童青少年调查人群按年龄及地区分布 单位：%

| 年龄 / 岁 | 大城市 | | 中小城市 | | 一类农村 | | 二类农村 | | 三类农村 | | 四类农村 | |
|---|---|---|---|---|---|---|---|---|---|---|---|---|
| | n | 构成比 | n | 构成比 | n | 构成比 | n | 构成比 | n | 构成比 | n | 构成比 |
| 合计 | 3 753 | 100.00 | 4 163 | 100.00 | 2 075 | 100.00 | 2 346 | 100.00 | 2 504 | 100.00 | 2 608 | 100.00 |
| 6～ | 479 | 12.76 | 550 | 13.21 | 226 | 10.89 | 229 | 9.76 | 217 | 8.67 | 303 | 11.62 |
| 7～ | 526 | 14.02 | 545 | 13.09 | 219 | 10.55 | 248 | 10.57 | 261 | 10.42 | 313 | 12.00 |
| 8～ | 504 | 13.43 | 578 | 13.88 | 251 | 12.10 | 232 | 9.89 | 258 | 10.30 | 309 | 11.85 |
| 9～ | 515 | 13.72 | 567 | 13.62 | 252 | 12.14 | 258 | 11.00 | 329 | 13.14 | 307 | 11.77 |
| 10～ | 497 | 13.24 | 576 | 13.84 | 237 | 11.42 | 298 | 12.70 | 342 | 13.66 | 345 | 13.23 |
| 11～ | 531 | 14.15 | 562 | 13.50 | 286 | 13.78 | 369 | 15.73 | 338 | 13.50 | 317 | 12.15 |
| 12～ | 446 | 11.88 | 529 | 12.71 | 245 | 11.81 | 298 | 12.70 | 325 | 12.98 | 288 | 11.04 |
| 13～ | 51 | 1.36 | 54 | 1.30 | 127 | 6.12 | 123 | 5.24 | 143 | 5.71 | 141 | 5.41 |
| 14～ | 41 | 1.09 | 70 | 1.68 | 89 | 4.29 | 115 | 4.90 | 119 | 4.75 | 96 | 3.68 |
| 15～ | 66 | 1.76 | 52 | 1.25 | 73 | 3.52 | 79 | 3.37 | 83 | 3.31 | 79 | 3.03 |
| 16～ | 51 | 1.36 | 47 | 1.13 | 41 | 1.98 | 62 | 2.64 | 51 | 2.04 | 58 | 2.22 |
| 17～ | 46 | 1.23 | 33 | 0.79 | 29 | 1.40 | 35 | 1.49 | 38 | 1.52 | 52 | 1.99 |

备注：由于修约，存在构成比之和不等于 100% 的情况。

## （二）2002 年 6 ~ 17 岁儿童青少年空腹血糖分布

附表 1-2-1 2002 年 6 ~ 17 岁儿童青少年空腹血糖百分位数分布 单位：mmol/L

| 年龄 / 岁 | n | $\bar{x}$ | SD | P2.5 | P5 | P10 | P25 | P50 | P75 | P90 | P95 | P97.5 |
|---|---|---|---|---|---|---|---|---|---|---|---|---|
| 合计 | 36 195 | 4.61 | 0.56 | 3.47 | 3.70 | 3.93 | 4.29 | 4.63 | 4.95 | 5.22 | 5.40 | 5.50 |
| 6～ | 4 034 | 4.51 | 0.55 | 3.40 | 3.61 | 3.85 | 4.20 | 4.53 | 4.83 | 5.12 | 5.32 | 5.46 |
| 7～ | 4 435 | 4.55 | 0.59 | 3.37 | 3.58 | 3.85 | 4.25 | 4.57 | 4.90 | 5.18 | 5.36 | 5.48 |
| 8～ | 4 465 | 4.58 | 0.52 | 3.48 | 3.70 | 3.94 | 4.28 | 4.60 | 4.91 | 5.18 | 5.36 | 5.53 |
| 9～ | 4 607 | 4.59 | 0.55 | 3.41 | 3.68 | 3.90 | 4.27 | 4.61 | 4.94 | 5.23 | 5.41 | 5.50 |
| 10～ | 4 672 | 4.60 | 0.52 | 3.53 | 3.71 | 3.93 | 4.28 | 4.62 | 4.95 | 5.22 | 5.37 | 5.48 |
| 11～ | 4 928 | 4.67 | 0.59 | 3.54 | 3.77 | 4.00 | 4.36 | 4.69 | 5.00 | 5.28 | 5.42 | 5.51 |
| 12～ | 4 469 | 4.69 | 0.57 | 3.54 | 3.79 | 4.02 | 4.35 | 4.70 | 5.03 | 5.31 | 5.44 | 5.55 |
| 13～ | 1 339 | 4.67 | 0.55 | 3.58 | 3.80 | 4.02 | 4.34 | 4.67 | 5.00 | 5.28 | 5.47 | 5.65 |
| 14～ | 1 105 | 4.66 | 0.56 | 3.49 | 3.78 | 4.03 | 4.34 | 4.66 | 4.99 | 5.30 | 5.43 | 5.53 |
| 15～ | 966 | 4.65 | 0.55 | 3.42 | 3.77 | 4.01 | 4.36 | 4.65 | 4.95 | 5.24 | 5.40 | 5.52 |
| 16～ | 681 | 4.60 | 0.55 | 3.61 | 3.77 | 3.93 | 4.25 | 4.59 | 4.94 | 5.25 | 5.38 | 5.53 |
| 17～ | 494 | 4.60 | 0.66 | 3.55 | 3.75 | 3.90 | 4.25 | 4.60 | 4.91 | 5.21 | 5.45 | 5.64 |

附表 1-2-2 2002 年 6 ~ 17 岁男性儿童青少年空腹血糖百分位数分布 单位: mmol/L

| 年龄/岁 | *n* | $\overline{x}$ | *SD* | *P*2.5 | *P*5 | *P*10 | *P*25 | *P*50 | *P*75 | *P*90 | *P*95 | *P*97.5 |
|---|---|---|---|---|---|---|---|---|---|---|---|---|
| 合计 | 18 746 | 4.65 | 0.56 | 3.51 | 3.74 | 3.97 | 4.33 | 4.66 | 4.98 | 5.26 | 5.42 | 5.53 |
| 6～ | 2 030 | 4.57 | 0.55 | 3.48 | 3.65 | 3.90 | 4.24 | 4.58 | 4.88 | 5.18 | 5.38 | 5.50 |
| 7～ | 2 323 | 4.61 | 0.55 | 3.39 | 3.66 | 3.92 | 4.30 | 4.64 | 4.97 | 5.21 | 5.37 | 5.49 |
| 8～ | 2 333 | 4.64 | 0.53 | 3.52 | 3.74 | 3.98 | 4.33 | 4.66 | 4.96 | 5.23 | 5.41 | 5.55 |
| 9～ | 2 379 | 4.64 | 0.55 | 3.51 | 3.73 | 3.94 | 4.33 | 4.65 | 4.98 | 5.27 | 5.42 | 5.50 |
| 10～ | 2 377 | 4.63 | 0.51 | 3.56 | 3.75 | 3.96 | 4.32 | 4.66 | 4.98 | 5.23 | 5.37 | 5.47 |
| 11～ | 2 525 | 4.69 | 0.59 | 3.56 | 3.78 | 4.03 | 4.39 | 4.71 | 5.03 | 5.31 | 5.44 | 5.53 |
| 12～ | 2 338 | 4.73 | 0.59 | 3.59 | 3.83 | 4.07 | 4.39 | 4.75 | 5.08 | 5.35 | 5.48 | 5.60 |
| 13～ | 700 | 4.69 | 0.56 | 3.44 | 3.81 | 4.03 | 4.37 | 4.70 | 5.04 | 5.30 | 5.50 | 5.65 |
| 14～ | 575 | 4.68 | 0.59 | 3.48 | 3.72 | 4.03 | 4.35 | 4.69 | 4.99 | 5.32 | 5.45 | 5.55 |
| 15～ | 534 | 4.66 | 0.56 | 3.40 | 3.77 | 4.00 | 4.36 | 4.68 | 4.98 | 5.25 | 5.41 | 5.52 |
| 16～ | 371 | 4.60 | 0.56 | 3.61 | 3.76 | 3.94 | 4.27 | 4.59 | 4.92 | 5.26 | 5.37 | 5.48 |
| 17～ | 261 | 4.61 | 0.54 | 3.58 | 3.70 | 3.86 | 4.30 | 4.64 | 4.94 | 5.22 | 5.44 | 5.64 |

附表 1-2-3 2002 年 6 ~ 17 岁女性儿童青少年空腹血糖百分位数分布 单位: mmol/L

| 年龄/岁 | *n* | $\overline{x}$ | *SD* | *P*2.5 | *P*5 | *P*10 | *P*25 | *P*50 | *P*75 | *P*90 | *P*95 | *P*97.5 |
|---|---|---|---|---|---|---|---|---|---|---|---|---|
| 合计 | 17 449 | 4.56 | 0.56 | 3.43 | 3.66 | 3.90 | 4.24 | 4.58 | 4.89 | 5.19 | 5.36 | 5.48 |
| 6～ | 2 004 | 4.46 | 0.55 | 3.32 | 3.55 | 3.80 | 4.16 | 4.47 | 4.76 | 5.05 | 5.25 | 5.41 |
| 7～ | 2 112 | 4.49 | 0.62 | 3.34 | 3.53 | 3.79 | 4.18 | 4.51 | 4.82 | 5.12 | 5.32 | 5.46 |
| 8～ | 2 132 | 4.52 | 0.50 | 3.44 | 3.68 | 3.91 | 4.22 | 4.54 | 4.83 | 5.11 | 5.28 | 5.45 |
| 9～ | 2 228 | 4.53 | 0.54 | 3.35 | 3.61 | 3.85 | 4.20 | 4.56 | 4.88 | 5.18 | 5.36 | 5.48 |
| 10～ | 2 295 | 4.57 | 0.53 | 3.49 | 3.68 | 3.90 | 4.22 | 4.58 | 4.92 | 5.21 | 5.38 | 5.48 |
| 11～ | 2 403 | 4.65 | 0.59 | 3.54 | 3.77 | 3.99 | 4.33 | 4.67 | 4.97 | 5.24 | 5.41 | 5.50 |
| 12～ | 2 131 | 4.64 | 0.55 | 3.53 | 3.76 | 3.98 | 4.31 | 4.66 | 4.98 | 5.26 | 5.41 | 5.50 |
| 13～ | 639 | 4.64 | 0.54 | 3.62 | 3.77 | 4.00 | 4.30 | 4.64 | 4.94 | 5.21 | 5.41 | 5.69 |
| 14～ | 530 | 4.64 | 0.52 | 3.49 | 3.82 | 4.03 | 4.32 | 4.64 | 4.99 | 5.25 | 5.37 | 5.46 |
| 15～ | 432 | 4.63 | 0.52 | 3.58 | 3.77 | 4.03 | 4.36 | 4.62 | 4.92 | 5.20 | 5.39 | 5.62 |
| 16～ | 310 | 4.59 | 0.54 | 3.54 | 3.78 | 3.93 | 4.24 | 4.58 | 4.97 | 5.23 | 5.44 | 5.59 |
| 17～ | 233 | 4.59 | 0.77 | 3.47 | 3.79 | 3.92 | 4.19 | 4.55 | 4.84 | 5.20 | 5.45 | 5.82 |

附表 1-2-4 2002 年城市 6～17 岁儿童青少年空腹血糖百分位数分布 单位：mmol/L

| 年龄/岁 | *n* | $\overline{x}$ | *SD* | *P*2.5 | *P*5 | *P*10 | *P*25 | *P*50 | *P*75 | *P*90 | *P*95 | *P*97.5 |
|---|---|---|---|---|---|---|---|---|---|---|---|---|
| 合计 | 15 955 | 4.62 | 0.54 | 3.55 | 3.76 | 3.98 | 4.32 | 4.64 | 4.94 | 5.21 | 5.36 | 5.48 |
| 6～ | 2 029 | 4.54 | 0.52 | 3.54 | 3.74 | 3.93 | 4.27 | 4.55 | 4.83 | 5.09 | 5.25 | 5.44 |
| 7～ | 2 195 | 4.57 | 0.52 | 3.46 | 3.64 | 3.92 | 4.29 | 4.60 | 4.90 | 5.17 | 5.30 | 5.42 |
| 8～ | 2 224 | 4.60 | 0.48 | 3.61 | 3.82 | 4.01 | 4.32 | 4.62 | 4.90 | 5.17 | 5.32 | 5.48 |
| 9～ | 2 148 | 4.58 | 0.53 | 3.50 | 3.73 | 3.90 | 4.27 | 4.61 | 4.92 | 5.21 | 5.37 | 5.47 |
| 10～ | 2 121 | 4.61 | 0.50 | 3.58 | 3.75 | 3.95 | 4.30 | 4.64 | 4.94 | 5.20 | 5.34 | 5.45 |
| 11～ | 2 189 | 4.70 | 0.65 | 3.62 | 3.85 | 4.07 | 4.40 | 4.71 | 4.99 | 5.25 | 5.41 | 5.50 |
| 12～ | 1 984 | 4.71 | 0.55 | 3.64 | 3.87 | 4.08 | 4.39 | 4.72 | 5.05 | 5.31 | 5.43 | 5.55 |
| 13～ | 222 | 4.77 | 0.53 | 3.97 | 4.07 | 4.19 | 4.45 | 4.75 | 5.04 | 5.28 | 5.53 | 5.79 |
| 14～ | 223 | 4.72 | 0.59 | 3.64 | 3.82 | 4.01 | 4.33 | 4.76 | 5.05 | 5.32 | 5.44 | 5.53 |
| 15～ | 247 | 4.74 | 0.59 | 3.72 | 3.88 | 4.14 | 4.40 | 4.75 | 5.02 | 5.31 | 5.48 | 5.84 |
| 16～ | 207 | 4.65 | 0.45 | 3.80 | 3.89 | 4.05 | 4.36 | 4.69 | 4.93 | 5.19 | 5.37 | 5.47 |
| 17～ | 166 | 4.65 | 0.58 | 3.77 | 3.88 | 4.03 | 4.30 | 4.63 | 4.90 | 5.19 | 5.45 | 5.78 |

附表 1-2-5 2002 年城市 6～17 岁男性儿童青少年空腹血糖百分位数分布 单位：mmol/L

| 年龄/岁 | *n* | $\overline{x}$ | *SD* | *P*2.5 | *P*5 | *P*10 | *P*25 | *P*50 | *P*75 | *P*90 | *P*95 | *P*97.5 |
|---|---|---|---|---|---|---|---|---|---|---|---|---|
| 合计 | 8 039 | 4.67 | 0.54 | 3.62 | 3.82 | 4.03 | 4.37 | 4.68 | 4.98 | 5.24 | 5.41 | 5.49 |
| 6～ | 1 000 | 4.59 | 0.48 | 3.61 | 3.76 | 4.01 | 4.31 | 4.60 | 4.88 | 5.12 | 5.32 | 5.44 |
| 7～ | 1 124 | 4.64 | 0.56 | 3.47 | 3.69 | 3.98 | 4.34 | 4.66 | 4.97 | 5.21 | 5.34 | 5.46 |
| 8～ | 1 142 | 4.64 | 0.49 | 3.60 | 3.83 | 4.05 | 4.38 | 4.67 | 4.94 | 5.19 | 5.34 | 5.48 |
| 9～ | 1 066 | 4.63 | 0.53 | 3.64 | 3.76 | 3.95 | 4.33 | 4.64 | 4.96 | 5.27 | 5.41 | 5.48 |
| 10～ | 1 048 | 4.64 | 0.50 | 3.61 | 3.81 | 3.97 | 4.34 | 4.69 | 4.97 | 5.21 | 5.34 | 5.44 |
| 11～ | 1 096 | 4.72 | 0.65 | 3.67 | 3.88 | 4.08 | 4.42 | 4.72 | 5.03 | 5.27 | 5.41 | 5.50 |
| 12～ | 1 009 | 4.77 | 0.52 | 3.71 | 3.97 | 4.17 | 4.44 | 4.78 | 5.08 | 5.36 | 5.46 | 5.59 |
| 13～ | 117 | 4.80 | 0.43 | 3.99 | 4.10 | 4.22 | 4.52 | 4.78 | 5.11 | 5.30 | 5.59 | 5.72 |
| 14～ | 112 | 4.72 | 0.63 | 3.48 | 3.78 | 4.09 | 4.33 | 4.77 | 5.04 | 5.34 | 5.45 | 5.53 |
| 15～ | 129 | 4.78 | 0.59 | 3.86 | 3.91 | 4.16 | 4.46 | 4.81 | 5.03 | 5.39 | 5.48 | 5.60 |
| 16～ | 109 | 4.67 | 0.48 | 3.62 | 3.86 | 4.05 | 4.39 | 4.70 | 4.95 | 5.25 | 5.38 | 5.60 |
| 17～ | 87 | 4.66 | 0.43 | 3.70 | 3.86 | 4.14 | 4.41 | 4.64 | 4.94 | 5.20 | 5.44 | 5.53 |

附表 1-2-6 2002 年城市 6～17 岁女性儿童青少年空腹血糖百分位数分布 单位：mmol/L

| 年龄 / 岁 | $n$ | $\overline{x}$ | $SD$ | $P2.5$ | $P5$ | $P10$ | $P25$ | $P50$ | $P75$ | $P90$ | $P95$ | $P97.5$ |
|---|---|---|---|---|---|---|---|---|---|---|---|---|
| 合计 | 7 916 | 4.58 | 0.54 | 3.52 | 3.73 | 3.94 | 4.28 | 4.59 | 4.89 | 5.17 | 5.33 | 5.46 |
| 6～ | 1 029 | 4.49 | 0.54 | 3.50 | 3.70 | 3.89 | 4.20 | 4.48 | 4.76 | 5.02 | 5.20 | 5.38 |
| 7～ | 1 071 | 4.50 | 0.47 | 3.45 | 3.62 | 3.86 | 4.24 | 4.53 | 4.82 | 5.10 | 5.24 | 5.37 |
| 8～ | 1 082 | 4.56 | 0.48 | 3.62 | 3.82 | 3.98 | 4.28 | 4.56 | 4.84 | 5.13 | 5.28 | 5.44 |
| 9～ | 1 082 | 4.53 | 0.52 | 3.43 | 3.62 | 3.85 | 4.20 | 4.55 | 4.88 | 5.15 | 5.33 | 5.44 |
| 10～ | 1 073 | 4.58 | 0.49 | 3.54 | 3.72 | 3.92 | 4.27 | 4.60 | 4.92 | 5.19 | 5.34 | 5.46 |
| 11～ | 1 093 | 4.68 | 0.65 | 3.62 | 3.83 | 4.05 | 4.37 | 4.70 | 4.97 | 5.22 | 5.41 | 5.49 |
| 12～ | 975 | 4.65 | 0.57 | 3.64 | 3.78 | 4.01 | 4.33 | 4.67 | 4.97 | 5.23 | 5.36 | 5.48 |
| 13～ | 105 | 4.73 | 0.63 | 3.62 | 4.06 | 4.14 | 4.39 | 4.70 | 4.98 | 5.24 | 5.39 | 6.05 |
| 14～ | 111 | 4.71 | 0.55 | 3.64 | 3.83 | 3.98 | 4.35 | 4.72 | 5.07 | 5.30 | 5.44 | 5.99 |
| 15～ | 118 | 4.70 | 0.58 | 3.61 | 3.86 | 4.04 | 4.39 | 4.68 | 5.02 | 5.30 | 5.50 | 5.94 |
| 16～ | 98 | 4.62 | 0.40 | 3.85 | 3.93 | 4.03 | 4.34 | 4.67 | 4.87 | 5.13 | 5.29 | 5.41 |
| 17～ | 79 | 4.64 | 0.71 | 3.77 | 3.88 | 4.03 | 4.20 | 4.63 | 4.85 | 5.13 | 5.98 | 7.59 |

附表 1-2-7 2002 年农村 6～17 岁儿童青少年空腹血糖百分位数分布 单位：mmol/L

| 年龄 / 岁 | $n$ | $\overline{x}$ | $SD$ | $P2.5$ | $P5$ | $P10$ | $P25$ | $P50$ | $P75$ | $P90$ | $P95$ | $P97.5$ |
|---|---|---|---|---|---|---|---|---|---|---|---|---|
| 合计 | 20 240 | 4.59 | 0.57 | 3.41 | 3.65 | 3.90 | 4.26 | 4.61 | 4.95 | 5.25 | 5.42 | 5.53 |
| 6～ | 2 005 | 4.49 | 0.59 | 3.31 | 3.51 | 3.73 | 4.15 | 4.51 | 4.85 | 5.17 | 5.37 | 5.48 |
| 7～ | 2 240 | 4.54 | 0.64 | 3.31 | 3.51 | 3.79 | 4.21 | 4.55 | 4.90 | 5.20 | 5.41 | 5.53 |
| 8～ | 2 241 | 4.56 | 0.55 | 3.40 | 3.63 | 3.88 | 4.22 | 4.58 | 4.91 | 5.20 | 5.39 | 5.55 |
| 9～ | 2 459 | 4.59 | 0.57 | 3.35 | 3.65 | 3.90 | 4.27 | 4.63 | 4.94 | 5.23 | 5.43 | 5.51 |
| 10～ | 2 551 | 4.59 | 0.53 | 3.50 | 3.68 | 3.92 | 4.25 | 4.61 | 4.96 | 5.23 | 5.40 | 5.50 |
| 11～ | 2 739 | 4.65 | 0.54 | 3.50 | 3.73 | 3.96 | 4.33 | 4.68 | 5.00 | 5.30 | 5.44 | 5.53 |
| 12～ | 2 485 | 4.67 | 0.59 | 3.51 | 3.76 | 3.97 | 4.32 | 4.69 | 5.02 | 5.31 | 5.46 | 5.55 |
| 13～ | 1 117 | 4.65 | 0.55 | 3.51 | 3.76 | 3.98 | 4.31 | 4.66 | 4.99 | 5.27 | 5.44 | 5.64 |
| 14～ | 882 | 4.64 | 0.55 | 3.44 | 3.77 | 4.03 | 4.34 | 4.64 | 4.98 | 5.28 | 5.41 | 5.53 |
| 15～ | 719 | 4.61 | 0.53 | 3.40 | 3.70 | 3.99 | 4.34 | 4.63 | 4.93 | 5.21 | 5.38 | 5.51 |
| 16～ | 474 | 4.57 | 0.59 | 3.54 | 3.70 | 3.90 | 4.19 | 4.55 | 4.95 | 5.29 | 5.43 | 5.57 |
| 17～ | 328 | 4.57 | 0.69 | 3.37 | 3.66 | 3.83 | 4.22 | 4.57 | 4.91 | 5.22 | 5.45 | 5.55 |

附表 1-2-8　2002 年农村 6～17 岁男性儿童青少年空腹血糖百分位数分布　单位：mmol/L

| 年龄 / 岁 | *n* | $\bar{x}$ | *SD* | *P*2.5 | *P*5 | *P*10 | *P*25 | *P*50 | *P*75 | *P*90 | *P*95 | *P*97.5 |
|---|---|---|---|---|---|---|---|---|---|---|---|---|
| 合计 | 10 707 | 4.63 | 0.57 | 3.44 | 3.70 | 3.93 | 4.30 | 4.65 | 4.99 | 5.28 | 5.44 | 5.55 |
| 6～ | 1 030 | 4.54 | 0.62 | 3.43 | 3.55 | 3.81 | 4.19 | 4.55 | 4.90 | 5.21 | 5.42 | 5.53 |
| 7～ | 1 199 | 4.58 | 0.55 | 3.32 | 3.62 | 3.86 | 4.28 | 4.61 | 4.95 | 5.21 | 5.40 | 5.53 |
| 8～ | 1 191 | 4.63 | 0.57 | 3.43 | 3.70 | 3.92 | 4.31 | 4.64 | 5.00 | 5.27 | 5.47 | 5.62 |
| 9～ | 1 313 | 4.64 | 0.57 | 3.46 | 3.68 | 3.94 | 4.32 | 4.66 | 4.98 | 5.29 | 5.44 | 5.55 |
| 10～ | 1 329 | 4.62 | 0.51 | 3.53 | 3.71 | 3.96 | 4.32 | 4.64 | 4.98 | 5.24 | 5.39 | 5.48 |
| 11～ | 1 429 | 4.68 | 0.54 | 3.50 | 3.72 | 3.96 | 4.37 | 4.71 | 5.03 | 5.33 | 5.46 | 5.55 |
| 12～ | 1 329 | 4.70 | 0.64 | 3.51 | 3.77 | 4.00 | 4.35 | 4.72 | 5.06 | 5.33 | 5.48 | 5.62 |
| 13～ | 583 | 4.67 | 0.58 | 3.38 | 3.76 | 3.99 | 4.35 | 4.67 | 5.02 | 5.29 | 5.48 | 5.65 |
| 14～ | 463 | 4.67 | 0.58 | 3.44 | 3.72 | 4.03 | 4.35 | 4.67 | 4.98 | 5.31 | 5.45 | 5.55 |
| 15～ | 405 | 4.62 | 0.55 | 3.32 | 3.65 | 3.94 | 4.34 | 4.66 | 4.93 | 5.24 | 5.39 | 5.51 |
| 16～ | 262 | 4.58 | 0.59 | 3.58 | 3.74 | 3.93 | 4.18 | 4.55 | 4.91 | 5.28 | 5.36 | 5.48 |
| 17～ | 174 | 4.58 | 0.58 | 3.29 | 3.65 | 3.82 | 4.22 | 4.64 | 4.95 | 5.23 | 5.45 | 5.64 |

附表 1-2-9　2002 年农村 6～17 岁女性儿童青少年空腹血糖百分位数分布　单位：mmol/L

| 年龄 / 岁 | *n* | $\bar{x}$ | *SD* | *P*2.5 | *P*5 | *P*10 | *P*25 | *P*50 | *P*75 | *P*90 | *P*95 | *P*97.5 |
|---|---|---|---|---|---|---|---|---|---|---|---|---|
| 合计 | 9 533 | 4.55 | 0.57 | 3.38 | 3.60 | 3.87 | 4.22 | 4.56 | 4.90 | 5.20 | 5.39 | 5.50 |
| 6～ | 975 | 4.42 | 0.55 | 3.24 | 3.44 | 3.69 | 4.10 | 4.45 | 4.78 | 5.10 | 5.30 | 5.43 |
| 7～ | 1 041 | 4.49 | 0.74 | 3.26 | 3.47 | 3.72 | 4.13 | 4.48 | 4.83 | 5.15 | 5.42 | 5.50 |
| 8～ | 1 050 | 4.48 | 0.52 | 3.38 | 3.55 | 3.83 | 4.17 | 4.50 | 4.79 | 5.09 | 5.28 | 5.45 |
| 9～ | 1 146 | 4.53 | 0.56 | 3.28 | 3.54 | 3.85 | 4.20 | 4.57 | 4.88 | 5.20 | 5.41 | 5.50 |
| 10～ | 1 222 | 4.56 | 0.55 | 3.45 | 3.65 | 3.89 | 4.21 | 4.55 | 4.92 | 5.23 | 5.40 | 5.53 |
| 11～ | 1 310 | 4.62 | 0.53 | 3.50 | 3.73 | 3.96 | 4.30 | 4.64 | 4.97 | 5.25 | 5.41 | 5.52 |
| 12～ | 1 156 | 4.63 | 0.54 | 3.50 | 3.74 | 3.95 | 4.29 | 4.65 | 4.98 | 5.29 | 5.43 | 5.50 |
| 13～ | 534 | 4.62 | 0.51 | 3.65 | 3.77 | 3.98 | 4.30 | 4.63 | 4.94 | 5.21 | 5.41 | 5.55 |
| 14～ | 419 | 4.62 | 0.52 | 3.43 | 3.78 | 4.03 | 4.32 | 4.62 | 4.98 | 5.24 | 5.37 | 5.45 |
| 15～ | 314 | 4.61 | 0.50 | 3.58 | 3.70 | 4.01 | 4.34 | 4.60 | 4.89 | 5.18 | 5.31 | 5.50 |
| 16～ | 212 | 4.57 | 0.59 | 3.50 | 3.65 | 3.87 | 4.20 | 4.55 | 4.99 | 5.30 | 5.50 | 5.64 |
| 17～ | 154 | 4.56 | 0.80 | 3.37 | 3.70 | 3.89 | 4.16 | 4.49 | 4.84 | 5.20 | 5.43 | 5.53 |

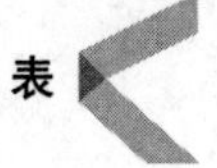

附表 1-2-10 2002 年大城市 6 ~ 17 岁儿童青少年空腹血糖百分位数分布 单位：mmol/L

| 年龄 / 岁 | $n$ | $\overline{x}$ | $SD$ | $P2.5$ | $P5$ | $P10$ | $P25$ | $P50$ | $P75$ | $P90$ | $P95$ | $P97.5$ |
|---|---|---|---|---|---|---|---|---|---|---|---|---|
| 合计 | 7 526 | 4.68 | 0.54 | 3.73 | 3.89 | 4.07 | 4.37 | 4.68 | 4.98 | 5.27 | 5.41 | 5.53 |
| 6～ | 930 | 4.57 | 0.52 | 3.68 | 3.85 | 4.00 | 4.28 | 4.57 | 4.85 | 5.11 | 5.31 | 5.44 |
| 7～ | 1 081 | 4.65 | 0.46 | 3.68 | 3.90 | 4.10 | 4.37 | 4.64 | 4.95 | 5.21 | 5.33 | 5.43 |
| 8～ | 1 050 | 4.67 | 0.47 | 3.76 | 3.91 | 4.10 | 4.39 | 4.67 | 4.93 | 5.24 | 5.41 | 5.55 |
| 9～ | 1 023 | 4.63 | 0.52 | 3.61 | 3.76 | 3.95 | 4.30 | 4.63 | 4.96 | 5.28 | 5.41 | 5.53 |
| 10～ | 974 | 4.66 | 0.48 | 3.72 | 3.83 | 4.05 | 4.35 | 4.69 | 5.00 | 5.25 | 5.35 | 5.46 |
| 11～ | 1 042 | 4.77 | 0.67 | 3.84 | 3.96 | 4.13 | 4.46 | 4.76 | 5.05 | 5.31 | 5.43 | 5.60 |
| 12～ | 904 | 4.80 | 0.58 | 3.88 | 4.01 | 4.19 | 4.45 | 4.77 | 5.10 | 5.37 | 5.48 | 5.85 |
| 13～ | 97 | 4.76 | 0.44 | 3.97 | 4.03 | 4.14 | 4.48 | 4.80 | 5.09 | 5.26 | 5.37 | 5.48 |
| 14～ | 85 | 4.76 | 0.76 | 3.61 | 3.70 | 3.89 | 4.32 | 4.80 | 5.10 | 5.36 | 5.48 | 6.20 |
| 15～ | 138 | 4.79 | 0.68 | 3.61 | 3.88 | 4.10 | 4.40 | 4.77 | 5.04 | 5.40 | 5.60 | 6.17 |
| 16～ | 110 | 4.66 | 0.47 | 3.64 | 3.86 | 3.98 | 4.35 | 4.70 | 4.96 | 5.21 | 5.38 | 5.60 |
| 17～ | 92 | 4.72 | 0.68 | 3.70 | 3.79 | 4.00 | 4.37 | 4.67 | 4.94 | 5.33 | 5.62 | 6.63 |

附表 1-2-11 2002 年大城市 6 ~ 17 岁男性儿童青少年空腹血糖百分位数分布 单位：mmol/L

| 年龄 / 岁 | $n$ | $\overline{x}$ | $SD$ | $P2.5$ | $P5$ | $P10$ | $P25$ | $P50$ | $P75$ | $P90$ | $P95$ | $P97.5$ |
|---|---|---|---|---|---|---|---|---|---|---|---|---|
| 合计 | 3 773 | 4.72 | 0.51 | 3.78 | 3.93 | 4.13 | 4.41 | 4.72 | 5.02 | 5.30 | 5.42 | 5.55 |
| 6～ | 451 | 4.64 | 0.45 | 3.81 | 3.91 | 4.09 | 4.35 | 4.63 | 4.91 | 5.20 | 5.38 | 5.47 |
| 7～ | 555 | 4.72 | 0.46 | 3.84 | 4.00 | 4.16 | 4.44 | 4.72 | 4.99 | 5.25 | 5.39 | 5.46 |
| 8～ | 546 | 4.71 | 0.48 | 3.75 | 3.94 | 4.16 | 4.43 | 4.71 | 4.98 | 5.29 | 5.44 | 5.55 |
| 9～ | 508 | 4.67 | 0.50 | 3.72 | 3.81 | 4.02 | 4.36 | 4.68 | 4.99 | 5.30 | 5.41 | 5.50 |
| 10～ | 477 | 4.69 | 0.47 | 3.77 | 3.90 | 4.07 | 4.38 | 4.72 | 5.01 | 5.26 | 5.34 | 5.45 |
| 11～ | 511 | 4.77 | 0.58 | 3.81 | 3.94 | 4.13 | 4.46 | 4.76 | 5.09 | 5.33 | 5.42 | 5.69 |
| 12～ | 458 | 4.85 | 0.53 | 4.01 | 4.10 | 4.24 | 4.53 | 4.83 | 5.17 | 5.41 | 5.53 | 5.85 |
| 13～ | 46 | 4.83 | 0.46 | 3.99 | 4.03 | 4.18 | 4.54 | 4.82 | 5.18 | 5.30 | 5.48 | 5.59 |
| 14～ | 44 | 4.80 | 0.79 | 3.80 | 4.00 | 4.10 | 4.37 | 4.78 | 5.08 | 5.36 | 5.46 | 5.48 |
| 15～ | 72 | 4.79 | 0.72 | 3.37 | 3.88 | 4.10 | 4.40 | 4.81 | 5.03 | 5.40 | 5.60 | 6.17 |
| 16～ | 59 | 4.65 | 0.49 | 3.62 | 3.64 | 4.00 | 4.38 | 4.67 | 4.96 | 5.21 | 5.42 | 5.60 |
| 17～ | 46 | 4.68 | 0.45 | 3.70 | 3.79 | 3.89 | 4.44 | 4.75 | 4.95 | 5.25 | 5.44 | 5.44 |

附表 1-2-12 2002 年大城市 6 ~ 17 岁女性儿童青少年空腹血糖百分位数分布 单位：mmol/L

| 年龄 / 岁 | $n$ | $\bar{x}$ | $SD$ | $P2.5$ | $P5$ | $P10$ | $P25$ | $P50$ | $P75$ | $P90$ | $P95$ | $P97.5$ |
|---|---|---|---|---|---|---|---|---|---|---|---|---|
| 合计 | 3 753 | 4.64 | 0.57 | 3.67 | 3.83 | 4.02 | 4.32 | 4.63 | 4.93 | 5.21 | 5.38 | 5.53 |
| 6～ | 479 | 4.51 | 0.57 | 3.56 | 3.78 | 3.91 | 4.20 | 4.51 | 4.78 | 5.03 | 5.20 | 5.38 |
| 7～ | 526 | 4.58 | 0.44 | 3.61 | 3.77 | 4.04 | 4.33 | 4.58 | 4.85 | 5.14 | 5.27 | 5.41 |
| 8～ | 504 | 4.62 | 0.45 | 3.78 | 3.91 | 4.07 | 4.35 | 4.62 | 4.87 | 5.16 | 5.37 | 5.57 |
| 9～ | 515 | 4.59 | 0.53 | 3.55 | 3.75 | 3.91 | 4.24 | 4.60 | 4.95 | 5.23 | 5.40 | 5.55 |
| 10～ | 497 | 4.63 | 0.48 | 3.65 | 3.77 | 4.00 | 4.30 | 4.65 | 4.98 | 5.25 | 5.36 | 5.46 |
| 11～ | 531 | 4.76 | 0.75 | 3.86 | 3.98 | 4.12 | 4.46 | 4.76 | 5.03 | 5.29 | 5.45 | 5.60 |
| 12～ | 446 | 4.74 | 0.63 | 3.82 | 3.91 | 4.09 | 4.38 | 4.69 | 5.05 | 5.30 | 5.41 | 5.64 |
| 13～ | 51 | 4.69 | 0.41 | 3.97 | 4.05 | 4.14 | 4.40 | 4.76 | 4.94 | 5.18 | 5.34 | 5.37 |
| 14～ | 41 | 4.72 | 0.74 | 3.61 | 3.64 | 3.83 | 4.28 | 4.80 | 5.12 | 5.36 | 5.99 | 6.20 |
| 15～ | 66 | 4.79 | 0.63 | 3.61 | 3.94 | 4.20 | 4.44 | 4.75 | 5.04 | 5.40 | 5.50 | 6.45 |
| 16～ | 51 | 4.66 | 0.44 | 3.81 | 3.88 | 3.96 | 4.31 | 4.70 | 4.98 | 5.15 | 5.33 | 5.53 |
| 17～ | 46 | 4.75 | 0.86 | 3.77 | 3.81 | 4.00 | 4.30 | 4.64 | 4.85 | 5.62 | 6.63 | 7.59 |

附表 1-2-13 2002 年中小城市 6 ~ 17 岁儿童青少年空腹血糖百分位数分布 单位：mmol/L

| 年龄 / 岁 | $n$ | $\bar{x}$ | $SD$ | $P2.5$ | $P5$ | $P10$ | $P25$ | $P50$ | $P75$ | $P90$ | $P95$ | $P97.5$ |
|---|---|---|---|---|---|---|---|---|---|---|---|---|
| 合计 | 8 429 | 4.57 | 0.54 | 3.41 | 3.66 | 3.90 | 4.27 | 4.59 | 4.90 | 5.15 | 5.31 | 5.44 |
| 6～ | 1 099 | 4.51 | 0.51 | 3.42 | 3.64 | 3.88 | 4.24 | 4.53 | 4.79 | 5.07 | 5.21 | 5.39 |
| 7～ | 1 114 | 4.50 | 0.57 | 3.39 | 3.50 | 3.77 | 4.17 | 4.53 | 4.85 | 5.11 | 5.25 | 5.37 |
| 8～ | 1 174 | 4.54 | 0.49 | 3.41 | 3.69 | 3.93 | 4.27 | 4.55 | 4.86 | 5.11 | 5.22 | 5.38 |
| 9～ | 1 125 | 4.54 | 0.53 | 3.40 | 3.64 | 3.86 | 4.24 | 4.57 | 4.88 | 5.16 | 5.32 | 5.41 |
| 10～ | 1 147 | 4.56 | 0.50 | 3.47 | 3.67 | 3.88 | 4.27 | 4.59 | 4.90 | 5.16 | 5.32 | 5.45 |
| 11～ | 1 147 | 4.64 | 0.63 | 3.48 | 3.72 | 3.96 | 4.34 | 4.66 | 4.94 | 5.20 | 5.33 | 5.46 |
| 12～ | 1 080 | 4.64 | 0.51 | 3.38 | 3.70 | 3.99 | 4.35 | 4.69 | 4.98 | 5.22 | 5.36 | 5.46 |
| 13～ | 125 | 4.77 | 0.60 | 4.00 | 4.09 | 4.20 | 4.45 | 4.73 | 5.00 | 5.34 | 5.62 | 5.81 |
| 14～ | 138 | 4.69 | 0.46 | 3.70 | 3.89 | 4.06 | 4.40 | 4.71 | 5.01 | 5.26 | 5.42 | 5.46 |
| 15～ | 109 | 4.68 | 0.45 | 3.72 | 3.86 | 4.14 | 4.40 | 4.71 | 5.01 | 5.23 | 5.34 | 5.48 |
| 16～ | 97 | 4.64 | 0.42 | 3.85 | 3.92 | 4.07 | 4.37 | 4.66 | 4.91 | 5.13 | 5.37 | 5.41 |
| 17～ | 74 | 4.57 | 0.41 | 3.88 | 3.99 | 4.09 | 4.26 | 4.57 | 4.82 | 5.10 | 5.26 | 5.64 |

附表 1-2-14　2002 年中小城市 6～17 岁男性儿童青少年空腹血糖百分位数分布　单位: mmol/L

| 年龄/岁 | *n* | $\overline{x}$ | *SD* | *P*2.5 | *P*5 | *P*10 | *P*25 | *P*50 | *P*75 | *P*90 | *P*95 | *P*97.5 |
|---|---|---|---|---|---|---|---|---|---|---|---|---|
| 合计 | 4 266 | 4.61 | 0.56 | 3.46 | 3.70 | 3.94 | 4.32 | 4.64 | 4.95 | 5.20 | 5.34 | 5.46 |
| 6～ | 549 | 4.55 | 0.50 | 3.47 | 3.65 | 3.89 | 4.27 | 4.56 | 4.86 | 5.09 | 5.21 | 5.40 |
| 7～ | 569 | 4.56 | 0.63 | 3.39 | 3.51 | 3.79 | 4.20 | 4.60 | 4.95 | 5.18 | 5.26 | 5.45 |
| 8～ | 596 | 4.58 | 0.48 | 3.35 | 3.69 | 3.96 | 4.30 | 4.64 | 4.90 | 5.12 | 5.22 | 5.39 |
| 9～ | 558 | 4.60 | 0.55 | 3.48 | 3.74 | 3.92 | 4.30 | 4.62 | 4.96 | 5.21 | 5.34 | 5.46 |
| 10～ | 571 | 4.59 | 0.51 | 3.52 | 3.70 | 3.88 | 4.31 | 4.66 | 4.93 | 5.16 | 5.33 | 5.44 |
| 11～ | 585 | 4.67 | 0.71 | 3.49 | 3.80 | 4.04 | 4.39 | 4.68 | 4.97 | 5.21 | 5.36 | 5.46 |
| 12～ | 551 | 4.69 | 0.50 | 3.43 | 3.82 | 4.08 | 4.41 | 4.74 | 5.06 | 5.31 | 5.43 | 5.53 |
| 13～ | 71 | 4.77 | 0.41 | 4.00 | 4.11 | 4.29 | 4.47 | 4.75 | 5.04 | 5.28 | 5.60 | 5.72 |
| 14～ | 68 | 4.67 | 0.51 | 3.48 | 3.70 | 4.00 | 4.33 | 4.77 | 4.99 | 5.34 | 5.42 | 5.53 |
| 15～ | 57 | 4.77 | 0.39 | 3.86 | 4.08 | 4.28 | 4.55 | 4.80 | 5.01 | 5.25 | 5.41 | 5.48 |
| 16～ | 50 | 4.69 | 0.48 | 3.77 | 3.89 | 4.13 | 4.42 | 4.74 | 4.95 | 5.27 | 5.37 | 5.47 |
| 17～ | 41 | 4.64 | 0.42 | 3.90 | 4.11 | 4.23 | 4.39 | 4.59 | 4.85 | 5.15 | 5.26 | 5.64 |

附表 1-2-15　2002 年中小城市 6～17 岁女性儿童青少年空腹血糖百分位数分布　单位: mmol/L

| 年龄/岁 | *n* | $\overline{x}$ | *SD* | *P*2.5 | *P*5 | *P*10 | *P*25 | *P*50 | *P*75 | *P*90 | *P*95 | *P*97.5 |
|---|---|---|---|---|---|---|---|---|---|---|---|---|
| 合计 | 4 163 | 4.52 | 0.51 | 3.40 | 3.64 | 3.86 | 4.23 | 4.55 | 4.84 | 5.11 | 5.27 | 5.41 |
| 6～ | 550 | 4.47 | 0.52 | 3.39 | 3.64 | 3.86 | 4.20 | 4.48 | 4.75 | 5.00 | 5.21 | 5.34 |
| 7～ | 545 | 4.43 | 0.49 | 3.39 | 3.50 | 3.74 | 4.12 | 4.48 | 4.77 | 5.03 | 5.16 | 5.32 |
| 8～ | 578 | 4.51 | 0.49 | 3.51 | 3.69 | 3.92 | 4.22 | 4.52 | 4.79 | 5.11 | 5.23 | 5.38 |
| 9～ | 567 | 4.48 | 0.51 | 3.36 | 3.56 | 3.81 | 4.17 | 4.52 | 4.84 | 5.11 | 5.24 | 5.34 |
| 10～ | 576 | 4.53 | 0.50 | 3.41 | 3.64 | 3.88 | 4.23 | 4.57 | 4.85 | 5.15 | 5.29 | 5.45 |
| 11～ | 562 | 4.60 | 0.53 | 3.48 | 3.69 | 3.89 | 4.30 | 4.65 | 4.91 | 5.13 | 5.32 | 5.43 |
| 12～ | 529 | 4.58 | 0.51 | 3.29 | 3.64 | 3.88 | 4.26 | 4.64 | 4.92 | 5.17 | 5.32 | 5.40 |
| 13～ | 54 | 4.77 | 0.79 | 3.45 | 4.06 | 4.16 | 4.29 | 4.67 | 5.00 | 5.36 | 6.05 | 7.51 |
| 14～ | 70 | 4.71 | 0.41 | 3.89 | 3.98 | 4.11 | 4.44 | 4.70 | 5.01 | 5.22 | 5.34 | 5.46 |
| 15～ | 52 | 4.59 | 0.49 | 3.64 | 3.72 | 3.88 | 4.30 | 4.56 | 5.01 | 5.13 | 5.31 | 5.34 |
| 16～ | 47 | 4.58 | 0.35 | 3.95 | 3.98 | 4.07 | 4.34 | 4.59 | 4.86 | 4.99 | 5.13 | 5.20 |
| 17～ | 33 | 4.50 | 0.39 | 3.88 | 3.99 | 4.03 | 4.16 | 4.44 | 4.74 | 5.02 | 5.13 | 5.45 |

附表 1-2-16 2002 年一类农村 6～17 岁儿童青少年空腹血糖百分位数分布 单位：mmol/L

| 年龄/岁 | *n* | $\bar{x}$ | *SD* | *P*2.5 | *P*5 | *P*10 | *P*25 | *P*50 | *P*75 | *P*90 | *P*95 | *P*97.5 |
|---|---|---|---|---|---|---|---|---|---|---|---|---|
| 合计 | 4 423 | 4.69 | 0.51 | 3.65 | 3.84 | 4.07 | 4.39 | 4.69 | 5.00 | 5.27 | 5.44 | 5.55 |
| 6～ | 463 | 4.55 | 0.60 | 3.50 | 3.67 | 3.85 | 4.27 | 4.56 | 4.87 | 5.18 | 5.36 | 5.48 |
| 7～ | 486 | 4.66 | 0.51 | 3.57 | 3.76 | 4.03 | 4.37 | 4.65 | 4.99 | 5.27 | 5.47 | 5.63 |
| 8～ | 523 | 4.64 | 0.50 | 3.65 | 3.81 | 4.06 | 4.33 | 4.64 | 4.96 | 5.23 | 5.39 | 5.55 |
| 9～ | 532 | 4.70 | 0.53 | 3.82 | 3.95 | 4.11 | 4.40 | 4.69 | 4.97 | 5.29 | 5.46 | 5.55 |
| 10～ | 538 | 4.68 | 0.49 | 3.63 | 3.87 | 4.03 | 4.39 | 4.67 | 5.01 | 5.28 | 5.44 | 5.55 |
| 11～ | 571 | 4.73 | 0.46 | 3.77 | 3.90 | 4.18 | 4.46 | 4.76 | 5.02 | 5.29 | 5.41 | 5.50 |
| 12～ | 513 | 4.77 | 0.49 | 3.75 | 4.00 | 4.19 | 4.47 | 4.79 | 5.06 | 5.32 | 5.48 | 5.65 |
| 13～ | 253 | 4.78 | 0.48 | 3.77 | 3.98 | 4.15 | 4.53 | 4.78 | 5.06 | 5.30 | 5.62 | 5.85 |
| 14～ | 189 | 4.73 | 0.47 | 3.54 | 3.90 | 4.23 | 4.46 | 4.77 | 5.00 | 5.30 | 5.43 | 5.55 |
| 15～ | 181 | 4.74 | 0.49 | 3.77 | 4.01 | 4.12 | 4.46 | 4.75 | 5.03 | 5.26 | 5.39 | 5.62 |
| 16～ | 109 | 4.69 | 0.53 | 3.65 | 3.82 | 4.04 | 4.33 | 4.72 | 5.00 | 5.36 | 5.50 | 5.67 |
| 17～ | 65 | 4.63 | 0.52 | 3.64 | 3.77 | 3.92 | 4.30 | 4.63 | 4.97 | 5.39 | 5.50 | 5.70 |

附表 1-2-17 2002 年一类农村 6～17 岁男性儿童青少年空腹血糖百分位数分布 单位：mmol/L

| 年龄/岁 | *n* | $\bar{x}$ | *SD* | *P*2.5 | *P*5 | *P*10 | *P*25 | *P*50 | *P*75 | *P*90 | *P*95 | *P*97.5 |
|---|---|---|---|---|---|---|---|---|---|---|---|---|
| 合计 | 2 348 | 4.72 | 0.52 | 3.68 | 3.87 | 4.10 | 4.42 | 4.73 | 5.02 | 5.29 | 5.46 | 5.62 |
| 6～ | 237 | 4.61 | 0.68 | 3.51 | 3.67 | 3.86 | 4.31 | 4.61 | 4.92 | 5.23 | 5.41 | 5.56 |
| 7～ | 267 | 4.72 | 0.50 | 3.57 | 3.82 | 4.19 | 4.44 | 4.71 | 5.04 | 5.31 | 5.50 | 5.63 |
| 8～ | 272 | 4.69 | 0.52 | 3.68 | 3.81 | 4.07 | 4.38 | 4.69 | 5.03 | 5.26 | 5.48 | 5.67 |
| 9～ | 280 | 4.76 | 0.57 | 3.93 | 4.01 | 4.16 | 4.43 | 4.74 | 4.99 | 5.32 | 5.50 | 5.75 |
| 10～ | 301 | 4.70 | 0.48 | 3.63 | 3.80 | 4.10 | 4.43 | 4.73 | 5.02 | 5.28 | 5.43 | 5.55 |
| 11～ | 285 | 4.72 | 0.46 | 3.77 | 3.94 | 4.18 | 4.45 | 4.74 | 5.01 | 5.28 | 5.40 | 5.48 |
| 12～ | 268 | 4.79 | 0.48 | 3.72 | 4.03 | 4.20 | 4.49 | 4.80 | 5.08 | 5.33 | 5.50 | 5.73 |
| 13～ | 126 | 4.84 | 0.47 | 3.88 | 4.07 | 4.32 | 4.57 | 4.83 | 5.12 | 5.34 | 5.62 | 5.94 |
| 14～ | 100 | 4.73 | 0.47 | 3.54 | 3.83 | 4.22 | 4.41 | 4.77 | 4.99 | 5.27 | 5.45 | 5.60 |
| 15～ | 108 | 4.76 | 0.51 | 3.77 | 4.00 | 4.12 | 4.44 | 4.77 | 5.05 | 5.27 | 5.39 | 5.46 |
| 16～ | 68 | 4.67 | 0.49 | 3.81 | 3.93 | 4.04 | 4.21 | 4.73 | 5.00 | 5.30 | 5.41 | 5.48 |
| 17～ | 36 | 4.66 | 0.55 | 3.20 | 3.64 | 3.83 | 4.39 | 4.66 | 4.99 | 5.45 | 5.55 | 5.70 |

附表 1-2-18　2002 年一类农村 6～17 岁女性儿童青少年空腹血糖百分位数分布　单位：mmol/L

| 年龄 / 岁 | $n$ | $\overline{x}$ | $SD$ | $P2.5$ | $P5$ | $P10$ | $P25$ | $P50$ | $P75$ | $P90$ | $P95$ | $P97.5$ |
|---|---|---|---|---|---|---|---|---|---|---|---|---|
| 合计 | 2 075 | 4.65 | 0.49 | 3.62 | 3.82 | 4.04 | 4.34 | 4.64 | 4.97 | 5.25 | 5.41 | 5.54 |
| 6～ | 226 | 4.48 | 0.49 | 3.41 | 3.65 | 3.83 | 4.26 | 4.46 | 4.76 | 5.10 | 5.29 | 5.48 |
| 7～ | 219 | 4.58 | 0.51 | 3.55 | 3.71 | 3.95 | 4.32 | 4.57 | 4.91 | 5.24 | 5.46 | 5.66 |
| 8～ | 251 | 4.58 | 0.48 | 3.65 | 3.79 | 4.04 | 4.26 | 4.58 | 4.86 | 5.18 | 5.32 | 5.41 |
| 9～ | 252 | 4.64 | 0.46 | 3.54 | 3.86 | 4.07 | 4.37 | 4.65 | 4.92 | 5.23 | 5.41 | 5.50 |
| 10～ | 237 | 4.65 | 0.50 | 3.62 | 3.88 | 3.98 | 4.33 | 4.65 | 4.99 | 5.27 | 5.45 | 5.55 |
| 11～ | 286 | 4.74 | 0.46 | 3.81 | 3.90 | 4.18 | 4.47 | 4.78 | 5.02 | 5.30 | 5.41 | 5.54 |
| 12～ | 245 | 4.75 | 0.50 | 3.82 | 4.00 | 4.15 | 4.45 | 4.76 | 5.05 | 5.27 | 5.42 | 5.49 |
| 13～ | 127 | 4.72 | 0.48 | 3.77 | 3.90 | 4.09 | 4.44 | 4.67 | 5.02 | 5.30 | 5.60 | 5.71 |
| 14～ | 89 | 4.72 | 0.47 | 3.43 | 4.02 | 4.23 | 4.49 | 4.76 | 5.05 | 5.30 | 5.39 | 5.43 |
| 15～ | 73 | 4.70 | 0.45 | 3.61 | 4.01 | 4.11 | 4.48 | 4.69 | 4.98 | 5.20 | 5.44 | 5.67 |
| 16～ | 41 | 4.70 | 0.59 | 3.65 | 3.65 | 4.06 | 4.36 | 4.63 | 5.01 | 5.50 | 5.59 | 5.67 |
| 17～ | 29 | 4.58 | 0.50 | 3.77 | 3.79 | 3.92 | 4.29 | 4.45 | 4.83 | 5.39 | 5.45 | 5.82 |

附表 1-2-19　2002 年二类农村 6～17 岁儿童青少年空腹血糖百分位数分布　单位：mmol/L

| 年龄 / 岁 | $n$ | $\overline{x}$ | $SD$ | $P2.5$ | $P5$ | $P10$ | $P25$ | $P50$ | $P75$ | $P90$ | $P95$ | $P97.5$ |
|---|---|---|---|---|---|---|---|---|---|---|---|---|
| 合计 | 4 990 | 4.64 | 0.54 | 3.52 | 3.77 | 4.01 | 4.33 | 4.65 | 4.97 | 5.23 | 5.42 | 5.50 |
| 6～ | 478 | 4.54 | 0.56 | 3.33 | 3.58 | 3.83 | 4.21 | 4.58 | 4.89 | 5.18 | 5.39 | 5.48 |
| 7～ | 538 | 4.55 | 0.52 | 3.47 | 3.66 | 3.93 | 4.27 | 4.55 | 4.88 | 5.16 | 5.32 | 5.43 |
| 8～ | 502 | 4.62 | 0.50 | 3.52 | 3.78 | 4.01 | 4.30 | 4.64 | 4.96 | 5.20 | 5.34 | 5.44 |
| 9～ | 556 | 4.64 | 0.51 | 3.40 | 3.77 | 3.99 | 4.37 | 4.66 | 4.96 | 5.22 | 5.41 | 5.47 |
| 10～ | 627 | 4.63 | 0.50 | 3.54 | 3.78 | 4.01 | 4.33 | 4.64 | 4.96 | 5.23 | 5.37 | 5.44 |
| 11～ | 764 | 4.71 | 0.53 | 3.51 | 3.84 | 4.09 | 4.42 | 4.72 | 5.04 | 5.31 | 5.45 | 5.50 |
| 12～ | 664 | 4.72 | 0.52 | 3.54 | 3.83 | 4.06 | 4.40 | 4.76 | 5.06 | 5.37 | 5.48 | 5.55 |
| 13～ | 261 | 4.64 | 0.57 | 3.65 | 3.82 | 3.96 | 4.30 | 4.63 | 4.97 | 5.22 | 5.41 | 5.50 |
| 14～ | 225 | 4.70 | 0.62 | 3.72 | 4.01 | 4.07 | 4.36 | 4.71 | 5.01 | 5.29 | 5.41 | 5.50 |
| 15～ | 177 | 4.64 | 0.46 | 3.77 | 3.86 | 4.10 | 4.36 | 4.63 | 4.88 | 5.24 | 5.42 | 5.51 |
| 16～ | 117 | 4.60 | 0.64 | 3.70 | 3.79 | 3.93 | 4.25 | 4.53 | 4.94 | 5.21 | 5.35 | 5.73 |
| 17～ | 81 | 4.65 | 0.94 | 3.65 | 3.82 | 3.93 | 4.22 | 4.67 | 4.90 | 5.07 | 5.32 | 5.51 |

附表 1-2-20　2002 年二类农村 6 ~ 17 岁男性儿童青少年空腹血糖百分位数分布　单位：mmol/L

| 年龄 / 岁 | $n$ | $\bar{x}$ | $SD$ | $P2.5$ | $P5$ | $P10$ | $P25$ | $P50$ | $P75$ | $P90$ | $P95$ | $P97.5$ |
|---|---|---|---|---|---|---|---|---|---|---|---|---|
| 合计 | 2 644 | 4.68 | 0.55 | 3.53 | 3.78 | 4.02 | 4.37 | 4.69 | 5.01 | 5.26 | 5.43 | 5.51 |
| 6～ | 249 | 4.59 | 0.57 | 3.44 | 3.60 | 3.84 | 4.28 | 4.63 | 4.94 | 5.19 | 5.44 | 5.50 |
| 7～ | 290 | 4.56 | 0.48 | 3.47 | 3.70 | 4.00 | 4.32 | 4.58 | 4.88 | 5.15 | 5.25 | 5.40 |
| 8～ | 270 | 4.67 | 0.53 | 3.54 | 3.70 | 3.97 | 4.34 | 4.72 | 5.05 | 5.27 | 5.39 | 5.53 |
| 9～ | 298 | 4.71 | 0.52 | 3.54 | 3.78 | 3.99 | 4.43 | 4.73 | 5.06 | 5.29 | 5.43 | 5.48 |
| 10～ | 329 | 4.67 | 0.46 | 3.72 | 3.91 | 4.12 | 4.39 | 4.69 | 4.98 | 5.26 | 5.37 | 5.43 |
| 11～ | 395 | 4.75 | 0.55 | 3.45 | 3.78 | 4.11 | 4.44 | 4.78 | 5.08 | 5.35 | 5.48 | 5.55 |
| 12～ | 366 | 4.74 | 0.54 | 3.49 | 3.74 | 4.05 | 4.45 | 4.78 | 5.12 | 5.43 | 5.49 | 5.55 |
| 13～ | 138 | 4.66 | 0.63 | 3.63 | 3.85 | 3.99 | 4.33 | 4.63 | 4.99 | 5.22 | 5.43 | 5.50 |
| 14～ | 110 | 4.74 | 0.75 | 3.66 | 4.00 | 4.05 | 4.38 | 4.71 | 5.04 | 5.36 | 5.48 | 5.53 |
| 15～ | 98 | 4.64 | 0.48 | 3.77 | 3.79 | 4.02 | 4.35 | 4.68 | 4.88 | 5.22 | 5.50 | 5.60 |
| 16～ | 55 | 4.67 | 0.73 | 3.79 | 3.89 | 3.97 | 4.32 | 4.57 | 4.93 | 5.14 | 5.35 | 5.41 |
| 17～ | 46 | 4.55 | 0.42 | 3.65 | 3.77 | 3.95 | 4.22 | 4.67 | 4.85 | 5.02 | 5.06 | 5.13 |

附表 1-2-21　2002 年二类农村 6 ~ 17 岁女性儿童青少年空腹血糖百分位数分布　单位：mmol/L

| 年龄 / 岁 | $n$ | $\bar{x}$ | $SD$ | $P2.5$ | $P5$ | $P10$ | $P25$ | $P50$ | $P75$ | $P90$ | $P95$ | $P97.5$ |
|---|---|---|---|---|---|---|---|---|---|---|---|---|
| 合计 | 2 346 | 4.60 | 0.53 | 3.52 | 3.77 | 3.98 | 4.28 | 4.61 | 4.91 | 5.20 | 5.38 | 5.48 |
| 6～ | 229 | 4.48 | 0.54 | 3.26 | 3.43 | 3.75 | 4.14 | 4.53 | 4.86 | 5.16 | 5.32 | 5.48 |
| 7～ | 248 | 4.53 | 0.56 | 3.47 | 3.55 | 3.85 | 4.18 | 4.51 | 4.86 | 5.19 | 5.38 | 5.46 |
| 8～ | 232 | 4.55 | 0.44 | 3.48 | 3.90 | 4.05 | 4.25 | 4.59 | 4.84 | 5.09 | 5.25 | 5.42 |
| 9～ | 258 | 4.56 | 0.49 | 3.19 | 3.72 | 3.96 | 4.31 | 4.61 | 4.88 | 5.09 | 5.28 | 5.46 |
| 10～ | 298 | 4.58 | 0.54 | 3.50 | 3.69 | 3.90 | 4.25 | 4.56 | 4.94 | 5.22 | 5.40 | 5.46 |
| 11～ | 369 | 4.66 | 0.51 | 3.68 | 3.86 | 4.06 | 4.39 | 4.65 | 4.96 | 5.24 | 5.37 | 5.48 |
| 12～ | 298 | 4.69 | 0.49 | 3.56 | 3.90 | 4.08 | 4.39 | 4.71 | 4.97 | 5.34 | 5.47 | 5.51 |
| 13～ | 123 | 4.62 | 0.49 | 3.66 | 3.81 | 3.94 | 4.26 | 4.63 | 4.96 | 5.26 | 5.41 | 5.50 |
| 14～ | 115 | 4.66 | 0.46 | 3.89 | 4.01 | 4.15 | 4.31 | 4.69 | 4.99 | 5.17 | 5.37 | 5.41 |
| 15～ | 79 | 4.64 | 0.44 | 3.70 | 3.86 | 4.13 | 4.37 | 4.60 | 4.88 | 5.27 | 5.39 | 5.50 |
| 16～ | 62 | 4.53 | 0.54 | 3.70 | 3.78 | 3.90 | 4.21 | 4.45 | 4.97 | 5.21 | 5.31 | 5.73 |
| 17～ | 35 | 4.78 | 1.34 | 3.58 | 3.82 | 3.93 | 4.19 | 4.62 | 4.94 | 5.35 | 5.53 | 11.97 |

附表 1-2-22　2002 年三类农村 6 ~ 17 岁儿童青少年空腹血糖百分位数分布　单位：mmol/L

| 年龄 / 岁 | *n* | $\bar{x}$ | *SD* | *P*2.5 | *P*5 | *P*10 | *P*25 | *P*50 | *P*75 | *P*90 | *P*95 | *P*97.5 |
|---|---|---|---|---|---|---|---|---|---|---|---|---|
| 合计 | 5 233 | 4.65 | 0.57 | 3.40 | 3.66 | 3.94 | 4.31 | 4.67 | 5.01 | 5.32 | 5.47 | 5.62 |
| 6～ | 452 | 4.54 | 0.59 | 3.32 | 3.48 | 3.73 | 4.22 | 4.58 | 4.88 | 5.21 | 5.44 | 5.55 |
| 7～ | 530 | 4.61 | 0.59 | 3.31 | 3.44 | 3.89 | 4.29 | 4.65 | 4.96 | 5.31 | 5.48 | 5.55 |
| 8～ | 561 | 4.61 | 0.56 | 3.52 | 3.70 | 3.89 | 4.26 | 4.63 | 4.94 | 5.30 | 5.50 | 5.68 |
| 9～ | 675 | 4.69 | 0.55 | 3.45 | 3.68 | 3.99 | 4.36 | 4.74 | 5.06 | 5.33 | 5.48 | 5.60 |
| 10～ | 686 | 4.68 | 0.53 | 3.59 | 3.82 | 4.07 | 4.34 | 4.69 | 5.05 | 5.31 | 5.46 | 5.60 |
| 11～ | 727 | 4.71 | 0.54 | 3.54 | 3.78 | 4.04 | 4.38 | 4.72 | 5.06 | 5.35 | 5.48 | 5.57 |
| 12～ | 679 | 4.69 | 0.59 | 3.44 | 3.72 | 3.96 | 4.30 | 4.72 | 5.10 | 5.37 | 5.50 | 5.79 |
| 13～ | 321 | 4.66 | 0.59 | 3.38 | 3.68 | 4.00 | 4.34 | 4.72 | 5.00 | 5.28 | 5.42 | 5.55 |
| 14～ | 253 | 4.66 | 0.57 | 3.33 | 3.58 | 3.99 | 4.37 | 4.64 | 5.02 | 5.35 | 5.45 | 5.70 |
| 15～ | 158 | 4.57 | 0.57 | 3.22 | 3.42 | 3.85 | 4.30 | 4.60 | 4.89 | 5.28 | 5.43 | 5.60 |
| 16～ | 108 | 4.51 | 0.62 | 3.11 | 3.36 | 3.69 | 4.16 | 4.53 | 4.97 | 5.32 | 5.37 | 5.64 |
| 17～ | 83 | 4.58 | 0.67 | 3.15 | 3.55 | 3.79 | 4.21 | 4.62 | 5.01 | 5.22 | 5.64 | 5.86 |

附表 1-2-23　2002 年三类农村 6 ~ 17 岁男性儿童青少年空腹血糖百分位数分布　单位：mmol/L

| 年龄 / 岁 | *n* | $\bar{x}$ | *SD* | *P*2.5 | *P*5 | *P*10 | *P*25 | *P*50 | *P*75 | *P*90 | *P*95 | *P*97.5 |
|---|---|---|---|---|---|---|---|---|---|---|---|---|
| 合计 | 2 729 | 4.69 | 0.57 | 3.41 | 3.70 | 3.96 | 4.34 | 4.71 | 5.06 | 5.35 | 5.48 | 5.68 |
| 6～ | 235 | 4.59 | 0.60 | 3.38 | 3.51 | 3.91 | 4.24 | 4.59 | 4.93 | 5.32 | 5.50 | 5.83 |
| 7～ | 269 | 4.67 | 0.57 | 3.30 | 3.47 | 3.95 | 4.35 | 4.72 | 5.01 | 5.35 | 5.48 | 5.55 |
| 8～ | 303 | 4.69 | 0.60 | 3.52 | 3.77 | 3.93 | 4.32 | 4.69 | 5.04 | 5.39 | 5.60 | 5.87 |
| 9～ | 346 | 4.72 | 0.56 | 3.45 | 3.66 | 4.04 | 4.39 | 4.79 | 5.09 | 5.34 | 5.48 | 5.62 |
| 10～ | 344 | 4.67 | 0.50 | 3.59 | 3.80 | 4.02 | 4.35 | 4.70 | 5.04 | 5.30 | 5.43 | 5.55 |
| 11～ | 389 | 4.74 | 0.54 | 3.70 | 3.78 | 4.04 | 4.44 | 4.77 | 5.13 | 5.40 | 5.48 | 5.57 |
| 12～ | 354 | 4.77 | 0.57 | 3.59 | 3.85 | 4.07 | 4.44 | 4.77 | 5.15 | 5.40 | 5.53 | 6.09 |
| 13～ | 178 | 4.65 | 0.61 | 3.24 | 3.49 | 3.89 | 4.31 | 4.69 | 5.05 | 5.31 | 5.42 | 5.55 |
| 14～ | 134 | 4.64 | 0.59 | 3.33 | 3.42 | 3.93 | 4.34 | 4.64 | 5.01 | 5.37 | 5.45 | 5.70 |
| 15～ | 75 | 4.54 | 0.63 | 3.10 | 3.32 | 3.62 | 4.21 | 4.58 | 4.86 | 5.31 | 5.38 | 5.60 |
| 16～ | 57 | 4.53 | 0.60 | 3.36 | 3.58 | 3.77 | 4.22 | 4.46 | 4.86 | 5.32 | 5.57 | 6.02 |
| 17～ | 45 | 4.65 | 0.73 | 3.29 | 3.66 | 3.81 | 4.22 | 4.66 | 5.10 | 5.37 | 5.86 | 6.02 |

附表 1-2-24　2002 年三类农村 6～17 岁女性儿童青少年空腹血糖百分位数分布　单位：mmol/L

| 年龄 / 岁 | *n* | $\bar{x}$ | *SD* | *P*2.5 | *P*5 | *P*10 | *P*25 | *P*50 | *P*75 | *P*90 | *P*95 | *P*97.5 |
|---|---|---|---|---|---|---|---|---|---|---|---|---|
| 合计 | 2 504 | 4.61 | 0.56 | 3.39 | 3.64 | 3.93 | 4.28 | 4.63 | 4.98 | 5.29 | 5.45 | 5.57 |
| 6～ | 217 | 4.48 | 0.57 | 3.30 | 3.47 | 3.64 | 4.16 | 4.54 | 4.86 | 5.19 | 5.37 | 5.49 |
| 7～ | 261 | 4.55 | 0.61 | 3.31 | 3.40 | 3.79 | 4.24 | 4.56 | 4.88 | 5.22 | 5.48 | 5.77 |
| 8～ | 258 | 4.51 | 0.50 | 3.50 | 3.64 | 3.83 | 4.21 | 4.57 | 4.81 | 5.10 | 5.30 | 5.53 |
| 9～ | 329 | 4.66 | 0.55 | 3.50 | 3.69 | 3.95 | 4.34 | 4.69 | 5.01 | 5.33 | 5.47 | 5.55 |
| 10～ | 342 | 4.70 | 0.55 | 3.58 | 3.89 | 4.09 | 4.34 | 4.67 | 5.05 | 5.32 | 5.49 | 5.66 |
| 11～ | 338 | 4.66 | 0.53 | 3.51 | 3.73 | 4.03 | 4.34 | 4.68 | 4.99 | 5.31 | 5.45 | 5.60 |
| 12～ | 325 | 4.61 | 0.60 | 3.44 | 3.54 | 3.87 | 4.20 | 4.62 | 5.01 | 5.37 | 5.48 | 5.61 |
| 13～ | 143 | 4.68 | 0.57 | 3.40 | 3.74 | 4.13 | 4.37 | 4.75 | 4.98 | 5.21 | 5.43 | 5.55 |
| 14～ | 119 | 4.68 | 0.55 | 3.16 | 3.82 | 4.04 | 4.38 | 4.64 | 5.09 | 5.32 | 5.41 | 5.94 |
| 15～ | 83 | 4.60 | 0.51 | 3.42 | 3.70 | 4.00 | 4.33 | 4.62 | 4.95 | 5.25 | 5.43 | 5.47 |
| 16～ | 51 | 4.48 | 0.66 | 3.08 | 3.11 | 3.64 | 4.10 | 4.56 | 5.04 | 5.20 | 5.33 | 5.44 |
| 17～ | 38 | 4.51 | 0.59 | 2.91 | 3.15 | 3.79 | 4.16 | 4.60 | 4.87 | 5.13 | 5.48 | 5.75 |

附表 1-2-25　2002 年四类农村 6～17 岁儿童青少年空腹血糖百分位数分布　单位：mmol/L

| 年龄 / 岁 | *n* | $\bar{x}$ | *SD* | *P*2.5 | *P*5 | *P*10 | *P*25 | *P*50 | *P*75 | *P*90 | *P*95 | *P*97.5 |
|---|---|---|---|---|---|---|---|---|---|---|---|---|
| 合计 | 5 594 | 4.43 | 0.62 | 3.25 | 3.47 | 3.70 | 4.07 | 4.43 | 4.80 | 5.12 | 5.33 | 5.46 |
| 6～ | 612 | 4.36 | 0.58 | 3.15 | 3.42 | 3.62 | 4.00 | 4.35 | 4.75 | 5.06 | 5.29 | 5.43 |
| 7～ | 686 | 4.39 | 0.81 | 3.21 | 3.32 | 3.64 | 3.96 | 4.36 | 4.76 | 5.10 | 5.32 | 5.45 |
| 8～ | 655 | 4.41 | 0.60 | 3.21 | 3.38 | 3.67 | 4.05 | 4.40 | 4.77 | 5.11 | 5.34 | 5.50 |
| 9～ | 696 | 4.37 | 0.58 | 3.11 | 3.35 | 3.66 | 4.00 | 4.39 | 4.71 | 5.05 | 5.30 | 5.43 |
| 10～ | 700 | 4.41 | 0.55 | 3.29 | 3.50 | 3.71 | 4.05 | 4.40 | 4.80 | 5.07 | 5.22 | 5.43 |
| 11～ | 677 | 4.46 | 0.56 | 3.36 | 3.54 | 3.73 | 4.09 | 4.47 | 4.80 | 5.17 | 5.39 | 5.55 |
| 12～ | 629 | 4.51 | 0.71 | 3.43 | 3.62 | 3.82 | 4.15 | 4.51 | 4.87 | 5.17 | 5.30 | 5.43 |
| 13～ | 282 | 4.52 | 0.53 | 3.50 | 3.70 | 3.88 | 4.20 | 4.51 | 4.86 | 5.18 | 5.41 | 5.50 |
| 14～ | 215 | 4.49 | 0.50 | 3.44 | 3.66 | 3.88 | 4.20 | 4.49 | 4.81 | 5.16 | 5.32 | 5.47 |
| 15～ | 203 | 4.51 | 0.56 | 3.24 | 3.40 | 3.80 | 4.24 | 4.53 | 4.89 | 5.15 | 5.26 | 5.39 |
| 16～ | 140 | 4.52 | 0.56 | 3.56 | 3.73 | 3.85 | 4.13 | 4.42 | 4.90 | 5.25 | 5.36 | 5.49 |
| 17～ | 99 | 4.45 | 0.55 | 3.00 | 3.47 | 3.82 | 4.16 | 4.48 | 4.79 | 5.23 | 5.42 | 5.43 |

附表 1-2-26　2002 年四类农村 6～17 岁男性儿童青少年空腹血糖百分位数分布　单位：mmol/L

| 年龄/岁 | $n$ | $\overline{x}$ | $SD$ | $P2.5$ | $P5$ | $P10$ | $P25$ | $P50$ | $P75$ | $P90$ | $P95$ | $P97.5$ |
|---|---|---|---|---|---|---|---|---|---|---|---|---|
| 合计 | 2 986 | 4.48 | 0.60 | 3.31 | 3.54 | 3.75 | 4.13 | 4.47 | 4.85 | 5.17 | 5.37 | 5.48 |
| 6～ | 309 | 4.42 | 0.59 | 3.36 | 3.51 | 3.67 | 4.03 | 4.39 | 4.82 | 5.20 | 5.41 | 5.48 |
| 7～ | 373 | 4.43 | 0.57 | 3.24 | 3.43 | 3.70 | 4.05 | 4.43 | 4.82 | 5.15 | 5.34 | 5.44 |
| 8～ | 346 | 4.50 | 0.59 | 3.23 | 3.47 | 3.76 | 4.16 | 4.51 | 4.87 | 5.18 | 5.34 | 5.48 |
| 9～ | 389 | 4.43 | 0.55 | 3.19 | 3.47 | 3.70 | 4.12 | 4.44 | 4.79 | 5.13 | 5.33 | 5.45 |
| 10～ | 355 | 4.47 | 0.56 | 3.33 | 3.55 | 3.76 | 4.12 | 4.44 | 4.87 | 5.13 | 5.35 | 5.45 |
| 11～ | 360 | 4.48 | 0.55 | 3.41 | 3.57 | 3.71 | 4.15 | 4.49 | 4.83 | 5.18 | 5.42 | 5.50 |
| 12～ | 341 | 4.53 | 0.85 | 3.43 | 3.70 | 3.82 | 4.13 | 4.52 | 4.88 | 5.17 | 5.29 | 5.47 |
| 13～ | 141 | 4.57 | 0.57 | 3.37 | 3.62 | 3.88 | 4.25 | 4.54 | 4.89 | 5.34 | 5.49 | 5.63 |
| 14～ | 119 | 4.57 | 0.46 | 3.58 | 3.88 | 4.03 | 4.25 | 4.54 | 4.88 | 5.17 | 5.38 | 5.55 |
| 15～ | 124 | 4.52 | 0.55 | 3.25 | 3.29 | 3.79 | 4.26 | 4.53 | 4.90 | 5.16 | 5.33 | 5.46 |
| 16～ | 82 | 4.47 | 0.52 | 3.56 | 3.70 | 3.77 | 4.05 | 4.42 | 4.87 | 5.21 | 5.29 | 5.37 |
| 17～ | 47 | 4.49 | 0.59 | 3.00 | 3.48 | 3.77 | 4.16 | 4.55 | 4.84 | 5.38 | 5.43 | 5.45 |

附表 1-2-27　2002 年四类农村 6～17 岁女性儿童青少年空腹血糖百分位数分布　单位：mmol/L

| 年龄/岁 | $n$ | $\overline{x}$ | $SD$ | $P2.5$ | $P5$ | $P10$ | $P25$ | $P50$ | $P75$ | $P90$ | $P95$ | $P97.5$ |
|---|---|---|---|---|---|---|---|---|---|---|---|---|
| 合计 | 2 608 | 4.38 | 0.63 | 3.20 | 3.40 | 3.67 | 4.01 | 4.38 | 4.74 | 5.06 | 5.28 | 5.43 |
| 6～ | 303 | 4.30 | 0.56 | 3.03 | 3.31 | 3.55 | 3.94 | 4.32 | 4.69 | 4.95 | 5.17 | 5.32 |
| 7～ | 313 | 4.33 | 1.02 | 3.11 | 3.26 | 3.51 | 3.92 | 4.31 | 4.65 | 4.98 | 5.32 | 5.55 |
| 8～ | 309 | 4.30 | 0.59 | 3.18 | 3.34 | 3.54 | 3.95 | 4.27 | 4.65 | 5.03 | 5.28 | 5.55 |
| 9～ | 307 | 4.29 | 0.61 | 2.99 | 3.30 | 3.54 | 3.93 | 4.31 | 4.63 | 4.98 | 5.20 | 5.43 |
| 10～ | 345 | 4.35 | 0.54 | 3.29 | 3.49 | 3.68 | 4.02 | 4.34 | 4.72 | 5.00 | 5.18 | 5.37 |
| 11～ | 317 | 4.43 | 0.56 | 3.33 | 3.50 | 3.73 | 4.07 | 4.45 | 4.77 | 5.14 | 5.37 | 5.60 |
| 12～ | 288 | 4.49 | 0.51 | 3.47 | 3.60 | 3.81 | 4.19 | 4.51 | 4.86 | 5.16 | 5.30 | 5.37 |
| 13～ | 141 | 4.48 | 0.47 | 3.58 | 3.70 | 3.88 | 4.19 | 4.44 | 4.80 | 5.03 | 5.33 | 5.39 |
| 14～ | 96 | 4.40 | 0.52 | 3.13 | 3.44 | 3.77 | 4.14 | 4.41 | 4.75 | 5.06 | 5.22 | 5.35 |
| 15～ | 79 | 4.50 | 0.57 | 3.10 | 3.40 | 3.80 | 4.16 | 4.55 | 4.88 | 5.09 | 5.19 | 5.27 |
| 16～ | 58 | 4.59 | 0.60 | 3.82 | 3.87 | 3.93 | 4.19 | 4.46 | 4.95 | 5.34 | 5.49 | 5.50 |
| 17～ | 52 | 4.42 | 0.52 | 3.37 | 3.47 | 3.89 | 4.15 | 4.42 | 4.77 | 5.07 | 5.30 | 5.42 |

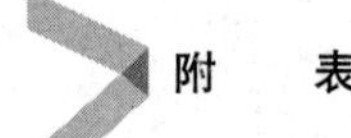


## （三）2002年6～17岁儿童青少年空腹血糖水平

附表 1-3-1　2002 年 6～17 岁儿童青少年平均空腹血糖水平　　单位：mmol/L

| 年龄 / 岁 | 合计 | | 城市小计 | | 农村小计 | |
|---|---|---|---|---|---|---|
| | $\bar{\chi}$ | SE | $\bar{\chi}$ | SE | $\bar{\chi}$ | SE |
| 合计 | 4.62 | 0.02 | 4.62 | 0.03 | 4.62 | 0.03 |
| 6～ | 4.51 | 0.03 | 4.52 | 0.04 | 4.51 | 0.03 |
| 7～ | 4.54 | 0.03 | 4.53 | 0.05 | 4.55 | 0.04 |
| 8～ | 4.58 | 0.02 | 4.57 | 0.04 | 4.58 | 0.03 |
| 9～ | 4.60 | 0.03 | 4.56 | 0.05 | 4.61 | 0.03 |
| 10～ | 4.60 | 0.02 | 4.58 | 0.05 | 4.60 | 0.03 |
| 11～ | 4.67 | 0.03 | 4.66 | 0.05 | 4.67 | 0.03 |
| 12～ | 4.69 | 0.03 | 4.67 | 0.05 | 4.69 | 0.04 |
| 13～ | 4.66 | 0.03 | 4.77 | 0.04 | 4.65 | 0.03 |
| 14～ | 4.67 | 0.03 | 4.70 | 0.04 | 4.67 | 0.03 |
| 15～ | 4.65 | 0.03 | 4.71 | 0.05 | 4.63 | 0.03 |
| 16～ | 4.61 | 0.03 | 4.64 | 0.04 | 4.59 | 0.04 |
| 17～ | 4.61 | 0.05 | 4.61 | 0.05 | 4.60 | 0.06 |

附表 1-3-2　2002 年 6～17 岁男性儿童青少年平均空腹血糖水平　　单位：mmol/L

| 年龄 / 岁 | 合计 | | 城市小计 | | 农村小计 | |
|---|---|---|---|---|---|---|
| | $\bar{\chi}$ | SE | $\bar{\chi}$ | SE | $\bar{\chi}$ | SE |
| 合计 | 4.66 | 0.02 | 4.67 | 0.03 | 4.65 | 0.03 |
| 6～ | 4.56 | 0.03 | 4.56 | 0.05 | 4.56 | 0.04 |
| 7～ | 4.58 | 0.03 | 4.59 | 0.06 | 4.58 | 0.03 |
| 8～ | 4.64 | 0.03 | 4.60 | 0.04 | 4.65 | 0.04 |
| 9～ | 4.66 | 0.03 | 4.62 | 0.04 | 4.67 | 0.03 |
| 10～ | 4.64 | 0.03 | 4.61 | 0.06 | 4.64 | 0.03 |
| 11～ | 4.70 | 0.03 | 4.69 | 0.05 | 4.71 | 0.04 |
| 12～ | 4.72 | 0.03 | 4.73 | 0.05 | 4.72 | 0.04 |
| 13～ | 4.69 | 0.03 | 4.78 | 0.04 | 4.68 | 0.03 |
| 14～ | 4.70 | 0.04 | 4.69 | 0.05 | 4.70 | 0.05 |
| 15～ | 4.67 | 0.03 | 4.77 | 0.05 | 4.64 | 0.04 |
| 16～ | 4.64 | 0.04 | 4.68 | 0.06 | 4.62 | 0.05 |
| 17～ | 4.60 | 0.04 | 4.65 | 0.06 | 4.57 | 0.05 |

附表 1-3-3　2002 年 6～17 岁女性儿童青少年平均空腹血糖水平　　单位：mmol/L

| 年龄 / 岁 | 合计 | | 城市小计 | | 农村小计 | |
|---|---|---|---|---|---|---|
| | $\bar{\chi}$ | SE | $\bar{\chi}$ | SE | $\bar{\chi}$ | SE |
| 合计 | 4.58 | 0.02 | 4.58 | 0.03 | 4.59 | 0.03 |
| 6～ | 4.45 | 0.03 | 4.48 | 0.04 | 4.45 | 0.03 |

续表

| 年龄/岁 | 合计 | | 城市小计 | | 农村小计 | |
|---|---|---|---|---|---|---|
| | $\overline{\chi}$ | SE | $\overline{\chi}$ | SE | $\overline{\chi}$ | SE |
| 7～ | 4.50 | 0.04 | 4.46 | 0.05 | 4.50 | 0.05 |
| 8～ | 4.51 | 0.02 | 4.53 | 0.03 | 4.50 | 0.03 |
| 9～ | 4.53 | 0.03 | 4.50 | 0.05 | 4.54 | 0.03 |
| 10～ | 4.56 | 0.03 | 4.55 | 0.05 | 4.56 | 0.03 |
| 11～ | 4.64 | 0.03 | 4.64 | 0.04 | 4.64 | 0.03 |
| 12～ | 4.65 | 0.03 | 4.61 | 0.05 | 4.66 | 0.04 |
| 13～ | 4.63 | 0.04 | 4.75 | 0.09 | 4.62 | 0.04 |
| 14～ | 4.65 | 0.03 | 4.71 | 0.05 | 4.64 | 0.04 |
| 15～ | 4.63 | 0.03 | 4.65 | 0.07 | 4.63 | 0.04 |
| 16～ | 4.58 | 0.04 | 4.60 | 0.04 | 4.57 | 0.06 |
| 17～ | 4.62 | 0.08 | 4.58 | 0.07 | 4.64 | 0.12 |

附表 1-3-4　2002 年六类地区 6 ~ 17 岁儿童青少年平均空腹血糖水平　单位：mmol/L

| 年龄/岁 | 大城市 | | 中小城市 | | 一类农村 | | 二类农村 | | 三类农村 | | 四类农村 | |
|---|---|---|---|---|---|---|---|---|---|---|---|---|
| | $\overline{\chi}$ | SE | $\overline{\chi}$ | SE | $\overline{\chi}$ | SE | $\overline{\chi}$ | SE | $\overline{\chi}$ | SE | $\overline{\chi}$ | SE |
| 合计 | 4.71 | 0.04 | 4.60 | 0.04 | 4.70 | 0.04 | 4.65 | 0.05 | 4.64 | 0.06 | 4.45 | 0.05 |
| 6～ | 4.58 | 0.04 | 4.51 | 0.05 | 4.55 | 0.05 | 4.54 | 0.06 | 4.54 | 0.05 | 4.36 | 0.06 |
| 7～ | 4.65 | 0.04 | 4.50 | 0.06 | 4.66 | 0.04 | 4.55 | 0.06 | 4.61 | 0.06 | 4.39 | 0.07 |
| 8～ | 4.67 | 0.05 | 4.55 | 0.05 | 4.64 | 0.04 | 4.62 | 0.05 | 4.61 | 0.06 | 4.41 | 0.06 |
| 9～ | 4.63 | 0.06 | 4.54 | 0.06 | 4.70 | 0.04 | 4.64 | 0.05 | 4.69 | 0.05 | 4.37 | 0.05 |
| 10～ | 4.66 | 0.06 | 4.56 | 0.06 | 4.68 | 0.04 | 4.63 | 0.05 | 4.68 | 0.05 | 4.41 | 0.06 |
| 11～ | 4.77 | 0.05 | 4.64 | 0.06 | 4.73 | 0.03 | 4.71 | 0.06 | 4.70 | 0.05 | 4.46 | 0.05 |
| 12～ | 4.80 | 0.06 | 4.64 | 0.06 | 4.77 | 0.04 | 4.72 | 0.06 | 4.69 | 0.06 | 4.51 | 0.06 |
| 13～ | 4.76 | 0.05 | 4.77 | 0.05 | 4.78 | 0.06 | 4.64 | 0.06 | 4.66 | 0.06 | 4.52 | 0.05 |
| 14～ | 4.77 | 0.12 | 4.69 | 0.05 | 4.73 | 0.04 | 4.70 | 0.05 | 4.66 | 0.08 | 4.49 | 0.05 |
| 15～ | 4.79 | 0.09 | 4.68 | 0.05 | 4.73 | 0.04 | 4.64 | 0.05 | 4.57 | 0.06 | 4.51 | 0.06 |
| 16～ | 4.66 | 0.06 | 4.63 | 0.05 | 4.69 | 0.09 | 4.59 | 0.07 | 4.51 | 0.12 | 4.52 | 0.05 |
| 17～ | 4.72 | 0.08 | 4.57 | 0.06 | 4.62 | 0.07 | 4.65 | 0.12 | 4.59 | 0.12 | 4.45 | 0.06 |

附表 1-3-5　2002 年六类地区 6 ~ 17 岁男性儿童青少年平均空腹血糖水平　单位：mmol/L

| 年龄/岁 | 大城市 | | 中小城市 | | 一类农村 | | 二类农村 | | 三类农村 | | 四类农村 | |
|---|---|---|---|---|---|---|---|---|---|---|---|---|
| | $\overline{\chi}$ | SE | $\overline{\chi}$ | SE | $\overline{\chi}$ | SE | $\overline{\chi}$ | SE | $\overline{\chi}$ | SE | $\overline{\chi}$ | SE |
| 合计 | 4.73 | 0.04 | 4.65 | 0.04 | 4.73 | 0.04 | 4.68 | 0.05 | 4.67 | 0.06 | 4.49 | 0.05 |
| 6～ | 4.64 | 0.04 | 4.55 | 0.06 | 4.61 | 0.06 | 4.59 | 0.07 | 4.59 | 0.06 | 4.42 | 0.06 |
| 7～ | 4.72 | 0.04 | 4.56 | 0.07 | 4.72 | 0.05 | 4.56 | 0.06 | 4.67 | 0.05 | 4.43 | 0.06 |
| 8～ | 4.71 | 0.05 | 4.58 | 0.05 | 4.69 | 0.06 | 4.67 | 0.06 | 4.69 | 0.07 | 4.50 | 0.07 |
| 9～ | 4.67 | 0.07 | 4.60 | 0.05 | 4.76 | 0.04 | 4.71 | 0.05 | 4.72 | 0.05 | 4.43 | 0.06 |
| 10～ | 4.69 | 0.06 | 4.59 | 0.07 | 4.70 | 0.03 | 4.67 | 0.05 | 4.67 | 0.05 | 4.47 | 0.06 |
| 11～ | 4.77 | 0.05 | 4.67 | 0.07 | 4.72 | 0.04 | 4.75 | 0.07 | 4.74 | 0.06 | 4.48 | 0.06 |

续表

| 年龄 / 岁 | 大城市 | | 中小城市 | | 一类农村 | | 二类农村 | | 三类农村 | | 四类农村 | |
|---|---|---|---|---|---|---|---|---|---|---|---|---|
| | $\overline{\chi}$ | *SE* | $\overline{\chi}$ | *SE* | $\overline{\chi}$ | *SE* | $\overline{\chi}$ | *SE* | $\overline{\chi}$ | *SE* | $\overline{\chi}$ | *SE* |
| 12～ | 4.85 | 0.07 | 4.69 | 0.06 | 4.79 | 0.05 | 4.74 | 0.07 | 4.77 | 0.06 | 4.53 | 0.06 |
| 13～ | 4.83 | 0.06 | 4.77 | 0.05 | 4.84 | 0.06 | 4.66 | 0.05 | 4.65 | 0.07 | 4.57 | 0.07 |
| 14～ | 4.80 | 0.13 | 4.67 | 0.06 | 4.73 | 0.04 | 4.74 | 0.09 | 4.64 | 0.12 | 4.57 | 0.06 |
| 15～ | 4.79 | 0.10 | 4.77 | 0.05 | 4.76 | 0.04 | 4.64 | 0.06 | 4.54 | 0.08 | 4.52 | 0.08 |
| 16～ | 4.65 | 0.07 | 4.69 | 0.08 | 4.67 | 0.08 | 4.67 | 0.10 | 4.53 | 0.10 | 4.47 | 0.05 |
| 17～ | 4.68 | 0.08 | 4.64 | 0.08 | 4.66 | 0.10 | 4.55 | 0.08 | 4.65 | 0.11 | 4.49 | 0.11 |

**附表 1-3-6　2002 年六类地区 6 ~ 17 岁女性儿童青少年平均空腹血糖水平**　单位：mmol/L

| 年龄 / 岁 | 大城市 | | 中小城市 | | 一类农村 | | 二类农村 | | 三类农村 | | 四类农村 | |
|---|---|---|---|---|---|---|---|---|---|---|---|---|
| | $\overline{\chi}$ | *SE* | $\overline{\chi}$ | *SE* | $\overline{\chi}$ | *SE* | $\overline{\chi}$ | *SE* | $\overline{\chi}$ | *SE* | $\overline{\chi}$ | *SE* |
| 合计 | 4.69 | 0.05 | 4.55 | 0.04 | 4.66 | 0.04 | 4.61 | 0.05 | 4.61 | 0.06 | 4.40 | 0.05 |
| 6～ | 4.51 | 0.05 | 4.47 | 0.05 | 4.48 | 0.06 | 4.48 | 0.06 | 4.48 | 0.06 | 4.30 | 0.07 |
| 7～ | 4.58 | 0.04 | 4.43 | 0.06 | 4.58 | 0.05 | 4.53 | 0.08 | 4.55 | 0.07 | 4.33 | 0.09 |
| 8～ | 4.62 | 0.05 | 4.51 | 0.04 | 4.58 | 0.04 | 4.55 | 0.04 | 4.51 | 0.06 | 4.30 | 0.07 |
| 9～ | 4.59 | 0.06 | 4.48 | 0.07 | 4.64 | 0.05 | 4.56 | 0.05 | 4.66 | 0.05 | 4.29 | 0.05 |
| 10～ | 4.63 | 0.06 | 4.53 | 0.06 | 4.65 | 0.06 | 4.58 | 0.05 | 4.70 | 0.05 | 4.35 | 0.06 |
| 11～ | 4.76 | 0.05 | 4.60 | 0.05 | 4.74 | 0.03 | 4.66 | 0.05 | 4.66 | 0.05 | 4.43 | 0.06 |
| 12～ | 4.74 | 0.05 | 4.58 | 0.07 | 4.75 | 0.04 | 4.69 | 0.06 | 4.61 | 0.06 | 4.49 | 0.06 |
| 13～ | 4.69 | 0.07 | 4.77 | 0.11 | 4.72 | 0.06 | 4.62 | 0.08 | 4.68 | 0.07 | 4.48 | 0.05 |
| 14～ | 4.72 | 0.14 | 4.71 | 0.06 | 4.72 | 0.06 | 4.66 | 0.06 | 4.68 | 0.05 | 4.40 | 0.06 |
| 15～ | 4.79 | 0.10 | 4.59 | 0.08 | 4.70 | 0.08 | 4.64 | 0.06 | 4.60 | 0.06 | 4.50 | 0.08 |
| 16～ | 4.66 | 0.09 | 4.58 | 0.05 | 4.70 | 0.11 | 4.53 | 0.10 | 4.48 | 0.16 | 4.59 | 0.08 |
| 17～ | 4.75 | 0.12 | 4.50 | 0.07 | 4.58 | 0.06 | 4.78 | 0.24 | 4.51 | 0.14 | 4.42 | 0.07 |

## （四）2002 年 6 ~ 17 岁儿童青少年空腹血糖受损率

**附表 1-4-1　2002 年 6 ~ 17 岁儿童青少年空腹血糖受损率**　单位：%

| 年龄 / 岁 | 合计 | | 城市小计 | | 农村小计 | |
|---|---|---|---|---|---|---|
| | 受损率 | 95%*CI* | 受损率 | 95%*CI* | 受损率 | 95%*CI* |
| 合计 | 0.38 | 0.26～0.49 | 0.29 | 0.15～0.44 | 0.40 | 0.26～0.55 |
| 6～ | 0.30 | 0.10～0.50 | 0.45 | 0.05～0.84 | 0.26 | 0.02～0.50 |
| 7～ | 0.36 | 0.11～0.61 | 0.07 | 0.00～0.22 | 0.45 | 0.13～0.76 |
| 8～ | 0.30 | 0.10～0.51 | 0.37 | 0.08～0.66 | 0.28 | 0.04～0.53 |
| 9～ | 0.30 | 0.08～0.52 | 0.37 | 0.06～0.68 | 0.28 | 0.01～0.55 |
| 10～ | 0.24 | 0.08～0.41 | 0.20 | 0.00～0.47 | 0.25 | 0.04～0.47 |
| 11～ | 0.37 | 0.16～0.58 | 0.22 | 0.00～0.46 | 0.42 | 0.16～0.68 |
| 12～ | 0.50 | 0.25～0.76 | 0.35 | 0.03～0.68 | 0.55 | 0.23～0.88 |
| 13～ | 0.38 | 0.00～0.84 | 0 | - | 0.41 | 0.00～0.91 |
| 14～ | 0.28 | 0.00～0.72 | 0.18 | 0.00～0.54 | 0.29 | 0.00～0.78 |

续表

| 年龄/岁 | 合计 | | 城市小计 | | 农村小计 | |
|---|---|---|---|---|---|---|
| | 受损率 | 95%*CI* | 受损率 | 95%*CI* | 受损率 | 95%*CI* |
| 15～ | 0.71 | 0.04～1.38 | 0.44 | 0.00～1.07 | 0.81 | 0.00～1.71 |
| 16～ | 0.30 | 0.00～0.66 | 0.24 | 0.00～0.71 | 0.33 | 0.00～0.81 |
| 17～ | 0.22 | 0.00～0.54 | 0.35 | 0.00～1.05 | 0.16 | 0.00～0.47 |

**附表 1-4-2　2002 年 6～17 岁男性儿童青少年空腹血糖受损率**　单位：%

| 年龄/岁 | 合计 | | 城市小计 | | 农村小计 | |
|---|---|---|---|---|---|---|
| | 空腹血糖受损率 | 95%*CI* | 空腹血糖受损率 | 95%*CI* | 空腹血糖受损率 | 95%*CI* |
| 合计 | 0.43 | 0.28～0.58 | 0.36 | 0.15～0.57 | 0.45 | 0.26～0.64 |
| 6～ | 0.39 | 0.13～0.65 | 0.72 | 0.00～1.46 | 0.29 | 0.03～0.56 |
| 7～ | 0.38 | 0.01～0.75 | 0.14 | 0.00～0.41 | 0.45 | 0.00～0.91 |
| 8～ | 0.37 | 0.05～0.69 | 0.44 | 0.00～0.90 | 0.35 | 0.00～0.74 |
| 9～ | 0.48 | 0.08～0.89 | 0.48 | 0.00～1.00 | 0.49 | 0.00～0.97 |
| 10～ | 0.16 | 0.00～0.32 | 0.31 | 0.00～0.77 | 0.11 | 0.00～0.27 |
| 11～ | 0.52 | 0.15～0.89 | 0.34 | 0.00～0.73 | 0.58 | 0.11～1.04 |
| 12～ | 0.67 | 0.24～1.09 | 0.41 | 0.00～0.85 | 0.74 | 0.20～1.29 |
| 13～ | 0.72 | 0.00～1.61 | 0 | - | 0.79 | 0.00～1.76 |
| 14～ | 0 | - | 0 | - | 0 | - |
| 15～ | 0.61 | 0.00～1.49 | 0.42 | 0.00～1.28 | 0.68 | 0.00～1.82 |
| 16～ | 0.30 | 0.00～0.72 | 0.49 | 0.00～1.47 | 0.21 | 0.00～0.64 |
| 17～ | 0.20 | 0.00～0.58 | 0 | - | 0.30 | 0.00～0.89 |

**附表 1-4-3　2002 年 6～17 岁女性儿童青少年空腹血糖受损率**　单位：%

| 年龄/岁 | 合计 | | 城市小计 | | 农村小计 | |
|---|---|---|---|---|---|---|
| | 空腹血糖受损率 | 95%*CI* | 空腹血糖受损率 | 95%*CI* | 空腹血糖受损率 | 95%*CI* |
| 合计 | 0.32 | 0.18～0.45 | 0.22 | 0.06～0.39 | 0.35 | 0.18～0.52 |
| 6～ | 0.20 | 0.00～0.46 | 0.15 | 0.00～0.44 | 0.22 | 0.00～0.54 |
| 7～ | 0.34 | 0.00～0.71 | 0 | - | 0.44 | 0.00～0.91 |
| 8～ | 0.23 | 0.03～0.44 | 0.30 | 0.00～0.65 | 0.21 | 0.00～0.46 |
| 9～ | 0.08 | 0.00～0.18 | 0.24 | 0.00～0.57 | 0.04 | 0.00～0.13 |
| 10～ | 0.33 | 0.01～0.64 | 0.08 | 0.00～0.20 | 0.41 | 0.00～0.83 |
| 11～ | 0.21 | 0.05～0.37 | 0.08 | 0.00～0.20 | 0.25 | 0.04～0.46 |
| 12～ | 0.32 | 0.01～0.63 | 0.29 | 0.00～0.64 | 0.33 | 0.00～0.72 |
| 13～ | 0 | - | 0 | - | 0 | - |
| 14～ | 0.57 | 0.00～1.47 | 0.37 | 0.00～1.12 | 0.59 | 0.00～1.59 |
| 15～ | 0.82 | 0.00～1.86 | 0.46 | 0.00～1.40 | 0.96 | 0.00～2.38 |
| 16～ | 0.30 | 0.00～0.88 | 0 | - | 0.44 | 0.00～1.32 |
| 17～ | 0.26 | 0.00～0.76 | 0.71 | 0.00～2.14 | 0 | - |

附表 1-4-4 2002 年六类地区 6～17 岁儿童青少年空腹血糖受损率

单位：%

| 年龄/岁 | 大城市 | | 中小城市 | | 一类农村 | | 二类农村 | | 三类农村 | | 四类农村 | |
|---|---|---|---|---|---|---|---|---|---|---|---|---|
| | 空腹血糖受损率 | 95%*CI* | 空腹血糖受损率 | 95%*CI* | 空腹血糖受损率 | 95%*CI* | 空腹血糖受损率 | 95%*CI* | 空腹血糖受损率 | 95%*CI* | 空腹血糖受损率 | 95%*CI* |
| 合计 | 0.85 | 0.29～1.41 | 0.12 | 0.06～0.19 | 0.48 | 0.17～0.80 | 0.36 | 0.13～0.59 | 0.71 | 0.38～1.05 | 0.22 | 0.04～0.39 |
| 6～ | 0.34 | 0.00～0.71 | 0.47 | 0.00～0.95 | 0.43 | 0.00～1.02 | 0 | - | 0.45 | 0.00～1.06 | 0.65 | 0.00～1.65 |
| 7～ | 0 | - | 0.09 | 0.00～0.28 | 0.62 | 0.00～1.45 | 0.37 | 0.00～0.87 | 0.75 | 0.09～1.41 | 0.29 | 0.00～0.70 |
| 8～ | 0.46 | 0.00～0.96 | 0.35 | 0.00～0.68 | 0.38 | 0.00～0.89 | 0.20 | 0.00～0.60 | 0.90 | 0.02～1.78 | 0 | - |
| 9～ | 1.07 | 0.00～2.20 | 0.19 | 0.00～0.44 | 0.19 | 0.00～0.57 | 0.37 | 0.00～0.87 | 0.30 | 0.00～0.67 | 0.14 | 0.00～0.42 |
| 10～ | 0.63 | 0.00～1.71 | 0.09 | 0.00～0.27 | 0.37 | 0.00～0.88 | 0.16 | 0.00～0.47 | 0.44 | 0.00～1.09 | 0.29 | 0.00～0.69 |
| 11～ | 0.68 | 0.00～1.55 | 0.09 | 0.00～0.27 | 0.35 | 0.00～0.85 | 0.39 | 0.00～0.79 | 0.83 | 0.26～1.40 | 0.29 | 0.00～0.69 |
| 12～ | 1.01 | 0.00～2.25 | 0.19 | 0.00～0.43 | 0.58 | 0.00～1.25 | 0.45 | 0.00～0.93 | 1.32 | 0.48～2.16 | 0.32 | 0.00～0.94 |
| 13～ | 0 | - | 0 | - | 0.79 | 0.00～2.29 | 0.38 | 0.00～1.13 | 0 | - | 0.35 | 0.00～1.06 |
| 14～ | 1.12 | 0.00～3.28 | 0 | - | 0 | - | 0.45 | 0.00～1.33 | 0.40 | 0.00～1.21 | 0 | - |
| 15～ | 1.45 | 0.00～3.57 | 0 | - | 0.68 | 0.00～2.02 | 1.13 | 0.00～2.75 | 0.65 | 0.00～1.93 | 0 | - |
| 16～ | 0.85 | 0.00～2.40 | 0 | - | 1.13 | 0.00～3.34 | 0 | - | 0.95 | 0.00～2.76 | 0 | - |
| 17～ | 1.16 | 0.00～3.37 | 0 | - | 0 | - | 0 | - | 1.24 | 0.00～3.71 | 0 | - |

附表 1-4-5　2002 年六类地区 6 ~ 17 岁男性儿童青少年空腹血糖受损率　单位：%

| 年龄/岁 | 大城市 | | 中小城市 | | 一类农村 | | 二类农村 | | 三类农村 | | 四类农村 | |
|---|---|---|---|---|---|---|---|---|---|---|---|---|
| | 空腹血糖受损率 | 95%*CI* | 空腹血糖受损率 | 95%*CI* | 空腹血糖受损率 | 95%*CI* | 空腹血糖受损率 | 95%*CI* | 空腹血糖受损率 | 95%*CI* | 空腹血糖受损率 | 95%*CI* |
| 合计 | 0.91 | 0.12～1.70 | 0.20 | 0.07～0.32 | 0.33 | 0.00～0.67 | 0.44 | 0.13～0.74 | 0.91 | 0.46～1.35 | 0.30 | 0.02～0.59 |
| 6～ | 0.67 | 0.00～1.41 | 0.73 | 0.00～1.60 | 0.42 | 0.00～1.26 | 0 | - | 0.85 | 0.00～2.01 | 0.65 | 0.00～1.51 |
| 7～ | 0 | - | 0.18 | 0.00～0.51 | 0.75 | 0.00～2.16 | 0.34 | 0.00～1.02 | 0.74 | 0.00～1.73 | 0.27 | 0.00～0.80 |
| 8～ | 0.18 | 0.00～0.55 | 0.50 | 0.00～1.06 | 0 | - | 0.37 | 0.00～1.11 | 1.32 | 0.10～2.54 | 0 | - |
| 9～ | 0.98 | 0.00～2.60 | 0.36 | 0.00～0.84 | 0.36 | 0.00～1.07 | 0.67 | 0.00～1.58 | 0.29 | 0.00～0.85 | 0.26 | 0.00～0.75 |
| 10～ | 0.84 | 0.00～2.53 | 0.18 | 0.00～0.53 | 0.33 | 0.00～0.96 | 0 | - | 0 | - | 0.28 | 0.00～0.86 |
| 11～ | 0.98 | 0.00～2.26 | 0.17 | 0.00～0.51 | 0 | - | 0.76 | 0.00～1.53 | 0.51 | 0.00～1.20 | 0.56 | 0.00～1.31 |
| 12～ | 1.31 | 0.00～2.87 | 0.18 | 0.00～0.54 | 0.75 | 0.00～1.78 | 0.55 | 0.00～1.31 | 1.98 | 0.30～3.65 | 0.59 | 0.00～1.75 |
| 13～ | 0 | - | 0 | - | 1.59 | 0.00～4.67 | 0.72 | 0.00～2.13 | 0 | - | 0.71 | 0.00～2.11 |
| 14～ | 0 | - | 0 | - | 0 | - | 0 | - | 0 | - | 0 | - |
| 15～ | 1.39 | 0.00～4.22 | 0 | - | 0 | - | 1.02 | 0.00～3.13 | 1.33 | 0.00～3.91 | 0 | - |
| 16～ | 1.69 | 0.00～4.88 | 0 | - | 0 | - | 0 | - | 1.75 | 0.00～4.98 | 0 | - |
| 17～ | 0 | - | 0 | - | 0 | - | 0 | - | 2.22 | 0.00～6.46 | 0 | - |

附表 1-4-6　2002 年六类地区 6～17 岁女性儿童青少年空腹血糖受损率　　单位：%

| 年龄/岁 | 大城市 | | 中小城市 | | 一类农村 | | 二类农村 | | 三类农村 | | 四类农村 | |
|---|---|---|---|---|---|---|---|---|---|---|---|---|
| | 空腹血糖受损率 | 95%CI | 空腹血糖受损率 | 95%CI | 空腹血糖受损率 | 95%CI | 空腹血糖受损率 | 95%CI | 空腹血糖受损率 | 95%CI | 空腹血糖受损率 | 95%CI |
| 合计 | 0.79 | 0.13～1.46 | 0.05 | 0.00～0.11 | 0.65 | 0.17～1.12 | 0.28 | 0.01～0.55 | 0.50 | 0.20～0.80 | 0.12 | 0.00～0.25 |
| 6～ | 0 | - | 0.18 | 0.00～0.54 | 0.44 | 0.00～1.32 | 0 | - | 0 | - | 0.66 | 0.00～1.97 |
| 7～ | 0 | - | 0 | - | 0.46 | 0.00～1.35 | 0.40 | 0.00～1.20 | 0.77 | 0.00～1.84 | 0.32 | 0.00～0.96 |
| 8～ | 0.79 | 0.00～1.84 | 0.17 | 0.00～0.52 | 0.80 | 0.00～1.89 | 0 | - | 0.39 | 0.00～1.16 | 0 | - |
| 9～ | 1.17 | 0.00～2.78 | 0 | - | 0 | - | 0 | - | 0.30 | 0.00～0.89 | 0 | - |
| 10～ | 0.40 | 0.00～0.97 | 0 | - | 0.42 | 0.00～1.28 | 0.34 | 0.00～0.99 | 0.88 | 0.00～2.17 | 0.29 | 0.00～0.86 |
| 11～ | 0.38 | 0.00～0.88 | 0 | - | 0.70 | 0.00～1.69 | 0 | - | 1.18 | 0.09～2.27 | 0 | - |
| 12～ | 0.67 | 0.00～1.67 | 0.19 | 0.00～0.55 | 0.41 | 0.00～1.24 | 0.34 | 0.00～0.97 | 0.62 | 0.00～1.39 | 0 | - |
| 13～ | 0 | - | 0 | - | 0 | - | 0 | - | 0 | - | 0 | - |
| 14～ | 2.44 | 0.00～7.18 | 0 | - | 0 | - | 0.87 | 0.00～2.58 | 0.84 | 0.00～2.54 | 0 | - |
| 15～ | 1.52 | 0.00～4.54 | 0 | - | 1.37 | 0.00～4.13 | 1.27 | 0.00～3.74 | 0 | - | 0 | - |
| 16～ | 0 | - | 0 | - | 2.44 | 0.00～7.22 | 0 | - | 0 | - | 0 | - |
| 17～ | 2.17 | 0.00～6.34 | 0 | - | 0 | - | 0 | - | 0 | - | 0 | - |

## （五）2002年6～17岁儿童青少年糖尿病患病率

附表1-5-1 2002年6～17岁儿童青少年糖尿病患病率 单位：%

| 年龄/岁 | 合计 | | 城市小计 | | 农村小计 | |
|---|---|---|---|---|---|---|
| | 患病率 | 95%*CI* | 患病率 | 95%*CI* | 患病率 | 95%*CI* |
| 合计 | 0.23 | 0.14～0.32 | 0.24 | 0.08～0.39 | 0.23 | 0.12～0.34 |
| 6～ | 0.26 | 0.02～0.50 | 0.19 | 0.00～0.41 | 0.28 | 0.00～0.58 |
| 7～ | 0.19 | 0.01～0.37 | 0.19 | 0.00～0.40 | 0.19 | 0.00～0.42 |
| 8～ | 0.11 | 0.01～0.21 | 0.08 | 0.00～0.22 | 0.12 | 0.00～0.24 |
| 9～ | 0.14 | 0.00～0.28 | 0.08 | 0.00～0.23 | 0.16 | 0.00～0.33 |
| 10～ | 0.14 | 0.00～0.28 | 0.07 | 0.00～0.21 | 0.16 | 0.00～0.35 |
| 11～ | 0.25 | 0.04～0.45 | 0.34 | 0.00～0.69 | 0.22 | 0.00～0.47 |
| 12～ | 0.08 | 0.01～0.15 | 0.09 | 0.01～0.18 | 0.08 | 0.00～0.16 |
| 13～ | 0.35 | 0.00～0.73 | 1.25 | 0.00～3.03 | 0.27 | 0.00～0.66 |
| 14～ | 0.25 | 0.00～0.69 | 0.38 | 0.00～1.14 | 0.24 | 0.00～0.72 |
| 15～ | 0.25 | 0.00～0.50 | 0.44 | 0.00～1.05 | 0.18 | 0.00～0.44 |
| 16～ | 0.39 | 0.00～0.99 | 0 | - | 0.57 | 0.00～1.46 |
| 17～ | 0.68 | 0.00～1.61 | 0.70 | 0.00～1.67 | 0.66 | 0.00～2.02 |

附表1-5-2 2002年6～17岁男性儿童青少年糖尿病患病率 单位：%

| 年龄/岁 | 合计 | | 城市小计 | | 农村小计 | |
|---|---|---|---|---|---|---|
| | 患病率 | 95%*CI* | 患病率 | 95%*CI* | 患病率 | 95%*CI* |
| 合计 | 0.23 | 0.09～0.37 | 0.18 | 0.04～0.32 | 0.24 | 0.07～0.42 |
| 6～ | 0.45 | 0.00～0.90 | 0.15 | 0.00～0.45 | 0.54 | 0.00～1.12 |
| 7～ | 0.11 | 0.00～0.21 | 0.35 | 0.00～0.75 | 0.04 | 0.00～0.12 |
| 8～ | 0.14 | 0.00～0.29 | 0.04 | 0.00～0.11 | 0.17 | 0.00～0.37 |
| 9～ | 0.22 | 0.00～0.46 | 0.14 | 0.00～0.43 | 0.24 | 0.00～0.54 |
| 10～ | 0.07 | 0.00～0.17 | 0.14 | 0.00～0.41 | 0.05 | 0.00～0.14 |
| 11～ | 0.30 | 0.00～0.63 | 0.35 | 0.00～0.93 | 0.29 | 0.00～0.68 |
| 12～ | 0.06 | 0.00～0.13 | 0.09 | 0.00～0.22 | 0.05 | 0.00～0.14 |
| 13～ | 0.41 | 0.00～1.09 | 0 | - | 0.45 | 0.00～1.20 |
| 14～ | 0.46 | 0.00～1.32 | 0.38 | 0.00～1.16 | 0.47 | 0.00～1.42 |
| 15～ | 0.25 | 0.00～0.59 | 0.42 | 0.00～1.28 | 0.19 | 0.00～0.56 |
| 16～ | 0.61 | 0.00～1.81 | 0 | - | 0.89 | 0.00～2.67 |
| 17～ | 0 | - | 0 | - | 0 | - |

附表 1-5-3 2002 年 6～17 岁女性儿童青少年糖尿病患病率

单位：%

| 年龄 / 岁 | 合计 | | 城市小计 | | 农村小计 | |
|---|---|---|---|---|---|---|
| | 患病率 | 95%*CI* | 患病率 | 95%*CI* | 患病率 | 95%*CI* |
| 合计 | 0.23 | 0.11～0.36 | 0.30 | 0.08～0.51 | 0.21 | 0.06～0.37 |
| 6～ | 0.05 | 0.00～0.12 | 0.23 | 0.00～0.56 | 0 | - |
| 7～ | 0.29 | 0.00～0.67 | 0 | - | 0.37 | 0.00～0.86 |
| 8～ | 0.08 | 0.00～0.20 | 0.14 | 0.00～0.42 | 0.06 | 0.00～0.19 |
| 9～ | 0.05 | 0.00～0.14 | 0 | - | 0.06 | 0.00～0.17 |
| 10～ | 0.21 | 0.00～0.49 | 0 | - | 0.29 | 0.00～0.66 |
| 11～ | 0.19 | 0.00～0.45 | 0.32 | 0.00～0.71 | 0.16 | 0.00～0.47 |
| 12～ | 0.11 | 0.00～0.23 | 0.09 | 0.00～0.22 | 0.11 | 0.00～0.27 |
| 13～ | 0.28 | 0.00～0.60 | 2.88 | 0.00～6.90 | 0.08 | 0.00～0.25 |
| 14～ | 0.04 | 0.00～0.11 | 0.37 | 0.00～1.11 | 0 | - |
| 15～ | 0.26 | 0.00～0.62 | 0.46 | 0.00～1.36 | 0.18 | 0.00～0.54 |
| 16～ | 0.17 | 0.00～0.51 | 0 | - | 0.26 | 0.00～0.77 |
| 17～ | 1.40 | 0.00～3.32 | 1.42 | 0.00～3.35 | 1.39 | 0.00～4.22 |

附表 1-5-4 2002 年六类地区 6～17 岁儿童青少年糖尿病患病率

单位：%

| 年龄 / 岁 | 大城市 | | 中小城市 | | 一类农村 | | 二类农村 | | 三类农村 | | 四类农村 | |
|---|---|---|---|---|---|---|---|---|---|---|---|---|
| | 患病率 | 95%*CI* | 患病率 | 95%*CI* | 患病率 | 95%*CI* | 患病率 | 95%*CI* | 患病率 | 95%*CI* | 患病率 | 95%*CI* |
| 合计 | 0.61 | 0.04～1.18 | 0.12 | 0.03～0.21 | 0.15 | 0.01～0.29 | 0.28 | 0.08～0.47 | 0.18 | 0.05～0.31 | 0.20 | 0.02～0.39 |
| 6～ | 0.21 | 0.00～0.49 | 0.18 | 0.00～0.44 | 0.22 | 0.00～0.67 | 0.43 | 0.00～0.98 | 0.23 | 0.00～0.68 | 0 | - |
| 7～ | 0.19 | 0.00～0.46 | 0.19 | 0.00～0.45 | 0.00 | - | 0.18 | 0.00～0.54 | 0.38 | 0.00～0.89 | 0.30 | 0.00～0.88 |
| 8～ | 0.10 | 0.00～0.30 | 0.08 | 0.00～0.24 | 0.19 | 0.00～0.58 | 0 | - | 0.18 | 0.00～0.54 | 0.31 | 0.00～0.72 |
| 9～ | 0 | - | 0.09 | 0.00～0.28 | 0.57 | 0.00～1.35 | 0 | - | 0.15 | 0.00～0.45 | 0.15 | 0.00～0.43 |
| 10～ | 0 | - | 0.09 | 0.00～0.26 | 0 | - | 0.16 | 0.00～0.49 | 0.44 | 0.00～0.92 | 0.14 | 0.00～0.41 |
| 11～ | 0.29 | 0.00～0.62 | 0.35 | 0.00～0.78 | 0 | - | 0.39 | 0.00～0.83 | 0 | - | 0 | - |
| 12～ | 0.44 | 0.03～0.83 | 0 | - | 0.20 | 0.00～0.57 | 0 | - | 0.15 | 0.00～0.44 | 0.16 | 0.00～0.46 |
| 13～ | 0 | - | 1.55 | 0.00～3.72 | 0 | - | 0.38 | 0.00～1.09 | 0.62 | 0.00～1.45 | 0 | - |

续表

| 年龄/岁 | 大城市 | | 中小城市 | | 一类农村 | | 二类农村 | | 三类农村 | | 四类农村 | |
|---|---|---|---|---|---|---|---|---|---|---|---|---|
| | 患病率 | 95%CI | 患病率 | 95%CI | 患病率 | 95%CI | 患病率 | 95%CI | 患病率 | 95%CI | 患病率 | 95%CI |
| 14～ | 2.35 | 0.00～6.92 | 0 | - | 0 | - | 0.44 | 0.00～1.33 | 0 | - | 0 | - |
| 15～ | 1.45 | 0.00～3.32 | 0 | - | 0.47 | 0.00～1.41 | 0 | - | 0 | - | 0.54 | 0.00～1.57 |
| 16～ | 0 | - | 0 | - | 0 | - | 0.84 | 0.00～2.43 | 0 | - | 0.78 | 0.00～2.22 |
| 17～ | 2.32 | 0.00～5.28 | 0 | - | 0 | - | 1.25 | 0.00～3.84 | 0 | - | 0 | - |

**附表 1-5-5　2002 年六类地区 6～17 岁男性儿童青少年糖尿病患病率**　　单位：%

| 年龄/岁 | 大城市 | | 中小城市 | | 一类农村 | | 二类农村 | | 三类农村 | | 四类农村 | |
|---|---|---|---|---|---|---|---|---|---|---|---|---|
| | 患病率 | 95%CI | 患病率 | 95%CI | 患病率 | 95%CI | 患病率 | 95%CI | 患病率 | 95%CI | 患病率 | 95%CI |
| 合计 | 0.37 | 0.00～0.84 | 0.12 | 0.01～0.24 | 0.25 | 0.01～0.49 | 0.31 | 0.00～0.63 | 0.14 | 0.00～0.27 | 0.09 | 0.00～0.19 |
| 6～ | 0 | - | 0.18 | 0.00～0.54 | 0.42 | 0.00～1.28 | 0.80 | 0.00～1.84 | 0.43 | 0.00～1.28 | 0 | - |
| 7～ | 0.36 | 0.00～0.85 | 0.35 | 0.00～0.83 | 0 | - | 0 | - | 0.37 | 0.00～1.09 | 0 | - |
| 8～ | 0.18 | 0.00～0.55 | 0 | - | 0.37 | 0.00～1.10 | 0 | - | 0.33 | 0.00～0.98 | 0.29 | 0.00～0.85 |
| 9～ | 0 | - | 0.18 | 0.00～0.53 | 1.07 | 0.00～2.51 | 0 | - | 0.29 | 0.00～0.86 | 0 | - |
| 10～ | 0 | - | 0.18 | 0.00～0.51 | 0 | - | 0 | - | 0 | - | 0.28 | 0.00～0.83 |
| 11～ | 0.39 | 0.00～0.95 | 0.34 | 0.00～1.05 | 0 | - | 0.51 | 0.00～1.20 | 0 | - | 0 | - |
| 12～ | 0.44 | 0.00～1.02 | 0 | - | 0 | - | 0 | - | 0 | - | 0.29 | 0.00～0.86 |
| 13～ | 0 | - | 0 | - | 0 | - | 0.72 | 0.00～2.10 | 0.56 | 0.00～1.71 | 0 | - |
| 14～ | 2.27 | 0.00～6.82 | 0 | - | 0 | - | 0.91 | 0.00～2.77 | 0 | - | 0 | - |
| 15～ | 1.39 | 0.00～4.18 | 0 | - | 0.93 | 0.00～2.77 | 0 | - | 0 | - | 0 | - |
| 16～ | 0 | - | 0 | - | 0 | - | 1.82 | 0.00～5.42 | 0 | - | 0 | - |
| 17～ | 0 | - | 0 | - | 0 | - | 0 | - | 0 | - | 0 | - |

附表 1-5-6　2002 年六类地区 6～17 岁女性儿童青少年糖尿病患病率　　单位：%

| 年龄/岁 | 大城市 | | 中小城市 | | 一类农村 | | 二类农村 | | 三类农村 | | 四类农村 | |
|---|---|---|---|---|---|---|---|---|---|---|---|---|
| | 患病率 | 95%*CI* | 患病率 | 95%*CI* | 患病率 | 95%*CI* | 患病率 | 95%*CI* | 患病率 | 95%*CI* | 患病率 | 95%*CI* |
| 合计 | 0.86 | 0.07～1.64 | 0.12 | 0.02～0.23 | 0.05 | 0.00～0.14 | 0.24 | 0.00～0.55 | 0.23 | 0.07～0.38 | 0.32 | 0.03～0.60 |
| 6～ | 0.42 | 0.00～0.98 | 0.18 | 0.00～0.56 | 0 | - | 0 | - | 0 | - | 0 | - |
| 7～ | 0 | - | 0 | - | 0 | - | 0.40 | 0.00～1.22 | 0.38 | 0.00～1.14 | 0.64 | 0.00～1.91 |
| 8～ | 0 | - | 0.17 | 0.00～0.52 | 0 | - | 0 | - | 0 | - | 0.32 | 0.00～0.98 |
| 9～ | 0 | - | 0 | - | 0 | - | 0 | - | 0 | - | 0.33 | 0.00～0.96 |
| 10～ | 0 | - | 0 | - | 0 | - | 0.34 | 0.00～1.01 | 0.88 | 0.00～1.81 | 0 | - |
| 11～ | 0.19 | 0.00～0.56 | 0.36 | 0.00～0.84 | 0 | - | 0.27 | 0.00～0.81 | 0 | - | 0 | - |
| 12～ | 0.45 | 0.00～1.04 | 0 | - | 0.41 | 0.00～1.20 | 0 | - | 0.31 | 0.00～0.92 | 0 | - |
| 13～ | 0 | - | 3.70 | 0.00～8.78 | 0 | - | 0 | - | 0.70 | 0.00～1.98 | 0 | - |
| 14～ | 2.44 | 0.00～7.05 | 0 | - | 0 | - | 0 | - | 0 | - | 0 | - |
| 15～ | 1.52 | 0.00～4.14 | 0 | - | 0 | - | 0 | - | 0 | - | 1.27 | 0.00～3.69 |
| 16～ | 0 | - | 0 | - | 0 | - | 0 | - | 0 | - | 1.72 | 0.00～4.98 |
| 17～ | 4.35 | 0.00～9.72 | 0 | - | 0 | - | 2.86 | 0.00～8.71 | 0 | - | 0 | - |

## （六）2002 年 6～17 岁儿童青少年低血糖发生率

附表 1-6-1　2002 年 6～17 岁儿童青少年低血糖发生率　　单位：‰

| 年龄/岁 | 合计 | | 城市小计 | | 农村小计 | |
|---|---|---|---|---|---|---|
| | 发生率 | 95%*CI* | 发生率 | 95%*CI* | 发生率 | 95%*CI* |
| 合计 | 0.21 | 0.00～0.45 | 0.03 | 0.00～0.09 | 0.27 | 0.00～0.58 |
| 6～ | 0.82 | 0.00～2.44 | 0 | - | 1.07 | 0.00～3.18 |
| 7～ | 0.16 | 0.00～0.48 | 0 | - | 0.21 | 0.00～0.62 |

续表

| 年龄/岁 | 合计 | | 城市小计 | | 农村小计 | |
|---|---|---|---|---|---|---|
| | 发生率 | 95%*CI* | 发生率 | 95%*CI* | 发生率 | 95%*CI* |
| 8～ | 0.73 | 0.00～2.19 | 0 | - | 0.95 | 0.00～2.85 |
| 9～ | 0.69 | 0.00～2.05 | 0 | - | 0.87 | 0.00～2.60 |
| 10～ | 0 | - | 0 | - | 0 | - |
| 11～ | 0.22 | 0.00～0.57 | 0 | 0.00～0.61 | 0.22 | 0.00～0.66 |
| 12～ | 0.13 | 0.00～0.39 | 0 | - | 0.17 | 0.00～0.51 |
| 13～ | 0 | - | 0 | - | 0 | - |
| 14～ | 0 | - | 0 | - | 0 | - |
| 15～ | 0 | - | 0 | - | 0 | - |
| 16～ | 0 | - | 0 | - | 0 | - |
| 17～ | 0 | - | 0 | - | 0 | - |

**附表 1-6-2　2002 年 6～17 岁男性儿童青少年低血糖发生率**　　单位：‰

| 年龄/岁 | 合计 | | 城市小计 | | 农村小计 | |
|---|---|---|---|---|---|---|
| | 发生率 | 95%*CI* | 发生率 | 95%*CI* | 发生率 | 95%*CI* |
| 合计 | 0.10 | 0.00～0.30 | 0 | - | 0.13 | 0.00～0.39 |
| 6～ | 1.58 | 0.00～4.66 | 0 | - | 2.05 | 0.00～6.06 |
| 7～ | 0 | - | 0 | - | 0 | - |
| 8～ | 0 | - | 0 | - | 0 | - |
| 9～ | 0 | - | 0 | - | 0 | - |
| 10～ | 0 | - | 0 | - | 0 | - |
| 11～ | 0 | - | 0 | - | 0 | - |
| 12～ | 0 | - | 0 | - | 0 | - |
| 13～ | 0 | - | 0 | - | 0 | - |
| 14～ | 0 | - | 0 | - | 0 | - |
| 15～ | 0 | - | 0 | - | 0 | - |
| 16～ | 0 | - | 0 | - | 0 | - |
| 17～ | 0 | - | 0 | - | 0 | - |

附表 1-6-3 2002 年 6～17 岁女性儿童青少年低血糖发生率 单位：‰

| 年龄/岁 | 合计 | | 城市小计 | | 农村小计 | |
|---|---|---|---|---|---|---|
| | 发生率 | 95%CI | 发生率 | 95%CI | 发生率 | 95%CI |
| 合计 | 0.34 | 0.00～0.79 | 0.06 | 0.00～0.18 | 0.43 | 0.00～1.03 |
| 6～ | 0 | - | 0 | - | 0 | - |
| 7～ | 0.35 | 0.00～1.05 | 0 | - | 0.45 | 0.00～1.35 |
| 8～ | 1.58 | 0.00～4.74 | 0 | - | 2.06 | 0.00～6.18 |
| 9～ | 1.49 | 0.00～4.45 | 0 | - | 1.89 | 0.00～5.68 |
| 10～ | 0 | - | 0 | - | 0 | - |
| 11～ | 0.45 | 0.00～1.17 | 0.42 | 0.00～1.27 | 0.46 | 0.00～1.37 |
| 12～ | 0.28 | 0.00～0.83 | 0 | - | 0.37 | 0.00～1.10 |
| 13～ | 0 | - | 0 | - | 0 | - |
| 14～ | 0 | - | 0 | - | 0 | - |
| 15～ | 0 | - | 0 | - | 0 | - |
| 16～ | 0 | - | 0 | - | 0 | - |
| 17～ | 0 | - | 0 | - | 0 | - |

附表 1-6-4 2002 年六类地区 6～17 岁儿童青少年低血糖发生率 单位：‰

| 年龄/岁 | 大城市 | | 中小城市 | | 一类农村 | | 二类农村 | | 三类农村 | | 四类农村 | |
|---|---|---|---|---|---|---|---|---|---|---|---|---|
| | 发生率 | 95%CI | 发生率 | 95%CI | 发生率 | 95%CI | 发生率 | 95%CI | 发生率 | 95%CI | 发生率 | 95%CI |
| 合计 | 0.12 | 0.00～0.36 | 0 | - | 0 | - | 0.39 | 0.00～0.94 | 0.32 | 0.00～0.93 | 0.19 | 0.00～0.56 |
| 6～ | 0 | - | 0 | - | 0 | - | 2.13 | 0.00～6.26 | 0 | - | 0 | - |
| 7～ | 0 | - | 0 | - | 0 | - | 0 | - | 1.84 | 0.00～5.52 | 0 | - |
| 8～ | 0 | - | 0 | - | 0 | - | 1.96 | 0.00～5.90 | 0 | - | 0 | - |
| 9～ | 0 | - | 0 | - | 0 | - | 1.77 | 0.00～5.27 | 0 | - | 0 | - |
| 10～ | 0 | - | 0 | - | 0 | - | 0 | - | 0 | - | 0 | - |
| 11～ | 0.92 | 0.00～2.74 | 0 | - | 0 | - | 0 | - | 0 | - | 1.49 | 0.00～4.38 |
| 12～ | 0 | - | 0 | - | 0 | - | 0 | - | 1.49 | 0.00～4.38 | 0.00 | - |
| 13～ | 0 | - | 0 | - | 0 | - | 0 | - | 0 | - | 0 | - |
| 14～ | 0 | - | 0 | - | 0 | - | 0 | - | 0 | - | 0 | - |
| 15～ | 0 | - | 0 | - | 0 | - | 0 | - | 0 | - | 0 | - |
| 16～ | 0 | - | 0 | - | 0 | - | 0 | - | 0 | - | 0 | - |
| 17～ | 0 | - | 0 | - | 0 | - | 0 | - | 0 | - | 0 | - |

附表 1-6-5　2002 年六类地区 6～17 岁男性儿童青少年低血糖发生率　单位：‰

| 年龄/岁 | 大城市 | | 中小城市 | | 一类农村 | | 二类农村 | | 三类农村 | | 四类农村 | |
|---|---|---|---|---|---|---|---|---|---|---|---|---|
| | 发生率 | 95%*CI* | 发生率 | 95%*CI* | 发生率 | 95%*CI* | 发生率 | 95%*CI* | 发生率 | 95%*CI* | 发生率 | 95%*CI* |
| 合计 | 0 | - | 0 | - | 0 | - | 0.25 | 0.00～0.74 | 0 | - | 0 | - |
| 6～ | 0 | - | 0 | - | 0 | - | 4.02 | 0.00～11.70 | 0 | - | 0 | - |
| 7～ | 0 | - | 0 | - | 0 | - | 0 | - | 0 | - | 0 | - |
| 8～ | 0 | - | 0 | - | 0 | - | 0 | - | 0 | - | 0 | - |
| 9～ | 0 | - | 0 | - | 0 | - | 0 | - | 0 | - | 0 | - |
| 10～ | 0 | - | 0 | - | 0 | - | 0 | - | 0 | - | 0 | - |
| 11～ | 0 | - | 0 | - | 0 | - | 0 | - | 0 | - | 0 | - |
| 12～ | 0 | - | 0 | - | 0 | - | 0 | - | 0 | - | 0 | - |
| 13～ | 0 | - | 0 | - | 0 | - | 0 | - | 0 | - | 0 | - |
| 14～ | 0 | - | 0 | - | 0 | - | 0 | - | 0 | - | 0 | - |
| 15～ | 0 | - | 0 | - | 0 | - | 0 | - | 0 | - | 0 | - |
| 16～ | 0 | - | 0 | - | 0 | - | 0 | - | 0 | - | 0 | - |
| 17～ | 0 | - | 0 | - | 0 | - | 0 | - | 0 | - | 0 | - |

附表 1-6-6　2002 年六类地区 6～17 岁女性儿童青少年低血糖发生率　单位：‰

| 年龄/岁 | 大城市 | | 中小城市 | | 一类农村 | | 二类农村 | | 三类农村 | | 四类农村 | |
|---|---|---|---|---|---|---|---|---|---|---|---|---|
| | 发生率 | 95%*CI* | 发生率 | 95%*CI* | 发生率 | 95%*CI* | 发生率 | 95%*CI* | 发生率 | 95%*CI* | 发生率 | 95%*CI* |
| 合计 | 0.25 | 0.00～0.73 | 0 | - | 0 | - | 0.54 | 0.00～1.62 | 0.67 | 0.00～1.94 | 0.40 | 0.00～1.18 |
| 6～ | 0 | - | 0 | - | 0 | - | 0 | - | 0 | - | 0 | - |
| 7～ | 0 | - | 0 | - | 0 | - | 0 | - | 3.83 | 0.00～11.48 | 0 | - |
| 8～ | 0 | - | 0 | - | 0 | - | 4.31 | 0.00～13.02 | 0 | - | 0 | - |
| 9～ | 0 | - | 0 | - | 0 | - | 3.88 | 0.00～11.64 | 0 | - | 0 | - |
| 10～ | 0 | - | 0 | - | 0 | - | 0 | - | 0 | - | 0 | - |
| 11～ | 1.88 | 0.00～5.60 | 0 | - | 0 | - | 0 | - | 0 | - | 3.16 | 0.00～9.25 |
| 12～ | 0 | - | 0 | - | 0 | - | 0 | - | 3.08 | 0.00～8.95 | 0 | - |
| 13～ | 0 | - | 0 | - | 0 | - | 0 | - | 0 | - | 0 | - |
| 14～ | 0 | - | 0 | - | 0 | - | 0 | - | 0 | - | 0 | - |
| 15～ | 0 | - | 0 | - | 0 | - | 0 | - | 0 | - | 0 | - |
| 16～ | 0 | - | 0 | - | 0 | - | 0 | - | 0 | - | 0 | - |
| 17～ | 0 | - | 0 | - | 0 | - | 0 | - | 0 | - | 0 | - |

# 二、2012年6~17岁儿童青少年分析结果附表

## （一）2012年6~17岁儿童青少年调查人群基本特征描述

附表2-1-1 2012年6~17岁儿童青少年调查人群按性别、年龄及城乡分布 单位：%

| 年龄/岁 | 合计 | | | | 城市 | | | | 农村 | | | |
|---|---|---|---|---|---|---|---|---|---|---|---|---|
| | 男性 | | 女性 | | 男性 | | 女性 | | 男性 | | 女性 | |
| | n | 构成比 | n | 构成比 | n | 构成比 | n | 构成比 | n | 构成比 | n | 构成比 |
| 合计 | 13 595 | 100.0 | 13 171 | 100.0 | 5 263 | 100.0 | 5 159 | 100.0 | 8 332 | 100.0 | 8 012 | 100.0 |
| 6～ | 948 | 7.0 | 915 | 6.9 | 343 | 6.5 | 344 | 6.7 | 605 | 7.3 | 571 | 7.1 |
| 7～ | 1 118 | 8.2 | 1 087 | 8.3 | 426 | 8.1 | 436 | 8.5 | 692 | 8.3 | 651 | 8.1 |
| 8～ | 1 152 | 8.5 | 1 101 | 8.4 | 442 | 8.4 | 422 | 8.2 | 710 | 8.5 | 679 | 8.5 |
| 9～ | 1 172 | 8.6 | 1 109 | 8.4 | 449 | 8.5 | 467 | 9.1 | 723 | 8.7 | 642 | 8.0 |
| 10～ | 1 205 | 8.9 | 1 177 | 8.9 | 464 | 8.8 | 486 | 9.4 | 741 | 8.9 | 691 | 8.6 |
| 11～ | 1 250 | 9.2 | 1 212 | 9.2 | 514 | 9.8 | 514 | 10.0 | 736 | 8.8 | 698 | 8.7 |
| 12～ | 1 198 | 8.8 | 1 181 | 9.0 | 465 | 8.8 | 435 | 8.4 | 733 | 8.8 | 746 | 9.3 |
| 13～ | 1 231 | 9.1 | 1 176 | 8.9 | 470 | 8.9 | 456 | 8.8 | 761 | 9.1 | 720 | 9.0 |
| 14～ | 1 208 | 8.9 | 1 178 | 8.9 | 477 | 9.1 | 435 | 8.4 | 731 | 8.8 | 743 | 9.3 |
| 15～ | 1 134 | 8.3 | 1 090 | 8.3 | 431 | 8.2 | 393 | 7.6 | 703 | 8.4 | 697 | 8.7 |
| 16～ | 1 023 | 7.5 | 1 028 | 7.8 | 405 | 7.7 | 393 | 7.6 | 618 | 7.4 | 635 | 7.9 |
| 17～ | 956 | 7.0 | 917 | 7.0 | 377 | 7.2 | 378 | 7.3 | 579 | 6.9 | 539 | 6.7 |

备注：由于修约，存在构成比之和不等于100%的情况。

附表2-1-2 2012年6~17岁儿童青少年按年龄及地区分布 单位：%

| 年龄/岁 | 合计 | | 城市小计 | | 农村小计 | | 大城市 | | 中小城市 | | 普通农村 | | 贫困农村 | |
|---|---|---|---|---|---|---|---|---|---|---|---|---|---|---|
| | n | 构成比 | n | 构成比 | n | 构成比 | n | 构成比 | n | 构成比 | n | 构成比 | n | 构成比 |
| 合计 | 26 766 | 100.0 | 10 422 | 100.0 | 16 344 | 100.0 | 1 146 | 100.0 | 9 276 | 100.0 | 10 444 | 100.0 | 5 900 | 100.0 |
| 6～ | 1 863 | 7.0 | 687 | 6.6 | 1 176 | 7.2 | 75 | 6.5 | 612 | 6.6 | 777 | 7.4 | 399 | 6.8 |
| 7～ | 2 205 | 8.2 | 862 | 8.3 | 1 343 | 8.2 | 107 | 9.3 | 755 | 8.1 | 883 | 8.5 | 460 | 7.8 |
| 8～ | 2 253 | 8.4 | 864 | 8.3 | 1 389 | 8.5 | 112 | 9.8 | 752 | 8.1 | 918 | 8.8 | 471 | 8.0 |
| 9～ | 2 281 | 8.5 | 916 | 8.8 | 1 365 | 8.4 | 111 | 9.7 | 805 | 8.7 | 870 | 8.3 | 495 | 8.4 |
| 10～ | 2 382 | 8.9 | 950 | 9.1 | 1 432 | 8.8 | 120 | 10.5 | 830 | 8.9 | 919 | 8.8 | 513 | 8.7 |
| 11～ | 2 462 | 9.2 | 1 028 | 9.9 | 1 434 | 8.8 | 110 | 9.6 | 918 | 9.9 | 943 | 9.0 | 491 | 8.3 |
| 12～ | 2 379 | 8.9 | 900 | 8.6 | 1 479 | 9.0 | 89 | 7.8 | 811 | 8.7 | 948 | 9.1 | 531 | 9.0 |
| 13～ | 2 407 | 9.0 | 926 | 8.9 | 1 481 | 9.1 | 79 | 6.9 | 847 | 9.1 | 926 | 8.9 | 555 | 9.4 |
| 14～ | 2 386 | 8.9 | 912 | 8.8 | 1 474 | 9.0 | 90 | 7.9 | 822 | 8.9 | 908 | 8.7 | 566 | 9.6 |
| 15～ | 2 224 | 8.3 | 824 | 7.9 | 1 400 | 8.6 | 79 | 6.9 | 745 | 8.0 | 830 | 7.9 | 570 | 9.7 |
| 16～ | 2 051 | 7.7 | 798 | 7.7 | 1 253 | 7.7 | 100 | 8.7 | 698 | 7.5 | 805 | 7.7 | 448 | 7.6 |
| 17～ | 1 873 | 7.0 | 755 | 7.2 | 1 118 | 6.8 | 74 | 6.5 | 681 | 7.3 | 717 | 6.9 | 401 | 6.8 |

备注：由于修约，存在构成比之和不等于100%的情况。

附表 2-1-3 2012 年 6～17 岁男性儿童青少年按年龄及地区分布 单位：%

| 年龄/岁 | 合计 | | 城市小计 | | 农村小计 | | 大城市 | | 中小城市 | | 普通农村 | | 贫困农村 | |
|---|---|---|---|---|---|---|---|---|---|---|---|---|---|---|
| | n | 构成比 | n | 构成比 | n | 构成比 | n | 构成比 | n | 构成比 | n | 构成比 | n | 构成比 |
| 合计 | 13 595 | 100.0 | 5 263 | 100.0 | 8 332 | 100.0 | 584 | 100.0 | 4 679 | 100.0 | 5 333 | 100.0 | 2 999 | 100.0 |
| 6～ | 948 | 7.0 | 343 | 6.5 | 605 | 7.3 | 41 | 7.0 | 302 | 6.5 | 401 | 7.5 | 204 | 6.8 |
| 7～ | 1 118 | 8.2 | 426 | 8.1 | 692 | 8.3 | 52 | 8.9 | 374 | 8.0 | 438 | 8.2 | 254 | 8.5 |
| 8～ | 1 152 | 8.5 | 442 | 8.4 | 710 | 8.5 | 62 | 10.6 | 380 | 8.1 | 474 | 8.9 | 236 | 7.9 |
| 9～ | 1 172 | 8.6 | 449 | 8.5 | 723 | 8.7 | 54 | 9.2 | 395 | 8.4 | 462 | 8.7 | 261 | 8.7 |
| 10～ | 1 205 | 8.9 | 464 | 8.8 | 741 | 8.9 | 60 | 10.3 | 404 | 8.6 | 472 | 8.9 | 269 | 9.0 |
| 11～ | 1 250 | 9.2 | 514 | 9.8 | 736 | 8.8 | 57 | 9.8 | 457 | 9.8 | 485 | 9.1 | 251 | 8.4 |
| 12～ | 1 198 | 8.8 | 465 | 8.8 | 733 | 8.8 | 48 | 8.2 | 417 | 8.9 | 488 | 9.2 | 245 | 8.2 |
| 13～ | 1 231 | 9.1 | 470 | 8.9 | 761 | 9.1 | 40 | 6.8 | 430 | 9.2 | 480 | 9.0 | 281 | 9.4 |
| 14～ | 1 208 | 8.9 | 477 | 9.1 | 731 | 8.8 | 49 | 8.4 | 428 | 9.1 | 449 | 8.4 | 282 | 9.4 |
| 15～ | 1 134 | 8.3 | 431 | 8.2 | 703 | 8.4 | 39 | 6.7 | 392 | 8.4 | 427 | 8.0 | 276 | 9.2 |
| 16～ | 1 023 | 7.5 | 405 | 7.7 | 618 | 7.4 | 47 | 8.0 | 358 | 7.7 | 392 | 7.4 | 226 | 7.5 |
| 17～ | 956 | 7.0 | 377 | 7.2 | 579 | 6.9 | 35 | 6.0 | 342 | 7.3 | 365 | 6.8 | 214 | 7.1 |

备注：由于修约，存在构成比之和不等于 100% 的情况。

附表 2-1-4 2012 年 6～17 岁女性儿童青少年按年龄及地区分布 单位：%

| 年龄/岁 | 合计 | | 城市小计 | | 农村小计 | | 大城市 | | 中小城市 | | 普通农村 | | 贫困农村 | |
|---|---|---|---|---|---|---|---|---|---|---|---|---|---|---|
| | n | 构成比 | n | 构成比 | n | 构成比 | n | 构成比 | n | 构成比 | n | 构成比 | n | 构成比 |
| 合计 | 13 171 | 100.0 | 5 159 | 100.0 | 8 012 | 100.0 | 562 | 100.0 | 4 597 | 100.0 | 5 111 | 100.0 | 2 901 | 100.0 |
| 6～ | 915 | 6.9 | 344 | 6.7 | 571 | 7.1 | 34 | 6.0 | 310 | 6.7 | 376 | 7.4 | 195 | 6.7 |
| 7～ | 1 087 | 8.3 | 436 | 8.5 | 651 | 8.1 | 55 | 9.8 | 381 | 8.3 | 445 | 8.7 | 206 | 7.1 |
| 8～ | 1 101 | 8.4 | 422 | 8.2 | 679 | 8.5 | 50 | 8.9 | 372 | 8.1 | 444 | 8.7 | 235 | 8.1 |
| 9～ | 1 109 | 8.4 | 467 | 9.1 | 642 | 8.0 | 57 | 10.1 | 410 | 8.9 | 408 | 8.0 | 234 | 8.1 |
| 10～ | 1 177 | 8.9 | 486 | 9.4 | 691 | 8.6 | 60 | 10.7 | 426 | 9.3 | 447 | 8.7 | 244 | 8.4 |
| 11～ | 1 212 | 9.2 | 514 | 10.0 | 698 | 8.7 | 53 | 9.4 | 461 | 10.0 | 458 | 9.0 | 240 | 8.3 |
| 12～ | 1 181 | 9.0 | 435 | 8.4 | 746 | 9.3 | 41 | 7.3 | 394 | 8.6 | 460 | 9.0 | 286 | 9.9 |
| 13～ | 1 176 | 8.9 | 456 | 8.8 | 720 | 9.0 | 39 | 6.9 | 417 | 9.1 | 446 | 8.7 | 274 | 9.4 |
| 14～ | 1 178 | 8.9 | 435 | 8.4 | 743 | 9.3 | 41 | 7.3 | 394 | 8.6 | 459 | 9.0 | 284 | 9.8 |
| 15～ | 1 090 | 8.3 | 393 | 7.6 | 697 | 8.7 | 40 | 7.1 | 353 | 7.7 | 403 | 7.9 | 294 | 10.1 |
| 16～ | 1 028 | 7.8 | 393 | 7.6 | 635 | 7.9 | 53 | 9.4 | 340 | 7.4 | 413 | 8.1 | 222 | 7.7 |
| 17～ | 917 | 7.0 | 378 | 7.3 | 539 | 6.7 | 39 | 6.9 | 339 | 7.4 | 352 | 6.9 | 187 | 6.4 |

备注：由于修约，存在构成比之和不等于 100% 的情况。

## （二）2012年6～17岁儿童青少年空腹血糖分布

附表2-2-1　2012年6～17岁儿童青少年空腹血糖百分位数分布　单位：mmol/L

| 年龄/岁 | $n$ | $\bar{x}$ | $SD$ | $P2.5$ | $P5$ | $P10$ | $P25$ | $P50$ | $P75$ | $P90$ | $P95$ | $P97.5$ |
|---|---|---|---|---|---|---|---|---|---|---|---|---|
| 合计 | 26 766 | 4.89 | 0.66 | 3.64 | 3.88 | 4.15 | 4.52 | 4.90 | 5.26 | 5.61 | 5.84 | 6.04 |
| 6～ | 1 863 | 4.78 | 0.75 | 3.44 | 3.68 | 3.96 | 4.39 | 4.80 | 5.16 | 5.55 | 5.78 | 6.04 |
| 7～ | 2 205 | 4.79 | 0.66 | 3.54 | 3.78 | 4.05 | 4.42 | 4.78 | 5.16 | 5.52 | 5.76 | 6.00 |
| 8～ | 2 253 | 4.83 | 0.63 | 3.58 | 3.82 | 4.09 | 4.47 | 4.84 | 5.21 | 5.52 | 5.73 | 5.90 |
| 9～ | 2 281 | 4.88 | 0.67 | 3.65 | 3.86 | 4.10 | 4.48 | 4.86 | 5.25 | 5.62 | 5.85 | 6.04 |
| 10～ | 2 382 | 4.89 | 0.59 | 3.72 | 3.96 | 4.21 | 4.54 | 4.88 | 5.25 | 5.60 | 5.85 | 6.06 |
| 11～ | 2 462 | 4.96 | 0.76 | 3.76 | 4.04 | 4.23 | 4.57 | 4.93 | 5.31 | 5.65 | 5.85 | 6.08 |
| 12～ | 2 379 | 4.97 | 0.65 | 3.71 | 3.95 | 4.20 | 4.59 | 4.98 | 5.32 | 5.70 | 5.91 | 6.07 |
| 13～ | 2 407 | 4.97 | 0.65 | 3.69 | 3.89 | 4.15 | 4.58 | 4.98 | 5.35 | 5.71 | 5.92 | 6.15 |
| 14～ | 2 386 | 4.93 | 0.67 | 3.67 | 3.91 | 4.20 | 4.56 | 4.94 | 5.30 | 5.62 | 5.82 | 6.00 |
| 15～ | 2 224 | 4.92 | 0.68 | 3.61 | 3.84 | 4.16 | 4.55 | 4.93 | 5.29 | 5.63 | 5.86 | 6.02 |
| 16～ | 2 051 | 4.87 | 0.61 | 3.64 | 3.90 | 4.14 | 4.50 | 4.88 | 5.22 | 5.59 | 5.80 | 6.02 |
| 17～ | 1 873 | 4.89 | 0.61 | 3.69 | 3.92 | 4.19 | 4.52 | 4.87 | 5.23 | 5.58 | 5.82 | 6.02 |

附表2-2-2　2012年6～17岁男性儿童青少年空腹血糖百分位数分布　单位：mmol/L

| 年龄/岁 | $n$ | $\bar{x}$ | $SD$ | $P2.5$ | $P5$ | $P10$ | $P25$ | $P50$ | $P75$ | $P90$ | $P95$ | $P97.5$ |
|---|---|---|---|---|---|---|---|---|---|---|---|---|
| 合计 | 13 595 | 4.94 | 0.65 | 3.67 | 3.91 | 4.18 | 4.56 | 4.94 | 5.31 | 5.66 | 5.88 | 6.06 |
| 6～ | 948 | 4.81 | 0.63 | 3.43 | 3.72 | 4.08 | 4.43 | 4.83 | 5.19 | 5.56 | 5.80 | 6.07 |
| 7～ | 1 118 | 4.82 | 0.62 | 3.53 | 3.75 | 4.07 | 4.44 | 4.83 | 5.23 | 5.58 | 5.77 | 5.96 |
| 8～ | 1 152 | 4.89 | 0.64 | 3.63 | 3.87 | 4.15 | 4.51 | 4.91 | 5.29 | 5.59 | 5.81 | 5.97 |
| 9～ | 1 172 | 4.94 | 0.70 | 3.69 | 3.86 | 4.16 | 4.54 | 4.93 | 5.32 | 5.70 | 5.89 | 6.07 |
| 10～ | 1 205 | 4.93 | 0.59 | 3.76 | 3.99 | 4.24 | 4.54 | 4.90 | 5.27 | 5.66 | 5.91 | 6.10 |
| 11～ | 1 250 | 4.99 | 0.76 | 3.90 | 4.10 | 4.26 | 4.61 | 4.96 | 5.34 | 5.69 | 5.91 | 6.08 |
| 12～ | 1 198 | 5.00 | 0.64 | 3.75 | 3.95 | 4.21 | 4.63 | 5.03 | 5.36 | 5.73 | 5.95 | 6.10 |
| 13～ | 1 231 | 5.01 | 0.66 | 3.70 | 3.89 | 4.19 | 4.62 | 5.01 | 5.40 | 5.78 | 5.98 | 6.19 |
| 14～ | 1 208 | 4.98 | 0.66 | 3.66 | 3.93 | 4.25 | 4.62 | 5.00 | 5.34 | 5.65 | 5.83 | 6.01 |
| 15～ | 1 134 | 4.96 | 0.63 | 3.62 | 3.89 | 4.21 | 4.62 | 4.99 | 5.33 | 5.69 | 5.91 | 6.02 |
| 16～ | 1 023 | 4.92 | 0.58 | 3.72 | 3.98 | 4.21 | 4.57 | 4.93 | 5.28 | 5.64 | 5.84 | 6.05 |
| 17～ | 956 | 4.92 | 0.61 | 3.76 | 3.96 | 4.20 | 4.55 | 4.91 | 5.28 | 5.62 | 5.88 | 6.08 |

附表 2-2-3 2012 年 6～17 岁女性儿童青少年空腹血糖百分位数分布 单位：mmol/L

| 年龄/岁 | *n* | $\overline{x}$ | *SD* | *P*2.5 | *P*5 | *P*10 | *P*25 | *P*50 | *P*75 | *P*90 | *P*95 | *P*97.5 |
|---|---|---|---|---|---|---|---|---|---|---|---|---|
| 合计 | 13 171 | 4.85 | 0.67 | 3.61 | 3.84 | 4.11 | 4.48 | 4.85 | 5.21 | 5.55 | 5.78 | 6.00 |
| 6～ | 915 | 4.76 | 0.85 | 3.44 | 3.65 | 3.92 | 4.32 | 4.77 | 5.13 | 5.51 | 5.75 | 5.99 |
| 7～ | 1 087 | 4.77 | 0.70 | 3.55 | 3.78 | 4.04 | 4.39 | 4.75 | 5.09 | 5.46 | 5.74 | 6.00 |
| 8～ | 1 101 | 4.76 | 0.61 | 3.51 | 3.77 | 4.05 | 4.42 | 4.78 | 5.12 | 5.43 | 5.62 | 5.84 |
| 9～ | 1 109 | 4.81 | 0.62 | 3.60 | 3.86 | 4.07 | 4.45 | 4.80 | 5.15 | 5.54 | 5.76 | 6.01 |
| 10～ | 1 177 | 4.86 | 0.58 | 3.64 | 3.92 | 4.18 | 4.53 | 4.86 | 5.20 | 5.52 | 5.76 | 5.94 |
| 11～ | 1 212 | 4.92 | 0.75 | 3.69 | 3.93 | 4.19 | 4.53 | 4.90 | 5.27 | 5.61 | 5.83 | 6.05 |
| 12～ | 1 181 | 4.93 | 0.65 | 3.67 | 3.95 | 4.20 | 4.56 | 4.93 | 5.29 | 5.62 | 5.87 | 6.05 |
| 13～ | 1 176 | 4.92 | 0.65 | 3.66 | 3.89 | 4.12 | 4.53 | 4.94 | 5.29 | 5.63 | 5.86 | 6.09 |
| 14～ | 1 178 | 4.89 | 0.67 | 3.70 | 3.91 | 4.16 | 4.51 | 4.88 | 5.26 | 5.57 | 5.80 | 5.98 |
| 15～ | 1 090 | 4.88 | 0.72 | 3.61 | 3.79 | 4.14 | 4.51 | 4.89 | 5.22 | 5.57 | 5.80 | 5.97 |
| 16～ | 1 028 | 4.81 | 0.62 | 3.58 | 3.79 | 4.07 | 4.47 | 4.83 | 5.16 | 5.53 | 5.75 | 5.94 |
| 17～ | 917 | 4.85 | 0.62 | 3.63 | 3.89 | 4.18 | 4.51 | 4.84 | 5.19 | 5.52 | 5.72 | 5.95 |

附表 2-2-4 2012 年城市 6～17 岁儿童青少年空腹血糖百分位数分布 单位：mmol/L

| 年龄/岁 | *n* | $\overline{x}$ | *SD* | *P*2.5 | *P*5 | *P*10 | *P*25 | *P*50 | *P*75 | *P*90 | *P*95 | *P*97.5 |
|---|---|---|---|---|---|---|---|---|---|---|---|---|
| 合计 | 10 422 | 4.97 | 0.62 | 3.78 | 4.02 | 4.26 | 4.61 | 4.97 | 5.33 | 5.65 | 5.87 | 6.05 |
| 6～ | 687 | 4.86 | 0.67 | 3.45 | 3.76 | 4.04 | 4.48 | 4.90 | 5.25 | 5.60 | 5.87 | 6.08 |
| 7～ | 862 | 4.86 | 0.62 | 3.63 | 3.93 | 4.11 | 4.48 | 4.85 | 5.24 | 5.62 | 5.84 | 6.01 |
| 8～ | 864 | 4.90 | 0.64 | 3.61 | 3.89 | 4.16 | 4.54 | 4.91 | 5.27 | 5.56 | 5.78 | 5.97 |
| 9～ | 916 | 4.93 | 0.64 | 3.76 | 3.94 | 4.19 | 4.57 | 4.93 | 5.29 | 5.62 | 5.84 | 6.05 |
| 10～ | 950 | 4.97 | 0.52 | 3.97 | 4.16 | 4.35 | 4.61 | 4.94 | 5.29 | 5.61 | 5.85 | 6.15 |
| 11～ | 1 028 | 5.02 | 0.59 | 3.90 | 4.15 | 4.34 | 4.68 | 5.01 | 5.37 | 5.69 | 5.87 | 6.08 |
| 12～ | 900 | 5.05 | 0.59 | 3.94 | 4.14 | 4.35 | 4.69 | 5.06 | 5.42 | 5.70 | 5.92 | 6.09 |
| 13～ | 926 | 5.12 | 0.64 | 4.01 | 4.17 | 4.41 | 4.75 | 5.09 | 5.48 | 5.83 | 6.03 | 6.28 |
| 14～ | 912 | 5.05 | 0.62 | 3.98 | 4.18 | 4.39 | 4.72 | 5.06 | 5.39 | 5.68 | 5.85 | 6.01 |
| 15～ | 824 | 5.02 | 0.70 | 3.79 | 4.00 | 4.29 | 4.67 | 5.04 | 5.35 | 5.69 | 5.88 | 6.02 |
| 16～ | 798 | 4.90 | 0.56 | 3.64 | 3.95 | 4.23 | 4.53 | 4.93 | 5.28 | 5.59 | 5.79 | 5.93 |
| 17～ | 755 | 4.92 | 0.61 | 3.76 | 4.00 | 4.28 | 4.58 | 4.91 | 5.27 | 5.55 | 5.75 | 5.95 |

附表 2-2-5 2012 年城市 6～17 岁男性儿童青少年空腹血糖百分位数分布 单位：mmol/L

| 年龄/岁 | $n$ | $\bar{x}$ | $SD$ | $P2.5$ | $P5$ | $P10$ | $P25$ | $P50$ | $P75$ | $P90$ | $P95$ | $P97.5$ |
|---|---|---|---|---|---|---|---|---|---|---|---|---|
| 合计 | 5 263 | 5.02 | 0.60 | 3.83 | 3.79 | 4.19 | 4.58 | 5.03 | 5.37 | 5.70 | 5.91 | 6.06 |
| 6～ | 343 | 4.92 | 0.63 | 3.58 | 3.85 | 4.09 | 4.52 | 4.95 | 5.29 | 5.66 | 5.91 | 6.14 |
| 7～ | 426 | 4.90 | 0.60 | 3.63 | 3.98 | 4.22 | 4.54 | 4.92 | 5.30 | 5.63 | 5.83 | 5.99 |
| 8～ | 442 | 4.95 | 0.64 | 3.65 | 3.97 | 4.22 | 4.67 | 4.96 | 5.33 | 5.64 | 5.85 | 6.00 |
| 9～ | 449 | 5.01 | 0.68 | 3.77 | 4.22 | 4.31 | 4.61 | 5.02 | 5.35 | 5.69 | 5.94 | 6.07 |
| 10～ | 464 | 4.99 | 0.53 | 4.00 | 4.20 | 4.38 | 4.71 | 5.00 | 5.32 | 5.66 | 5.90 | 6.15 |
| 11～ | 514 | 5.08 | 0.60 | 3.97 | 4.13 | 4.38 | 4.73 | 5.06 | 5.41 | 5.74 | 5.95 | 6.13 |
| 12～ | 465 | 5.08 | 0.56 | 3.94 | 4.26 | 4.45 | 4.78 | 5.08 | 5.42 | 5.77 | 6.00 | 6.12 |
| 13～ | 470 | 5.15 | 0.59 | 4.02 | 4.20 | 4.41 | 4.77 | 5.13 | 5.52 | 5.87 | 6.03 | 6.28 |
| 14～ | 477 | 5.09 | 0.64 | 3.97 | 4.03 | 4.32 | 4.70 | 5.09 | 5.40 | 5.69 | 5.87 | 6.01 |
| 15～ | 431 | 5.04 | 0.59 | 3.83 | 4.00 | 4.26 | 4.61 | 5.05 | 5.39 | 5.71 | 5.94 | 6.02 |
| 16～ | 405 | 4.96 | 0.55 | 3.73 | 4.06 | 4.30 | 4.60 | 4.99 | 5.34 | 5.62 | 5.80 | 6.01 |
| 17～ | 377 | 4.96 | 0.56 | 3.87 | 3.79 | 4.19 | 4.58 | 4.96 | 5.33 | 5.59 | 5.89 | 6.01 |

附表 2-2-6 2012 年城市 6～17 岁女性儿童青少年空腹血糖百分位数分布 单位：mmol/L

| 年龄/岁 | $n$ | $\bar{x}$ | $SD$ | $P2.5$ | $P5$ | $P10$ | $P25$ | $P50$ | $P75$ | $P90$ | $P95$ | $P97.5$ |
|---|---|---|---|---|---|---|---|---|---|---|---|---|
| 合计 | 5 159 | 4.93 | 0.63 | 3.72 | 3.99 | 4.22 | 4.57 | 4.92 | 5.28 | 5.60 | 5.81 | 6.03 |
| 6～ | 344 | 4.79 | 0.69 | 3.33 | 3.69 | 3.96 | 4.37 | 4.85 | 5.18 | 5.55 | 5.75 | 5.99 |
| 7～ | 436 | 4.83 | 0.63 | 3.63 | 3.95 | 4.11 | 4.44 | 4.80 | 5.14 | 5.54 | 5.88 | 6.13 |
| 8～ | 422 | 4.85 | 0.63 | 3.48 | 3.81 | 4.12 | 4.53 | 4.86 | 5.20 | 5.52 | 5.70 | 5.93 |
| 9～ | 467 | 4.85 | 0.58 | 3.72 | 3.88 | 4.16 | 4.48 | 4.86 | 5.24 | 5.55 | 5.77 | 6.02 |
| 10～ | 486 | 4.95 | 0.52 | 3.96 | 4.15 | 4.35 | 4.64 | 4.92 | 5.26 | 5.55 | 5.84 | 6.12 |
| 11～ | 514 | 4.96 | 0.57 | 3.76 | 4.11 | 4.26 | 4.62 | 4.95 | 5.30 | 5.62 | 5.82 | 6.04 |
| 12～ | 435 | 5.02 | 0.62 | 3.90 | 4.14 | 4.29 | 4.67 | 5.01 | 5.39 | 5.62 | 5.80 | 6.03 |
| 13～ | 456 | 5.08 | 0.69 | 3.99 | 4.15 | 4.35 | 4.71 | 5.05 | 5.45 | 5.73 | 6.03 | 6.28 |
| 14～ | 435 | 5.01 | 0.59 | 3.98 | 4.17 | 4.37 | 4.66 | 5.01 | 5.38 | 5.64 | 5.83 | 6.03 |
| 15～ | 393 | 5.00 | 0.81 | 3.72 | 3.95 | 4.26 | 4.61 | 5.00 | 5.32 | 5.66 | 5.85 | 6.01 |
| 16～ | 393 | 4.84 | 0.56 | 3.52 | 3.76 | 4.19 | 4.47 | 4.87 | 5.22 | 5.55 | 5.72 | 5.89 |
| 17～ | 378 | 4.88 | 0.65 | 3.63 | 3.97 | 4.26 | 4.56 | 4.87 | 5.21 | 5.48 | 5.66 | 5.80 |

附表 2-2-7 2012 年农村 6～17 岁儿童青少年空腹血糖百分位数分布 单位：mmol/L

| 年龄 / 岁 | *n* | $\overline{x}$ | *SD* | *P*2.5 | *P*5 | *P*10 | *P*25 | *P*50 | *P*75 | *P*90 | *P*95 | *P*97.5 |
|---|---|---|---|---|---|---|---|---|---|---|---|---|
| 合计 | 16 344 | 4.84 | 0.69 | 3.58 | 3.81 | 4.08 | 4.47 | 4.84 | 5.21 | 5.58 | 5.82 | 6.03 |
| 6～ | 1 176 | 4.74 | 0.78 | 3.44 | 3.65 | 3.94 | 4.37 | 4.76 | 5.11 | 5.44 | 5.74 | 5.98 |
| 7～ | 1 343 | 4.75 | 0.69 | 3.50 | 3.72 | 3.99 | 4.38 | 4.75 | 5.11 | 5.47 | 5.70 | 5.94 |
| 8～ | 1 389 | 4.79 | 0.62 | 3.56 | 3.79 | 4.05 | 4.42 | 4.79 | 5.16 | 5.49 | 5.70 | 5.87 |
| 9～ | 1 365 | 4.84 | 0.68 | 3.61 | 3.83 | 4.06 | 4.45 | 4.82 | 5.21 | 5.62 | 5.85 | 6.03 |
| 10～ | 1 432 | 4.84 | 0.63 | 3.56 | 3.83 | 4.11 | 4.49 | 4.83 | 5.21 | 5.60 | 5.84 | 6.05 |
| 11～ | 1 434 | 4.91 | 0.85 | 3.68 | 3.95 | 4.17 | 4.51 | 4.88 | 5.27 | 5.61 | 5.84 | 6.09 |
| 12～ | 1 479 | 4.92 | 0.67 | 3.62 | 3.85 | 4.14 | 4.55 | 4.92 | 5.27 | 5.69 | 5.91 | 6.07 |
| 13～ | 1 481 | 4.87 | 0.64 | 3.60 | 3.78 | 4.03 | 4.48 | 4.91 | 5.26 | 5.62 | 5.84 | 6.07 |
| 14～ | 1 474 | 4.86 | 0.68 | 3.59 | 3.79 | 4.10 | 4.50 | 4.86 | 5.24 | 5.57 | 5.79 | 5.99 |
| 15～ | 1 400 | 4.87 | 0.66 | 3.53 | 3.75 | 4.13 | 4.50 | 4.89 | 5.24 | 5.58 | 5.84 | 6.00 |
| 16～ | 1 253 | 4.85 | 0.63 | 3.64 | 3.89 | 4.10 | 4.50 | 4.86 | 5.19 | 5.58 | 5.83 | 6.05 |
| 17～ | 1 118 | 4.86 | 0.61 | 3.65 | 3.89 | 4.12 | 4.49 | 4.84 | 5.20 | 5.61 | 5.86 | 6.09 |

附表 2-2-8 2012 年农村 6～17 岁男性儿童青少年空腹血糖百分位数分布 单位：mmol/L

| 年龄 / 岁 | *n* | $\overline{x}$ | *SD* | *P*2.5 | *P*5 | *P*10 | *P*25 | *P*50 | *P*75 | *P*90 | *P*95 | *P*97.5 |
|---|---|---|---|---|---|---|---|---|---|---|---|---|
| 合计 | 8 332 | 4.88 | 0.67 | 3.60 | 3.83 | 4.12 | 4.50 | 4.88 | 5.26 | 5.63 | 5.86 | 6.06 |
| 6～ | 605 | 4.74 | 0.62 | 3.40 | 3.68 | 4.00 | 4.39 | 4.78 | 5.13 | 5.46 | 5.70 | 5.98 |
| 7～ | 692 | 4.77 | 0.63 | 3.53 | 3.72 | 4.01 | 4.40 | 4.79 | 5.16 | 5.52 | 5.72 | 5.95 |
| 8～ | 710 | 4.86 | 0.64 | 3.60 | 3.82 | 4.10 | 4.47 | 4.86 | 5.26 | 5.58 | 5.81 | 5.90 |
| 9～ | 723 | 4.90 | 0.70 | 3.64 | 3.82 | 4.08 | 4.47 | 4.88 | 5.29 | 5.72 | 5.89 | 6.04 |
| 10～ | 741 | 4.89 | 0.63 | 3.62 | 3.91 | 4.18 | 4.52 | 4.86 | 5.25 | 5.67 | 5.92 | 6.09 |
| 11～ | 736 | 4.93 | 0.85 | 3.82 | 4.06 | 4.21 | 4.53 | 4.88 | 5.29 | 5.65 | 5.85 | 6.05 |
| 12～ | 733 | 4.95 | 0.68 | 3.64 | 3.88 | 4.12 | 4.59 | 4.98 | 5.32 | 5.70 | 5.94 | 6.09 |
| 13～ | 761 | 4.92 | 0.68 | 3.60 | 3.78 | 4.07 | 4.52 | 4.95 | 5.31 | 5.69 | 5.90 | 6.13 |
| 14～ | 731 | 4.91 | 0.66 | 3.57 | 3.80 | 4.14 | 4.55 | 4.92 | 5.26 | 5.61 | 5.81 | 6.00 |
| 15～ | 703 | 4.92 | 0.66 | 3.49 | 3.77 | 4.16 | 4.53 | 4.94 | 5.31 | 5.68 | 5.90 | 6.03 |
| 16～ | 618 | 4.90 | 0.60 | 3.70 | 3.96 | 4.16 | 4.54 | 4.89 | 5.23 | 5.66 | 5.86 | 6.10 |
| 17～ | 579 | 4.90 | 0.63 | 3.67 | 3.91 | 4.13 | 4.52 | 4.87 | 5.24 | 5.62 | 5.88 | 6.10 |

附表 2-2-9　2012 年农村 6 ~ 17 岁女性儿童青少年空腹血糖百分位数分布　单位：mmol/L

| 年龄 / 岁 | *n* | $\bar{x}$ | *SD* | *P*2.5 | *P*5 | *P*10 | *P*25 | *P*50 | *P*75 | *P*90 | *P*95 | *P*97.5 |
|---|---|---|---|---|---|---|---|---|---|---|---|---|
| 合计 | 8 012 | 4.80 | 0.70 | 3.57 | 3.78 | 4.04 | 4.43 | 4.80 | 5.15 | 5.51 | 5.75 | 5.98 |
| 6～ | 571 | 4.74 | 0.93 | 3.45 | 3.61 | 3.90 | 4.31 | 4.72 | 5.08 | 5.42 | 5.75 | 5.92 |
| 7～ | 651 | 4.72 | 0.75 | 3.46 | 3.71 | 3.93 | 4.37 | 4.72 | 5.05 | 5.40 | 5.66 | 5.91 |
| 8～ | 679 | 4.71 | 0.59 | 3.51 | 3.74 | 4.03 | 4.35 | 4.73 | 5.05 | 5.38 | 5.52 | 5.76 |
| 9～ | 642 | 4.77 | 0.65 | 3.59 | 3.84 | 4.04 | 4.41 | 4.78 | 5.09 | 5.53 | 5.75 | 6.00 |
| 10～ | 691 | 4.80 | 0.62 | 3.49 | 3.78 | 4.08 | 4.46 | 4.81 | 5.15 | 5.49 | 5.71 | 5.91 |
| 11～ | 698 | 4.88 | 0.85 | 3.65 | 3.87 | 4.14 | 4.49 | 4.87 | 5.26 | 5.59 | 5.83 | 6.09 |
| 12～ | 746 | 4.89 | 0.66 | 3.61 | 3.83 | 4.15 | 4.51 | 4.89 | 5.23 | 5.65 | 5.90 | 6.05 |
| 13～ | 720 | 4.81 | 0.60 | 3.61 | 3.77 | 4.01 | 4.43 | 4.87 | 5.18 | 5.53 | 5.73 | 5.92 |
| 14～ | 743 | 4.82 | 0.71 | 3.61 | 3.79 | 4.06 | 4.45 | 4.80 | 5.21 | 5.52 | 5.77 | 5.95 |
| 15～ | 697 | 4.82 | 0.66 | 3.54 | 3.73 | 4.08 | 4.48 | 4.83 | 5.16 | 5.50 | 5.75 | 5.96 |
| 16～ | 635 | 4.80 | 0.65 | 3.60 | 3.79 | 4.03 | 4.47 | 4.80 | 5.13 | 5.52 | 5.77 | 6.05 |
| 17～ | 539 | 4.83 | 0.59 | 3.64 | 3.83 | 4.11 | 4.45 | 4.81 | 5.18 | 5.55 | 5.81 | 6.02 |

附表 2-2-10　2012 年大城市 6 ~ 17 岁儿童青少年空腹血糖百分位数分布　单位：mmol/L

| 年龄 / 岁 | *n* | $\bar{x}$ | *SD* | *P*2.5 | *P*5 | *P*10 | *P*25 | *P*50 | *P*75 | *P*90 | *P*95 | *P*97.5 |
|---|---|---|---|---|---|---|---|---|---|---|---|---|
| 合计 | 1 146 | 4.99 | 0.64 | 3.89 | 4.08 | 4.26 | 4.60 | 5.00 | 5.33 | 5.63 | 5.86 | 6.10 |
| 6～ | 75 | 4.82 | 0.46 | 3.91 | 4.02 | 4.15 | 4.53 | 4.90 | 5.15 | 5.33 | 5.58 | 5.66 |
| 7～ | 107 | 4.87 | 0.64 | 3.91 | 4.00 | 4.08 | 4.40 | 4.86 | 5.23 | 5.46 | 5.61 | 6.00 |
| 8～ | 112 | 4.86 | 0.67 | 3.75 | 4.00 | 4.16 | 4.52 | 4.86 | 5.15 | 5.42 | 5.57 | 5.90 |
| 9～ | 111 | 5.02 | 0.65 | 3.89 | 4.20 | 4.32 | 4.60 | 4.97 | 5.35 | 5.62 | 5.96 | 6.10 |
| 10～ | 120 | 4.98 | 0.49 | 3.86 | 4.12 | 4.36 | 4.70 | 5.04 | 5.30 | 5.53 | 5.64 | 5.85 |
| 11～ | 110 | 5.07 | 0.76 | 3.77 | 4.00 | 4.17 | 4.50 | 5.03 | 5.53 | 5.97 | 6.08 | 6.14 |
| 12～ | 89 | 5.14 | 0.83 | 4.13 | 4.17 | 4.31 | 4.70 | 5.10 | 5.43 | 5.74 | 5.90 | 6.70 |
| 13～ | 79 | 5.19 | 0.71 | 3.80 | 4.02 | 4.30 | 4.80 | 5.24 | 5.54 | 5.86 | 6.23 | 6.60 |
| 14～ | 90 | 5.05 | 0.59 | 3.72 | 4.13 | 4.34 | 4.78 | 5.10 | 5.37 | 5.70 | 5.83 | 6.01 |
| 15～ | 79 | 5.07 | 0.56 | 4.02 | 4.21 | 4.35 | 4.76 | 4.98 | 5.38 | 5.72 | 5.93 | 6.10 |
| 16～ | 100 | 4.91 | 0.50 | 3.70 | 4.16 | 4.33 | 4.50 | 4.96 | 5.30 | 5.52 | 5.63 | 5.70 |
| 17～ | 74 | 4.95 | 0.64 | 3.63 | 3.86 | 4.30 | 4.63 | 4.97 | 5.28 | 5.56 | 6.11 | 6.20 |

附表 2-2-11　2012 年大城市 6 ~ 17 岁男性儿童青少年空腹血糖百分位数分布　单位：mmol/L

| 年龄/岁 | *n* | $\overline{x}$ | *SD* | *P2.5* | *P5* | *P10* | *P25* | *P50* | *P75* | *P90* | *P95* | *P97.5* |
|---|---|---|---|---|---|---|---|---|---|---|---|---|
| 合计 | 584 | 5.03 | 0.64 | 3.91 | 4.07 | 4.30 | 4.66 | 5.04 | 5.40 | 5.70 | 5.95 | 6.20 |
| 6～ | 41 | 4.87 | 0.43 | 3.93 | 4.18 | 4.29 | 4.70 | 4.94 | 5.15 | 5.29 | 5.46 | 5.60 |
| 7～ | 52 | 4.85 | 0.56 | 3.93 | 3.99 | 4.07 | 4.40 | 4.87 | 5.26 | 5.46 | 5.61 | 5.70 |
| 8～ | 62 | 4.84 | 0.60 | 3.70 | 4.03 | 4.15 | 4.48 | 4.84 | 5.21 | 5.42 | 5.57 | 5.90 |
| 9～ | 54 | 5.16 | 0.75 | 4.20 | 4.26 | 4.50 | 4.74 | 5.04 | 5.43 | 5.87 | 6.10 | 6.10 |
| 10～ | 60 | 4.98 | 0.54 | 3.70 | 3.91 | 4.25 | 4.69 | 5.10 | 5.37 | 5.55 | 5.71 | 5.90 |
| 11～ | 57 | 5.15 | 0.85 | 3.90 | 4.00 | 4.13 | 4.50 | 5.14 | 5.63 | 6.04 | 6.08 | 6.14 |
| 12～ | 48 | 5.02 | 0.56 | 4.14 | 4.17 | 4.35 | 4.61 | 5.02 | 5.27 | 5.70 | 5.86 | 6.24 |
| 13～ | 40 | 5.32 | 0.81 | 3.34 | 4.28 | 4.55 | 4.82 | 5.44 | 5.74 | 6.06 | 6.42 | 7.15 |
| 14～ | 49 | 5.10 | 0.52 | 4.08 | 4.20 | 4.31 | 4.83 | 5.11 | 5.37 | 5.69 | 5.88 | 6.27 |
| 15～ | 39 | 5.13 | 0.63 | 3.99 | 4.13 | 4.35 | 4.87 | 5.11 | 5.43 | 5.73 | 6.00 | 7.70 |
| 16～ | 47 | 4.98 | 0.42 | 4.24 | 4.31 | 4.41 | 4.70 | 4.99 | 5.33 | 5.50 | 5.60 | 5.62 |
| 17～ | 35 | 5.04 | 0.77 | 2.43 | 4.00 | 4.30 | 4.69 | 5.09 | 5.40 | 6.11 | 6.20 | 6.70 |

附表 2-2-12　2012 年大城市 6 ~ 17 岁女性儿童青少年空腹血糖百分位数分布　单位：mmol/L

| 年龄/岁 | *n* | $\overline{x}$ | *SD* | *P2.5* | *P5* | *P10* | *P25* | *P50* | *P75* | *P90* | *P95* | *P97.5* |
|---|---|---|---|---|---|---|---|---|---|---|---|---|
| 合计 | 562 | 4.95 | 0.64 | 3.85 | 4.08 | 4.24 | 4.59 | 4.96 | 5.28 | 5.55 | 5.80 | 6.00 |
| 6～ | 34 | 4.77 | 0.49 | 3.91 | 4.02 | 4.08 | 4.25 | 4.84 | 5.10 | 5.34 | 5.58 | 5.70 |
| 7～ | 55 | 4.89 | 0.72 | 3.91 | 4.00 | 4.20 | 4.53 | 4.86 | 5.20 | 5.40 | 5.64 | 6.00 |
| 8～ | 50 | 4.89 | 0.75 | 3.80 | 3.91 | 4.17 | 4.65 | 4.86 | 5.09 | 5.36 | 5.55 | 5.64 |
| 9～ | 57 | 4.88 | 0.51 | 3.85 | 4.00 | 4.24 | 4.59 | 4.90 | 5.24 | 5.60 | 5.60 | 5.80 |
| 10～ | 60 | 4.97 | 0.43 | 4.15 | 4.25 | 4.43 | 4.70 | 4.97 | 5.26 | 5.45 | 5.55 | 5.80 |
| 11～ | 53 | 4.99 | 0.65 | 3.77 | 3.86 | 4.20 | 4.59 | 5.01 | 5.33 | 5.87 | 6.08 | 6.08 |
| 12～ | 41 | 5.28 | 1.06 | 4.13 | 4.29 | 4.31 | 4.72 | 5.23 | 5.48 | 5.74 | 5.90 | 8.30 |
| 13～ | 39 | 5.05 | 0.57 | 3.80 | 3.90 | 4.16 | 4.80 | 5.10 | 5.40 | 5.61 | 6.20 | 6.50 |
| 14～ | 41 | 4.99 | 0.66 | 3.72 | 4.13 | 4.41 | 4.65 | 5.10 | 5.32 | 5.70 | 5.80 | 5.83 |
| 15～ | 40 | 5.01 | 0.49 | 4.13 | 4.26 | 4.35 | 4.70 | 4.94 | 5.37 | 5.66 | 5.80 | 5.95 |
| 16～ | 53 | 4.85 | 0.56 | 3.50 | 4.08 | 4.26 | 4.40 | 4.90 | 5.20 | 5.59 | 5.68 | 5.80 |
| 17～ | 39 | 4.86 | 0.50 | 3.63 | 3.83 | 3.92 | 4.58 | 4.95 | 5.23 | 5.45 | 5.50 | 5.80 |

附表 2-2-13　2012 年中小城市 6～17 岁儿童青少年空腹血糖百分位数分布　单位：mmol/L

| 年龄/岁 | *n* | $\overline{x}$ | *SD* | *P*2.5 | *P*5 | *P*10 | *P*25 | *P*50 | *P*75 | *P*90 | *P*95 | *P*97.5 |
|---|---|---|---|---|---|---|---|---|---|---|---|---|
| 合计 | 9 276 | 4.97 | 0.62 | 3.76 | 4.01 | 4.26 | 4.61 | 4.97 | 5.33 | 5.66 | 5.87 | 6.04 |
| 6～ | 612 | 4.86 | 0.69 | 3.37 | 3.69 | 4.03 | 4.48 | 4.90 | 5.27 | 5.64 | 5.90 | 6.10 |
| 7～ | 755 | 4.86 | 0.61 | 3.62 | 3.85 | 4.11 | 4.48 | 4.84 | 5.24 | 5.63 | 5.86 | 6.01 |
| 8～ | 752 | 4.91 | 0.63 | 3.57 | 3.87 | 4.17 | 4.54 | 4.92 | 5.29 | 5.58 | 5.80 | 5.98 |
| 9～ | 805 | 4.92 | 0.63 | 3.73 | 3.90 | 4.17 | 4.56 | 4.92 | 5.29 | 5.61 | 5.83 | 6.04 |
| 10～ | 830 | 4.97 | 0.53 | 4.00 | 4.17 | 4.34 | 4.61 | 4.93 | 5.29 | 5.64 | 5.88 | 6.15 |
| 11～ | 918 | 5.01 | 0.57 | 3.95 | 4.17 | 4.36 | 4.69 | 5.00 | 5.35 | 5.65 | 5.83 | 6.04 |
| 12～ | 811 | 5.04 | 0.56 | 3.83 | 4.12 | 4.36 | 4.69 | 5.05 | 5.41 | 5.70 | 5.92 | 6.05 |
| 13～ | 847 | 5.11 | 0.64 | 4.01 | 4.18 | 4.41 | 4.75 | 5.08 | 5.47 | 5.80 | 6.00 | 6.26 |
| 14～ | 822 | 5.05 | 0.63 | 3.98 | 4.19 | 4.39 | 4.72 | 5.05 | 5.40 | 5.67 | 5.85 | 6.01 |
| 15～ | 745 | 5.02 | 0.71 | 3.75 | 3.95 | 4.27 | 4.67 | 5.04 | 5.34 | 5.69 | 5.88 | 6.02 |
| 16～ | 698 | 4.9 | 0.57 | 3.64 | 3.90 | 4.22 | 4.53 | 4.93 | 5.27 | 5.60 | 5.80 | 5.96 |
| 17～ | 681 | 4.92 | 0.61 | 3.79 | 4.06 | 4.28 | 4.57 | 4.91 | 5.27 | 5.55 | 5.72 | 5.91 |

附表 2-2-14　2012 年中小城市 6～17 岁男性儿童青少年空腹血糖百分位数分布　单位：mmol/L

| 年龄/岁 | *n* | $\overline{x}$ | *SD* | *P*2.5 | *P*5 | *P*10 | *P*25 | *P*50 | *P*75 | *P*90 | *P*95 | *P*97.5 |
|---|---|---|---|---|---|---|---|---|---|---|---|---|
| 合计 | 4 679 | 5.02 | 0.60 | 3.81 | 4.06 | 4.30 | 4.66 | 5.03 | 5.37 | 5.70 | 5.91 | 6.05 |
| 6～ | 302 | 4.93 | 0.66 | 3.45 | 3.78 | 4.19 | 4.58 | 4.96 | 5.32 | 5.66 | 5.96 | 6.19 |
| 7～ | 374 | 4.90 | 0.61 | 3.62 | 3.74 | 4.12 | 4.54 | 4.93 | 5.31 | 5.65 | 5.84 | 5.99 |
| 8～ | 380 | 4.97 | 0.64 | 3.64 | 3.91 | 4.22 | 4.56 | 4.98 | 5.34 | 5.66 | 5.86 | 6.05 |
| 9～ | 395 | 4.99 | 0.67 | 3.73 | 3.96 | 4.19 | 4.65 | 5.00 | 5.33 | 5.66 | 5.86 | 6.04 |
| 10～ | 404 | 5.00 | 0.53 | 4.07 | 4.23 | 4.35 | 4.60 | 4.97 | 5.32 | 5.68 | 5.91 | 6.15 |
| 11～ | 457 | 5.07 | 0.56 | 4.01 | 4.25 | 4.41 | 4.71 | 5.06 | 5.40 | 5.69 | 5.87 | 6.07 |
| 12～ | 417 | 5.08 | 0.56 | 3.83 | 4.11 | 4.40 | 4.75 | 5.10 | 5.43 | 5.80 | 6.01 | 6.10 |
| 13～ | 430 | 5.14 | 0.57 | 4.02 | 4.22 | 4.44 | 4.78 | 5.11 | 5.48 | 5.85 | 6.00 | 6.25 |
| 14～ | 428 | 5.09 | 0.66 | 3.97 | 4.20 | 4.41 | 4.76 | 5.09 | 5.40 | 5.69 | 5.87 | 6.01 |
| 15～ | 392 | 5.03 | 0.58 | 3.83 | 4.02 | 4.29 | 4.69 | 5.05 | 5.39 | 5.71 | 5.94 | 6.02 |
| 16～ | 358 | 4.96 | 0.57 | 3.72 | 3.95 | 4.24 | 4.59 | 4.99 | 5.34 | 5.65 | 5.82 | 6.02 |
| 17～ | 342 | 4.95 | 0.54 | 3.87 | 4.14 | 4.30 | 4.60 | 4.95 | 5.32 | 5.58 | 5.79 | 5.93 |

附表 2-2-15 2012 年中小城市 6～17 岁女性儿童青少年空腹血糖百分位数分布 单位：mmol/L

| 年龄 / 岁 | $n$ | $\overline{x}$ | $SD$ | $P2.5$ | $P5$ | $P10$ | $P25$ | $P50$ | $P75$ | $P90$ | $P95$ | $P97.5$ |
|---|---|---|---|---|---|---|---|---|---|---|---|---|
| 合计 | 4 597 | 4.92 | 0.63 | 3.69 | 3.98 | 4.22 | 4.57 | 4.92 | 5.28 | 5.60 | 5.82 | 6.03 |
| 6～ | 310 | 4.79 | 0.71 | 3.33 | 3.65 | 3.94 | 4.37 | 4.85 | 5.18 | 5.56 | 5.80 | 6.09 |
| 7～ | 381 | 4.82 | 0.62 | 3.63 | 3.95 | 4.11 | 4.44 | 4.80 | 5.13 | 5.58 | 5.88 | 6.13 |
| 8～ | 372 | 4.85 | 0.62 | 3.48 | 3.80 | 4.11 | 4.51 | 4.86 | 5.22 | 5.54 | 5.72 | 5.93 |
| 9～ | 410 | 4.84 | 0.59 | 3.72 | 3.88 | 4.14 | 4.48 | 4.85 | 5.24 | 5.55 | 5.79 | 6.02 |
| 10～ | 426 | 4.94 | 0.53 | 3.92 | 4.12 | 4.34 | 4.64 | 4.90 | 5.26 | 5.55 | 5.85 | 6.15 |
| 11～ | 461 | 4.96 | 0.56 | 3.76 | 4.11 | 4.31 | 4.65 | 4.95 | 5.28 | 5.58 | 5.78 | 5.92 |
| 12～ | 394 | 4.99 | 0.55 | 3.83 | 4.14 | 4.29 | 4.66 | 4.99 | 5.37 | 5.62 | 5.79 | 5.97 |
| 13～ | 417 | 5.09 | 0.70 | 4.01 | 4.15 | 4.35 | 4.71 | 5.04 | 5.45 | 5.74 | 6.03 | 6.28 |
| 14～ | 394 | 5.01 | 0.59 | 3.99 | 4.18 | 4.37 | 4.67 | 5.00 | 5.38 | 5.61 | 5.83 | 6.04 |
| 15～ | 353 | 5.00 | 0.84 | 3.70 | 3.88 | 4.19 | 4.60 | 5.01 | 5.31 | 5.66 | 5.87 | 6.01 |
| 16～ | 340 | 4.84 | 0.57 | 3.58 | 3.76 | 4.17 | 4.50 | 4.86 | 5.22 | 5.55 | 5.73 | 5.89 |
| 17～ | 339 | 4.88 | 0.67 | 3.63 | 3.99 | 4.26 | 4.55 | 4.87 | 5.21 | 5.51 | 5.67 | 5.81 |

附表 2-2-16 2012 年普通农村 6～17 岁儿童青少年空腹血糖百分位数分布 单位：mmol/L

| 年龄 / 岁 | $n$ | $\overline{x}$ | $SD$ | $P2.5$ | $P5$ | $P10$ | $P25$ | $P50$ | $P75$ | $P90$ | $P95$ | $P97.5$ |
|---|---|---|---|---|---|---|---|---|---|---|---|---|
| 合计 | 10 444 | 4.85 | 0.68 | 3.59 | 3.80 | 4.08 | 4.48 | 4.86 | 5.21 | 5.58 | 5.81 | 6.01 |
| 6～ | 777 | 4.79 | 0.85 | 3.44 | 3.64 | 3.96 | 4.40 | 4.80 | 5.14 | 5.50 | 5.75 | 6.05 |
| 7～ | 883 | 4.76 | 0.62 | 3.53 | 3.72 | 4.00 | 4.40 | 4.78 | 5.12 | 5.47 | 5.70 | 5.94 |
| 8～ | 918 | 4.82 | 0.63 | 3.62 | 3.82 | 4.09 | 4.46 | 4.82 | 5.17 | 5.50 | 5.72 | 5.90 |
| 9～ | 870 | 4.85 | 0.68 | 3.55 | 3.80 | 4.05 | 4.45 | 4.83 | 5.24 | 5.63 | 5.85 | 6.00 |
| 10～ | 919 | 4.86 | 0.61 | 3.55 | 3.83 | 4.13 | 4.53 | 4.86 | 5.20 | 5.59 | 5.79 | 5.99 |
| 11～ | 943 | 4.93 | 0.82 | 3.66 | 3.99 | 4.20 | 4.54 | 4.89 | 5.29 | 5.63 | 5.84 | 6.04 |
| 12～ | 948 | 4.95 | 0.69 | 3.67 | 3.86 | 4.15 | 4.58 | 4.97 | 5.30 | 5.67 | 5.87 | 6.07 |
| 13～ | 926 | 4.86 | 0.63 | 3.59 | 3.73 | 3.99 | 4.47 | 4.90 | 5.26 | 5.61 | 5.82 | 6.05 |
| 14～ | 908 | 4.84 | 0.69 | 3.59 | 3.81 | 4.09 | 4.49 | 4.84 | 5.20 | 5.55 | 5.77 | 5.97 |
| 15～ | 830 | 4.84 | 0.67 | 3.43 | 3.72 | 4.03 | 4.48 | 4.87 | 5.21 | 5.54 | 5.84 | 5.98 |
| 16～ | 805 | 4.85 | 0.60 | 3.68 | 3.87 | 4.12 | 4.53 | 4.86 | 5.19 | 5.58 | 5.81 | 6.10 |
| 17～ | 717 | 4.83 | 0.58 | 3.63 | 3.82 | 4.07 | 4.48 | 4.84 | 5.17 | 5.58 | 5.81 | 5.99 |

附表 2-2-17　2012 年普通农村 6 ~ 17 岁男性儿童青少年空腹血糖百分位数分布　　单位：mmol/L

| 年龄 / 岁 | *n* | $\overline{x}$ | *SD* | *P*2.5 | *P*5 | *P*10 | *P*25 | *P*50 | *P*75 | *P*90 | *P*95 | *P*97.5 |
|---|---|---|---|---|---|---|---|---|---|---|---|---|
| 合计 | 5 333 | 4.89 | 0.67 | 3.61 | 3.82 | 4.13 | 4.53 | 4.90 | 5.26 | 5.63 | 5.85 | 6.03 |
| 6～ | 401 | 4.78 | 0.63 | 3.43 | 3.65 | 4.06 | 4.43 | 4.82 | 5.17 | 5.50 | 5.74 | 6.05 |
| 7～ | 438 | 4.82 | 0.61 | 3.56 | 3.80 | 4.08 | 4.44 | 4.85 | 5.18 | 5.55 | 5.71 | 6.02 |
| 8～ | 474 | 4.89 | 0.64 | 3.63 | 3.83 | 4.15 | 4.51 | 4.92 | 5.26 | 5.58 | 5.81 | 5.90 |
| 9～ | 462 | 4.92 | 0.67 | 3.63 | 3.83 | 4.10 | 4.50 | 4.92 | 5.33 | 5.74 | 5.91 | 6.04 |
| 10～ | 472 | 4.90 | 0.58 | 3.74 | 3.98 | 4.22 | 4.57 | 4.88 | 5.24 | 5.63 | 5.84 | 6.00 |
| 11～ | 485 | 4.97 | 0.96 | 3.71 | 4.07 | 4.23 | 4.57 | 4.90 | 5.30 | 5.68 | 5.85 | 6.03 |
| 12～ | 488 | 4.98 | 0.70 | 3.68 | 3.88 | 4.15 | 4.62 | 5.02 | 5.34 | 5.70 | 5.87 | 6.09 |
| 13～ | 480 | 4.90 | 0.65 | 3.56 | 3.73 | 3.97 | 4.50 | 4.94 | 5.31 | 5.70 | 5.92 | 6.14 |
| 14～ | 449 | 4.89 | 0.59 | 3.59 | 3.81 | 4.14 | 4.55 | 4.92 | 5.26 | 5.59 | 5.77 | 5.99 |
| 15～ | 427 | 4.90 | 0.65 | 3.36 | 3.73 | 4.15 | 4.54 | 4.94 | 5.30 | 5.65 | 5.90 | 6.00 |
| 16～ | 392 | 4.88 | 0.60 | 3.68 | 3.94 | 4.16 | 4.53 | 4.89 | 5.20 | 5.60 | 5.85 | 6.11 |
| 17～ | 365 | 4.86 | 0.59 | 3.64 | 3.84 | 4.07 | 4.52 | 4.86 | 5.19 | 5.60 | 5.82 | 5.99 |

附表 2-2-18　2012 年普通农村 6 ~ 17 岁女性儿童青少年空腹血糖百分位数分布　　单位：mmol/L

| 年龄 / 岁 | *n* | $\overline{x}$ | *SD* | *P*2.5 | *P*5 | *P*10 | *P*25 | *P*50 | *P*75 | *P*90 | *P*95 | *P*97.5 |
|---|---|---|---|---|---|---|---|---|---|---|---|---|
| 合计 | 5 111 | 4.80 | 0.69 | 3.59 | 3.77 | 4.04 | 4.43 | 4.81 | 5.15 | 5.51 | 5.73 | 5.96 |
| 6～ | 376 | 4.79 | 1.05 | 3.52 | 3.64 | 3.94 | 4.33 | 4.77 | 5.11 | 5.50 | 5.75 | 6.04 |
| 7～ | 445 | 4.70 | 0.62 | 3.43 | 3.65 | 3.91 | 4.36 | 4.71 | 5.06 | 5.40 | 5.66 | 5.88 |
| 8～ | 444 | 4.75 | 0.61 | 3.59 | 3.82 | 4.06 | 4.40 | 4.76 | 5.10 | 5.40 | 5.53 | 5.80 |
| 9～ | 408 | 4.76 | 0.68 | 3.54 | 3.76 | 4.00 | 4.40 | 4.78 | 5.12 | 5.52 | 5.67 | 5.87 |
| 10～ | 447 | 4.82 | 0.65 | 3.45 | 3.73 | 4.04 | 4.48 | 4.85 | 5.15 | 5.51 | 5.68 | 5.94 |
| 11～ | 458 | 4.89 | 0.63 | 3.65 | 3.89 | 4.15 | 4.53 | 4.89 | 5.28 | 5.62 | 5.80 | 6.04 |
| 12～ | 460 | 4.92 | 0.68 | 3.67 | 3.86 | 4.15 | 4.53 | 4.92 | 5.26 | 5.60 | 5.87 | 6.06 |
| 13～ | 446 | 4.81 | 0.60 | 3.60 | 3.73 | 4.00 | 4.42 | 4.88 | 5.18 | 5.50 | 5.70 | 5.88 |
| 14～ | 459 | 4.78 | 0.77 | 3.64 | 3.76 | 4.05 | 4.41 | 4.77 | 5.14 | 5.48 | 5.77 | 5.95 |
| 15～ | 403 | 4.77 | 0.69 | 3.54 | 3.70 | 3.99 | 4.43 | 4.80 | 5.11 | 5.40 | 5.67 | 5.97 |
| 16～ | 413 | 4.83 | 0.60 | 3.68 | 3.81 | 4.07 | 4.51 | 4.84 | 5.16 | 5.52 | 5.77 | 6.05 |
| 17～ | 352 | 4.80 | 0.58 | 3.61 | 3.82 | 4.09 | 4.43 | 4.79 | 5.14 | 5.55 | 5.75 | 5.99 |

附表 2-2-19　2012 年贫困农村 6 ~ 17 岁儿童青少年空腹血糖百分位数分布　单位：mmol/L

| 年龄 / 岁 | $n$ | $\bar{x}$ | $SD$ | $P2.5$ | $P5$ | $P10$ | $P25$ | $P50$ | $P75$ | $P90$ | $P95$ | $P97.5$ |
|---|---|---|---|---|---|---|---|---|---|---|---|---|
| 合计 | 5 900 | 4.83 | 0.70 | 3.57 | 3.83 | 4.07 | 4.45 | 4.82 | 5.21 | 5.58 | 5.84 | 6.05 |
| 6～ | 399 | 4.65 | 0.62 | 3.39 | 3.66 | 3.90 | 4.30 | 4.68 | 5.02 | 5.38 | 5.71 | 5.87 |
| 7～ | 460 | 4.72 | 0.82 | 3.50 | 3.72 | 3.92 | 4.35 | 4.70 | 5.07 | 5.47 | 5.72 | 5.94 |
| 8～ | 471 | 4.72 | 0.60 | 3.38 | 3.64 | 3.98 | 4.33 | 4.72 | 5.14 | 5.45 | 5.66 | 5.85 |
| 9～ | 495 | 4.83 | 0.69 | 3.67 | 3.84 | 4.07 | 4.44 | 4.79 | 5.15 | 5.55 | 5.87 | 6.09 |
| 10～ | 513 | 4.82 | 0.64 | 3.56 | 3.82 | 4.07 | 4.44 | 4.78 | 5.21 | 5.62 | 5.90 | 6.15 |
| 11～ | 491 | 4.87 | 0.92 | 3.72 | 3.91 | 4.13 | 4.46 | 4.83 | 5.21 | 5.58 | 5.89 | 6.09 |
| 12～ | 531 | 4.87 | 0.64 | 3.58 | 3.83 | 4.12 | 4.51 | 4.88 | 5.24 | 5.69 | 5.99 | 6.06 |
| 13～ | 555 | 4.89 | 0.67 | 3.61 | 3.88 | 4.08 | 4.50 | 4.92 | 5.28 | 5.63 | 5.88 | 6.09 |
| 14～ | 566 | 4.90 | 0.67 | 3.60 | 3.72 | 4.13 | 4.53 | 4.90 | 5.30 | 5.63 | 5.81 | 5.99 |
| 15～ | 570 | 4.91 | 0.64 | 3.67 | 3.91 | 4.18 | 4.53 | 4.91 | 5.30 | 5.65 | 5.86 | 6.01 |
| 16～ | 448 | 4.84 | 0.68 | 3.47 | 3.90 | 4.05 | 4.45 | 4.85 | 5.20 | 5.58 | 5.83 | 6.05 |
| 17～ | 401 | 4.92 | 0.66 | 3.83 | 3.99 | 4.19 | 4.50 | 4.85 | 5.28 | 5.67 | 5.88 | 6.31 |

附表 2-2-20　2012 年贫困农村 6 ~ 17 岁男性儿童青少年空腹血糖百分位数分布　单位：mmol/L

| 年龄 / 岁 | $n$ | $\bar{x}$ | $SD$ | $P2.5$ | $P5$ | $P10$ | $P25$ | $P50$ | $P75$ | $P90$ | $P95$ | $P97.5$ |
|---|---|---|---|---|---|---|---|---|---|---|---|---|
| 合计 | 2 999 | 4.87 | 0.68 | 3.58 | 3.85 | 4.10 | 4.46 | 4.85 | 5.26 | 5.64 | 5.87 | 6.14 |
| 6～ | 204 | 4.66 | 0.60 | 3.40 | 3.78 | 4.00 | 4.33 | 4.65 | 5.06 | 5.38 | 5.61 | 5.83 |
| 7～ | 254 | 4.68 | 0.66 | 3.35 | 3.55 | 3.85 | 4.29 | 4.67 | 5.10 | 5.48 | 5.72 | 5.89 |
| 8～ | 236 | 4.81 | 0.63 | 3.29 | 3.78 | 4.04 | 4.43 | 4.81 | 5.26 | 5.55 | 5.72 | 5.90 |
| 9～ | 261 | 4.86 | 0.75 | 3.70 | 3.81 | 4.06 | 4.45 | 4.82 | 5.21 | 5.58 | 5.82 | 6.21 |
| 10～ | 269 | 4.88 | 0.71 | 3.51 | 3.76 | 4.02 | 4.45 | 4.80 | 5.31 | 5.76 | 6.09 | 6.34 |
| 11～ | 251 | 4.86 | 0.60 | 3.85 | 4.06 | 4.14 | 4.46 | 4.85 | 5.21 | 5.61 | 5.84 | 6.05 |
| 12～ | 245 | 4.90 | 0.64 | 3.58 | 3.89 | 4.07 | 4.54 | 4.90 | 5.28 | 5.69 | 5.99 | 6.08 |
| 13～ | 281 | 4.96 | 0.73 | 3.69 | 3.98 | 4.12 | 4.55 | 4.97 | 5.32 | 5.68 | 5.90 | 6.09 |
| 14～ | 282 | 4.93 | 0.76 | 3.55 | 3.69 | 4.13 | 4.55 | 4.91 | 5.33 | 5.65 | 5.81 | 6.06 |
| 15～ | 276 | 4.95 | 0.68 | 3.67 | 3.91 | 4.16 | 4.52 | 4.93 | 5.32 | 5.72 | 5.90 | 6.19 |
| 16～ | 226 | 4.93 | 0.60 | 3.89 | 4.02 | 4.24 | 4.54 | 4.89 | 5.27 | 5.67 | 5.87 | 6.08 |
| 17～ | 214 | 4.96 | 0.70 | 3.91 | 4.01 | 4.20 | 4.52 | 4.88 | 5.34 | 5.81 | 6.01 | 6.40 |

附表 2-2-21　2012 年贫困农村 6 ~ 17 岁女性儿童青少年空腹血糖百分位数分布　单位：mmol/L

| 年龄 / 岁 | *n* | $\overline{x}$ | *SD* | *P*2.5 | *P*5 | *P*10 | *P*25 | *P*50 | *P*75 | *P*90 | *P*95 | *P*97.5 |
|---|---|---|---|---|---|---|---|---|---|---|---|---|
| 合计 | 2 901 | 4.80 | 0.71 | 3.58 | 3.79 | 4.04 | 4.44 | 4.78 | 5.16 | 5.53 | 5.82 | 6.01 |
| 6～ | 195 | 4.64 | 0.63 | 3.31 | 3.54 | 3.79 | 4.27 | 4.71 | 5.01 | 5.38 | 5.80 | 5.88 |
| 7～ | 206 | 4.78 | 0.97 | 3.71 | 3.84 | 4.02 | 4.37 | 4.75 | 5.03 | 5.39 | 5.65 | 6.05 |
| 8～ | 235 | 4.64 | 0.56 | 3.43 | 3.63 | 3.91 | 4.24 | 4.67 | 5.03 | 5.32 | 5.45 | 5.73 |
| 9～ | 234 | 4.79 | 0.62 | 3.63 | 3.92 | 4.10 | 4.44 | 4.77 | 5.04 | 5.55 | 5.87 | 6.09 |
| 10～ | 244 | 4.76 | 0.56 | 3.57 | 3.91 | 4.08 | 4.40 | 4.76 | 5.14 | 5.45 | 5.72 | 5.88 |
| 11～ | 240 | 4.88 | 1.17 | 3.55 | 3.83 | 4.05 | 4.46 | 4.79 | 5.20 | 5.55 | 5.90 | 6.09 |
| 12～ | 286 | 4.84 | 0.63 | 3.58 | 3.74 | 4.16 | 4.48 | 4.81 | 5.20 | 5.71 | 5.95 | 6.05 |
| 13～ | 274 | 4.82 | 0.58 | 3.61 | 3.88 | 4.02 | 4.47 | 4.86 | 5.17 | 5.57 | 5.82 | 6.05 |
| 14～ | 284 | 4.87 | 0.58 | 3.60 | 3.79 | 4.13 | 4.51 | 4.86 | 5.27 | 5.58 | 5.80 | 5.93 |
| 15～ | 294 | 4.88 | 0.60 | 3.64 | 3.83 | 4.19 | 4.54 | 4.89 | 5.26 | 5.55 | 5.84 | 5.94 |
| 16～ | 222 | 4.74 | 0.74 | 3.25 | 3.61 | 3.94 | 4.35 | 4.75 | 5.11 | 5.47 | 5.77 | 5.98 |
| 17～ | 187 | 4.87 | 0.62 | 3.68 | 3.90 | 4.19 | 4.47 | 4.83 | 5.21 | 5.62 | 5.83 | 6.31 |

## （三）2012 年 6 ~ 17 岁儿童青少年空腹血糖水平

附表 2-3-1　2012 年 6 ~ 17 岁儿童青少年平均空腹血糖水平　单位：mmol/L

| 年龄 / 岁 | 合计 | | 城市小计 | | 农村小计 | | 大城市 | | 中小城市 | | 普通农村 | | 贫困农村 | |
|---|---|---|---|---|---|---|---|---|---|---|---|---|---|---|
| | $\chi$ | *SE* | $\chi$ | *SE* | $\chi$ | *SE* | $\chi$ | *SE* | $\chi$ | *SE* | $\chi$ | *SE* | $\chi$ | *SE* |
| 合计 | 4.90 | 0.03 | 4.97 | 0.04 | 4.84 | 0.03 | 4.98 | 0.13 | 4.97 | 0.04 | 4.85 | 0.05 | 4.84 | 0.05 |
| 6～ | 4.79 | 0.04 | 4.86 | 0.07 | 4.74 | 0.05 | 4.83 | 0.15 | 4.87 | 0.07 | 4.79 | 0.06 | 4.65 | 0.06 |
| 7～ | 4.80 | 0.03 | 4.87 | 0.05 | 4.75 | 0.04 | 4.87 | 0.15 | 4.87 | 0.05 | 4.76 | 0.05 | 4.72 | 0.07 |
| 8～ | 4.84 | 0.03 | 4.90 | 0.05 | 4.79 | 0.04 | 4.86 | 0.12 | 4.91 | 0.05 | 4.83 | 0.05 | 4.73 | 0.05 |
| 9～ | 4.88 | 0.03 | 4.94 | 0.05 | 4.84 | 0.04 | 5.03 | 0.11 | 4.92 | 0.05 | 4.85 | 0.05 | 4.83 | 0.05 |
| 10～ | 4.90 | 0.03 | 4.97 | 0.04 | 4.85 | 0.04 | 4.98 | 0.13 | 4.97 | 0.05 | 4.86 | 0.05 | 4.83 | 0.06 |
| 11～ | 4.96 | 0.03 | 5.02 | 0.04 | 4.91 | 0.04 | 5.08 | 0.22 | 5.02 | 0.04 | 4.93 | 0.05 | 4.87 | 0.06 |
| 12～ | 4.98 | 0.03 | 5.05 | 0.04 | 4.92 | 0.04 | 5.13 | 0.16 | 5.04 | 0.04 | 4.95 | 0.05 | 4.87 | 0.06 |
| 13～ | 4.98 | 0.03 | 5.12 | 0.04 | 4.87 | 0.04 | 5.19 | 0.12 | 5.12 | 0.05 | 4.86 | 0.06 | 4.89 | 0.06 |
| 14～ | 4.95 | 0.03 | 5.05 | 0.04 | 4.87 | 0.04 | 5.05 | 0.16 | 5.05 | 0.04 | 4.84 | 0.05 | 4.90 | 0.06 |
| 15～ | 4.94 | 0.03 | 5.02 | 0.05 | 4.87 | 0.05 | 5.07 | 0.13 | 5.02 | 0.05 | 4.84 | 0.06 | 4.91 | 0.08 |
| 16～ | 4.88 | 0.04 | 4.90 | 0.06 | 4.85 | 0.04 | 4.91 | 0.13 | 4.90 | 0.06 | 4.86 | 0.05 | 4.84 | 0.06 |
| 17～ | 4.90 | 0.03 | 4.92 | 0.05 | 4.86 | 0.04 | 4.95 | 0.19 | 4.92 | 0.05 | 4.83 | 0.05 | 4.92 | 0.06 |

附表 2-3-2 2012 年 6 ~ 17 岁男性儿童青少年人群平均空腹血糖水平 单位: mmol/L

| 年龄 / 岁 | 合计 | | 城市小计 | | 农村小计 | | 大城市 | | 中小城市 | | 普通农村 | | 贫困农村 | |
|---|---|---|---|---|---|---|---|---|---|---|---|---|---|---|
| | $\overline{\chi}$ | SE | $\overline{\chi}$ | SE | $\overline{\chi}$ | SE | $\overline{\chi}$ | SE | $\overline{\chi}$ | SE | $\overline{\chi}$ | SE | $\overline{\chi}$ | SE |
| 合计 | 4.94 | 0.03 | 5.01 | 0.04 | 4.88 | 0.04 | 5.03 | 0.13 | 5.01 | 0.04 | 4.89 | 0.05 | 4.87 | 0.05 |
| 6～ | 4.82 | 0.04 | 4.92 | 0.06 | 4.74 | 0.05 | 4.87 | 0.14 | 4.93 | 0.07 | 4.79 | 0.07 | 4.66 | 0.06 |
| 7～ | 4.83 | 0.04 | 4.90 | 0.05 | 4.77 | 0.05 | 4.85 | 0.19 | 4.90 | 0.05 | 4.82 | 0.06 | 4.68 | 0.09 |
| 8～ | 4.90 | 0.03 | 4.95 | 0.05 | 4.86 | 0.05 | 4.84 | 0.14 | 4.97 | 0.06 | 4.89 | 0.06 | 4.81 | 0.06 |
| 9～ | 4.95 | 0.03 | 5.01 | 0.04 | 4.90 | 0.04 | 5.16 | 0.13 | 4.99 | 0.05 | 4.92 | 0.06 | 4.86 | 0.05 |
| 10～ | 4.94 | 0.03 | 4.99 | 0.04 | 4.89 | 0.05 | 4.98 | 0.15 | 5.00 | 0.05 | 4.90 | 0.05 | 4.88 | 0.08 |
| 11～ | 5.00 | 0.03 | 5.08 | 0.05 | 4.93 | 0.05 | 5.15 | 0.25 | 5.07 | 0.04 | 4.97 | 0.07 | 4.86 | 0.05 |
| 12～ | 5.01 | 0.03 | 5.08 | 0.04 | 4.95 | 0.05 | 5.02 | 0.14 | 5.08 | 0.04 | 4.98 | 0.06 | 4.90 | 0.07 |
| 13～ | 5.03 | 0.03 | 5.15 | 0.05 | 4.92 | 0.04 | 5.32 | 0.17 | 5.14 | 0.05 | 4.90 | 0.06 | 4.96 | 0.05 |
| 14～ | 4.99 | 0.03 | 5.09 | 0.04 | 4.91 | 0.04 | 5.10 | 0.13 | 5.09 | 0.05 | 4.89 | 0.05 | 4.93 | 0.07 |
| 15～ | 4.98 | 0.04 | 5.04 | 0.05 | 4.92 | 0.05 | 5.13 | 0.13 | 5.03 | 0.06 | 4.90 | 0.06 | 4.95 | 0.08 |
| 16～ | 4.93 | 0.04 | 4.96 | 0.06 | 4.90 | 0.04 | 4.98 | 0.12 | 4.96 | 0.07 | 4.88 | 0.05 | 4.93 | 0.06 |
| 17～ | 4.93 | 0.04 | 4.96 | 0.06 | 4.90 | 0.05 | 5.04 | 0.20 | 4.95 | 0.06 | 4.86 | 0.06 | 4.96 | 0.09 |

附表 2-3-3 2012 年 6 ~ 17 岁女性儿童青少年平均空腹血糖水平 单位: mmol/L

| 年龄 / 岁 | 合计 | | 城市小计 | | 农村小计 | | 大城市 | | 中小城市 | | 普通农村 | | 贫困农村 | |
|---|---|---|---|---|---|---|---|---|---|---|---|---|---|---|
| | $\overline{\chi}$ | SE | $\overline{\chi}$ | SE | $\overline{\chi}$ | SE | $\overline{\chi}$ | SE | $\overline{\chi}$ | SE | $\overline{\chi}$ | SE | $\overline{\chi}$ | SE |
| 合计 | 4.86 | 0.03 | 4.92 | 0.04 | 4.80 | 0.03 | 4.94 | 0.14 | 4.92 | 0.04 | 4.80 | 0.04 | 4.80 | 0.05 |
| 6～ | 4.76 | 0.05 | 4.79 | 0.08 | 4.74 | 0.06 | 4.77 | 0.18 | 4.79 | 0.08 | 4.79 | 0.08 | 4.64 | 0.08 |
| 7～ | 4.77 | 0.04 | 4.83 | 0.05 | 4.72 | 0.05 | 4.89 | 0.12 | 4.82 | 0.06 | 4.70 | 0.06 | 4.78 | 0.09 |
| 8～ | 4.77 | 0.03 | 4.85 | 0.05 | 4.71 | 0.04 | 4.89 | 0.09 | 4.85 | 0.05 | 4.75 | 0.05 | 4.64 | 0.06 |
| 9～ | 4.81 | 0.03 | 4.85 | 0.06 | 4.77 | 0.04 | 4.88 | 0.11 | 4.84 | 0.06 | 4.76 | 0.05 | 4.79 | 0.06 |
| 10～ | 4.86 | 0.03 | 4.95 | 0.05 | 4.80 | 0.04 | 4.97 | 0.11 | 4.94 | 0.05 | 4.82 | 0.05 | 4.76 | 0.05 |
| 11～ | 4.92 | 0.03 | 4.96 | 0.05 | 4.88 | 0.04 | 4.99 | 0.21 | 4.96 | 0.05 | 4.89 | 0.05 | 4.88 | 0.09 |
| 12～ | 4.94 | 0.03 | 5.02 | 0.05 | 4.89 | 0.04 | 5.28 | 0.20 | 4.99 | 0.05 | 4.92 | 0.05 | 4.84 | 0.07 |
| 13～ | 4.93 | 0.03 | 5.08 | 0.05 | 4.81 | 0.04 | 5.05 | 0.11 | 5.09 | 0.06 | 4.81 | 0.05 | 4.82 | 0.08 |
| 14～ | 4.90 | 0.03 | 5.01 | 0.05 | 4.82 | 0.04 | 4.99 | 0.22 | 5.01 | 0.05 | 4.78 | 0.06 | 4.87 | 0.07 |
| 15～ | 4.90 | 0.04 | 5.00 | 0.06 | 4.82 | 0.05 | 5.01 | 0.16 | 5.00 | 0.06 | 4.77 | 0.06 | 4.88 | 0.08 |
| 16～ | 4.82 | 0.04 | 4.84 | 0.06 | 4.80 | 0.04 | 4.85 | 0.14 | 4.84 | 0.07 | 4.83 | 0.06 | 4.74 | 0.07 |
| 17～ | 4.86 | 0.03 | 4.88 | 0.05 | 4.83 | 0.04 | 4.86 | 0.21 | 4.88 | 0.05 | 4.80 | 0.06 | 4.87 | 0.06 |

## （四）2012年6～17岁儿童青少年空腹血糖受损率

附表 2-4-1　2012年6～17岁儿童青少年空腹血糖受损率

单位：%

| 年龄/岁 | 合计 | | 城市小计 | | 农村小计 | | 大城市 | | 中小城市 | | 普通农村 | | 贫困农村 | |
|---|---|---|---|---|---|---|---|---|---|---|---|---|---|---|
| | 受损率 | 95%*CI* | 受损率 | 95%*CI* | 受损率 | 95%*CI* | 受损率 | 95%*CI* | 受损率 | 95%*CI* | 受损率 | 95%*CI* | 受损率 | 95%*CI* |
| 合计 | 1.57 | 1.18～1.95 | 1.62 | 0.94～2.29 | 1.52 | 1.11～1.93 | 2.11 | 0.00～4.30 | 1.56 | 0.86～2.25 | 1.47 | 0.94～2.00 | 1.61 | 0.99～2.23 |
| 6～ | 1.78 | 0.77～2.80 | 2.09 | 0.34～3.83 | 1.55 | 0.32～2.78 | 0 | - | 2.35 | 0.42～4.27 | 1.83 | 0.09～3.56 | 1.00 | 0.00～2.18 |
| 7～ | 1.39 | 0.84～1.93 | 1.35 | 0.33～2.36 | 1.42 | 0.83～2.00 | 1.03 | 0.00～2.85 | 1.39 | 0.28～2.50 | 1.36 | 0.66～2.06 | 1.53 | 0.48～2.57 |
| 8～ | 0.90 | 0.52～1.27 | 0.94 | 0.30～1.58 | 0.86 | 0.41～1.31 | 0.94 | 0.00～2.77 | 0.94 | 0.27～1.60 | 0.52 | 0.08～0.97 | 1.53 | 0.53～2.52 |
| 9～ | 1.68 | 0.98～2.39 | 1.85 | 0.57～3.12 | 1.55 | 0.77～2.32 | 2.80 | 0.00～6.40 | 1.72 | 0.38～3.05 | 1.51 | 0.61～2.41 | 1.61 | 0.19～3.04 |
| 10～ | 2.03 | 0.84～3.21 | 2.77 | 0.26～5.27 | 1.41 | 0.69～2.13 | 1.67 | 0.00～4.69 | 2.93 | 0.14～5.71 | 0.64 | 0.16～1.12 | 2.79 | 1.01～4.57 |
| 11～ | 1.77 | 1.10～2.43 | 1.78 | 0.52～3.04 | 1.75 | 1.09～2.41 | 1.81 | 0.00～3.78 | 1.78 | 0.41～3.15 | 1.59 | 0.79～2.39 | 2.05 | 0.91～3.20 |
| 12～ | 1.68 | 1.11～2.25 | 2.04 | 1.22～2.85 | 1.39 | 0.58～2.20 | 2.34 | 0.05～4.64 | 2.00 | 1.16～2.85 | 1.42 | 0.26～2.58 | 1.35 | 0.49～2.20 |
| 13～ | 2.62 | 1.65～3.60 | 3.67 | 1.63～5.71 | 1.79 | 1.07～2.52 | 6.40 | 0.00～13.49 | 3.41 | 1.36～5.46 | 2.00 | 1.04～2.97 | 1.44 | 0.41～2.47 |
| 14～ | 1.31 | 0.85～1.78 | 1.09 | 0.47～1.71 | 1.49 | 0.81～2.17 | 2.26 | 0.00～4.96 | 0.96 | 0.36～1.57 | 1.66 | 0.76～2.57 | 1.23 | 0.25～2.20 |
| 15～ | 1.36 | 0.75～1.97 | 1.33 | 0.35～2.32 | 1.38 | 0.62～2.14 | 1.26 | 0.00～3.57 | 1.34 | 0.30～2.39 | 1.34 | 0.43～2.25 | 1.42 | 0.13～2.72 |
| 16～ | 1.05 | 0.59～1.51 | 0.51 | 0.01～1.00 | 1.69 | 0.86～2.53 | 0 | - | 0.58 | 0.02～1.13 | 2.26 | 1.04～3.47 | 0.68 | 0.00～1.47 |
| 17～ | 1.42 | 0.74～2.11 | 1.07 | 0.22～1.92 | 1.88 | 0.74～3.02 | 5.55 | 0.00～11.73 | 0.58 | 0.02～1.14 | 1.39 | 0.15～2.62 | 2.76 | 0.50～5.01 |

**附表 2-4-2　2012 年 6～17 岁男性儿童青少年空腹血糖受损率**

单位：%

| 年龄 / 岁 | 合计 | | 城市小计 | | 农村小计 | | 大城市 | | 中小城市 | | 普通农村 | | 贫困农村 | |
|---|---|---|---|---|---|---|---|---|---|---|---|---|---|---|
| | 受损率 | 95%*CI* | 受损率 | 95%*CI* | 受损率 | 95%*CI* | 受损率 | 95%*CI* | 受损率 | 95%*CI* | 受损率 | 95%*CI* | 受损率 | 95%*CI* |
| 合计 | 1.76 | 1.29～2.23 | 1.77 | 0.93～2.61 | 1.75 | 1.24～2.25 | 3.15 | 0.00～6.52 | 1.60 | 0.79～2.41 | 1.67 | 1.02～2.31 | 1.89 | 1.12～2.66 |
| 6～ | 2.17 | 0.54～3.80 | 2.62 | 0.00～5.64 | 1.82 | 0.05～3.59 | 0 | - | 2.98 | 0.00～6.34 | 2.24 | 0.00～4.78 | 0.98 | 0.00～2.33 |
| 7～ | 1.23 | 0.59～1.86 | 0.94 | 0.04～1.84 | 1.45 | 0.54～2.35 | 1.92 | 0.00～5.47 | 0.80 | 0.00～1.66 | 1.37 | 0.23～2.51 | 1.57 | 0.09～3.06 |
| 8～ | 0.97 | 0.41～1.54 | 1.23 | 0.13～2.14 | 0.85 | 0.20～1.49 | 1.61 | 0.00～4.81 | 1.05 | 0.04～2.06 | 0.21 | 0.00～0.63 | 2.12 | 0.40～3.84 |
| 9～ | 1.79 | 0.99～2.59 | 1.78 | 0.45～3.11 | 1.80 | 0.81～2.78 | 3.70 | 0.00～10.47 | 1.52 | 0.38～2.65 | 1.95 | 0.66～3.23 | 1.53 | 0.07～2.99 |
| 10～ | 2.33 | 1.08～3.57 | 3.02 | 0.64～5.40 | 1.75 | 0.55～2.96 | 1.67 | 0.00～4.85 | 3.22 | 0.57～5.86 | 0.42 | 0.00～1.00 | 4.09 | 0.99～7.19 |
| 11～ | 2.01 | 1.04～2.97 | 2.14 | 0.32～3.96 | 1.90 | 0.93～2.88 | 1.75 | 0.00～4.72 | 2.19 | 0.21～4.17 | 1.65 | 0.46～2.84 | 2.39 | 0.73～4.05 |
| 12～ | 2.22 | 1.34～3.11 | 2.80 | 1.50～4.09 | 1.77 | 0.53～3.02 | 4.17 | 0.10～8.23 | 2.64 | 1.32～3.96 | 1.84 | 0.17～3.52 | 1.63 | 0.07～3.19 |
| 13～ | 2.99 | 1.93～4.06 | 3.62 | 1.61～5.63 | 2.50 | 1.39～3.60 | 7.50 | 0.55～14.45 | 3.26 | 1.26～5.25 | 3.13 | 1.57～4.68 | 1.42 | 0.10～2.75 |
| 14～ | 1.21 | 0.55～1.86 | 0.84 | 0.03～1.65 | 1.50 | 0.51～2.50 | 4.08 | 0.00～9.26 | 0.47 | 0.00～1.12 | 1.78 | 0.35～3.21 | 1.06 | 0.00～2.21 |
| 15～ | 1.44 | 0.63～2.25 | 1.16 | 0.00～2.34 | 1.71 | 0.57～2.84 | 0 | - | 1.28 | 0.00～2.55 | 1.64 | 0.48～2.80 | 1.81 | 0.00～4.05 |
| 16～ | 1.30 | 0.62～1.97 | 0.74 | 0.00～1.57 | 1.94 | 0.81～3.07 | 0 | - | 0.84 | 0.00～1.76 | 2.55 | 0.92～4.19 | 0.89 | 0.00～2.09 |
| 17～ | 1.58 | 0.57～2.59 | 1.33 | 0.00～2.72 | 1.90 | 0.41～3.39 | 11.43 | 0.00～23.17 | 0.29 | 0.00～0.87 | 1.10 | 0.00～2.40 | 3.27 | 0.01～6.53 |

附表 2-4-3　2012 年 6～17 岁女性儿童青少年空腹血糖受损率

单位：%

| 年龄 / 岁 | 合计 | | 城市小计 | | 农村小计 | | 大城市 | | 中小城市 | | 普通农村 | | 贫困农村 | |
|---|---|---|---|---|---|---|---|---|---|---|---|---|---|---|
| | 受损率 | 95%*CI* | 受损率 | 95%*CI* | 受损率 | 95%*CI* | 受损率 | 95%*CI* | 受损率 | 95%*CI* | 受损率 | 95%*CI* | 受损率 | 95%*CI* |
| 合计 | 1.34 | 0.99～1.70 | 1.44 | 0.81～2.07 | 1.26 | 0.86～1.65 | 0.93 | 0.00～2.00 | 1.51 | 0.82～2.19 | 1.24 | 0.71～1.77 | 1.28 | 0.74～1.82 |
| 6～ | 1.32 | 0.56～2.08 | 1.45 | 0.23～2.68 | 1.23 | 0.24～2.21 | 0 | - | 1.61 | 0.28～2.95 | 1.33 | 0.03～2.63 | 1.03 | 0.00～2.38 |
| 7～ | 1.58 | 0.68～2.48 | 1.83 | 0.07～3.60 | 1.38 | 0.51～2.26 | 0 | - | 2.10 | 0.12～4.08 | 1.35 | 0.33～2.37 | 1.46 | 0.00～3.10 |
| 8～ | 0.81 | 0.28～1.33 | 0.71 | 0.00～1.53 | 0.88 | 0.19～1.58 | 0 | - | 0.81 | 0.00～1.72 | 0.90 | 0.04～1.76 | 0.85 | 0.00～2.01 |
| 9～ | 1.55 | 0.53～2.57 | 1.93 | 0.01～3.84 | 1.25 | 0.20～2.30 | 1.75 | 0.00～5.00 | 1.95 | 0.00～4.04 | 0.98 | 0.00～2.14 | 1.71 | 0.00～3.75 |
| 10～ | 1.67 | 0.29～3.05 | 2.47 | 0.00～5.36 | 1.01 | 0.16～1.86 | 1.67 | 0.00～4.51 | 2.58 | 0.00～5.80 | 0.89 | 0.02～1.77 | 1.23 | 0.00～3.00 |
| 11～ | 1.48 | 0.64～2.32 | 1.36 | 0.00～2.74 | 1.58 | 0.52～2.63 | 1.89 | 0.00～5.38 | 1.30 | 0.00～2.75 | 1.53 | 0.30～2.76 | 1.67 | 0.00～3.60 |
| 12～ | 1.03 | 0.47～1.60 | 1.15 | 0.16～2.14 | 0.94 | 0.27～1.60 | 0 | - | 1.27 | 0.19～2.35 | 0.87 | 0.05～1.69 | 1.05 | 0.00～2.16 |
| 13～ | 2.20 | 0.97～3.42 | 3.73 | 1.13～6.32 | 0.97 | 0.26～1.69 | 5.13 | 0.00～13.32 | 3.60 | 0.93～6.26 | 0.67 | 0.00～1.43 | 1.46 | 0.04～2.88 |
| 14～ | 1.44 | 0.72～2.15 | 1.38 | 0.35～2.41 | 1.48 | 0.48～2.48 | 0 | - | 1.52 | 0.41～2.64 | 1.53 | 0.18～2.87 | 1.41 | 0.00～2.82 |
| 15～ | 1.26 | 0.25～2.26 | 1.53 | 0.00～3.26 | 1.00 | 0.00～2.11 | 2.50 | 0.00～6.95 | 1.42 | 0.00～3.24 | 0.99 | 0.00～2.52 | 1.02 | 0.00～2.54 |
| 16～ | 0.78 | 0.21～1.35 | 0.25 | 0.00～0.78 | 1.42 | 0.32～2.51 | 0 | - | 0.29 | 0.00～0.89 | 1.94 | 0.35～3.52 | 0.45 | 0.00～1.37 |
| 17～ | 1.25 | 0.52～1.98 | 0.79 | 0.00～1.70 | 1.86 | 0.63～3.08 | 0 | - | 0.89 | 0.00～1.88 | 1.70 | 0.19～3.21 | 2.14 | 0.08～4.20 |

## （五）2012年6～17岁儿童青少年糖尿病患病率

附表 2-5-1　2012年6～17岁儿童青少年糖尿病患病率

单位：%

| 年龄/岁 | 合计 | | 城市小计 | | 农村小计 | | 大城市 | | 中小城市 | | 普通农村 | | 贫困农村 | |
|---|---|---|---|---|---|---|---|---|---|---|---|---|---|---|
| | 患病率 | 95%*CI* | 患病率 | 95%*CI* | 患病率 | 95%*CI* | 患病率 | 95%*CI* | 患病率 | 95%*CI* | 患病率 | 95%*CI* | 患病率 | 95%*CI* |
| 合计 | 0.45 | 0.31～0.58 | 0.41 | 0.23～0.59 | 0.48 | 0.28～0.68 | 0.61 | 0.00～1.47 | 0.38 | 0.21～0.55 | 0.43 | 0.21～0.64 | 0.58 | 0.18～0.98 |
| 6～ | 0.25 | 0.03～0.47 | 0.27 | 0.00～0.65 | 0.24 | 0.00～0.51 | 0 | - | 0.30 | 0.00～0.72 | 0.36 | 0.00～0.78 | 0 | - |
| 7～ | 0.34 | 0.11～0.58 | 0.31 | 0.00～0.68 | 0.37 | 0.05～0.69 | 0.84 | 0.00～2.45 | 0.24 | 0.00～0.57 | 0.35 | 0.00～0.73 | 0.41 | 0.00～0.99 |
| 8～ | 0.49 | 0.20～0.78 | 0.82 | 0.23～1.40 | 0.22 | 0.00～0.47 | 0.83 | 0.00～2.44 | 0.81 | 0.20～1.43 | 0.33 | 0.00～0.70 | 0 | - |
| 9～ | 0.57 | 0.22～0.92 | 0.46 | 0.00～0.92 | 0.66 | 0.15～1.17 | 1.00 | 0.00～3.27 | 0.39 | 0.00～0.81 | 0.57 | 0.00～1.16 | 0.82 | 0.00～1.76 |
| 10～ | 0.35 | 0.12～0.58 | 0.19 | 0.00～0.46 | 0.49 | 0.13～0.85 | 0 | - | 0.22 | 0.00～0.52 | 0.54 | 0.09～0.99 | 0.41 | 0.00～0.98 |
| 11～ | 0.52 | 0.18～0.85 | 0.39 | 0.00～0.78 | 0.62 | 0.10～1.15 | 0.98 | 0.00～2.93 | 0.32 | 0.00～0.68 | 0.85 | 0.08～1.61 | 0.19 | 0.00～0.57 |
| 12～ | 0.52 | 0.18～0.86 | 0.32 | 0.00～0.79 | 0.68 | 0.18～1.17 | 2.14 | 0.00～5.90 | 0.12 | 0.00～0.35 | 0.73 | 0.14～1.31 | 0.59 | 0.00～1.46 |
| 13～ | 0.40 | 0.14～0.65 | 0.55 | 0.07～1.03 | 0.28 | 0.00～0.55 | 1.34 | 0.00～3.49 | 0.47 | 0.01～0.93 | 0.10 | 0.00～0.31 | 0.57 | 0.00～1.21 |
| 14～ | 0.34 | 0.11～0.58 | 0.33 | 0.00～0.70 | 0.35 | 0.04～0.66 | 0 | - | 0.37 | 0.00～0.77 | 0.22 | 0.00～0.53 | 0.57 | 0.00～1.20 |
| 15～ | 0.57 | 0.21～0.93 | 0.49 | 0.01～0.96 | 0.65 | 0.09～1.20 | 1.27 | 0.00～3.59 | 0.40 | 0.00～0.85 | 0.60 | 0.08～1.11 | 0.72 | 0.00～1.85 |
| 16～ | 0.43 | 0.14～0.72 | 0.25 | 0.00～0.61 | 0.64 | 0.16～1.11 | 0 | - | 0.29 | 0.00～0.69 | 0.36 | 0.00～0.77 | 1.13 | 0.05～2.21 |
| 17～ | 0.53 | 0.13～0.94 | 0.53 | 0.02～1.04 | 0.54 | 0.00～1.20 | 0 | - | 0.59 | 0.03～1.15 | 0.14 | 0.00～0.42 | 1.25 | 0.00～2.99 |

附表 2-5-2　2012 年 6～17 岁男性儿童青少年糖尿病患病率

单位：%

| 年龄 / 岁 | 合计 | | 城市小计 | | 农村小计 | | 大城市 | | 中小城市 | | 普通农村 | | 贫困农村 | |
|---|---|---|---|---|---|---|---|---|---|---|---|---|---|---|
| | 患病率 | 95%*CI* | 患病率 | 95%*CI* | 患病率 | 95%*CI* | 患病率 | 95%*CI* | 患病率 | 95%*CI* | 患病率 | 95%*CI* | 患病率 | 95%*CI* |
| 合计 | 0.44 | 0.28～0.60 | 0.36 | 0.18～0.55 | 0.51 | 0.24～0.77 | 0.63 | 0.00～1.36 | 0.33 | 0.15～0.51 | 0.36 | 0.13～0.60 | 0.76 | 0.16～1.35 |
| 6～ | 0 | - | 0 | - | 0 | - | 0 | - | 0 | - | 0 | - | 0 | - |
| 7～ | 0.16 | 0.00～0.39 | 0 | - | 0.29 | 0.00～0.69 | 0 | - | 0 | - | 0.46 | 0.00～1.08 | 0 | - |
| 8～ | 0.56 | 0.12～1.00 | 0.91 | 0.02～1.79 | 0.28 | 0.00～0.67 | 0 | - | 1.05 | 0.04～2.06 | 0.42 | 0.00～1.00 | 0 | - |
| 9～ | 0.68 | 0.21～1.16 | 0.67 | 0.00～1.45 | 0.69 | 0.09～1.29 | 1.85 | 0.00～6.06 | 0.51 | 0.00～1.21 | 0.43 | 0.00～1.03 | 1.15 | 0.00～2.39 |
| 10～ | 0.29 | 0.01～0.58 | 0 | - | 0.54 | 0.01～1.07 | 0 | - | 0 | - | 0.42 | 0.00～1.01 | 0.74 | 0.00～1.79 |
| 11～ | 0.47 | 0.00～1.00 | 0.39 | 0.00～0.95 | 0.54 | 0.00～0.40 | 1.75 | 0.00～5.45 | 0.22 | 0.00～0.65 | 0.83 | 0.00～2.11 | 0 | - |
| 12～ | 0.38 | 0.00～0.83 | 0 | - | 0.68 | 0.00～0.48 | 0 | - | 0 | - | 0.61 | 0.00～1.50 | 0.82 | 0.00～2.28 |
| 13～ | 0.50 | 0.10～0.91 | 0.64 | 0.00～1.38 | 0.39 | 0.00～0.84 | 2.50 | 0.00～6.55 | 0.47 | 0.00～1.12 | 0 | - | 1.07 | 0.00～2.26 |
| 14～ | 0.49 | 0.10～0.88 | 0.42 | 0.00～1.01 | 0.55 | 0.02～1.08 | 0 | - | 0.47 | 0.00～1.12 | 0.22 | 0.00～0.66 | 1.06 | 0.00～2.30 |
| 15～ | 0.59 | 0.10～1.09 | 0.46 | 0.00～1.12 | 0.71 | 0.00～1.46 | 2.56 | 0.00～7.39 | 0.26 | 0.00～0.76 | 0.47 | 0.00～1.12 | 1.09 | 0.00～2.69 |
| 16～ | 0.43 | 0.04～0.82 | 0.25 | 0.00～0.74 | 0.65 | 0.03～1.27 | 0 | - | 0.28 | 0.00～0.83 | 0.26 | 0.00～0.76 | 1.33 | 0.00～2.75 |
| 17～ | 0.60 | 0.00～1.23 | 0.53 | 0.00～1.27 | 0.69 | 0.00～1.77 | 0 | - | 0.58 | 0.00～1.38 | 0.27 | 0.00～0.82 | 1.40 | 0.00～4.13 |

附表 2-5-3 2012 年 6 ~ 17 岁女性儿童青少年糖尿病患病率

单位：%

| 年龄 / 岁 | 合计 | | 城市小计 | | 农村小计 | | 大城市 | | 中小城市 | | 普通农村 | | 贫困农村 | |
|---|---|---|---|---|---|---|---|---|---|---|---|---|---|---|
| | 患病率 | 95%CI | 患病率 | 95%CI | 患病率 | 95%CI | 患病率 | 95%CI | 患病率 | 95%CI | 患病率 | 95%CI | 患病率 | 95%CI |
| 合计 | 0.46 | 0.29～0.63 | 0.46 | 0.19～0.73 | 0.45 | 0.24～0.67 | 0.60 | 0.00～1.69 | 0.45 | 0.18～0.71 | 0.50 | 0.24～0.76 | 0.37 | 0.00～0.74 |
| 6～ | 0.55 | 0.06～1.04 | 0.58 | 0.00～1.41 | 0.53 | 0.00～1.13 | 0 | - | 0.65 | 0.00～1.55 | 0.80 | 0.00～1.71 | 0 | - |
| 7～ | 0.56 | 0.11～1.01 | 0.69 | 0.00～1.48 | 0.46 | 0.00～0.99 | 1.82 | 0.00～5.23 | 0.52 | 0.00～1.25 | 0.22 | 0.00～0.66 | 0.97 | 0.00～2.35 |
| 8～ | 0.40 | 0.01～0.79 | 0.71 | 0.00～1.51 | 0.15 | 0.00～0.44 | 2.00 | 0.00～5.75 | 0.54 | 0.00～1.26 | 0.23 | 0.00～0.67 | 0 | - |
| 9～ | 0.44 | 0.06～0.83 | 0.21 | 0.00～0.64 | 0.62 | 0.01～1.24 | 0 | - | 0.24 | 0.00～0.72 | 0.74 | 0.00～1.57 | 0.43 | 0.00～1.28 |
| 10～ | 0.42 | 0.05～0.80 | 0.41 | 0.00～1.01 | 0.43 | 0.00～0.92 | 0 | - | 0.47 | 0.00～1.14 | 0.67 | 0.00～1.41 | 0 | - |
| 11～ | 0.57 | 0.16～0.99 | 0.39 | 0.00～0.93 | 0.72 | 0.10～1.33 | 0 | - | 0.43 | 0.00～1.03 | 0.87 | 0.04～1.70 | 0.42 | 0.00～1.24 |
| 12～ | 0.68 | 0.13～1.23 | 0.69 | 0.00～1.71 | 0.67 | 0.09～1.25 | 4.88 | 0.00～13.49 | 0.25 | 0.00～0.75 | 0.87 | 0.05～1.69 | 0.35 | 0.00～1.06 |
| 13～ | 0.27 | 0.00～0.58 | 0.44 | 0.00～1.06 | 0.14 | 0.00～0.42 | 0 | - | 0.48 | 0.00～1.15 | 0.22 | 0.00～0.68 | 0 | - |
| 14～ | 0.18 | 0.00～0.43 | 0.23 | 0.00～0.69 | 0.13 | 0.00～0.40 | 0 | - | 0.25 | 0.00～0.75 | 0.22 | 0.00～0.65 | 0 | - |
| 15～ | 0.54 | 0.09～0.99 | 0.51 | 0.00～1.23 | 0.57 | 0.00～1.14 | 0 | - | 0.57 | 0.00～1.35 | 0.74 | 0.00～1.59 | 0.34 | 0.00～1.02 |
| 16～ | 0.42 | 0.03～0.82 | 0.25 | 0.00～0.78 | 0.63 | 0.01～1.25 | 0 | - | 0.29 | 0.00～0.89 | 0.48 | 0.00～1.16 | 0.90 | 0.00～2.11 |
| 17～ | 0.46 | 0.00～0.99 | 0.53 | 0.00～1.29 | 0.37 | 0.00～1.11 | 0 | - | 0.59 | 0.00～1.42 | 0 | - | 1.07 | 0.00～3.15 |

## （六）2012年6~17岁儿童青少年低血糖发生率

附表 2-6-1 2012 年 6~17 岁儿童青少年低血糖发生率

单位：‰

| 年龄/岁 | 合计 | | 城市小计 | | 农村小计 | | 大城市 | | 中小城市 | | 普通农村 | | 贫困农村 | |
|---|---|---|---|---|---|---|---|---|---|---|---|---|---|---|
| | 发生率 | 95%*CI* | 发生率 | 95%*CI* | 发生率 | 95%*CI* | 发生率 | 95%*CI* | 发生率 | 95%*CI* | 发生率 | 95%*CI* | 发生率 | 95%*CI* |
| 合计 | 1.32 | 0.49～2.15 | 0.97 | 0.00～2.14 | 1.63 | 0.44～2.82 | 3.99 | 0.00～12.44 | 0.60 | 0.00～1.43 | 1.17 | 0.00～2.44 | 2.44 | 0.01～4.83 |
| 6～ | 3.82 | 0.27～7.36 | 4.24 | 0.00～10.37 | 3.49 | 0.00～7.74 | 0 | - | 4.77 | 0.00～11.53 | 1.36 | 0.00～4.06 | 7.65 | 0.00～19.14 |
| 7～ | 2.18 | 0.00～5.32 | 0 | - | 3.84 | 0.00～9.40 | 0 | - | 0 | - | 2.27 | 0.00～6.75 | 6.85 | 0.00～20.39 |
| 8～ | 0.97 | 0.00～2.35 | 1.23 | 0.00～3.71 | 0.77 | 0.00～2.29 | 9.42 | 0.00～28.55 | 0 | - | 0 | - | 2.26 | 0.00～6.74 |
| 9～ | 0.43 | 0.00～1.30 | 0.98 | 0.00～2.95 | 0 | - | 0 | - | 1.12 | 0.00～3.32 | 0 | - | 0 | - |
| 10～ | 0.40 | 0.00～1.18 | 0 | - | 0.73 | 0.00～2.18 | 0 | - | 0 | - | 1.13 | 0.00～3.38 | 0 | - |
| 11～ | 1.62 | 0.03～0.32 | 0 | - | 2.92 | 0.03～5.82 | 0 | - | 0 | - | 2.22 | 0.00～5.31 | 4.27 | 0.00～10.22 |
| 12～ | 0.81 | 0.00～1.96 | 1.06 | 0.00～3.20 | 0.61 | 0.00～1.84 | 0 | - | 1.18 | 0.00～3.51 | 0 | - | 1.72 | 0.00～5.14 |
| 13～ | 0.96 | 0.00～2.30 | 2.16 | 0.00～5.26 | 0 | - | 13.39 | 0.00～42.39 | 1.11 | 0.00～3.31 | 0 | - | 0 | - |
| 14～ | 1.18 | 0.00～2.54 | 1.08 | 0.00～3.25 | 1.27 | 0.00～3.03 | 10.88 | 0.00～33.10 | 0 | - | 2.05 | 0.00～4.90 | 0 | - |
| 15～ | 1.47 | 0.00～3.20 | 0 | - | 2.86 | 0.00～6.18 | 0 | - | 0 | - | 1.27 | 0.00～3.77 | 5.18 | 0.00～12.31 |
| 16～ | 1.03 | 0.00～2.19 | 0 | - | 2.24 | 0.00～4.80 | 0 | - | 0 | - | 2.32 | 0.00～5.54 | 2.08 | 0.00～6.24 |
| 17～ | 1.15 | 0.00～2.86 | 1.36 | 0.00～4.13 | 0.88 | 0.00～2.62 | 13.87 | 0.00～44.29 | 0 | - | 1.36 | 0.00～4.07 | 0 | - |

附表 2-6-2　2012 年 6 ~ 17 岁男性儿童青少年低血糖发生率

单位：‰

| 年龄/岁 | 合计 | | 城市小计 | | 农村小计 | | 大城市 | | 中小城市 | | 普通农村 | | 贫困农村 | |
|---|---|---|---|---|---|---|---|---|---|---|---|---|---|---|
| | 发生率 | 95%*CI* | 发生率 | 95%*CI* | 发生率 | 95%*CI* | 发生率 | 95%*CI* | 发生率 | 95%*CI* | 发生率 | 95%*CI* | 发生率 | 95%*CI* |
| 合计 | 1.35 | 0.29～2.41 | 0.88 | 0.00～2.28 | 1.77 | 0.18～3.36 | 6.02 | 0.00～18.64 | 0.24 | 0.00～0.72 | 1.10 | 0.00～2.67 | 2.96 | 0.00～6.35 |
| 6～ | 4.07 | 0.00～8.15 | 2.92 | 0.00～8.80 | 4.96 | 0.00～10.69 | 0 | - | 3.31 | 0.00～9.88 | 2.49 | 0.00～7.44 | 9.80 | 0.00～23.84 |
| 7～ | 3.28 | 0.00～8.40 | 0 | - | 5.78 | 0.00～14.81 | 0 | - | 0 | - | 2.28 | 0.00～6.81 | 11.81 | 0.00～34.63 |
| 8～ | 1.79 | 0.00～4.32 | 2.27 | 0.00～6.83 | 1.41 | 0.00～4.22 | 16.13 | 0.00～48.10 | 0 | - | 0 | - | 4.24 | 0.00～12.61 |
| 9～ | 0 | - | 0 | - | 0 | - | 0 | - | 0 | - | 0 | - | 0 | - |
| 10～ | 0.74 | 0.00～2.20 | 0 | - | 1.35 | 0.00～4.04 | 0 | - | 0 | - | 2.12 | 0.00～6.31 | 0 | - |
| 11～ | 3.01 | 0.06～5.96 | 0 | - | 5.44 | 0.05～10.82 | 0 | - | 0 | - | 4.12 | 0.00～9.84 | 7.97 | 0.00～19.16 |
| 12～ | 0 | - | 0 | - | 0 | - | 0 | - | 0 | - | 0 | - | 0 | - |
| 13～ | 0.94 | 0.00～2.81 | 2.13 | 0.00～6.45 | 0 | - | 25.00 | 0.00～76.22 | 0 | - | 0 | - | 0 | - |
| 14～ | 0 | - | 0 | - | 0 | - | 0 | - | 0 | - | 0 | - | 0 | - |
| 15～ | 1.47 | 0.00～3.52 | 0 | - | 2.85 | 0.00～6.86 | 0 | - | 0 | - | 2.34 | 0.00～6.97 | 3.62 | 0.00～10.58 |
| 16～ | 0 | - | 0 | - | 0 | - | 0 | - | 0 | - | 0 | - | 0 | - |
| 17～ | 1.47 | 0.00～4.41 | 2.65 | 0.00～8.05 | 0 | - | 28.57 | 0.00～87.08 | 0 | - | 0 | - | 0 | - |

**附表 2-6-3 2012 年 6～17 岁女性儿童青少年低血糖发生率**

单位：‰

| 年龄 / 岁 | 合计 | | 城市小计 | | 农村小计 | | 大城市 | | 中小城市 | | 普通农村 | | 贫困农村 | |
|---|---|---|---|---|---|---|---|---|---|---|---|---|---|---|
| | 发生率 | 95%*CI* | 发生率 | 95%*CI* | 发生率 | 95%*CI* | 发生率 | 95%*CI* | 发生率 | 95%*CI* | 发生率 | 95%*CI* | 发生率 | 95%*CI* |
| 合计 | 1.29 | 0.38～2.19 | 1.08 | 0.00～2.67 | 1.47 | 0.48～2.47 | 1.68 | 0.00～5.27 | 1.01 | 0.00～2.71 | 1.26 | 0.14～2.38 | 1.85 | 0.00～3.73 |
| 6～ | 3.51 | 0.00～8.88 | 5.81 | 0.00～17.49 | 1.75 | 0.00～5.28 | 0 | - | 6.45 | 0.00～19.16 | 0 | - | 5.13 | 0.00～15.52 |
| 7～ | 0.87 | 0.00～2.60 | 0 | - | 1.54 | 0.00～4.60 | 0 | - | 0 | - | 2.25 | 0.00～6.69 | 0 | - |
| 8～ | 0 | - | 0 | - | 0 | - | 0 | - | 0 | - | 0 | - | 0 | - |
| 9～ | 0.96 | 0.00～2.85 | 2.14 | 0.00～6.45 | 0 | - | 0 | - | 2.44 | 0.00～7.27 | 0 | - | 0 | - |
| 10～ | 0 | - | 0 | - | 0 | - | 0 | - | 0 | - | 0 | - | 0 | - |
| 11～ | 0 | - | 0 | - | 0 | - | 0 | - | 0 | - | 0 | - | 0 | - |
| 12～ | 1.77 | 0.00～4.27 | 2.30 | 0.00～6.93 | 1.34 | 0.00～4.02 | 0 | - | 2.54 | 0.00～7.57 | 0 | - | 3.50 | 0.00～10.43 |
| 13～ | 0.97 | 0.00～2.90 | 2.19 | 0.00～6.60 | 0 | - | 0 | - | 2.40 | 0.00～7.13 | 0 | - | 0 | - |
| 14～ | 2.52 | 0.00～5.43 | 2.30 | 0.00～6.96 | 2.69 | 0.00～6.45 | 24.39 | 0.00～72.61 | 0 | - | 4.36 | 0.00～10.40 | 0 | - |
| 15～ | 1.48 | 0.00～4.37 | 0 | - | 2.87 | 0.00～8.49 | 0 | - | 0 | - | 0 | - | 6.80 | 0.00～19.69 |
| 16～ | 2.14 | 0.00～4.57 | 0 | - | 4.72 | 0.00～10.15 | 0 | - | 0 | - | 4.84 | 0.00～11.55 | 4.51 | 0.00～13.52 |
| 17～ | 0.79 | 0.00～2.37 | 0 | - | 1.86 | 0.00～5.55 | 0 | - | 0 | - | 2.84 | 0.00～8.45 | 0 | - |

# 附录 1
# 2002 年各省及各调查点工作队名单

## 北京市

北京市

郭积勇、赵涛、刘泽军、庞星火、张正、黄磊、董忠、沙怡梅、李洁、焦淑芳、王瑜、尹香君、谢瑾、段佳丽、赵耀、任振勇、时颖、赵锐、刘峥、韦潇、黄佳玮、宁芳、李晓梅、李红、吴立军、王宗惠、李砚萍、肖潇

海淀区

井光敏、崔红月、沈秀英、申跃峰、晁晓东、任迎娣、王彦、孙力、刘峰、翟凡、翟蕾、屈飞飞、郭强、刘伟、姜夕菊、周宓、郭菁、李锋、徐若辉、蔡伟、丁越江、许颖、胡维双、崔彩云、王颖生、王钰钧、韩红星

丰台区

郭文瑞、邓慧玲、常宪平、黎念琳、马进、史勇、孙金卫、杜秀荣、蔡秋生、王桂清、林东、胡丽华、梁冰、杨胜、雷曼、王硒瑭、马维平、白一冰、刘春龙、张力、韩华、王爱莹、贾耕耘、石荣兴、董晓根

密云县

王瑞君、李秀珍、吕庆谊、周士京、朱克华、郑若凤、崔士生、钱庚申、焦欣然、褚雷、宗立娟、许贺琴、王丽红、王丽、王田生、马淑荣、朱凤雷

## 天津市

天津市

赵克正、郭则宇、王撷秀、张秀珠、刘东、江国虹、常改、杨溢、李娟、王丽华、霍飞、李静、张晓雯

河西区

孔繁丽、王庆成、王志刚、张之建、赵焕英、郑鸿庆、张燕青、兰燕强、靖文玲、张璐、薛宏、陈士艾、边栋英、孙福勇、李宝光、李莉、徐靖榕、佟庆、陈丽娟、顾秋坤、温来欣、李伟、方丽萍、么宝铮、韩蓓、高扬

武清区

杨春华、卢志勇、赵士清、周禄、张福来、李广芹、陈静、李永亮、黄学红、刘杰、侯健、李香华、马艳霞、薛涛、赵静、张雪静、袁春红、朱玉芳、刘旭东、刘赭、于龙、苑新景、陈东红、邢波

## 河北省

河北省

张二振、梁占凯、李建国、朱俊卿、王跃进、徐维玲、刘艳丽、宋力、樊俊茹、张志珍、

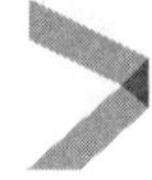



吕淑珍、王兴丽

**唐山市唐海县**

王建高、张国星、刘淑芬、王治富、王良群、王立欣、郑天然、田喜全、姚北才、刘建明、孙艳珍、张文刚、郑志军、艾国、赵明霞、郭淑萍、周南、孙立芬、赵作芬、孙风文、楚丽华、孙继林、郑晓光

**石家庄市深泽县**

刘增平、靳同林、张长清、丁志军、王松群、周建辉、胡铁强、陈彦锁、杜晓光、张勇、左贞、赵晓丽、张建起、杜义忠、赵晓叶、常敏、邸荣、何思、吴子英、许琴

**保定市定州市**

张永康、张秀梅、刘鹤娟、侯耀红、孙志杰、俞春花、赵林锋、郝东乔、丁彩萍、杨明、杨静、张红、代兵、李卫红、冯向东、李霞、张永涛、张景川、张会来、田玉风、王志朴、高亚卿、柴昭辉、马娜、李耀欣、赵彩乔、杨伟娜、杨翠青

**石家庄市井陉县**

张永平、郝吉林、张秀霞、孔香波、高娟华、武变珍、丁彦栋、杜彦文、齐玉华、李志伟、李录华、郭贵军、朱玉峰、刘宏、高喜庭、单利文、董海权、雷健、梁为明

**保定市唐县**

王玉献、黄同茹、田建池、娄红敏、张金栋、高英虎、张军政、赵瑞杰、贾翠彦、刘成芳、刘英敏、王爱英、王丽平、刘英琴、马丽、甄平均、申英社、赵亮

**张家口市涿鹿县**

常玉正、岳峰、孟永录、姚云鹏、侯国庆、黄欣丽、刘建平、徐峰、王颖、张丽红、宋伟、张洁、程春萍、武园杰、王利兵、王丽萍、杨玉玺、孙来红、魏建军、王强、唐海芸、陈万山、马丽霞、韩仲琴、马永军、徐来友、任江、石建华、赵爱萍、霍晓梅、梁波

## 山西省

**山西省**

郝光亮、李书凯、梅志强、张杰敏、闫明亮、冯立忠、杨峰、石秀萍、张青喜、何玉玲、李成莲、赵星光、任泽萍、马建瑞、王利洲、刘锐、郭凯

**忻府区**

赵静、秦素芳、王金林、杨睿峰、张喜楼、谢万仓、王存保、解顺宝、李润芳、武眉生、闫旭妙、孙仙棠、秦郁富、岳变华、索秀丽、韩美英、张新生、李胜婵

**天镇县**

李凯、石景云、吴美和、任俊、宋丙富、王亚飞、张闻东、高军、闫德、王小瑛、翟宏云、薛志广

**阳城县**

王红社、张振国、晋东、宋芳、张丽丽、杨苗勤、赵大平、张旭平、霍向利、卫向阳、贾书平、侯鲜富、张艳芳、琚小会、潘红星、张小鲜、丘丽君、陈婧、官巧霞、曹国会、郝云霞

**和顺县**

郭占胜、范丽萍、杨爱林、赵瑞军、杜灵芝、冯乐中、韩海梅、郝志英、刘彬、王元祥、张翼、翟瑞翔、赵海芳、赵萍

**临猗县**

孙川、宋志宏、杜秀英、董民生、郝晓峰、陈晓娟、管爱国、李江红、南晓波、荆秀丽、赵小华、范旭科、李辉、孙香、廉杰、姚春红、畅淑英、王巧玲、姚海威、刘金朵、席林平、樊秀芳

**五寨县**

戴琦璘、赵贵祥、张林森、张玉文、徐有福、白世红、杨文聪、张玉玺、杨秀峰、刘建文、范芳、肖丽萍、齐银娥、李晓琴、毛广慧、张新荣、程增荣、张玉卿、王金花、张晋

## 内蒙古自治区

**内蒙古自治区**

云丽珍、王小英、苘利、钱永刚、徐驷宏

**开鲁县**

刘晓明、赵景忠、王国华、李子强、赵庆春、宋冰梅、伦伟娟、田永生、周来祥、冯建国、韩丽杰、池金芳、张艳梅、任海生、满海涛、王国清、石新元、韩志彬、张立明

**宁城县**

张洪、祝永谦、李建军、迟占龙、张庆山、谭进俊、陈明哲、张桂云、刘海燕、范金云、赵亚辉、梁曼茹、袁淑华、王玉海、黄亚东、李显英、齐永红、官丽娟、庞海燕、秦国栋、高大力

## 辽宁省

**辽宁省**

宋士民、刘懿卿、窦志勇、李绥晶、田疆、孙广玖、李辉、刘钟梅、李欣、武军、刘向军、舒鹏、金旭伟、公建华、王瑞珊

**大连市甘井子区**

于杰敏、王继满、郝寻杰、董众、孙冰、韩业新、马芳、梁丽丰、胡晓梅、姜英、付萍、于意、金玉梅、王彬、王艳清、高日明、赵石波、蔡兰、孙阳、陈妍、王丽慧、王芳、王宝敏、吕淑琴、汪承林、蔡丽娜、刘选笛、丛玛丽、曹建英、许萍、王淑梅

**沈阳市和平区**

詹爱云、王淑丽、许水英、焦光辉、李金荣、孙逊、王恩玲、马兰英、赵凡、尹旭莉、常振芳、高翠兰、朴敬玉、刘菲、韩文辉、刘鸿艳、陈跃男、刘桂珠、刘薇

**沈阳市于洪区**

何立泉、朱希伟、穆军、肖争来、金广义、张冬梅、那治亚、刘险锋、王兆明、刘宇、曲波、张晓峰、张卫新、杨宏梅、金英姬、李晓霞、杨润萍、周哲、富明秋、金兰

**丹东市振安区**

仕建志、徐宝、张鹏、肖桂英、季长俊、单冬梅、林莉、张忠军、李淑华、赫英春、李秀月、尹崇斌、孙凤茹、陈娟娟、童小丽、王少秋、夏艳华、唐登宣、张仁成、李琳、宋馥雨

**普兰店市**

刘秋实、吕明丽、邢俊、尹兴鑫、赵春庆、马鹏飞、李云萍、潘宏颖、宋庆利、黄广仕、李耀东、孔秀敏、董成文、吴淑娜、沈颖、李晶、牟有成、周永英、钟声、张广军

**灯塔市**

刘绍祥、刘涛、邹春宇、艾英涛、富田、王玉梅、王晓华、韩晓春、陈允成、董晓伍、刘继良、王连生、庞亚新、白景斌、東晓玲、任艳、王素梅、李晓玲、胡帅、王忠祥、陈野方、宋有庆、徐静海、矫聪、熊玉梅、陈素凤、王苏、陈丽艳、李宁

### 朝阳县

刘国升、王长江、姚维丰、朱光、吴凯、解宝、解纯、王立军、王英伟、周敬钰、孙志东、陈向朝、王鹏、刘峰、舒武、孟凡香、鲁冰冰、周瑜、舒文

## 吉林省

### 吉林省

张义、张百军、金文官、曲日胜、周凤佩、殷路田、马沈英、孙志伟、范明、杜占森、王丽华、张洪信、汪丽萍、马宣越、甘振威、蔡秀成、李晶、关秀莲、贺晓玲、刘艳明、赵一辉、张迪、朱颖俐

### 九台市

黄贵勇、李明尧、杨宇峰、江波、黄秀珍、刘洪艳、刘明杰、张红军、冯国庆、王河、刘鹏举、杨菊梅、吕亚娟、李晶、戴晓霞、汤宁、曲瑞石、张国印、汪玉梅、侯立军、綦春萍、刘玉侠、刘玉芬

### 白城市

聂凯林、高金鹏、张淑华、李荣福、徐茂林、潘寄红、汪昌昊、齐忠、郑威峰、张晓岩、杜艳秋、赵向阳、李幕、郑毅、刘彬、姜秋梅、姚兰、向明、马丽萍、丛喜太、马玉芝、肖巍、周文友、徐丽娜、张丽娜、魏丽华、曹明、辛志红、苏秀文、张冰杰、李俊孚、赵轶群、刘洪、车守志、赵艳波、张淑萍、刘桂兰、张晓岩、胡诗清、徐萍、吴文弛、孙宁、王淑卉、宋玉萍、丛喜华、贾红霞、杨军、刘颖、戴英华

## 黑龙江省

### 黑龙江省

赵海滨、李志敏、刘淑梅、付金林、庞志刚、秦爱萍、王惠君、杨征武、陈雅琴、王秋实、胡晓波、苏华

### 哈尔滨市道外区

刘英、苑兆德、杨秋影、聂秀敏、杨守丽、刘娟、孙萍、张蕾、李淑敏、刘继中、宋越、程丽、朱爱华、徐凤梅、刘炜光、王守国、李洋、张伟旭、刘英、肖明群、刘淑环、李友霞、穆秀红、刘忠强、王营、袁雅芳、王平

### 肇东市

孙启元、邢国福、符殿彬、田玉良、苑福民、李秀珠、刘红军、李艳玲、张伟、李树怀、费欣平、庞明远、徐哲、赵连学、陈国华、李铁林、赵威、于洋、杨秋芬、李福娟、王鹏、张延松、张春权、曲国军

### 双城市

李彬、姜洁贞、李彦辉、王广会、彭丽、韩志萍、贾红梅、刘江、谭成芝、单丽、王丽娟、白丽萍、邹清飞、王素梅、张萍、吴健群、张晶、赵书霞、樊春海、王喜峰、李坤、孙晓明、孙德田

## 上海市

### 上海市

张胜年、郭常义、刘弘、施爱珍、姜培珍、宓铭、陈敏、宋峻、邹淑蓉、程旻娜、高围溦、赵惠芳

### 虹口区

伍平、黄慧理、徐维刚、李长湖、赵戴君、黄洋、凌利民、陈道涌、张晓峰、江文珑、吴玉钗、陈爱棠、陈跃明、马安娜、刘晓辉、倪雅萍、宋益清

松江区

陈平、路德祥、夏维歆、王丽英、李雪惠、严正、柳胜生、吴梅、王小燕、吴连、费春辉、陆华萍、石海萍、陆红芳、陈玉连、赵凤

黄浦区

周建军、戴红勤、马立芳、顾群、徐洁、俞捷、傅珩、成其美、杨佩丽、洪虹、孙晓莺、方金凤、姜计二

## 江苏省

江苏省

胡晓抒、袁宝君、史祖民、潘晓群、戴月、杭万双、陈太基

南京市建邺区

王青平、黄福根、徐桂华、姚青宵、周玉莲、谢庆华、赵星、倪学松、程孝友、宋旭明、潘堃、章凤齐、张军、宋爱菊、何志军、陈修莉、王玮、高媛、蒋华、王强平、杨国、徐冰、王汉琴、唐鹿群、林丽

徐州市九里区

张兆雷、张国业、刘丽华、霍斐、王成、李学勇、马春蕾、邱燕、张传宝、王季康、王裕博、张娟、范梅、李传敏、刘建东、陈浩

无锡市江阴市

杨益生、赵荣兴、曹恒富、顾春燕、夏英、任凯、司永杰、梅文英、陆备芳、张宏宾、唐耀清、陈军

苏州市太仓市

何燕萍、张新伟、任福琳、沈红芳、王粉春、张艳秋、王宏、庞枫、朱玫、李静、赵红芳、蔡永彬、肖燕青、王玲、周丽萍、李雅琴、江海、罗斌、李军、张建安、沈斌、林凤池、朱国良、王利东、许枫、张燕英、许峰、朱宝林、张银泉

南通市海门市

陆卫根、茅伯元、江建华、吴建新、姜小飞、卫笑冬、王海斌、黄益华、陈鹏、朱国华、杨永勇、侯新成、倪倬健、樊晓鸿、顾美芳、徐东利、陆一松、袁蓉伟、潘宇峰

镇江市句容市

刘孝春、林忠、吴福根、魏有明、李笃生、刘浩、赵剑、张艳梅、曹雪春、许涛、闫敏、刘炜、罗石梅、沈继英、王本才、胡厚坤、刘振华、刘宁、孙焱、巫群、桂祁珍、陈道莲、朱晓月

睢宁县

杨宏茂、孙波、王行振、仲崇义、张海洋、李新华、王玉芬、唐月娥、王福德、许兴、薛竹生、柴玉春、车超、王永、贾秀婕、李妍、蔡小慧

泗洪县

何旭、周明生、洪沛、王勇、张克江、胡婉春、张搏、魏枫、史菊、田高林、刘康、夏广志、王正军、刘跃先、牛永、许素梅、张广娥、陈家红、崔晓芬、石利娟、唐峰、刘益侠、李发扬、许尔仁、裴昌奋、曹崇跃、陈建许、王强、沈峰、李士民

## 浙江省

浙江省

郑伟、丛黎明、刘立群、丁刚强、俞敏、韩晓军、严峻、葛琼、钟节鸣、龚巍巍、何青芳、

陈雅萍、胡如英、何升良、韩关根、沈阿根、胡秋华、楼晓明、张新卫

宁波市江北区

黄福伟、黄亚琴、陈福凤、王惠芬、陈莲红、戴再平、居一峰、吴蕾杰、俞烨、吴蕴瑞、邵晓静、于甬苗、姚爱君、莫菁菁、郭大中

宁海县

王志刚、曹品元、刘世科、戴正、徐志强、王顺采、吴海裘、洪因之、李和群、王如海、叶湘琴、杨红旗、王琛、应春浓、杨建湖、王巧群、陈馨雪、赵秀品、田克、夏涛、邬逵达、顾敏霞、王巧巧、孔宪国、葛爱雅、邬荣平、林惠敏、魏坚强、郑为园、胡华宗、冯丛华

嘉兴市海宁市

潘平涛、吴方、杨文康、戴成英、王华、周伟斌、王建兰

金华市兰溪市

王立群、钱吾州、宋小龙、姜锡能、徐亚华、杜煜文、洪静、赵燕飞、胡志新、汪建明、叶树花、胡佩玲、姚芳、赵晓平、徐卫明、祝铁峰、陈小飞、蒋金玉、董小华、方征兵

## 安徽省

安徽省

费勤福、杨志平、叶玲霞、王淑芳、施宏景、丁刚、李军、刘霞、董仕林、白怡平、杨雪峰、王玮、王志强、赵平

合肥市瑶海区

张明亮、方秀梅、郭学存、何泽敏、王俊、管效武、王慧、万正荣、胡俊、刘川玲、宣善宏、刘岳、洪冰心、吴迅

休宁县

邵红卫、方日升、童乃进、徐基明、胡大荣、王东生、王玲玲、程伟、詹向东、程桂平、林秋燕、胡超刚、汪正兴、章美宜、余俊、任缨、宁国庆、吴节兰、章莹、丁淑慧、袁婷婷、王银珠、毕晓红

寿县

徐平、李青、周幼贤、蔡传毓、汤传好、王守春、杨茂敏、周辉、徐海军、周颖、江波、李涛、霍圣菊、王海燕、李方宝、黄元德、张军、金忠群、李恒春、王永

太湖县

汪术芳、周鹏、余涛、殷秀明、汪朝晖、陈生文、程文、甘器材、张玖君、余泳、朱爱萍

## 福建省

福建省

陈国忠、王明、薛常镐、肖泽章、敖志雄、陈小萍、金乐君、陈崇帼、叶莺、林熙、林心星、华永有、谢剑峰、周天喜、张晓健、钟传纪

龙岩市新罗区

邱一楠、刘德金、刘志平、曹信金、邱维伟、汤峥嵘、廖庆辉、陈衍宁、郭萍、胡金望、李阿漳、蔡景波、林卿、张洁、薛锡尧、朱建明、魏荣英、阮宝恋、李曼丽、姜毅琳、符维岩、张慰煌、麻浩祺、郑鑫杰、陈晓鹏、饶金钗

福州市罗源县

刘用锦、游剑雄、游毅敏、许声海、郑尉平、黄向阳、卓崧、吴家龙、陈国庆、卓建珍、

肖国平、林振茂、谢冬、聂乐英

泉州市德化县

陈金玺、黄文成、陈清金、方素芬、陈建财、许美凤、徐言荣、林开历、林惠卿、林丽卿、毛春芬、许文贵、郑海滨、林琼花、孙明朗

## 江西省

江西省

张岳、孙玺昌、晏军、邓振宇、尹亚君、史丽娟、蔡宏、湛旭华、宋迎春、王旭峰、方勇、王建科、黄敬、刘小玲、傅闻捷、舒莉

樟树市

杨小琴、陈明保、黄龙生、陈晓如、席小玲、杨建华、徐莉莉、蒋志锋、甘九如、曾华、杨建平、杨明华、曾元吉、付志锋、肖志平、孙承光、卢应东

莲花县

朱清太、陈洛林、李少雄、刘晓军、刘冬生、陈振庭、陈凤阳、肖勇、王炎桂、刘小芳、刘萍、陈清、陈娟鹃、贺刚、刘兵、胡炜、李锐、谢京鹏、李锋、睦雪莲、江玉姬、颜惠兰、吴琼、胡烨、朱瑞华、胡庭生

永丰县

权康华、刘志萌、钟芳、谢志发、谢润根、阮占保、周月生、邓强、张青春、江辉、吴继珍、袁财宝、邓进、解群光、钟志辉、李早生、谢莉、陈卫民、祝江平、张彬、陈振煌、吴续珍、方晓梅、张仁辉、夏春红、罗艳红、刘小花、张菊美、谢承学、吴赣涛、朱功章、邹惠平

## 山东省

山东省

王宝亭、王元宁、刘勇、刘通坤、陈国锋、许勃、赵梅、于国防、周景洋、马吉祥、张俊黎、延岩、李文、苏军英、陈金东、颜燕、邢金川、杨育林、吕实波、李素云、武秀兰、迟玉聚、王桂春、冷毅、曹金福、李瑞英、段钢山、曲立美

青岛市

胡义瑛、高汝钦、逄增昌、刘可夫、江崇祥、梁诚、汪韶洁、陈晓荣、滕伟、董礼艳、石学香、苑妹、翟耀明、张云、孟冬青、代琦、吴伟风、于维森、曲青、于红卫、梁晓宇、张秀芹、李晓斐、赵吉光、王爱莉、任清波、张萍、杨奎真、李守利

青岛市市北区

沙洪秀、赵春燕、王静怡、封鉴平、孙晋华、徐成选、李来祥、李静、付消治、胡龙阁、周建峰、敬琳、徐利军、赵玲、夏彬彦、张宏、王美君、赵明、宋伟、张宁、国瑞霞、郑维霞、崔雁、于明芝、刘世云、商清华、綦海燕、万昆、丁月华、史坚

济南市历城区

王志平、高连升、郝文明、李广华、陈公和、李国勋、王瑞国、段发娥、王爱平、张传熙、李兆民、黄大河、岳克三、苏永庆、冯连云、夏淑红、李温玲、李艳、江岩、赵云、魏玲、聂锡娟、杲成华、程宝兰、孙克、吕宝亮、陈建、段林懋、时均甫、王创新、张旭辉、李中国、孟庆吉

潍坊市寒亭区

张辉忠、高乃友、邵信之、郑振邦、张长林、郑振清、陈国侯、付泉永、朱群英、杨连云、宋广平、丛兴德、刘长德、孟祥国、张学文、王胜远、赵明新、孙烈聚、陈志华、卢春滋、于华、

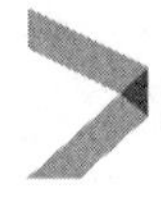



张淑华、王君科、陈刚、付淑芬、张会平、贺维雪、杨光波、党翠峰、李丽

青岛市即墨市

王锦姝、程绍铸、王一兵、付正会、于毅、李荣桓、马丰君、孙允义、苏丁绪、陈俊清、宋德旭、高启全、修长佐、房开秀、黄小华、修长泽、张述云、韩学伦、于梅花、张瑞珍、高宏、聂国杰、王保贵、孙秀云

烟台市栖霞市

张志玲、路新华、王守江、于鹏飞、徐凌峰、孙洪鹏、王丽丽、杜喜艳、李忠政、丛晓光、徐绍玲、耿苛光、徐美芹、刘新芳、马红彦、唐丽、王永芹、林彩华、刘春娥

威海市乳山市

诸治平、赵培森、于志刚、张少玉、高炳虎、宋金明、蒲忠林、姜泽春、段曙光、李再钦、宋玉芬、段建国、梁雪姣、宋晓峰、程晓丽、王来

临沂市临沭县

朱孔科、杨士廉、牟春林、孙永惠、潭道亮、时德泉、王福友、陈学照、王丙华、冯夫方、胡怀前、李守娟、王维佳、董玉奎、杨典旺、王青云、王继军、王霄飞、刘红卫、杨典凤、刘慧、郭秀翠、孙峰、相伟、何俊华、李勇、杨明明、王言玲、何心、江水

## 河南省

河南省

刘国华、张丁、朱宝玉、张书芳、詹瑄、王中州、谢郑介、张濛、刁琳琪、钞凤、叶冰、张光明、封秀红、王春香、高葆真

郑州市二七区

刘海泉、吴景瑜、李统生、陈春生、蒋贤芳、刘永胜、宋育龄、杨菊、吕红英、姜青松、赵丽敏、王谢华、杜培元、王永建、刘晋楠、喜江涛、马素平、王肃、茹兰、孙秀英、王宝玲、赵路玲、姚红云、陈华民、张菁、闫建国、张新、王书敏、蒋斌、蔡永宏、兰慧敏

信阳市师河区

贾春玲、苏志勤、李莉、楚建丽、张利、张官起、徐启明、胡一虎、张宇、张健、张军、易靖博、宋超、葛显成、耿华、马皖豫、周继国、王海静、陆飞、兰宏旺、王燕、王媛媛、孙玉、胡燕、刘广德

新乡市获嘉县

李飞卫、赵炜光、卢保贵、董树宏、屠习南、马长军、岳希银、汪斌、郑福珍、张丽娟、邓春阳、张云杰、徐海琴、周玉红、岳小燕、韩静、秦芳、王海英、秦光贞、李美荣、柳利红

郑州市新密市

裴大德、杨进才、王喜兰、周鹏程、马宏超、慎留兴、屈淑菊、崔志强、白天民、左红英、花爱萍、赵明亚、陈姬霞、冯淑菊、乔建军、张晓会、徐曼、王成刚、冯淑芬、段海霞、郭爱军、杨爱芳、包明哲、王松鸽、范雪梅、韩艳秋、刘春红、王建华、韩秋香、李中杰

洛阳市伊川县

李鸿斌、李锦江、常海建、王留干、郭辽朵、王龙奇、尹争春、杨龙现、卢守明、尚涛军、刘旭照、赵九现、邢景霞、郭建梅、王会芳、周旋、王惠岸、路小岩、郭利霞、李俊坡、李晓燕、路改玲、李喜苗、纪鲁萍、王红霞、董延勋、赵丹、张荣清、侯志玲、杨俊、武静茹

三门峡市灵宝市

李景风、马宽荣、杨佰祥、袁跃宾、刘建民、张恩、杨旭烈、彭党舵、韩永强、李红英、任丁升、彭莎莎、李治淮、杜益民、肖亚梅、王建军、周献海、朱风兰、张雪勤、焦新棉、史增义、刘刚毅、卢秀楞、党建辉、负文平、赵娟妮、苏改妮、高文汇、杨金勋、侯俊松

南阳市内乡县

屈传华、孙君良、王玉敬、马军、吴美平、薛有仓、孙明超、李新德、李琦、杜三涤、梁文学、孔晋、杨泉德、黄健、武华亭、李亚波、杨红普、雷小丽、江波兰、张桂亭、王冲、范文会、刘花阁、王宜华、武海平、樊小娟、郑丽娜、张永庆、袁玉、金花、李红岩、赵瑞华

信阳市光山县

彭友慧、熊德银、曹耀来、程江仁、范永国、付勇、刘学忠、郑琳、魏斌、胡从军、余力勤、郭鸣、师卫、王闵霞、陈霞、董新红、贺琪伟、何存亮、汪燕、詹坤、李萍、范保艳

## 湖北省

湖北省

易国勤、许四元、刘晓燕、谢茂慧

武汉市蔡甸区

谢文昌、王宝君、刘仁湘、孙单珠、王军华、金铭刚、吴抗帝、张桂林、李青、代仁炼、陈波、徐朝辉、周本祥、孙勇、刘恋、胡礼达、黄松、刘真、徐建军

武汉市桥口区

张经芳、田传家、姜家驹、邓丽娟、袁宏祥、刘华英、万梅芳、张腊梅、刘琦、吴少红、张亮、杜晓容、肖丽群、王开才、杨国英、严祖汉、韩玮、黄九周、占毕顺、姚丽、王慧、吴乔、韩仑

直辖行政单位随州市

靳云清、段光顺、刘贵杉、王浩、王君道、李文英、王正汉、曹慧婕、邱学贵、方长兵、王东良、龚明、李文波、吴晓云、刘秀珍、姚秋菊、陈丽荣、陈珍、华卫群、朱志勇、郭芳、焦旭东、刘晓辉、梅新、胡斌、王启林、蒋冰、朱冬、黄晓敏、周云波、王晓军、何涛、张敏

京山县

聂祥云、汪远学、唐永秀、李发珍、邓菊珍、刘利会、朱峥嵘、钱金元、李继东、钱银华、付保平、张小春、郑义发、李丽、廖红丽、高克军、李社清、付卫兵、李双珍、肖兴国、赵文华、胡翠菊、陈青山、黄远道、蔡加举、程和平、袁秀珍、汪宏、张荣辉、王艳玲、崔艳

广水市

李丰英、黄克凌、吴锐、闵磊、梅群、周应文、徐静、李琴、吴晓梅、汪宏超、金凌、吴克斌

枝江市

罗素芳、潘爱明、严清明、袁彬斌、文顺国、郭翠月、万涛、李敏、黄艳、蒋艳红、邓强、田国进、艾常瑜、汤顺强、刘伟、张华妮、方华、罗均才、张学田、田亚华、王毅凡、李万林、陈新淑、罗玉章、裴春艳、杨先兵、刘启华、姚红梅、曹红、杨成球、丁海艳、高正金、张明、张蓉华、丁华蓉、胡彪、钱明莉、曹贵华、董传凤、丁志群、周红星、李晶莲、孟祥兵、张立华、张露阳、阮少玉、张超、周承贵、张廷翼

## 湖南省

湖南省

唐玉莲、刘文、林敏、李光春、刘加吾、刘慧琳、金东辉

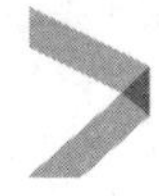



### 长沙市芙蓉区

罗德铭、桂小林、厉洁、黄晓红、李侯、郝长利、蒋云立、陈海燕、吴念、李英、赵洪根、张碧萍、唐剑锋、田彩霞、张菲菲、胡辉伍

### 茶陵县

韩哲、盛剑锋、刘章雄、谭明杨、杨忠、周友明、陈湖海、朱雨生、杨尚坤、曾彪、赖珍、彭伟海、谭志东、谭振兴、方乃、瞿雪峰、董伟、彭春根、刘普阳、段建芳、张谭兴、谭红艳、刘晶

### 澧县

陈新民、熊先协、周红岩、赵绪银、叶波涌、章光元、李银滨、程林、徐郑卿、赵韬、文学锋、张业普、孙圣钢、龚伟、熊建华、任建宇、黄伟、宋和平、温协启、李碧宏、刘斌、樊立学、李娟、冯卫芳、丁莉莉、王大红、杨卫芳、赵家琼、向军

### 石门县

范晓军、王中华、杜东初、阎于伦、李先平、张秀梅、刘凡兵、覃事祥、王海冰、凌惠民、刘玉明、吴徽、单卫平、单文静、盛方波、郑孝志、黄严、唐生辉、王灵红、唐超炳、盛曼红、郑玉华、杜立新、雷周武、杨坤仲、吴丽华

### 保靖县

石金泉、彭欣荣、石忠贤、王建波、龙艳兵、田敏、刘维红、彭勇生、向迎波、刘清香、张学军、吴永凰、贾学军、熊瑞清、张忠昌、余临华、向忠娜、张久明

## 广东省

### 广东省

陈泽池、邓惠鸿、周木堂、李劲、邓峰、林锦炎、马文军、聂少萍、易学锋、徐浩锋、许燕君、李海康、李剑森、陈美芬

### 广州市东山区

邱小玲、姜宜海、翁帆、袁碧涛、梅霓、曾玉梅、莫婵、陈冬玲、杨文、易容琴、刘良军、郭福明、陈小红、徐羽健、郭瑞玲

### 东莞市

周志刚、陈德添、何庆伟、郭晃潮、杨挺立、莫曦明、袁玉葵、赖桂兰、邓燕文、叶衍宁、吴锦洪、郭少嘉、梁月贞、黎凤笑、邓斌、李坤、骆远福、梁婉文、叶玉棠、谢伟群、罗钊华、陈新铮、杨敏、黎大成、郭汉初、刘晓屏、黄海敏、陈玉开、周玉宜、刘文就、何秀屏、李燕何、谢广渊、曾素惠、乔杰、徐绍敏、谢妙航、叶小青、谢肖云

### 湛江市雷州市

冯继伟、尹奇、谢明、杨汝珠、蔡建同、陈定阳、肖硕、林文、邓光清、谢美玲、李小华、陈雪敏、何玲、李冰、邓锦容、陈开浩、陈权、陈婉娟、陈小兰、梁景丽、李汝桂、朱海平、肖海花、陈冬花

### 五华县

温天赐、杨泗龙、谢惠梅、李住香、郑浪珍、温芳兰、曾惠东、周小红、廖飞荣、钟君华、张国强、宋少鹏、赖国周、甘喜霞、刘飞燕

### 清远市英德市

钟孟雄、罗宝环、吴伟峰、聂静、莫平、吕丹丹、谢运金、刘正东、谭智勇、黄志尧、蓝维聪、叶观娴、张志红、蓝宗向、陈业扬、侯雪芳、李北坤、植信鸽、朱明线、吴碧云、邓永旺、李建平、

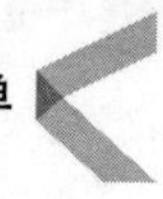

邓观泉、罗欢颜、宁清云、林文强、张方景、宋征龙、陈纯翠、华达如、江鲜如、沈秀英、何异、林永清、陈石威、张春英、陈志红、陈立志、林宗瑶、包玉兰、李祝娣、莫贤华、曾伟聪、邓仕忠、黎平梅

**封开县**

潘嘉玲、姚梓坚、何永雄、莫小艳、莫绍钍、陈立平、侯以因、卢月芝、林美群、李意成、吴慧灵、孔祥焕、黎香兰、区宝雁、于间梅、蒋勇、梁朝民、梁淑金、卢炽锋、龙其辉、卢超珍、欧奎清、方爱群、林云桂、戴耀贵、全安生

**新兴县**

周建强、简增勇、岑惠财、陈汉霖、区土娇、卢洁、郑莉莉、范科、祝传华、温彩银、李月英、梁爱红、欧小英、陈青山、刘新耀、梁丽英、覃志杰、钟冬明、吴伟富、冯树扬、郑德天

**龙川县**

池凤鸣、陈伟雄、戴光辉、黄春鸣、刁双花、廖雄奕、叶仕强、叶永青、邱秋珍、曾静晖、曾添女太、杨贵菊、胡辉明、邹春霞、钟志生、郑惠娥、劳燕珍、李仕强、刁宏东

## 广西壮族自治区

**广西壮族自治区**

唐振柱、陈兴乐、韩彦彬、黄林、陈莉、黄兆勇、阮青、杨娟、李玉英、陈钦艳、黄江平、刘仲霞、方志峰、黄立嵘、张洁宏、尹进禄、梁玉裕

**天等县**

农初师、赵如权、冯荣钻、梁晓、黄树令、黄妹兰、农辉阳、罗海云、龙美英、黄桂新、农秋、张世文、潘朝升、苏福丽、农秀林、陆蒙、农晓妮

**靖西县**

陆萍萍、孙有明、韦灿格、黄大广、吕革、王福春、农儒文、岑璐琦、农安宁、农光锋、卢玫、黄德胜、陈飞蝶、黄文忠、陈金兰、李娌妮、农惠风、张皓晖、李立、覃琳、黄彩丰、杨丽萍、农秀勤、赵华聪、赵华强、卢杰、黄振兴、吴荣华

**巴马瑶族自治县**

梁家习、黄世谋、黄世光、钟义东、夏都烈、邓远平、黄兴武、黄艳群、余琼、黄丽、凌桂岩、韦春芳、李珍培、黄必明、段波、韦正英、杨柳花、李开、梁绍能、黄彤、黄兰、吴源忠、李善武、蒋珍兰、黄秀艳

## 海南省

**海口市**

张梦恩、蔡义田、张灵珠、许超凡、傅秋莉、谢振松、陈桂香、袁坚、蔡泽霞、符莉

**海口市振东区**

连春和、胡娟、王丽芳、符雄、郭振东、邢益玲、陈静銮、张海霞、黄芳柳、周玉姣、曾昭宇、韩娜、陈建尾、李虹、倪文芬、梁薇

## 重庆市

**重庆市**

吴昌培、王豫林、易忠良、杨志达、贾庆良、胡渝、杨小伶、向新志、吴国辉、汪新丽、王正虹、王青、张华东、毛德强、蒲洪泉、赵舰、董丽娟、袁方、梁潇、王琢、杨楣、陈小春、吴元胜

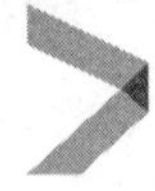


大渡口区

张发明、龚光跃、何普英、杨明、罗敏、罗继开、秦中兰、李香玉、杨思、田元术、程鑫、王静、黄晓霞、曾珠、孙茜

沙坪坝区

刘虹宏、黄绍成、姚家庆、杨旭、邓红进、黄莉平、黄秀兰、侯振发、杨光模、谢虹、温红莉、梁艳、彭安萍、江有学、刘晓宏、刘微、王家荣、林吉群、向奇、红军、胡晓东、胡世芳、张春梅、吴平、喻波、邹华兰、陈波、项锦国、冉亦富、张承容、吴荣誉、蒋红兰、谢娟、舒银渝、付凌英、卓亚琳、唐静

永川市

蹇泽富、唐萍、刘开棋、蒋雪飞、吴斌、高静、蒋玲、林祖双、成世伦、廖云贞、沈婿婿、张毅、孙斌、程莉莎、黄丹、罗毅、董天富

黔江区

阮中远、郭青茂、任自力、余恒璋、黄朴、钟术兵、杨伟、戴宗萍、陈光庆、舒世超、徐华清、何川、段风章、何选书、罗家顺、何泽举、李建容、谢建、严杰、秦宪华

## 四川省

四川省

赵晓光、康均行、吴晓玲、宁和平、王敦志、吴先萍、向仕学、宋扬、刘祖阳、邓颖、张宁梅、程澍、何君、魏仁均、袁建国、季奎、彭科怀、蒋世芬、罗静、唐雪峰、屠宇平、邓兵、付婷、杜娟

成都市武侯区

凌东、程萨平、陈静、刘云、郭杰、王和荣、丁晓黎、唐善泽、黄琼、程海燕、杨小丽、梁霞、喻小兰、王辉、蒋丽君、冉隆全、唐朝永、胥福林、张述玉、袁河、赵晓春、文成玉、王道馨、张燕、刘琳、潘治英、王芳、叶秀玲、丁江、贾云、罗显玲、李素英、郭萍、雷群珍、马艳、张丽、唐丽珍

南充市顺庆区

王历、张贤良、青方剑、黄龙书、付刚、秦方成、刘大明、余远碧、邓永胜、谭宁桥、杜松林、文斌、黎超、杜云鹤

剑阁县

李国民、李茂生、邹清富、熊德江、李文举、何剑民、张玉珍、李杰、杜红伟、敬惠芳、蒲丽蓉、刘述红、伍勇、张明全、陈树东、蒲国华、田剑峰

渠县

王荣中、刘鹏、李洪东、何博、邹燕、唐岳芝、焦蒲、罗伟、杨东、王剑峰、李玲、杨强、黄风英、蒋海涛，廖璐

冕宁县

徐家源、卢开华、卢自评、杨永康、杨国璋、王乃国、毛登祥、陈洁云、范光清、彭绪武、李建成、贺文件、邓国庆、凌元华、罗菊琳、杨达志、李庆梅、向开详、党生华、彭兆菊

松潘县

孟维君、张文刚、马方萍、金红妍、寇燕、李树成、陈芝海、何树杰、李昌禄、李岚、周桂英、杨德荣、马琳、岳明秀、袁明芳、张世风、张秀云、若么塔、邱光勤

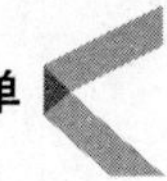

## 贵州省

### 贵州省

汪思顺、靳争京、蒋桂兰、张莹、王伟、凌淳、赵松华、周亚娟、陈桂华、李治、姚鸣、李忻

### 安顺市

刘道辉、杜敏鹏、赵后、寇惠兰、康华、吴丽娜、杨俊、杨莉、朱光合、董天国、田玲、鲍磊、石晓、曾慧、李桂兰、田锐华、邓梅、龙锦屏、赵玲、蔡显亚、吴魏、张巧、刘书林、丁显祥、齐庆秀、陈庭勇

### 大方县

陈德新、郭荣、况亚琴、孙大军、罗永菊、陈静、黎万祥、孙中宣、穆先明、卯庆生、何静、殷睿、秦兴智、罗祖芬、全伟、穆先琼

### 龙里县

王安富、娄方万、平波、龙沿城、郑绍勇、张宏民、温同霖、王洪云、罗秀华、毛兴华、黄辉、齐丽娅、谢勋洋、王谊勋、张树琼、江贵平、李大鹏、陈力春、罗忠琼、刘仕训、高荣、李宗英、杨秀芳、王永秀、杨桦、陈应刚、罗明雄

### 雷山县

程爱琼、刘兴权、杨丽君、唐千祥、李发、谢玉芳、任智胜、李正仁、杨胜龙、淳海清、王晓玲、余彩、杨平、余雷、毛海、杨再江、任永宏、龙宪高、熊忠贵、吴生慧、苏晓琼、王力丽、任明祥、陈聪、黄英

### 息烽县

陈吉忠、江华、肖猛、郭文波、王平、文贵学、宋康、杨锐、周明书、陈碧勇、胡腊生、陈百琼、牟弛、李岚、寇显丽、邓书铭、方开宇、彭辉、汪录、田技敏、张红英、贺世军、李莉

## 云南省

### 云南省

陈洪、夏光辉、欧阳琳、杨军、袁吉文、安丽珍、钟培新、胡太芬、文义明、郑文康、石俊宇、刘镕、李秀琳、姜爱萍

### 玉溪市红塔区

胡本清、张璟、李昆、师玉琼、田跃轩、王淑媛、张纯、李雪梅、许蓉、师艾丽、王淑媛、刘英、李福荣、方桂琼、代昆玉、陈桂玲、任绍华、茶文武、徐永健、黄琳屹、朱理兴、林党其、余庆福、杨洋、陈娟、马维胜、刘云芳、施丽珍、马丽琼、王秀琼

### 威信县

姚承兴、范孝春、陈正波、杨章龙、张勇、陶霖、杨之栋、周正禹、张家同、王寿昌、杨勇、刘洪远、晋齐枢、游国权、魏群英、毛义飞、兰玉、朱浩、张如森、白书伟、杨仕华、李怀跃、魏仁义、杨清和、宗德忠、王家汉、张宗强、张宗银、刘元美、张宗才、胡祖方、宋良龙、王世维、张新才、邹光礼、陈文华、张鸣英、潘云、詹新生

### 元谋县

聂宗会、杜昌海、王广安、吴海林、杨周祥、曾铁文、吴志刚、文定香、文斌、张淑秋、纳贵明、曾铁文、普学翠、杨美茹、文显武、李翠仙、寇云、段继芳、普从德、杨有福、文元喜、张丽坤、唐晓怡、李兴学、白如昌、刘永军

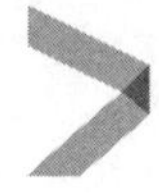



### 西畴县

王正达、苟云长、杨恩奎、冉厚雄、雷会艳、李艳、常辉、孙林、阳富春、方德仁、左金琼、卢佳林、杨显雯、徐邦华、张学传、汪金银、阳光尧、李禄方、邓贵妮、文仕华、胡宗玉、肖昌荣、唐洽玉、李国琼、张艳、王荣芳、刘富珍

### 巍山彝族回族自治县

吴丽萍、朱丽琴、吴建华、杨锡文、赵琨、吴中玉、宋兰惠、刘华章、闭星江、刘美新、徐智、郑凤民、子媛媛、叶志江、马雪梅、赵淑筠、张怡、李金芬、郭家福、杨锋、白礼常、姚惠勃、李开喜、曹秉镏、张汝勘、蔡顺琼、赵云、李德昌、孙和平、陈泽、杨徽建、左弼、曾松枝、李忠芬、朱海兰、梁开祥、陈松、范丽娟

## 西藏自治区

### 西藏自治区

郁晓峰、达瓦、嘎玛仓决、格桑、小尼玛、顿珠多吉、冶秀敏、苟晓琴、王晓明

### 拉萨市城关区

洛桑、曲扎、扎桑、尼玛仓决、次德吉、肖冰、普布、巴桑次仁

## 陕西省

### 陕西省

王敬军、刘岭、郭晓荣、常峰、郁会莲、徐增康、张颖、刘华、张少白、陈萍、高茶琴

### 西安市碑林区

赵亚林、周文利、雷西英、耿越利、路明、王惠利、尤毅民、宋涛、李艳妮、李小惠、张华丽、张雅君、刘秀明、王林、王喜峰、党碧莲、彭瑜

### 渭南市临渭区

黄犬虎、雷晓萍、周玲军、乔海燕、姜海娟、张花荣、张菊香、王晓妍、张宏涛、陈利、张亮亮、冯智辉、薛亚瑞、王彧、杨国华、张粉玲、许君、代英、曹晓芸、孙明霞、裴曦

### 蓝田县

王军虎、张应瑞、曹均峰、王权红、惠峰、赵峰、杨西武、孙晓峰、乔伟、刘卫民、王军民、张晓刚、张晓妮、王颖丽、王力、赵娟、田玉、董文华、刘鹏刚、陈桂梅、冯益民、侯文志、方清会、杜旭刚

### 扶风县

陈周选、韩宏彦、梁宏军、张兵礼、赵录全、马晓奇、李晓、杨晓利、李增儒、韩文娟、张健、李云丽、陈淑侠、刘录林、邓晓明、刘一平、晁利侠、赵婷、李强、解选民

### 兴平市

蒲清望、张杰、王飞燕、张健、张璐、任琳、杨雪、祁琰、张君艳、陈涛、高素贞、文景卫、刘丽萍、董晓兰、惠红蛾、李艳玲、王万青、杨慧艳、张晓曼

### 华阴市

张同太、孙军、王朝启、王梓茹、王莹、王小莹、黄晓鸽、杨卫利、张荣、颜飚、李明、周超群、张续民、张彦芳、陈红星、张伟、张金亭、郭宝珍、汪瑞、贠桂平、骆增福

### 黄陵县

何丙章、温小峰、白海宏、刘亚萍、郑凤梅、马桂平、李建梅、杨婷、迂芳玲、郭春艾、赵军玲、杜艳、张春玲、张建晴

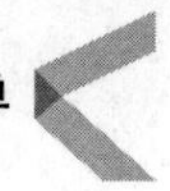

镇安县

张定朝、张发胜、姚发源、袁志平、瑚成华、陈刚毅、姚发国、唐玲玲、姚红霞、郭巧、武晓华、魏长江、谢龙林、蔡列荣、余秀凤、齐承军、马庆玲、李兴莲、何文学、夏惠芹、吴承燕、李小海、刘平、王运磐、柯霓霞、李燕、张祥卫、李德斌、白少章、解启宏、李阜杰

## 甘肃省

甘肃省

卢希恒、鲁培俊、何健、赵玉霞、张清华、张静、席进孝、杨琛、张东成

张掖市

吕国权、李顺成、邵淑青、薛华、顾军、薛英、丁丽霞、苏焰、薛晓春、黄玉红、张学舜、张晓平、刘秀萍、吴向阳、陆闵卉、李惠智、刘海霞、张采乔、奚霞、戴晓芸、王菊花、赵慧敏、刘晓梅、任建芳、王敏、郭丽娟、王作利、赵振海、罗卉平、闫东、王泽平

通渭县

吴志敏、南兴远、罗熙兰、刘继德、孙谦余、张铎、姜亚宏、姚占国、范新於、刘玥莉、王会明、李小光、董玺平、张亚琳

静宁县

杨升旺、陈芳萍、张永军、杨具生、陈学斌、王晓岗、杨娟、李富贵、任国恒、王祖强、齐蕊花、李晓霞、陈瑚瑚、朱希君、董家安、陈向东、陈芳、程娟、胡耀辉、席建民、张芝妍、司宋诚、杨爱琴、张艳、王旭峰、杜静、杨渔许、王平和、王新映、戴淑娟、郭小龙、姚雄雄、辛江龙、陈存祥、李秉刚、王旺生、程玉玺

## 青海省

青海省

张淑娟、周浩武、祁晓东、韦文会、吴扬帆、范丽霞、郭学斌、郭晚花、拉雪莲、张海涛、曹玉洁

互助土族自治县

郭元春、魏成林、郑秀贤、陈文贵、张恒山、胡生莲、贺宗英、乔生威、郭帮华、刘湘京、叶俊英、吉晓林、达智

西宁市

杜增茹、朱海鲁、祁世容、陈春花、耿海杰、魏莆、郭占清、李积梅、邢海琴、崔鹏、陈抒、王海丽、苏艳、徐文强、包淑珍、张敏、田国庆、刘秀珍、满江燕、张晓华、李昆平、刘慧、张志芳、马春光、翟学宏、严玉秀、贾淦筌、冯海建

## 宁夏回族自治区

宁夏回族自治区

马福海、张征、魏秋宁、谢明英、高伏龙、王健、张磊、袁秀娟、高桂英、刘兴国、陈万里

银川市

孙志伟、曹俊熙、谭玉臻、雷静、武振军、阮宁、刘卫国、王龙、韩红、夏月萍、李萍、李晶、吴建华、刘银湘、马红雁、张晓萍、高源、蒋玲、郑华

陶乐县

吕全虎、陆永华、高学平、陈虹、井桂珍、蒋爱萍、林海亮、周翠红、闫月明、陈令梅、王子湄、白静、胡美玲

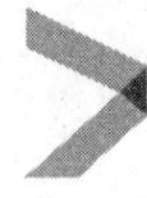



## 新疆维吾尔自治区

### 新疆维吾尔自治区

马尔当•阿不都热合曼、贺仔英、魏强、梁新海、阿依古丽•贾合甫、古丽菲娅•阿不都西克、布祖拉•米吉提、崔丹、张俊

### 巩留县

岳延林、马合木提•肉孜、热黑•阿沙木冬、茹仙古丽•胡达别尔干、马合木提•阿热克巴依、马怀刚、吐逊娜依•苏里坦、马力克•吐尔逊、亚力坤•马合木提江、步海兵、乌鲁斯拜•阿里木别克、安华、闫玉琴、木沙江•孜比、胡瓦提•木哈别克、陈迪、菇马娜依•热依木江

### 阿合奇县

古力加玛力•买买提克日木、马论文、胡晓英、薛梅、对先•库尔曼、阿克西•哈力恰、达日克•努肉孜、阿孜古•朱马哈德、要尔达西•马克、玉日买提•许库尔、艾山那洪•苏力坦、努尔哈力力•马提、阿斯力汗•吾赛克、艾山那曼•阿不来孜、阿孜别克•艾山那力、阿曼古•加帕尔、吐尔地古丽•沙日哈恰、任君兰、史爱华

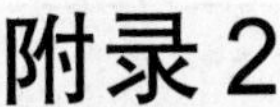

# 附录2

# 2002年中国居民营养与健康状况调查点（132个）

| 样本省 | 样本县市区 | | | | | |
|---|---|---|---|---|---|---|
| | 大城市 | 中小城市 | 一类农村 | 二类农村 | 三类农村 | 四类农村 |
| 北京(3) | 海淀区<br>丰台区 | | 密云县 | | | |
| 天津(2) | 河西区 | | 武清县 | | | |
| 河北(6) | | | 唐海县 | 深泽县<br>定州市 | 井陉县<br>唐县<br>涿鹿县 | |
| 山西(6) | | 忻州市 | | | 天镇县<br>阳城县<br>和顺县<br>临猗县 | 五寨县 |
| 内蒙(2) | | | | | 赤峰巴林右旗<br>开鲁县 | |
| 辽宁(7) | 大连甘井子区<br>沈阳和平区<br>沈阳于洪区 | 丹东振安区 | 普兰店市<br>灯塔市 | | 朝阳县 | |
| 吉林(2) | | 白城洮北区 | | 九台市 | | |
| 黑龙江(3) | 哈尔滨太平区 | 肇东市 | | 双城市 | | |
| 上海(3) | 上海虹口区<br>上海南市区<br>上海松江区 | | | | | |
| 江苏(8) | 南京建邺区 | 徐州九里区 | 无锡江阴市<br>苏州太仓市<br>南通海门市<br>镇江句容市 | 睢宁县<br>泗洪县 | | |
| 浙江(4) | 宁波江北区 | | 宁海县<br>嘉兴海宁市<br>金华兰溪市 | | | |
| 安徽(4) | | 合肥东市区 | | 休宁县<br>寿县 | 太湖县 | |
| 福建(3) | | 龙岩新罗区 | 罗源县<br>德化县 | | | |
| 江西(3) | | 樟树市 | | 莲花县<br>永丰县 | | |

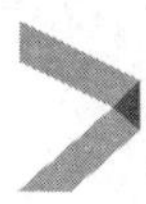



续表

| 样本省 | 样本县市区 | | | | | |
|---|---|---|---|---|---|---|
| | 大城市 | 中小城市 | 一类农村 | 二类农村 | 三类农村 | 四类农村 |
| 山东(7) | 青岛市北区<br>济南历城区 | 潍坊寒亭区 | 即墨市<br>烟台栖霞<br>乳山县 | 临沭县 | | |
| 河南(8) | 郑州二七区 | 信阳师河区 | | 获嘉县 | 新密市<br>伊川县<br>灵宝市<br>内乡县<br>光山县 | |
| 湖北(6) | 武汉蔡甸区<br>武汉桥口区 | 随州市 | | 京山县 | 广水市 | 枝江市 |
| 湖南(5) | | 邵阳北塔区 | | 茶陵县<br>澧县 | | 石门县<br>保靖县 |
| 广东(8) | 广州东山区 | 东莞市 | 汕头潮阳市<br>湛江雷州市<br>五华县<br>清远英德市<br>新兴县 | 龙川县 | | |
| 广西(3) | | | | 天等县 | | 靖西县<br>巴马瑶族自治县 |
| 海南(1) | | 海口振东区 | | | | |
| 重庆(4) | 重庆大渡口区<br>重庆沙坪坝区 | | | 永川市 | | 黔江县 |
| 四川(5) | 成都武侯区 | 南充顺庆区 | | 剑阁县<br>渠县 | | 松潘县 |
| 贵州(5) | | 安顺市 | | | | 息烽县<br>大方县<br>惠水县<br>紫云苗族布依族自治县 |
| 云南(5) | | 玉溪市 | | | | 威信县<br>元谋县<br>西畴县<br>巍山彝族回族自治县 |
| 西藏(2) | | 拉萨市城关区 | | | | 丁青县 |
| 陕西(8) | 西安碑林区 | 渭南临渭区 | | | 蓝田县<br>扶风县<br>兴平市<br>华阴市 | 黄陵县<br>镇安县 |
| 甘肃(3) | | 张掖市 | | | | 通渭县<br>静宁县 |
| 青海(2) | | 西宁市城东区 | | | | 互助土族自治县 |
| 宁夏(2) | | 银川市城区 | | 陶乐县 | | |
| 新疆(2) | | | | 巩留县 | 阿合奇县 | |
| 合计 | 22 | 22 | 22 | 22 | 22 | 22 |

# 附录 3

# 2010—2013年各省及各监测点工作队名单

## 北京市

北京市

马彦、赵耀、黄磊、沙怡梅、金庆中、李红、喻颖杰、滕仁明、马晓晨、李春雨、马蕊、王超、信信、郭丹丹、余晓辉

西城区

周红玲、杨青俊、简友平、徐俊、高平、关红焱、王冰、宋超、曹玮、杨宏、吴金霞、魏泽明、李丽

崇文区

卢建霞、常志荣、宋美芳、苑建伟、陈艳华、李楠、孙志锋、段旭、续文阁、孙鑫、宋光辉、田飞、刘宏杰、顾金龙、张力伟、张昊添、沈中波、高玉林、高鹏、王英娣

怀柔区

张武力、孙继东、路海英、赵明星、刘建荣、赵艳华、常姗姗、张伟涛、赵娟、张海龙、坑斌、孟晓娟、李宏刚、王红卫、孙建飞、柳丹、陈玲霞、杨丽梅、李福军、郭雪

延庆区

王晓云、陈静、姜德元、王凤兰、汪会文、张琨、王绍华、张镇权、万帝、赵铁云、刘鑫、刘凡、赵璐、刘艳妍、李美丽、林强、李行行、张立峰、付代生、李淑君

东城区北部

潘京海、邹艳杰、黄露、付秀影、顾凯辰、闫银锁、崔禾、王琳、魏祥、赵丹宁、吴伟、许晓玲、王峥、李玉梅、李珊珊、王婷、刘芳

东城区南部

王联君、刘晶磊、常志荣、孙志锋、孙中华、杨晓霞、王东瑞、高鹏、阙然、李艳宇、王璞、徐斌斌、段旭、孙鑫、续文阁、宋光辉、满洋、沈中波、高玉林

## 天津市

天津市

韩金艳、张磊、江国虹、常改、李静、刘昊、潘怡、王文娟、徐忠良

河西区

吴宗毅、王宝奎、丁祝平、张之健、郑鸿庆、温来欣、王淼、韩玉莹、李爱民、王玉、高菲、张黎波、曹明丽、王旭、张璐、袁丽宏、李旺、王偲

北辰区

刘文利、张景江、李玉梅、徐国和、冯润洲、顾文奎、虞宝颖、李娟、戴晓荣、朱金雷、

霍兰英、张志英、吴玉丽、薛春杰、王淑惠、赵娣伟、杨光、孙增勇、董建霞、王敏、赵长龙、孙洪峡、张婕、赵凤仙

**静海县**

强淑红、刘绍英、李勇、陈忠花、王娅、张婵、赵光义、刘东、刘蕾、王金栋、姜雪晴、冯娟、杨敬金、翟庆生、董伟、刘寒、郝杰、刘金星、胡艳恒、胡子强、于英红、马娟娟、陈静、马俊红、骆春梅、张婵、杨丽、刘光燕、郑惠文、翟丹、胡琴

## 河北省

**河北省**

李建国、朱小波、宋立江、刘长青、田美娜、石永亮、陈磊、何玉伏、吕佳、叶坤

**唐山市迁安市**

马宝贵、李成林、刘海峰、许志海、韩秀新、张建中、王小辉、王秀娟、张刚、王娜、周翠侠、刘长英、厉艳欣、刘芳、王翠玲、肖淑玉

**唐山市开平区**

邓伟、高静、林海霞、刘建新、刘建业、杨鸽、肖福胜、孙长志、刘蕾、郑杰、韩蕊、董国会、孙晶、王秀华、何洁、陈赛丹、王建伟、吴丽媛、董珍珍

**石家庄市新华区**

赵川、周吉坤、吴立强、陈凤格、赵伟、李波、徐保红、高伟利、贾志刚、白萍、范尉尉、杨军、翟士勇、陈雨、倪志红、楚秋霞、王月敏、杜亚青、马月兰、李秀娟

**邯郸市邯山区**

杨永清、董伯森、张卫平、王树森、王立生、李梦轩、郝敏、李秀霞、朱永芳、张雪玲、高鹏、孙红梅、邢洁、郭智斌、杜新荣、褚松玲、王海涛、李媛媛、石坤、叶志萍

**石家庄市井陉县**

赵川、周吉坤、李彦春、李占军、陈凤格、赵伟、徐保红、高伟利、刘会林、郝吉琳、冯冬颖、李贺、左彦生、白萍、张静、高玲、梁晓娟、高丽芳、赵艳宾、李秀娟

**秦皇岛市昌黎县**

杨希存、刘波、龙和平、李东运、张玉民、马艳玲、霍长有、刘兰吉、李莉、时晨、张伏静、贾玉海、张晓东、张德云、马辉、徐春梅、李建辉、刘洋、宋仲越、赵东

**邯郸市涉县**

杨永清、董伯森、张卫平、王树森、王立生、李梦轩、郝敏、刘永为、陈长华、李秀忠、江军平、史二丽、谢和平、宋小会、于立新、张跃秋、杨然、刘保英、孟卫丽、马海芳

**衡水市武强县**

林彦全、王玉春、吴蕊丽、夏晴、白平节、高江华、谷旭阳、段景涛、康世明、李颖、张书玲、刘飞、宋魁武、郑珊珊、张宁、栗念东、耿建芬、闻雅婷、王凤霞、贾翠翠、马新静、孙帅、郝娜、魏国亮、王敏伦、刘佳帅、孙贺、张会

## 山西省

**山西省**

柴志凯、任泽萍、李成莲、李学敏、边林秀、李淑琴

**太原市迎泽区**

赵艳红、郭淑赟、蔡娜、李潭香、田志忠、董静、李红梅、续伟明

**晋中市榆次区**

戚广明、倪金喜、李燕青、连永光、郑永萍、曹晓玲、郭秀峰、胡云

**临汾市大宁县**

雷瑞芳、温清秀、房淑娟、马云平、李晓芳、刘婕、李艳婕、尚教平

**忻州市河曲县**

杜永田、吕维林、张继业、赵艳梅、张高峰、苗艳青、薛艳华、张馨天

**忻州市河曲县**

杜永田、吕维林、岳增池、张继叶、张高峰、宋国荣、张伟平、苗艳青、薛艳花、赵艳梅、韩艳萍、武贞平、张淑琴、王丽芳、翟改莲、王舒晴

**长治市襄垣县**

郭彦中、解茂庭、何敏、张李玲、连先平、李强、高红、连建军

**阳泉市平定县**

王芝纯、白海林、贾源瑶、张向涛、武金平、韩有志、吴艳红、康平、白丽、白建丽、李璐、吕之珺、侯晓雁、潘雅菊、杨艳

## 内蒙古自治区

**内蒙古自治区**

王文瑞、王海玲、宋壮志、崔春霞、蒲云霞

**呼和浩特市**

王红霞

**包头市**

贾恩厚、戴纪强、张素艳

**赤峰市**

崔旭初、靳桂才

**通辽市**

何玉龙

**巴彦淖尔市**

王洪亮、韩爱英

**呼和浩特市新城区**

丛中笑

**包头市石拐区**

雒引

**赤峰市敖汉旗**

曹国峰

**通辽市库伦旗**

范广飞

**巴彦淖尔市五原县**

杨佐鹏

**通辽开鲁县**

王国华

## 辽宁省

**辽宁省**

赵卓、李绥晶、栾德春、李欣、刘钟梅、刘向军、金旭伟、王瑞珊、任时、石铁跃、孙静、崔玉丰、李卓芳、于欣、王凯琳、宋蕴奇、高邦乔、程艳菲、丛源、麻懿馨、范文今、邹淼

**沈阳市**

董丽君、杨楠、陈慧中、刘博、苏孟、刘雪梅、张迅、常春祥、侯哲、张虹、连英姿、张玉黔、张强、杨海佳、李延军、刘东义、许志广、郭永义

**大连市**

赵连、张建群、孟军、袁玉、王凡、李瑞、宋晓昀、郑晓南、张磊、徐小冬、徐峰、杨丽君、陈颖、王晓静、姜振华、白欣、李倩、杜玉洁、许莹

**阜新市**

文永红、包昕、黄立冬、蒋春梅、马玉霞、路大川、罗周正、徐艳、李木子、杜波、张涛、韩立新、张宏生、林伟亮、郭铁志、王敏

**丹东凤城市**

隋立军、朱文利、魏杰、白杨、曲晟鸣、王帅、洪江、徐丽娟、刘靖瑰、康宵萌、管先聪、李杰、赫英飞、张晓美、蔡克锋、付大成、刘丽华、崔丹、刘力田、佟成训

**沈阳市沈河区**

王铁元、张革、于路阳、韩磊晶、马萍、何婧、李梅梅、牟玉、谷领、孙宇

**大连市中山区**

曲海、谌启鹏、吕德贤、赵京漪、初高峰、孙旭、刘学东、于世才、吕忠楠、汪洋、朱杰、姜大栋、郭琪

**大连市沙河口区**

曹苏、王浩、迟志远、张晓航、夏京、崔为军、吕嫔、孙海、关黎明、张雪、许晓琪、王慧楠、黄鹤、马丽丽、王卓文、徐桂花、张烨、刘成程、滕勇胜、赵秀秀、刘晓梅、高雪、张波、于丽辉、陈丽

**阜新市太平区**

孟宇、张建瑞、卢伟、马玉宏、项微、穆艳涛、丁春露、马桂玲、康红梅、胡颖、王玥、郭玉兰、周万丽

**抚顺市抚顺县**

张英莉、王伟、郭大为、高晓秋、刘景坤、孙继发、纪伟、陈淼、金明德、徐光、王林、孙志强、吴娜、秦昊、孙晓颖、张燚、于森、徐哲、祝喆、关涛、孙志刚、张辉、叶永青、王海、王瑞伟、吴跃环、罗广田

**丹东市宽甸满族自治县**

杨成武、张忠敏、胡志钢、姜福娜、王成都、刘雯雯、王玉明、武黎明、姜文明、谢通、张凤媛、徐志刚、贾宽、肖万玲、孙吉毓、赫英智、姜忠胜、吴贵安、吴丽娜、李爽、刘丽华、王晓霞

## 吉林省

**吉林省**

方赤光、刘建伟、白光大、张丽薇、付尧、翁熹君、郭金芝、张晶莹、吴晓刚、寇泊洋

长春市朝阳区

吴静、李为群、许勇、郎晓维、姜学敏、陈辉、李英、李向丽、金英淑、孙兰华、安楠、马维峰、孙晓波、王伟、李民、付昕光、杨静、刘志成、陈洪、李国明、马翠萍、马强

吉林市龙潭区

王旭东、周世忠、李心焱、于玲、李晶、张国富、张成海、吴云、郑敏、李立杰、郝桂玲、闫春玲、高学军、董晓雪、孙丹、刘丹、李昕、焦玉国、姜巍、殷智红、张莹、刁红时

辽源市东丰县

于浦青、王庆仁、丛玉玲、刘亚芬、张莹、王曦、郑祥庚、宋飞、郭颖、孙继红、于祥宇、陈洪浩、王宝库、赵晶、相恒红、姜丽、聂颖坤、耿冬梅、钟艳丽、尹志君、李敏、潘春林、张继娟、郑丽萍、刘小斌、郑微、武烨、于德发

## 黑龙江省

黑龙江省

姜戈、秦爱萍、许丽丽、李美娇、靳林、庞志刚、刘丽艳、刘淑梅

宁安市

马艳萍、曹玉梅、杨秀丽、李晶、彭晶、刘欣、樊海、王效彬、陈红娜、吴红霞、李秀成、郑喜红、廉明浩、贾青鑫、刘香、夏季峰、张淑华、徐虎善、朱静彬、朱嘉宁

哈尔滨市道外区

赵丽红、李红叶、陈爽、张萍、李岐东、汤大开、李淑环、臧伯夫、蒋玉宏、聂秀敏、杨守力、管永斌、刁映红、张波、陈俊儒、李秀彬

哈尔滨市南岗区

杨丽秋、何慧、于波、任娇娇、马滨胜、范玉松、何晓东、刘晓巍、单晓丽、王威娜、宁琳琳、范玉松

哈尔滨市延寿县

王岩峰、鲍金亮、刘岩松、姜立冬、杜凤娇、韩波、吕森、张志冬、孙伟、杨磊、叶冬军、杨亦然、孙国伟、张佳文

黑河市孙吴县

裴秀荣、张伟、张司宇、刘同鑫、王国栋、毕帅、郭晓岩、李富强、唐明宇、郑龙军、齐欣、李婷婷、赵莉、王玉英、万晓慧、白华、丛桂敏、代梦楠、吕姗、仲崇民、赵青锋、潘丽

齐齐哈尔市依安县

娄铁峰、李英杰、李利涛、翟立辉、孙永忠、温殿勇、杨敬东、陈月梅、聂永新、石金刚、宿福生、王军、陈居英、赵红、宿阳、李晶鑫、仇荣英、马凤勤

## 上海市

上海市

郭常义、邹淑蓉、宋峻、施爱珍、朱珍妮、黄翠花、汪正园、臧嘉捷、姜培珍、宓铭

黄浦区

周建军、王烨菁、马立芳、何霭娜、单成迪、周伟明、曹云、王黎红、邵丹丹、姜计二、陈慧娟、姚伟庆、杨辰玲、钟月秋、戚宏磊、董琳娟、张汝芸、王静、钟莹、王芸

长宁区

孙晨光、张泽申、许浩、吴金贵、黄峥、唐传喜、刘小祥、金蓓、吴国莉、徐慧萍、卢国良、

陆敏、沈斌杰、施理达、史徽君、王鑫、沈佳颖

**虹口区**

龚向真、姚文、亓德云、付泽建、林可、沈静、许铧、唐漪灵、宦群、张斌、余秋丽、魏伟健、陈琰、朱嘉琳、金弘毅、徐婷婷、朱敏、刘宝珍、茅美萍、祝杰

**青浦区**

吴健勇、高红梅、马英、朱忆闻、杨洋、李燕、付红、蔡静莲、陈云、李丹华、张彩娟、沈茜妍、费琼、张亚军、蔡红妹、俞春明、姚卫英、马春来、吴建刚、徐军

**崇明县**

钟萍、龚飞、黄菊慧、王雪蕾、陈锦岳、陈丽、沈乃钧、朱小称、王锦香、朱菁、成纲、钱志华、顾玉美、陈泉、陈辰、顾胜萍、张卫星

## 江苏省

**江苏省**

周明浩、周永林、戴月、甄世祺、张静娴、朱谦让

**南京市**

谢国祥、郭宝福、金迪、祝白春

**海门市**

陆洪斌、陆鸿雁、卫笑冬、丁爽

**泰州市**

胡金妹、黄久红

**淮安市**

过晓阳

**南京市秦淮区**

朱亦超、冯佩蓉

**南京市浦口区**

林其洲、郑爱林

**南京市溧水区**

吴涛、节红顺

**泰州市高港区**

王金宏

**淮安市洪泽区**

于浩、刘海强、成艳

## 浙江省

**浙江省**

丁钢强、节荣华、黄李春、孟佳、周标、黄恩善、方跃强

**杭州市江干区**

蒋雪凤、高海明、方叶珍、胡春容、钟小伶

**杭州市下城区**

周晓红、席胜军、王峥、商晓春、陈国伶、李旭东、方来凤

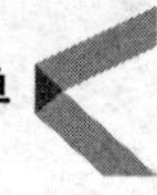

宁波市江东区

张立军、戎江瑞、蒋长征、胡丽明、杨双喜

金华市金东区

郑寿贵、黄礼兰、王翠蓉、王会存、严瑶琳

桐乡市桐乡县

钱一建、许皓、施坤祥、王春梅、方惠千、姚炜、徐迪波

丽水市松阳县

赵永伟、叶金龙、黄丽燕、洪秉晖、王春红、兰陈花

湖州市安吉县

刘波、郑芝灵、梁志强、徐明

## 安徽省

安徽省

金少华、王淑芬、徐粒子、朱剑华、鲍军辉、孟灿、陈志飞

巢湖市

王义江、肖东民、叶正文、宋玉华、魏道文、杨志刚、金姗姗、吕少华、苏光明、王迎春、魏瑞芳、周敏、张志宽、董翠翠、王红、马晓林、汤华、张玲、倪琴琴、俞华

合肥市瑶海区

王俊、许阳、胡俊、朱晴晴、刘川玲、任平、方其花、汪婷、季宏霞、马慧、黄洋、刘芳宇、黄敏

安庆市迎江区

王学明、陈述平、李贤相、王敏、金育红、陈剑、冯皓、查玮、王祥瑞、刘斌、高伟林、武辛勤、张红梅、丁绮荣、方青、黄德威

安庆市大观区

程立、陈静、张志平、王林

安庆市怀宁县

朱厚定、何家权、何红霞、汪利兵、刘观友、张亚毅、汪小昆、汪媛、王慧、查琰、杨兰兰、李珏、江宜兰、刘芳、凌麟、琚海琴、李道具、吕凤英、王大春

亳州市利辛县

李传涛、武卫东、赵磊、卢洁萍、马雨露、孙保勤、刘琳(女)、闫伟、刘琳(男)、李影、赵梦媛、胡东平、乔晓燕、张颖、李杰、王海青、康伟伟、侯萍银、张硕、苏欣

阜阳市蒙城县

彭鸥、王勇、李银梅、薛柯华、王彬彬、李艳丽、慕孟侠、龙芳红、谭博、王伟、许辉、乔峰、李伟、陈勇、葛琛琛、桂朋、赵玲、李凡、李凤、李杰龙

## 福建省

福建省

郑奎城、赖善榕、陈丽萍、苏玲、薛春洪、何达、吴慧丹、阳丽君、张振华、林在生

福清市

林茂祥、黄圣兴、陈祖凰、郑德斯、罗镇波、何道逢、施育珍、赖晓燕、张敦明、钟红华、王财福、刘开武、林少华、黄于玲、林星、薛兵、林东、邓国权、何立强、何忠清

厦门市思明区

牛建军、荣飚、梁英、白宏、洪华荣、王娟、陈剑锋、黄小金、王宝珍、叶秀恋、施红、曾妍、李恩、林炜、骆和东、黄建炜、李莉、徐雪荣、沈惠燕、黄世杰

福州市仓山区

张晓阳、郑高、徐幽琼、刘小华、王晓旭、何颖荣、谢烟鸿、张秋、邱凤金、汪攀、陈国兴、杨红、陈善林、王代榕、潘素敏、林天坦、陈鑫星、陈勤、陈玲芳、林瑾琼

福州市闽清县

邓邦昌、吴仙忠、刘雅芬、张银川、温联煌、陈诗江、郑燕慈、刘珠华、黄夏钗、黄潘、余玲莺、张剑萍、李志敏、郑祥萍、张凤娇、张莹

漳州市南靖县

黄春兰、简必安、黄小凤、彭汉真、肖振海、吴征峰、肖艺红、吴思全、黄滨、游锦加、林宝财、吴小玲、韩毅锋、成方昇、王惠燕、郭月荫、庄云婧、张新荣、王素卿、吴国梁

## 江西省

江西省

付俊杰、何加芬、秦俊、王永华、徐岷、刘晓玲、宋迎春、宋孝光

樟树市

皮林敏、邹小平、敖水华、邹珍珍、黄庆、羊晓辉、钟琪

南昌市东湖区

颜兴伟、樊吉义、胡堂秀、徐幼莉

抚州市广昌县

温木贵、崔万庆、唐晓龙、王志珍

上饶市万年县

冯敏、王址炎、蔡丹娜、胡军、张甫生、李小青、蔡燕、盛根英、李小霞、程水娥、应萍、李美华、董思伟、吴少莲、李鸿春、陈国安

宜春市宜丰县

李斌、王建平、周苏、熊斌洪、欧阳文秀、余良

赣州市龙南县

曾政国、钟灵、曾景、廖峻峰、赖永赣、彭旻微、傅秋生、钟雄文

## 山东省

山东省

周景洋、赵金山、张俊黎、闫静弋、唐慧、吴光健、肖培瑞、于连龙、张天亮、李蔚

潍坊市昌邑市

刘子洪、李出奎、毛兴林、韩大伟、明大勇、张京节、元修泰、孙洪波、姜在东、孙晓峰

烟台市蓬莱市

宁福江、牛田华、张利泉、张强、纪经海、秦宏展、马恒杰、张文华、曲艳、赵冲、葛安民、李波、李振、刘姗姗、吴涛、董鹏、马进海、陈红、张静、张国英、李莹、李金环、巩丽华

济南市历下区

马守温、范莉、张广莉、郑燕、刘萍、邵传静、周敏、王甲芳、陈曦、王立明、李春蕾、陈兢波、张俊涛、焦桂华

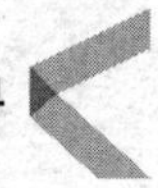

青岛市市北区

惠建文、辛乐忠、薛守勇、杨敏、邹健红、张海静、朱志刚、刘侠、王春辉、王康、曹玮琳、孟泉禄、王铁一、宋永宁、宁昌鹏、刘志翔、王霞、田海珍、于文霞、张绍华

莱芜市莱城区

高永生、王金刚、吴莉、孙国锋、狄芳、朱翠莲、许玉荣、亓哲、毕顺霞、王宁、韩东、亓霞、董爱凤、亓金凤、邱伟、卢清春、宋涛、吕慎军

济宁市泗水县

王孟祯、孔祥坤、李锋、姚守金、吴运良、刘蕾、徐艳、张元晴、张建国、颜艳、张玉凤、赵风德、杨洪俊、刘科、董燕、董文军、李东升、王爱敏、朱宁兵、纪炜、冯甲星、冯广丽、张伟

泰安市宁阳县

张尚房、张军、薛兴忠、刘婷婷、于庆国、曹晶、杜秋霞、张汉新、张振、张兆喜、薛跃、赵婷婷、刘静静、崔金朋、崔克阶、王刚、张伟、许笑振、黄士泉、朱星光

滨州市利津县

薄其贵、赵观伟、张沐霞、延进霞、尚英霞、李志彬、张春华、田育秋、许丽丽、陈雪璐、张岩江、李安华、张连庆、李月美、李俊珊、李金波、张彬、张秀英、王霞、刘芳芳

## 河南省

河南省

张丁、张书芳、付鹏钰、叶冰、周昇昇、詹瑄、钞凤、李杉、苏永恒、张二鹏

洛阳市

杨晓华、李克伟、张玉兰、宋现、郭燕、杨宗义、赵卫

郑州市

郭亚玲、韶声波、郑天柱、董志伟、窦红星、张静清、贺凯新、徐向东、王志涛、沈艳丽、程春荣、董珂

郑州市金水区

王慧敏、陈瑞琴、刘纪军、张威娜、杨军燕、杨彦宾、丁照宇、宋岩、白玮志、付俊生、张洁、冯璐、王豪佳、田玉翡、郑丽红、卢静、王晓峰、王培培、李瑞燕、杨岚

洛阳市吉利区

崔振亚、张兴波、郭建立、张春华、席兵、高静

洛阳市西工区

周梦甲、曹元平、姚孝勋、潘建丽、曲红、沈斌、张建民、张军

濮阳市台前县

李志刚、王瑞卿、麻顺广、孙冬焕、刘广学、李梦河、陆全银、姚如春、陈祥金、侯永昌、仇爱英、刘瑞英、张爱华、姚琪、徐婧、侯宪清、侯平、王洪伦、吕寻斌、邱素萍

商丘市虞城县

张婷、刘运学、王渊祥、宋爱君、贺霞、王咏梅、李灏阳、王庆丽、祁冬梅、霍苑苑、王迎春、席珂、崔艳秋、杨臻、张贝贝、崔奇、史秋峰、张占营、谢梦琪、张野

周口市商水县

徐宝华、师全中、赵磊、李志红、杨雪琴、邵海峰、王丽敏、王艳、朱弘伟、王兵、周俊丽、张发亮、许丽雅、刘培

**南阳市唐河县**

邢运生、何昌宇、张付豪、郭庆敏、顾玉娟、龚改玲、王付雅、白雁、刘金富、赵璐、和颖、王燕、方圆、李飒、刘琼、刘宇勇、房培培、刘佳音、张潜毅、仝梅岭

**开封市开封县**

耿振新、马师、杨家峰、杨红波、张文玉、耿红彬、张玉祥、耿圆圆、崔彩丽、范梦晓、张林静、孟红艳、张丽、郭永慧、田高杰、郭盈志、邢美丽、李雪、李冰、董玉军

**平顶山市宝丰县**

李月红、郭建慧、何晓辉、郝宝平、郭永亮、张慧娟、吴一凡、程向勋、陈东耀、余新民、王恩宽、赵俊鹏、王淑娜、宋耀丽、郭强、李志红、邢海娜、魏大旭、宋亚涛

## 湖北省

**湖北省**

史廷明、龚晨睿、刘爽、程茅伟、刘晓燕、李骏、张弛、易国勤、周学文

**鄂州市**

杨爱莲、陈敬义、熊伟、秦艺、严松、王守槐、朱雷、陈思、余双、丁建林、刘汉贵、李莎、曹秀珍、赵敏、李君、罗敏、王浩、严绍文、夏超、柏良梅、詹刚、吴礼俊、李隽

**武汉市江汉区**

孙福生、周方、陈莉、陈再超、卢俊、黄凌云、胡革玲、杨琳、王珊珊、刘凯、凃钟玲、刘汉平、吕东坡、黄金华

**襄阳市襄州区**

李家洪、杨艳玲、祝贵才、孟红岩、骆敏、陈向云、邓少勇、郭凤梅、晏高峰、李凤琴、马新萍、邵英、窦凤丽、陈诗阳、范丽梅、王建春、石磊、彭珍、罗秀梅、武俊敏、杭连菊、张德让、张海波、卓永弟

**武汉市黄陂区**

韩墨、夏子波、吴艺军、董爱珍、王兵、宋程华、梅耀玲、甘晋、陈应乾、梁燕平、白长根、杜美芳、董晓琴、姜春才、陈自松、谢静、甘久思、喻腊梅、梅敏、谌智明、胡新明、王勇华、彭林、刘俊松、彭国和、魏沨

**十堰市房县**

张宗跃、邓发基、赵大义、易新欣、宋贝贝、李洪乔、马跃、刘运秀、朱晓红、徐开琴、杨培凤、李远娥、代菊华、杨鹏、王多为、李广平、刘青青、李奎、吴成群、郭盛成、朱华、田荣、徐耀国、朱经伟、刘清国

**宜昌市远安县**

谢广明、王刚、刘泽春、王晓华、付祖明、汪杰、姜鄂、余安胜、温燕华、车孝静、徐晓东、向惠莉、黄诗珉、李平、张晓红、沈正红、陈刚、朱雪莉、李燕超、王静、刘德清、李昌军、崔庆虎、徐同武、周善财、刘刚、张庭福、边厚军、罗元宗

**孝感市云梦县**

蔡明忠、卢旻、张少泉、周浩、帅春仙、潘芳、熊心、陈谦、鄂云、万桂华、杜杰、左晶、李胜东、陈格山、褚友祥、张明玉、王青霞、邹新平、李传凯、周游、周敏、邓倩、张冬武、熊青群、丁红波、黎媚、丁红玲

## 湖南省

### 湖南省

黄跃龙、刘加吾、付中喜、陈碧云、李光春、金东辉、刘慧琳、殷黎

### 长沙市天心区

陈法明、张锡兴、龙建勋、朱彩明、陈艳、付志勇、张华成、谢知、李洋、朱应东、马翅、颜慧敏、肖萌、马元、朱智华、左郑、罗国清、谈柯宏、邓园园、彭媛

### 长沙市芙蓉区

张运秋、胡辉伍、陈海燕、杨俊峰、王国利、杨福泉、刘娟惠、黄丰华、吴萍、成练、周玲玲、邓敏、何艳红、李茜、郭静、肖叶、刘红秀、廖杰夫

### 常德市武陵区

涂林立、康兴中、于奎、郑红辉、戴珺、袁璧君、徐虹、李先知、戴晓婉、杨芬、楚国科、龚小惠、王立亚、李慧、李园

### 岳阳市君山区

李文斌、廖银辉、张赛男、黄涧菲、汪杨、程芳、张宏、彭霞、李红霞、毛洋、钟小燕、李丹、李桁、李拓、许国筹、肖平、周圆圆

### 湘西土家族苗族自治州保靖县

王建波、胡炎、姚钧、龙艳兵、刘清香、向迎波、吴永凰、金晓丽、胡金铭、彭瑛、彭勇生、彭秀琼、向珊、腾建

### 株洲市攸县

罗锋、符三乃、欧阳四新、周胜勇、王优桃、邓永成、易巧明、刘欢、李邹武、刘小英、向小春、刘谭莹、刘璇、晏远程、文菲、孙月臣、喻钢建

### 怀化市靖州苗族侗族自治县

陈几生、蒋秀豪、杨通万、黄民隆、李任华、储昌宇、胡昌才、唐昭柏、周鲜珍、粟凤秀、吴祥莲、王先虹、邱元元、黄慧珍、赵宏、陈晓军、毛志华、王小燕、田召、梁芝

### 芷江侗族自治县

彭刚德、刘雅、蒋平、李宗文、尹秀菊、吴仁英、刘蓓、雷满花、唐力、张道明、邓长光、李琳、田丽玲、邓艳芳、肖金梅、吴琦卓、刘馨萍、李漠贤

## 广东省

### 广东省

闻剑、李世聪、林协勤、谭剑斌、龙朝阳、张永慧

### 广东省公共卫生研究院

陈子慧、纪桂元、蒋琦、马文军

### 广州市

何洁仪、余超、张维蔚、张旭、徐建敏、张晶、夏丹、陶霞、曹毅敏、邓志爱、梁雪莹、麦惠霞、刘俊华

### 珠海市

谭爱军、陈琦、张秋平、孙亚军、陈丹丹、黄多女、张志雄、朱妹芳、吴秀娟、吴水宾、吴兆伦、刘丹、黄进福、黄岳嶙、黄石锋、林俊润、丁虹、肖惠芹、刘苹、杨洁云

佛山市

钟国强、肖兵、廖乐华、高峰、顾春晖、何耀能、何秀榕、雷雨绯、边翔、陈典鹏、叶碧懿、周文浩、周志伟

肇庆市

李建艺、何汉松、蔡健生、郭赐昽、李仲兰、叶坚、陈华、刘昶、何小芬、孙勇、梁敏妮、罗彦亨、廖雅芬、苏乐斌、黎健萍、谭锦权、陈志健、黄智勤、梁志勇、周日辉

南雄市

陈日新、姚为东、刘丽英、谢康林、王金龙、叶光军、邱美英、雷莲、张艳艳、温聪、朱海辉、李雪梅、谭北京、钟辉萍、凌秀芳、王军喜、孔德桂、蔡珊、吴树兰、汪忠豪

深圳市慢性病防治中心

刘小立、杨应周、徐健、卓志鹏、宋金萍、袁雪丽、池洪珊、王俊、尚庆刚、周继昌、谭洪兴、朱李佳、冯里茹、付寒、管有志、林世平、何嘉茵、傅钰、陈钢

深圳市罗湖区慢性病防治院

王瑞、谢奎、卢水兰、王斯妍、郭春江、谢震华、崔平、符科林、戴国才、周慧敏、于淮滨、童鼎

广州市天河区

张宏、李标、陆文捷、黄志玲、王莉娜、李素允、刘丽娟

佛山市禅城区

王玉梅、邵昭明、梁飞琼、易华俊

惠州市博罗县

杨科明、高群威、朱雪文、谢素芳、张月容、陈丽琼、张继东、张旭初、邱贵平、徐红妹、苏雪珍、曾考考、苏玉梅、张巧华、钟伟锋、曾福英、蔡军、游良珍、周碧兰、彭意婷

阳江市阳西县

卢灿、胡业敬、程小芳、陈茂举、谢爱仪、姚关妹、刘振品、梁秀容、苏练、柯李兼、陈娴、冯贵嫦、谢国祥、叶桂思、陈奇帅、陈丽艳、陈结红、陈缓意、姚传冰、李文思

## 广西壮族自治区

广西壮族自治区

唐振柱、刘展华、蒋玉艳、方志峰、陈玉柱、陆武韬、陈兴乐、周为文、李忠友、李晓鹏

南宁市

林新勤、葛利辉、刘海燕、梁惠宁、施向东、陆丽珍、王孔前、龙兮、赵丽娜、刘凤翔、梁雪坚

北海市

吴德仁、沈智勇、黄坚、谢平、白海涛、陈玲、许翠玲、宋雪琴、茹立、彭莹、苏娟、卢峰、邓积昌、李彩英、叶永梅、钱小燕、韦洁、郭波、胡小婷、韩沪影

桂林市

潘定权、石朝晖、秦友燕、李玲、何柳莹、张明杰、周清喜、黄茜、秦金勇、刘志冰、蒋立立、宾小燕、杨丽、方芳、邓莹莹、周云、韩丹丹、蒋铁翼

靖西市

王福春、黄德胜、谢继杰、韦彬、林鑫、冯学铭、吴俊斌、许朝仁、刘继红、农波、黄振兴、

梁宏节

百色市凌云县

蔡立铭、冉光义、陆守龙、陆世格、覃凌峰、罗宗业、罗东、李天泽、刘一萱、王正毅、李文胜、李大明、黄诗琪、张凤玲、岑炳业、杨秀卿、班庆丰、王泽斌、张婷、陈庆祥

南宁市宾阳县

罗宗宾、陈源珍、莫奔强、邓赞民、陈珍、黄海燕、刘水金、黄英哲、覃善玲、吴树勤、李秋兰、戚强、蒙炜、马富诗、陈威、吴国荣、韦洁、韦宇、何作凡、葛兰香

桂林市兴安县

盘兴和、宋卫、王非非、李海燕、石灵华、谭良梅、杨德保、杨丽君、彭峥勇、蒋松言、秦琼、刘艳波、邹玉萍、王家峰、张丽娟、郑桂芳、宋运华、秦素娟、罗金凤、王雄文

北海市合浦县

苏福康、吴寿荣、王引琼、李秀兰、易丽德、吴润梅、杨述明、梁红、张晋浦、陈小芬、严冰、石艳梅、刘立球、罗静、陈志斌、苏广和、廖英、陈成富、刘必庆

## 海南省

海南省

江苏娟、杨斌、邢坤、吴青珊、张韵虹、邝欣欣、刘姚若、冯礼明、林峰

海口市

魏金梅、林春燕、吴云英、符卫东、秦宁宁、陈垂华、邝辉、吴芳芳、叶海媚、寇彦巧、陈红、袁坚、朱明、关清、魏仕玉、梅玉炜、林丽君、李健、何婷、王庭、李烨、符宁、容敏婷、陈小欣、何春萍、符学师、张亚伟、张志明、林海英、叶桦、黄海

海口市秀英区

欧昌明、吴清扬、王海涛、谢小凌、吴运杰、王吉晓、周昌雅、周笑冰、罗娟、邝华玲、吴秋娟、王丹、冯兴、张友标、阳香英、申娟妮、李燕、刘玉莲、林先全

海口市琼山区

蔡笃书、陈文英、王秋强、曹军、吴坚、王中元、肖思铭、张琮斌、周天敏、邓影、许丽薇、曾繁德、黄小舒、陆乙钧、吴剑雄、向治宇、史春霞、肖海菊、杨丽桦、王敦雄、吴文姬、符晓妹、曾梅、符尊忠、黄世明、陈叶、陈亚香、徐应利、张雪、林丽丽、陈奕琴、陈文儒、李文玲、王和芳、陈英桂、冯晶晶、云春燕、李春霞、符晓、周瑞婷、王裕山、曾春妹、林云青

## 重庆市

重庆市

罗书全、熊鹰、杨小伶、向新志、陈京蓉、李志锋、许静茹、王正虹、陈静、张洁

江津区

林晓光、刘思扬、张凯、张英、王利、廖楷、冷崇莉、胡贵萍、王渔、庄雯雯

南岸区

康渝、田渝、伏峙浩、王鹏、罗青梅、缪银玲、王效梅、魏泽静、郝翔、丁长蓉

綦江区

金明贵、陈明亮、谢宜羚、李晓旭、罗春亮、矣肖镭、张良、张集琴、覃家燕、李凤彬

奉节县

廖和平、宋西明、周安政、张克燕、黄萍、陈玮、单勇、陈步珍、杨毅、刘兴学、简斌

## 四川省

**四川省**

兰真、毛素玲、刘祖阳、颜玲、许毅、刘蒙蒙、张誉、马梦婷、陈文、彭科怀

**成都市**

梁娴、李明川、李晓辉、毛丹梅、何志凡、曹晋原、王瑶、冯敏、周蓓欣、马辉勇、赖诗韵、徐萍、周自强、朱昆蓉、杨梅、杨晓松、文君、陈超、刘晓辉、周铮

**乐山市**

邱学朴、王勇胜、王远、王佳、罗应勤、张翼、余曦、谢忠涛、王加莉、韩革、汪冰、赵彬茜、韩祝、李铭、黄妍、谢莉亚、陈霞、李钰、节厚安、牟怀德

**华蓥市**

李胜春、赵吉春、邹世福、龙世新、滕彩俊、吉雄、李凤霞、邓玉华

**雅安市名山区**

李江、黄定华、张学斌、庞亚琴、柏同飞、卢华贵、练永国、罗惠、胡启源、陈健、赵耀、冯济尧、高树芬、江莉、高光芬、李继江、周端和、李峰、郑智静、葛晋川

**自贡市贡井区**

李青志、毕凤安、张菊英、周宗慧、何萍、黄喻梅、王雪莲、代东惠、李林春、汪永进、曹艳、张卫、谭玉仙、林江、叶娟、刘强、商静

**广元市旺苍县**

周跃金、肖汉平、米家君、齐大勇、张旭虎、赵斌、刘景、黄强、伏良、李静、赵海英、辜菊花

**阿坝藏族羌族自治州黑水县**

罗尔基、唐晓均、兰卡、唐志、杨佳军、安瑛、何仕有、姜琼玲、占塔木、压木见、苇基、徐琼辉、科玛芝、王异平、何仕有、常英华、泽若满、谢先泽、刘玉娥、匡丽

**南充市南部县**

邓元辉、刘东、孙建华、梁东、姚先林、李小波、李群英、杨金蓓、杨亚韬、张艳、柴东、朱薇、王小阳、何莉、李小霞、李敏、熊燕、敬丽萍、李邱芳、兰蓓

## 贵州省

**贵州省**

何平、汪思顺、赵松华、刘怡娅、陈桂华、李忻、姚鸣、兰子尧

**凯里市**

黄贵湘、杜中瑜、程妙、孔凡琴、吴琴、乐慧星、吴胜元、谭臻、孙燕萍、王真理

**贵阳市云岩区**

段齐恺、温建、张江萍、王艳、张威、吴雅冬、刘力允、晏家玲、刘小平、李鹏华、周义仁

**贵阳市白云区**

袁华、刘一丹、周艳霞、刘俊、王继艳、王刚、崔建华、高立新、秦大智、王顺丽

**毕节市黔西县**

米涛、刘智明、张玉明、刘忠平、朱德春、李静、杨晓笛、徐静、柳春江、陈恒林

**铜仁市德江县**

邓应高、田剑波、陈锐、姚燕、陈勇、张玲莉、肖忠敏、全权、吕洪光

黔东南苗族侗族自治州三穗县

吴昭峰、李秀良、张金云、蒋德伟、杨祖炎、周扬四、石敏、李洪富、万昌、陈荣彬、刘相东

## 云南省

云南省

陆林、赵世文、杨军、万蓉、刘志涛、万青青、张强、李娟娟、阮元、刘辉、赵江、彭敏、胡太芬、王晓雯、余思洋、刘敏、秦光和、徐晓静

个旧市

普毅、孙立、雷金、李保山、张跃辉、廖玲、蒋平洲、吴兴平、李永康、杨建彪、余伟、杨潋、梁雪飞、黄欢、唐春、李纪鑫、许维克

昆明市盘龙区

何丽明、邓明倩、王睿翊、马琳玲、李红梅、石云会、杨纪涛、姚金呈、施艳萍、唐秀娟、李佳、何晓洁、杜开顺、王红、李春阳、喻勋芸、贺江云、谢红群、陈莉、何丽涓

红河哈尼族彝族自治州泸西县

王汝生、孙锐莲、李华昌、朱彦波、魏琳、赵永芝、梁诚、李向勤、毕华、赵云珍、杨艳、李永明、闻琼芝、高岳忠、王建红、高立鹏、陈哲、尚聪林、王家宽、吴卫平、赵云焕

普洱市孟连县

刘华、杨绍红、李纯辉、李建敏、叶罕胆、张其良、罗燕、王永、彭玉产、岩真、李然、叶佤、叶英、冯志刚、张昆、岩依相、陶顺强、叶涛、李扎迫

丽江市宁蒗县

张绪宏、陆雁宁、张龙林、曾忠林、李金友、朱桂兰、林万美、成敏、郤先茂、毛永忠、杨玉惠、彭美芬、杨国才、王爱英、张守菊、祝阿各

昭通市水富县

唐艳霞、杨文秀、梁朝琳、杨宜秀、李华夏、肖明国、董梅、王芳、杨丛芳、陈昌琴、周焕英、罗春芳、李绍江、杨金聪、田琪、李玉龙、李杨、赵君、罗晓燕

文山壮族苗族自治州广南县

庞明江、蒙礼正、李燕琼、王竹、刘加梅、何志安、唐乘舜、黄云娟、陈有杰、岑炳兆、安世慧、罗伟、李明杰、朱华光、颜传菊

## 西藏自治区

西藏自治区

白国霞、嘎玛仓决、丹措、郭文敏、次旺晋美、李素娟、聂立夏、苟晓琴、次珍、罗布卓玛

拉萨市

唐辉、次仁多吉、平措旺堆

林芝市

杨晓东、李晓菊、海波、龙廷松、曹燕娥、张宪英

拉萨市城关区

次仁旺拉、阿旺晋美、巴桑、拉珍、白吉、德吉

林芝市朗县

索朗央金、何玉萍、邓少平、次仁拉姆、田君、德庆、唐雪梅

## 陕西省

### 陕西省

张同军、常锋、王林江、徐增康、孟昭伟、刘建书、赵静珺、陈萍

### 华阴市

孙军、王晓莹、黄晓鸽、王梓如、钱鑫、庞骅、王朝启、负桂萍、党晓峰、孙桦、王莹、穆莎、颜彪、张荣、郭红英、杨润、汪玉红

### 西安市新城区

平洁、袁颖、熊建芳、郑学义、杨阳、韩宗辉、赵蕊、董晨阳、赵林、王泉龙、郭建华、董建莉、吕晓蕾、李丛芳

### 安康市紫阳县

雷安、龚世友、李桦、伍荣兵、钟卫斌、许金华、秦振明、王玲、刘长松、李圆圆、刘国清、李万海、郑学民、徐德强、苏仁玉、徐春、柯丽、方祥、高长友、程同林

### 延安市安塞县

牛贵侠、刘海利、候树来、闫忠学、李延琦、李天社、杜凯、王振刚、张婷、郭延峰、周卫峰、刘桂荣、纪宏、雷鑫、艾甜甜、李和娜、高美丽、王小梅、拓娜娜、李玉光

### 咸阳市乾县

侯利孝、王都行、陈琛、李亚峰、黄军党、王正团、张小兵、王鹏军、谢宇、邹军超、李学毅、陈欣、赵快利、马彦涛、徐琳、周颖、康亚庆、韩心怡、王华、赵双战

### 宝鸡市眉县

王宏、杨彩玲、刘剑飞、马建奇、谭文、安宁、贾利萍、兰志超、康芳侠、廉小妮、杜水泉、王兰、张芳、朱文丽、赵芸、李翠玲、张亚丽、刘建利、孙玉玉、赵兴翰

### 安康市汉阴县

黄兴平、郭保宏、吴涛、刘厚明、黄露、何云、陈世巧、彭博、肖斌、刘红霞、陈小志、张汉利、李经富、吴丹、徐倩、刘彬休、郭凯、陈善美、朱林、张浩

## 甘肃省

### 甘肃省

何健、杨海霞、陈瑞、赵文莉、杨建英、王文龙、蔡美、张清华、康芬艳、韩莹

### 兰州市

张英、余加琳、贾清、焦艳

### 兰州市安宁区

李勇、袁帆、李恺祺、岳桂琴、闫莉、鲁继英、赵鑫、尤桂凤、何秀芬、令玲、黄鲜、苏霞、刘玉琴

### 兰州市城关区

齐跃军、杨海峰、张英、来进韬、刘洁瑞、陈春、漆晓平、陈海燕、宋国贤、张彩虹、张雅瑾、陈福睿、高若华、李杰、鲁明骅、刘燕婷、刘欣辉、李文连、冯杰、魏孔龙、王玉琴、郭莉莉、张敏、杨玉冰、张亚楠

### 天水市麦积区

文具科、张辉、毛恩科、王佩、何平、张煜、胡明科、郭升卯、刘社太、何鹏先、张天生、赵小良、刘飞鹏、王建福、李忠孝、何军、雷玉龙、董澜、周凤兰、郭永兵、张亚奇、薄向红、

田颖、程名晖、吕仲杰、刘星、马佩珠、程东刚、王小平、杨洁

**临夏州康乐县**

段永刚、张海涛、周亚鹏、刘建科、姬红、马志荣、段燕琴、赵龙、马仲义、张华、张莉、董莉、刘芸香、杨瑞芳、张亚琴、马有礼、张春英、李晓华、庄淑娟、线紫薇、杨灵君、罗正英、雍玉霞、牛文祥、马秀英、吴芳英、马春燕、吴霞

**定西市通渭县**

姚占国、姜铁军、崔海燕、张铎、姜亚红、白月娟、王立明、刘君、李小光、张亚敏、巩治军、段永德、李维艳、贾颖祯

**陇南市成县**

任晓明、马国强、任艳红、刘文娟、邱波、任军锐、陈谢会、钟莉、冯二丽、唐琳会、李海林、陈轶枫、李茸茸、权兴平、胡亚娟、李艳芳、李国斌、潘滢、张明、冯力秒、安对强、杨菲、费芳芳、石林平、吴晓芳、李宁宁

## 青海省

**青海省**

周敏茹、李溥仁、张晟、马福昌、星吉、车吉、沙琼玥、周素霞、郭淑玲

**西宁市**

何淑珍、陈抒、李生春、王亚丽、朱海鲁、王金东、李云节、马海滨、赵振川、祁世荣、李志红、郭占清、李虒、孙莉妹、张志芳、张敏、任亚利、崔鹏、耿海杰、黄元、祁志祥、吴黎明、陶宜新

**西宁市城西区**

石泉霖、冯海建、王玉萍、祁兆斌、张丁鑫乐、祁松奎、陈永志、马震霖、苏燕、祁超、胡海清

**海南藏族自治州贵德县**

周珉、祁贵海、马晓玲、桑德卓玛、王菊、贺永庆、仲晓春、文化源、杨晓云、王建忠、司太平、陈广海

**黄南藏族自治州尖扎县**

马克勤、冶海成、辛文清、王清祥、贾翠玲、陈晓莲、王霞、夏吾吉、万玛才让、李生芳

## 宁夏回族自治区

**宁夏回族自治区**

赵建华、杨艺、张银娥、舒学军、袁秀娟、曹守勤、马芳、关健、田园、王晓莉

**青铜峡市**

刘锦平、姚占伏、李晓军、赵仲刚、马丽、李广琴、贾丽萍、王宏玲、史红娟、余兴勤、沙萍、朱桂清、刘萍娥、夏艳荣、姜晓丽、张成霞、马巧玲、周进才、朱芳、师莉娟

**中卫市**

雍东播、宁怀军、李生荣、韩雅雯、冯学红、王晓燕、樊彩霞、张月芬、李悦丰、刘萍、杨新凤、王菲、宋自忠、王占明、雍晓燕、张娣娟、龙文杰、房桂兰、王忠恩、闫泽山、康彦伟、杨磊、郭文平、宋瑜、孟海波

**中卫市海原县**

杨应彪、李进刚、田兴梅、董尚斌、谢文明、金玉发、何兴明、冯国英、谢文明、冯敏、刘

鹏、张武、王志平、张毅、刘平、贾学农、金学芬、马海山、郜俊、马宏武、何海东、薛向阳、梁怀宇、田桂、田梅花、杨洁

## 新疆维吾尔自治区

**新疆维吾尔自治区**

马龙、马明辉、地力夏提、亚合甫、符俐萍、倪明建、葩丽泽、王辉、米娜娃、安瓦尔、张俊、阿斯亚、阿西木、祝宇铭

**乌鲁木齐市**

巴特尔、成翎、吴亚英、刘健、杨浩峰、阿巴百克力、陈超、张凯伦、黄河、刘泓、马玲、伊力努尔、孙磊、罗新、李翔、茹建国、王红、阿不都、王新迪、陈文亮、张为胜、赛力汗、高枫、沙日吐亚、杨阳、李国庆、杨艳梅、李卫东、官蕾、张妍、杨毅、王东菊、陈爽、韩志国、曹琦、李红、木尼热、桑小平、宋霞、王琴、沈晓丽、刘丽、孙磊

**克拉玛依市**

拜迪努尔

**克州**

阿不都热依木江

**克孜勒苏柯尔克孜自治州阿克陶县**

印安红、阿不拉艾买提、库热西、巴克、艾山江托合提、陈西荣、李剑锋、阿扎提古丽、汗克孜、李俊、依克拉木、吐热不古、艾尔肯、艾拉克孜、茹先姑力、买买提江、阿依木莎、哈尼克孜、阿力木江、热依木古力、买买提图尔荪、阿提姑力、阿不都热依木江、阿斯木古丽、玛依拉、阿提古丽、古丽努尔、米热姑力、阿提古丽、乔力番古力、艾力江、阿依努尔赛买提、阿丽米热、古拉依木、再努尔、阿帕尔、姑海尔妮萨

# 附录4

# 2012中国居民营养与健康状况监测样本点与样本分布情况(150个)

| 省/自治区/直辖市 | 大城市 | 中小城市 | 贫困县 | 非贫困县 |
|---|---|---|---|---|
| 北京 | 西城区<br>崇文区 | 怀柔区 | | 延庆县 |
| 天津 | 河西区 | 北辰区 | | 静海县 |
| 河北 | 石家庄市新华区 | 邯郸市邯山区<br>唐山市迁安市 | 衡水市武强县<br>邯郸市涉县 | 石家庄市井陉县<br>秦皇岛市昌黎县 |
| 山西 | 太原市迎泽区 | 晋中市榆次区 | 临汾市大宁县<br>忻州市河曲县 | 长治市襄垣县 |
| 内蒙古 | 呼和浩特市新城区 | 包头市石拐区 | 通辽市库伦旗<br>赤峰市敖汉旗 | 古巴彦淖尔市五原县 |
| 辽宁 | 沈阳市沈河区<br>大连市中山区 | 阜新市太平区 | | 抚顺市抚顺县<br>丹东市宽甸满族自治县 |
| 吉林 | 长春市朝阳区 | 吉林市龙潭区 | | 辽源市东丰县 |
| 黑龙江 | 哈尔滨市道外区 | 牡丹江市宁安市 | 哈尔滨市延寿县 | 黑河市孙吴县 |
| 上海 | 长宁区<br>虹口区 | 青浦区 | | 崇明县 |
| 江苏 | 南京市秦淮区 | 泰州市高港区<br>南京市浦口区<br>南通市海门市 | | 南京市溧水县<br>淮安市洪泽县 |
| 浙江 | 杭州市江干区<br>宁波市江东区 | 金华市金东区<br>嘉兴市桐乡市 | | 湖州市安吉县<br>丽水市松阳县 |
| 安徽 | 合肥市瑶海区 | 安庆市迎江区 | 亳州市利辛县 | 安庆市怀宁县<br>亳州市蒙城县 |
| 福建 | 福州市仓山区<br>厦门市思明区 | 福州市福清市 | | 福州市闽清县<br>漳州市南靖县 |
| 江西 | 南昌市东湖区 | 宜春市樟树市 | 抚州市广昌县 | 上饶市万年县<br>宜春市宜丰县 |
| 山东 | 济南市历下区<br>青岛市北区 | 潍坊市昌邑市<br>莱芜市莱城区 | | 东营市利津县<br>济宁市泗水县<br>泰安市宁阳县 |

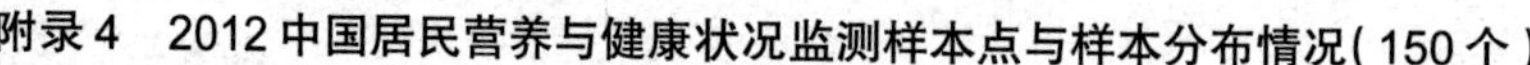


续表

| 省/自治区/直辖市 | 大城市 | 中小城市 | 贫困县 | 非贫困县 |
|---|---|---|---|---|
| 河南 | 郑州市金水区 | 洛阳市吉利区<br>洛阳市西工区 | 濮阳市台前县<br>商丘市虞城县 | 平顶山市宝丰县<br>开封市开封县<br>周口市商水县 |
| 湖北 | 武汉市江汉区 | 鄂州市华容区<br>武汉市黄陂区 | 十堰市房县 | 宜昌市远安县<br>孝感市云梦县 |
| 湖南 | 长沙市天心区 | 岳阳市君山区<br>常德市武陵区 | 湘西土家族苗族自治州保靖县 | 怀化市靖州苗族侗族自治县<br>株洲市攸县 |
| 广东 | 广州市天河区<br>深圳市罗湖区 | 珠海市金湾区<br>肇庆市端州区<br>佛山市禅城区 |  | 阳江市阳西县<br>惠州市博罗县 |
| 广西 | 南宁市兴宁区 | 北海市海城区 | 百色市凌云县 | 桂林市兴安县<br>南宁市宾阳县 |
| 海南 |  | 海口市秀英区 | 琼中黎苗族自治县 | 定安县 |
| 重庆 | 南岸区 | 江津区 | 奉节县 | 綦江县 |
| 四川 | 成都市金牛区 | 广安市华蓥市<br>乐山市市中区 | 阿坝藏族羌族自治州黑水县<br>广元市旺苍县 | 雅安市名山县<br>内江市隆昌县 |
| 贵州 | 贵阳市云岩区 | 贵阳市白云区 | 黔东南苗族侗族自治州三穗县<br>铜仁地区德江县 | 毕节地区黔西县 |
| 云南 | 昆明市盘龙区 | 红河哈尼族彝族自治州个旧市 | 普洱市孟连傣族拉祜族佤族自治县<br>丽江市宁蒗彝族自治县<br>红河哈尼族彝族自治州泸西县 | 昭通市水富县 |
| 西藏 |  | 拉萨市城关区 |  | 林芝地区朗县 |
| 陕西 | 西安市新城区 | 渭南市华阴市 | 延安市安塞县<br>安康市紫阳县 | 咸阳市乾县 |
| 甘肃 | 兰州市安宁区 | 天水市麦积区 | 临夏回族自治州康乐县<br>定西市通渭县 | 陇南市成县 |
| 青海 |  | 西宁市城西区 | 黄南藏族自治州尖扎县 | 海南藏族自治州贵德县 |
| 宁夏 |  | 吴忠市青铜峡市 | 中卫市海原县 |  |
| 新疆 | 乌鲁木齐市沙依巴克区 |  | 克孜勒苏柯尔克孜自治州阿克陶县 |  |